W0063477

NEUROANATOMIE

NACHSCHLAGEN
LERNEN
VERSTEHEN

Die Deutsche Nationalbibliothek verzeichnet diese Publikation in der Deutschen Nationalbibliografie; detaillierte bibliografische Daten sind im Internet über *http://dnb.d-nb.de* abrufbar.

Anschrift des Verlags
KVM – Der Medizinverlag
Dr. Kolster Verlags-GmbH
Ifenpfad 2–4, 12107 Berlin

Korrespondenz per E-Mail:
info@kvm-verlag.de

Prof. Dr. med. Dr. rer. nat. Markus Kipp
Anatomische Anstalt der Ludwig-Maximilians-Universität München
Lehrstuhl II – Neuroanatomie
Pettenkoferstraße 11, 80336 München
E-Mail: markus.kipp@med.uni-muenchen.de

© KVM – Der Medizinverlag Dr. Kolster Verlags-GmbH,
ein Unternehmen der Quintessenz-Verlagsgruppe

www.kvm-medizinverlag.de

1. Auflage 2017
2., korrigierte Auflage 2018

Produktionsleitung: Kalinka Radlanski, Berlin
Lektorat: Markus Polzer, Berlin
Layout und Satz: graphX & photographX, Dr. Günter Körtner, Marburg, www.photo-graphx.de
Grafiken: graphX & photographX, Dr. Günter Körtner, Marburg, www.photo-graphx.de
Umschlaggrafik: fotolia.com © Soul wind (Gehirn)
Gesamtproduktion: KVM – Der Medizinverlag, Berlin
Druck: Druckerei Dimograf, Bielsko-Biała/Polen
ISBN: 978-3-86867-409-5

Wichtige Hinweise
Wie jede Wissenschaft ist die Medizin ständigen Entwicklungen unterworfen. Forschung und klinische Erfahrung erweitern unsere Erkenntnisse. Soweit in diesem Werk Anwendungsempfehlungen gegeben werden, darf der Leser zwar darauf vertrauen, dass Autoren, Herausgeber und Verlag große Sorgfalt darauf verwandt haben, dass diese Angabe dem Wissensstand bei Fertigstellung des Werkes entspricht. Für Angaben zu Anwendungsformen, -techniken und -häufigkeiten sowie Dosierungsangaben kann vom Verlag jedoch keine Gewähr übernommen werden. Jede Behandlung erfolgt auf eigene Verantwortung des Benutzers. Für die Vollständigkeit und Auswahl aufgeführter Medikamente und Interventionen übernimmt der Verlag keine Gewähr. Das Werk, einschließlich aller seiner Teile, ist urheberrechtlich geschützt. Jede Verwertung außerhalb der engen Grenzen des Urheberrechtsgesetzes ist ohne Zustimmung des Verlages unzulässig und strafbar. Das gilt insbesondere für Vervielfältigungen, Übersetzungen, Mikroverfilmungen und die Einspeicherung und Verarbeitung in elektronischen Systemen. Geschützte Warennamen (Warenzeichen) werden in der Regel besonders kenntlich gemacht. Aus dem Fehlen eines solchen Hinweises kann allerdings nicht geschlossen werden, dass es sich um einen freien Warennamen handelt. Trotz sorgfältiger inhaltlicher Kontrolle übernehmen wir keine Haftung für die Inhalte externer Websites, auf die in diesem Buch verwiesen wird. Für den Inhalt der verlinkten Seiten sind ausschließlich deren Betreiber verantwortlich.

MARKUS KIPP
KALINKA RADLANSKI

NEUROANATOMIE

NACHSCHLAGEN
LERNEN
VERSTEHEN

2. AUFLAGE

unter Mitarbeit von
Cordian Beyer, Tim Clarner, Moritz Mayer
und Omid Nikoubashman

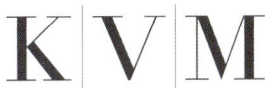

1 Aufbau des Gehirns – Einführung in die Neurohistologie

2 Allgemeiner Aufbau des Nervensystems (unter Mitarbeit von C. Beyer)

6 Subkortikale Strukturen und Diencephalon

7 Hirnstamm

8 Cerebellum 247

9 Telencephalon 277

10 Blutversorgung des Gehirns

315

11 Motorik

347

12 Sensibilität

13 Gleichgewicht, Sehen und Hören

14 Bildgebende Verfahren (unter Mitarbeit von O. Nikoubashman) 447

15 Anhang 465

Unter Mitarbeit von

Beyer, Cordian, Prof. Dr. hum. biol.
Direktor
Institut für Neuroanatomie
Uniklinik RWTH Aachen
Wendlingweg 2
52074 Aachen
E-Mail: cbeyer@ukaachen.de

Clarner, Tim, Dr. rer. nat.
Wissenschaftlicher Mitarbeiter
Institut für Neuroanatomie
Uniklinik RWTH Aachen
Wendlingweg 2
52074 Aachen
E-Mail: tclarner@ukaachen.de

Mayer, Moritz, cand. med.
Student der Humanmedizin
Ludwig-Maximilians-Universität München
E-Mail: mm.moritz.mayer@gmail.com

Nikoubashman, Omid, Prof. Dr. med.
Klinik für Diagnostische und Interventionelle Neuroradiologie
Uniklinik RWTH Aachen
Pauwelsstraße 30
52074 Aachen
onikoubashman@ukaachen.de

Vorwort

Das neuroanatomische Stoffgebiet ist spannend und kompliziert zugleich. In den vergangenen Jahren, in denen ich zuerst an der RWTH Aachen und dann seit 2015 an der LMU München Neuroanatomie unterrichten durfte, musste ich feststellen, dass vielen Studenten vor allem im Bereich der Neuroanatomie der große Überblick fehlt. Das Aufzählen der zwölf Hirnnervenpaare klappt in den Physikumsprüfungen zum Beispiel erfreulicherweise recht gut, die Einordnung des Auswendiggelernten in funktionelle Zusammenhänge hingegen oft weniger. Vor allem in der Neuroanatomie verliert sich der Studierende rasch in Einzelheiten und Details – wohl auch, weil diese leider oft als prüfungsrelevant suggeriert werden. Wichtig erscheint mir jedoch, dass insbesondere das gelernt und verstanden wird, was später für die praktische Tätigkeit als Arzt wichtig ist. Bei genauer Betrachtung fragt das IMPP im Bereich der Neuroanatomie genauso diese „Essentials" ab. Trotzdem oder gerade deswegen sollte man diese Essentials nicht einfach auswendig lernen, sondern versuchen zu verstehen: Dies ist das erklärte Ziel dieses Buches.

Wo immer es möglich war, haben wir versucht, komplizierte Zusammenhänge oder Fakten anschaulich und nachvollziehbar darzulegen. In enger Zusammenarbeit mit vielen engagierten Studenten ist uns dies hoffentlich auch gelungen. Anatomische Fotografien von echten Gehirn- und Rückenmarkspräparaten werden durch schematische Grafiken und Schaltpläne ergänzt. Dadurch soll das unweigerlich notwendige theoretische Wissen direkt mit der tatsächlichen Realität des Präpsaals und der späteren ärztlichen Tätigkeit verknüpft werden. Teil dieses uns sehr wichtigen Konzepts sind auch unsere Infokästen mit den Verweisen zu Klinik, Wissenschaft und Pharmakologie. Diese sollen es Ihnen ermöglichen, schon während einer frühen Phase Ihres Medizinstudiums die klinische Relevanz der Neuroanatomie zu verstehen.

Selbstverständlich braucht jeder Buchautor auch Input – diesen haben wir von zahlreichen exzellenten anatomischen und neuroanatomischen Standardwerken sowie im WorldWideWeb erhalten. Hervorheben möchte ich hier Herrn PD Dr. Helmut Wicht vom Anatomischen Institut der Goethe-Universität Frankfurt am Main. Von ihm sind zahlreiche hoch spannende Beiträge im Internet zu finden, die auch Grundlage der einen und anderen Abhandlung in diesem Buch sind. Ein großes Dankeschön auch an Eugenia Kress für die Zeit, die sie mir gegeben hat. Seitens des Verlags danken wir Herrn Dr. Günter Körtner und Herrn Markus Polzer für ihre unermüdliche und hervorragende Arbeit. Ausdrücklich wollen wir uns bei allen Studenten bedanken (vor allem beim Jahrgang 2015/2016 der LMU München), die diesem Buch mit ihrem Feedback, ihrer Kritik und ihren Anmerkungen Form gegeben haben. Ohne ihre Unterstützung wäre dieses Buch nicht entstanden. Wir hoffen, mit unserem Buch viele interessierte Leser für das spannende Fach der Neuroanatomie zu begeistern und laden Sie – liebe Leserin, lieber Leser – dazu ein, uns mit Ihren Rückmeldungen und Feedback zu helfen, diesen einmal eingeschlagenen Weg erfolgreich weiterzugehen.

München/Berlin, März 2017

Markus Kipp
Kalinka Radlanski

Kapitel 1

1

Vorbemerkung

Das Nervensystem ist kompliziert und faszinierend zugleich. In keinem anderen wissenschaftlichen Feld konnten im letzten Jahrzehnt größere Fortschritte verzeichnet werden als in den Neurowissenschaften.

Dieses Lehrbuch stellt sich der Herausforderung, ein komplexes Gebiet der Anatomie einerseits so zu erklären, dass Funktionsweisen und Zusammenhänge begriffen werden können, andererseits soll aber auch der Tatsache Rechnung getragen werden, dass die Neuroanatomie nur einen gewissen Prozentsatz der prüfungsrelevanten Fragen ausmacht. Bei der Konzeption dieses Lehrbuches haben wir uns deswegen am Gegenstandskatalog des IMPP orientiert. Zum Abschluss jedes Kapitels wird noch einmal gesondert auf „Spezialitäten" des IMPP-Wissens eingegangen („Was das IMPP wissen möchte").

Im ersten Kapitel werden wir eine Einführung in das Organisationsprinzip des Nervensystems geben. Hierbei beginnen wir mit der Histologie, da zelluläre Komponenten des Nervensystems den Baustoff für unser Gehirn liefern. Diesem histologischen Teil schließt sich ein grober Überblick über den Aufbau und die Funktionsweise des Nervensystems an. Ziel dieser einleitenden Kapitel ist es, eine Grundlage für weiterführende Betrachtungen des Nervensystems zu legen. Hier lernen Sie die wichtigsten Vokabeln und Begriffe, sowie wichtige Grundprinzipien, die immer wieder in der Neuroanatomie vorkommen werden. Sicher sind Sie nach den ersten beiden Kapiteln noch nicht in der Lage, in der „Bundesliga" der Neuroanatomen mitzuspielen. Es reicht aber zumindest für die Kreisklasse, Sie lernen zu dribbeln, Sie lernen auf das Tor zu schießen.

In den folgenden Kapiteln gehen wir detaillierter auf die verschiedenen Abschnitte des Nervensystems ein. Dort lernen Sie dann, einen Gegner auszutricksen und den Ball am Torwart vorbei in die Ecke zu schießen. Zum Abschluss betrachten wir das Nervensystem unter funktionellen Gesichtspunkten. Dort werden Sie lernen wie Sehen, Hören, Gleichgewicht, Bewegung und Sensibilität funktioniert und welche verschiedenen Elemente des Nervensystems daran beteiligt sind.

Lernziele
Sie sollten nach Durcharbeitung der beiden einführenden Kapitel 1 und 2 in der Lage sein:
· Den Aufbau einer Nervenzelle zu erklären.
· Elemente des neuronalen Zytoskelettes zu benennen und zu erklären.
· Verschiedene Typen von Nervenzellen zu benennen.
· Das Prinzip der Verschaltung via Synapsen zu erklären.
· Mechanismen des axonalen Transports zu erklären.
· Gliazellen zu benennen und deren unterschiedliche Funktionen zu erklären.
· Die Unterschiede zwischen grauer und weißer Substanz, peripherem und zentralen Nervensystem, somatischem und vegetativem Nervensystem sowie zwischen Afferenzen und Efferenzen zu kennen.
· Apikale, medio-sagittale, laterale und basale Ansichten des Gehirns zu erkennen und zu benennen.

Aufbau des Gehirns – Einführung in die Neurohistologie

Die Zellen des Nervensystems lassen sich in **Nervenzellen** (Neurone) und Gliazellen unterteilen. Wenngleich auch die Anzahl der Neurone des menschlichen Gehirns unsere Vorstellungskraft übersteigt (etwa 100 Milliarden), die Anzahl der **Gliazellen** übertrifft die der Neuronen noch um ein Vielfaches. Neurone sind für die Signalübermittlung innerhalb des Nervensystems verantwortlich, indem sie Aktionspotenziale generieren und weiterleiten (siehe entsprechende Lehrbücher der Physiologie). Im Prinzip handelt es sich bei Aktionspotenzialen um elektrische Impulse. Nervenzellen kommunizieren also über elektrische Impulse. Dabei wird eine bestimmte Funktion in der Regel von einer Kette hintereinander geschalteter Nervenzellen erfüllt. Den Ort, an dem Nervenzellen miteinander kommunizieren, nennt man **Synapse**. Neben den Neuronen besteht das Nervensystem noch aus Gliazellen. Diese tragen zur Gehirnfunktion vor allem dadurch bei, dass sie benachbarte Neurone isolieren, stützen und ernähren.

Um die Struktur von Nervenzellen zu untersuchen, mussten Wissenschaftler etliche Hindernisse überwinden. Das erste Hindernis war die geringe neuronale Größe. Die meisten Nervenzellen haben einen Durchmesser vom Bruchteil eines Millimeters. Zum Vergleich: Die Spitze eines ungespitzten Bleistifts misst etwa 2 mm, Nervenzellen sind 40- bis 200-mal kleiner. Diese Größe liegt deutlich unterhalb der Grenze dessen, was mit bloßem Auge noch erkennbar wäre. Deshalb waren vor Entwicklung des zusammengesetzten Mikroskops im späten 17. Jahrhundert Fortschritte in der Neurowissenschaft nur bedingt möglich. Die Erfindung des Mikroskops eröffnete das Gebiet der Histologie, der mikroskopischen Untersuchung von Gewebestrukturen. Wissenschaftler, die das Gehirn untersuchen wollten, waren jedoch noch mit einem weiteren Hindernis konfrontiert: Frisch präpariertes Gehirn sieht unter dem Mikroskop mehr oder weniger einheitlich cremefarben aus. Das Gewebe zeigt keine deutlichen Unterschiede in der Pigmentierung, die es den Histologen ermöglichen würden, einzelne Zellen voneinander abzugrenzen. Der endgültige Durchbruch auf dem Gebiet der Neurohistologie war deswegen die Einführung von speziellen Färbemethoden, mit denen sich einzelne Zellteile im Hirngewebe darstellen ließen. Eine dieser Färbemethoden, die auch heute noch Anwendung findet, wurde vom deutschen Neurologen Franz Nissl Ende des 19. Jahrhunderts entwickelt. Nissl zeigte, dass basische Farbstoffe einer bestimmten Klasse die Zellkerne aller Zellen sowie Materialansammlungen um die Zellkerne von Neuronen herum anfärben. Diese Ansammlungen bezeichnet man als Nissl-Schollen, die Methode als die Nissl-Färbung. Mit dieser Färbung lassen sich zum einen Neurone und Gliazellen voneinander unterscheiden, zum anderen können erfahrene Neurohistologen so die Anordnung oder Zytoarchitektur von Nervenzellen in verschiedenen Teilen des Gehirns feststellen. Diese Untersuchungen führten zu der Erkenntnis, dass das Gehirn aus vielen spezialisierten Regionen besteht. Wir wissen heute, dass jede Region eine eigene Funktion hat, die wir im Rahmen dieses Lehrbuches allesamt kennenlernen und verstehen werden.

1

Nervenzellen (Neurone)

Neurone bestehen aus mindestens zwei unterscheidbaren Teilen: einem Zellkörper, der den Zellkern enthält, und zahlreichen dünnen Fortsätzen, die vom Zellkörper abgehen (Abb. 1.1).

Abb. 1.1

Eine Nervenzelle besteht aus einem Nervenzellkörper (Soma/ Perikaryon) mit zwei Arten von Fortsätzen (Neuriten): Dendriten, welche die Information aufnehmen und Axone, welche die Information an die nächste Zelle weiterleiten. Ein ankommendes Aktionspotenzial wird an den Dornfortsätzen von einer Nervenzelle registriert.
Am Axonhügel, der frei von rauem endoplasmatischen Retikulum (rER) ist, entsteht bei Überschreitung eines Schwellenwertes ein neues Aktionspotenzial. Dieses wird rasch über das myelinisierte Axon an die nächste Zelle weitergeleitet. Viele Axone sind von einer Myelinscheide umgeben; diese isoliert das Axon und beschleunigt somit die Fortleitung des Aktionspotenzials (saltatorische Erregungsleitung). An den Ranvier-Schnürringen ist die Myelinscheide regelmäßig unterbrochen. Dieser Bereich wird als Nodus bezeichnet, der Abschnitt zwischen zwei Ranvier-Schnürringen als Internodium. Zur besseren Orientierung ist die Flussrichtung des Aktionspotenzials als Pfeil illustriert. An den Axonterminalen (synaptische Endköpfchen; Boutons) wird das Aktionspotenzial an die nächste Nervenzelle übergeben.

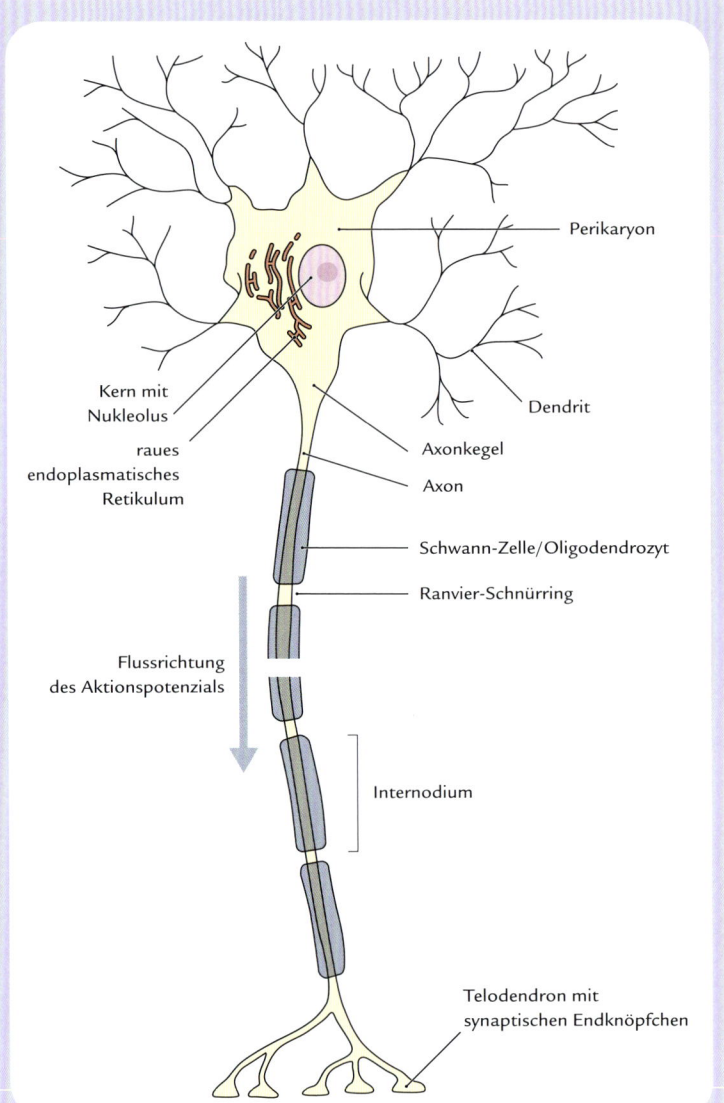

Für den Zellkörper gibt es zwei verschiedene Bezeichnungen, die gleichbedeutend verwendet werden können: **Soma** (Plural: Somata) und **Perikaryon** (Plural: Perikarya). Perikaryon bedeutet so viel wie „Bereich um den Zellkern" (griech. περί – „um, herum" sowie κάρυον – „Kern"). Die Fortsätze, die vom Soma ausgehen, bezeichnet man als **Dendriten** und **Axone**, die oft unter dem Oberbegriff „**Neuriten**" zusammengefasst werden. Wie bereits erwähnt, kommunizieren Neurone untereinander durch elektrische Impulse, durch Aktionspotenziale. Dendriten nehmen die Aktionspotenziale auf, Axone leiten sie weiter. Der Fluss eines

Aktionspotenzials, bezogen auf die Fortsätze der Nervenzelle, verläuft also von Dendrit über das Perikaryon zum Axon.

Eine Nervenzelle kann mehrere Dendriten, aber nur ein Axon haben. Das Axon besitzt auf seiner gesamten Länge einen einheitlichen Durchmesser und verzweigt sich an seinem Ende in mehrere Fortsätze, die Telodendra (Telodendron in der Einzahl) genannt werden. Diese enden in einer Vielzahl von Endknöpfchen (auch als Axonterminale, Synapsenendköpfchen oder Boutons bezeichnet), die den präsynaptischen Teil der Synapse bilden (Abb. 1.2).

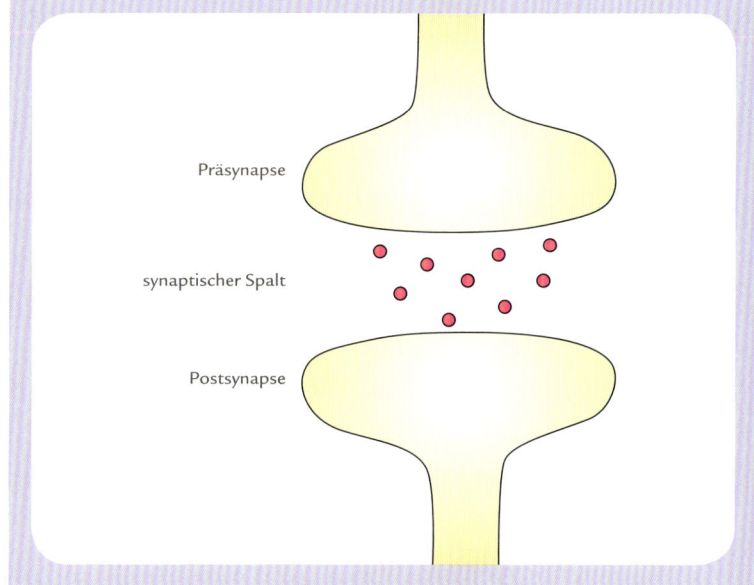

Präsynapse

synaptischer Spalt

Postsynapse

Abb. 1.2

Übersicht über die synaptischen Strukturen.
Das Axon einer Nervenzelle zweigt sich an seinem Ende in eine Vielzahl von Endknöpfchen auf. Jedes dieser Endknöpfchen bildet eine Verbindung zu einer weiteren Nervenzelle oder zu einem Erfolgsorgan (z. B. einer Drüse oder Muskelzelle) aus. Diese Verbindung nennt man Synapse. Das Endknöpfchen des Axons macht dabei den präsynaptischen Teil aus. Der postsynaptische Teil einer Synapse entspricht den äußersten Enden der Dendriten, den sog. Dornfortsätzen (Spines) der nächsten Nervenzelle. Dazwischen liegt der synaptische Spalt.

Den zweiten Teil einer Synapse bilden die Endsegmente von Dendriten, sogenannte Dornfortsätze (Spines). Dendriten stehen in Kontakt mit vielen Axonen anderer Nervenzellen. Axone wiederum stehen über ihre Axonterminalen im Kontakt mit vielen Dendriten.

Eine Nervenzelle besteht also aus Dendriten, Zellkörper und einem Axon. Im Folgenden sollen die einzelnen Anteile einer Nervenzelle genauer betrachtet werden.

Der neuronale Zellkörper und das Zytoskelett

Der Zellkörper eines typischen Neurons hat einen Durchmesser von circa 20 μm. Die wässrige Flüssigkeit im Inneren der Zelle, das **Zytosol**, ist eine salzige, kaliumhaltige Lösung, die von der Umgebung durch die Neuronenmembran getrennt ist. Der Zellkörper einer Nervenzelle enthält die gleichen Organellen, die in allen Tierzellen vorkommen. Funktionell am wichtigsten sind der Zellkern, das **raue endoplasmatische Retikulum (rER)**, das glatte endoplasmatische Retikulum, der Golgi-Apparat und die Mitochondrien. Alles, was sich innerhalb der Grenzen der Zellmembran befindet, einschließlich der Organellen, aber ohne den Zellkern, bezeichnet man in seiner Gesamtheit als das **Zytoplasma**. Das ausgeprägte Vorhandensein von rER (Synonym: Ergastoplasma) in Nervenzellen ist Ausdruck ihrer ausgeprägten Proteinbiosynthese. Das rER lässt sich durch die bereits erwähnte Nissl-Färbung besonders schön darstellen, und wird deswegen auch **Nissl-Substanz** genannt.

Das **Zytoskelett** ist ein aus Proteinen aufgebautes Netzwerk im Zytoplasma jeder Zelle und besteht aus dynamisch auf- und abbaubaren, dünnen, fadenförmigen Zellstrukturen (sogenannten Filamenten). Es ist für die mechanische Stabilisierung der Zelle, für aktive Bewegungen der Zelle als Ganzes, sowie für Bewegungen und Transporte innerhalb der Zelle verantwortlich. Der Name „Zellskelett" leitet sich von der Erscheinung dieser Strukturen im Mikroskop ab, ist aber irreführend. Beim Zytoskelett handelt es sich nicht um ein steifes Skelett oder Gerüst, sondern vielmehr um ein außerordentlich flexibles Geflecht von Strukturen. Man weiß inzwischen, dass Zytoskelettelemente nicht nur für die mechanische Stabilität einer Zelle, sondern auch für sensorische Funktionen wie die Signalübertragung unerlässlich sind.

Das Zytoskelett von Nervenzellen setzt sich aus Mikrotubuli, Neurofilamenten und Mikrofilamenten zusammen. Mikrotubuli sind die größten Komponenten des Zytoskelettes, gefolgt von den Neurofilamenten und Mikrofilamenten. Diese unterscheiden sich nicht nur in ihrer Größe, sondern auch in ihrer Funktion. Mikrotubuli, die in Nervenzellen Neurotubuli genannt werden, sind röhrenförmige intrazelluläre Polymere aus globulären Tubulinuntereinheiten (Abb. 1.3).

Abb. 1.3

Nervenzellorganellen

Eine Nervenzelle besitzt die gleichen Organellen wie jeder andere Zelltyp. Das raue endoplasmatische Retikulum (rER) nimmt auffällig viel Platz ein. Dies ist Ausdruck der ausgeprägten Proteinbiosynthese, die in der Zelle vorherrscht. Da sich das rER besonders gut durch die Nissl-Färbung darstellen lässt, nennt man es auch Nissl-Substanz. Die verschiedenen Elemente des Zytoskeletts sind Mikrotubuli, Intermediärfilamente und Mikrofilamente. Die Intermediärfilamente nennt man in Nervenzellen Neurofilamente.

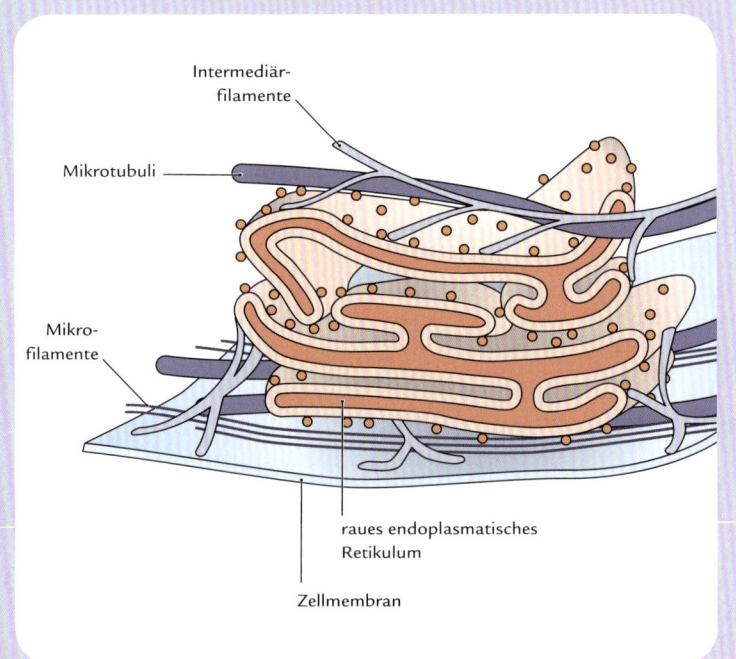

Intermediär-filamente

Mikrotubuli

Mikro-filamente

raues endoplasmatisches Retikulum

Zellmembran

Als größte Vertreter des Zytoskeletts verfügen **Mikrotubuli** über einen Durchmesser von 20 nm und verlaufen in Längsrichtung der Neuriten. Nebst der Stabilisierung der Zelle sind Mikrotubuli für den Transport verschiedener Substanzen innerhalb einer Nervenzelle sowie deren Bewegung im Rahmen der Entwicklung wichtig. Eine Klasse von Protei-

1

nen, die an der Regulierung des Zusammenbaus und der Funktion der Mikrotubuli mitwirken, sind die Mikrotubuli-assoziierten Proteine (kurz MAP). Ein Vertreter dieser MAP ist das Tau-Protein. Durch die Bindung an Mikrotubuli stabilisiert und reguliert Tau die Polymerisation der Mikrotubuli.

Klinik

Fehlregulierte Tau-Proteine werden mit der Entstehung der Alzheimer-Erkrankung in Zusammenhang gebracht. Hierbei handelt es sich um eine demenzielle Erkrankung mit etwa 40 Millionen betroffenen Patienten weltweit. Sie ist somit recht häufig. Tau-Proteine als Vertreter der MAP regulieren, wie erwähnt, normalerweise die Zusammenlagerung der einzelnen Bausteine der Mikrotubuli, bilden aber beim Morbus Alzheimer unkontrolliert Aggregate. Es resultieren unter anderem sogenannte neurofibrilläre Tangles (auch **Alzheimer-Fibrillen** genannt) im Inneren der neuronalen Zellkörper, welche sich charakteristischerweise im Gehirn von Alzheimer-Erkrankten nachweisen lassen. Der eigentliche Auslöser der pathologischen Entartung von Tau-Proteinen ist noch unbekannt, ebenso die daraus resultierenden Folgen für die Nervenzelle. Die Bedeutung der Alzheimer-Fibrillen wird jedoch deutlich, wenn man deren Häufigkeit mit dem Grad der Vergesslichkeit vergleicht: Je höher die Dichte der Tau-Fibrillen, desto gravierender ist die klinische Beeinträchtigung der Patienten.[1]

Mit einem Durchmesser von 10 nm besitzen **Neurofilamente** eine mittlere Größe zwischen Mikrotubuli und Mikrofilamenten. Intermediärfilamente kommen in allen Körperzellen vor, in Neuronen bezeichnet man sie als Neurofilamente (Abb. 1.4).

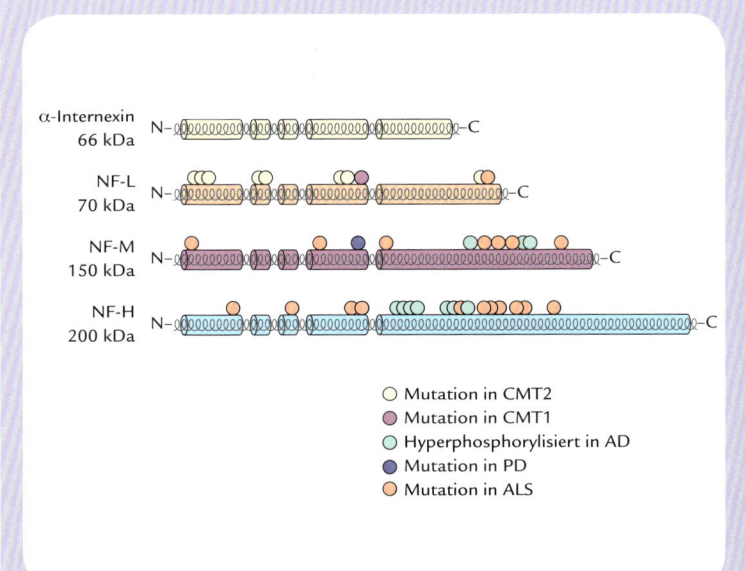

Abb. 1.4

Neurofilament-assoziierte Erkrankungen

Intermediärfilamente sind Teil des Zytoskeletts. In Nervenzellen nennt man sie Neurofilamente. Etliche verschiedene neurodegenerative Erkrankungen lassen sich vermutlich zumindest teilweise auf Mutationen in neurofilament-kodierenden Genen zurückführen, unter anderem bei Morbus Charcot-Marie-Tooth (CMT), der Alzheimer Erkrankung (AD), dem Morbus Parkinson (PD) oder aber der amyotrophen Lateralsklerose (ALS).

1

Neurofilamente sind der maßgeblich strukturbestimmende Bestandteil der Axone von Nervenzellen. Sie sind in Axonen mit großem Durchmesser zahlenmäßig deutlich häufiger enthalten als Mikrotubuli, was ihre Bedeutung für die strukturelle Integrität von Axonen mit großen Kalibern unterstreicht. Bei den meisten Wirbeltieren bestehen die Neurofilamente aus drei Polypeptid-Ketten, die sich in ihrem Molekulargewicht unterscheiden: Neurofilament heavy protein (NF-H), Neurofilament medium protein (NF-M), und Neurofilament light protein (NF-L).

Forschung

Neurofilamente sind in der Regel phosphoryliert, können aber im Rahmen einer axonalen Schädigung abnorm phosphoryliert werden, was in der Forschung zur histologischen Darstellung einer axonalen Schädigung ausgenutzt wird.

Ein weiteres, erst später entdecktes Protein, welches am Aufbau der Neurofilamente beteiligt ist, heißt α-Internexin. A-Internexine scheinen vor allem während der Entwicklung des Nervensystems eine wichtige Rolle zu spielen. Mutationen in allen vier Neurofilament-kodierenden Genen können zu axonalen Schädigungen führen, die dann typische neuropathische Symptome wie Schmerz, Sensibilitätsstörungen oder muskuläre Schwäche hervorrufen. Anomalien der Neurofilamente sind mit einer Vielzahl von neurologischen Erkrankungen beim Menschen assoziiert, z. B. erblichen Neuropathien oder der Amyotrophen Lateralsklerose (kurz ALS).

Mit einem Durchmesser von nur 5 nm besitzen **Mikrofilamente**, die kleinsten Vertreter des Zytoskeletts, in etwa gerade mal die Dicke einer Zellmembran. Mikrofilamente sind besonders zahlreich in den Neuriten zu finden und bestehen dort aus zwei umeinander gewundenen dünnen Aktin-Polymer-Strängen. Besonders dicht findet man Mikrofilament-Netzwerke immer dort, wo die Dendriten-Membran Synapsen ausbildet. Mikrofilamente tragen so zur Stabilisierung von Mikrodomänen der Plasmamembran bei (wie etwa Ansammlung von Ionen-Kanälen oder aber Rezeptorproteinen).

Das Axon und die Synapse

Das **Axon** beginnt in einem Bereich, den man als Axonhügel bezeichnet. Der Axonhügel enthält kein Ergastoplasma (Nissl-Substanz) und erscheint daher in der Nissl-Färbung heller. Er ist der Bildungsort eines Aktionspotenziales: Wenn eine Nervenzelle über ihre Dendriten aktiviert (= erregt) wurde, und alle Voraussetzungen zur Weiterleitung dieses Aktionspotenziales gegeben sind, entsteht im Bereich des Axonhügels ein neues Aktionspotenzial. Der Axonhügel verjüngt sich zum Axon hin und bildet so den eigentlichen ersten Abschnitt eines Axons. Der Durchmesser von Axonen ist unterschiedlich groß und reicht beim Menschen von unter 1 μm bis 25 μm (bis zu 1 mm beim Tintenfisch). Als Regel gilt: Je dicker das Axon, desto schneller wird ein Aktionspotenzial fortgeleitet. Die Enden eines Axons bezeichnet man als Axonterminale oder Synapsenendknöpfchen. Es ist die Stelle, an der das Axon mit anderen Neuronen (oder anderen Zellen wie etwa Muskelzellen oder Drüsenzellen) in Kontakt tritt und an diese Informationen überträgt (Synapse). Obwohl es nur ein Axon pro Nervenzelle gibt, kann jedes Axon mehrere Endköpfchen ausbilden und dadurch mit vielen verschiedenen Neuronen kommunizieren. Stellenweise bilden Axone auf ihrer gesamten Länge aufgewölbte Bereiche mit Synapsen, setzen sich dann fort und enden woanders. Solche Aufwölbungen bezeichnet man als boutons en passant („Endknöpfchen im Vorübergehen").

Eine Synapse besitzt zwei Seiten: eine präsynaptische und eine postsynaptische (Abb. 1.5). Diese Bezeichnungen geben die Richtung des Informationsflusses, der von „prä" nach „post" verläuft, an.

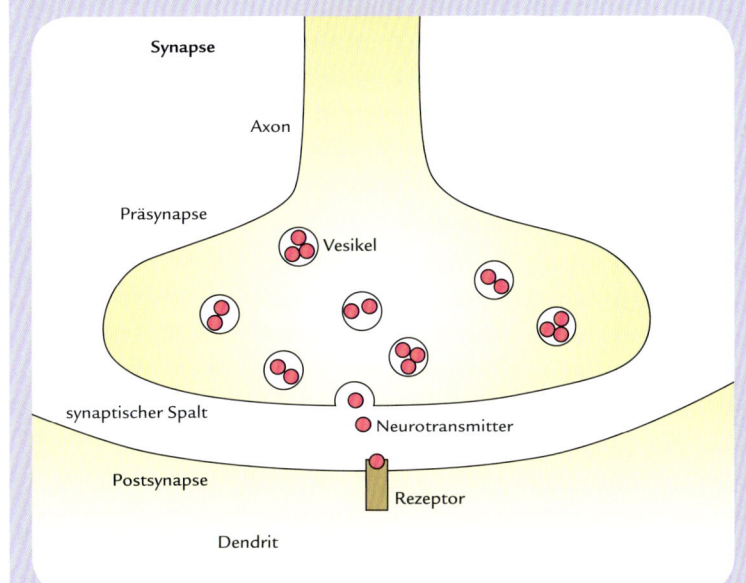

Abb. 1.5

Die bei der Weiterleitung eines Signals an die nächste Zelle beteiligten Strukturen fasst man als Synapse zusammen. Ein ankommendes Aktionspotenzial führt dazu, dass synaptische Vesikel, die Neurotransmitter beinhalten, mit der präsynaptischen Membran verschmelzen. Neurotransmitter werden dadurch in den synaptischen Spalt freigesetzt. Rezeptoren in der postsynaptischen Membran führen zur Erregung der postsynaptischen Zelle. Den gesamten Mechanismus der Weitergabe eines Aktionspotenzials nennt man synaptische Verschaltung.

Die **präsynaptische** Seite besteht generell aus einem Synapsenendknöpfchen, während die **postsynaptische** Seite ein Dornfortsatz (spine) oder das Soma eines anderen Neurons sein kann (im Falle der boutons en passant auch ein Axon). Der Raum zwischen der präsynaptischen und der postsynaptischen Membran ist der **synaptische Spalt**. Die Übermittlung eines Aktionspotenziales zwischen zwei Nervenzellen heißt synaptische Übertragung bzw. Verschaltung. Von den chemischen Synapsen des Nervensystems wird die elektrische Information im synaptischen Spalt in ein chemisches Signal umgewandelt, das den synaptischen Spalt überquert. An der postsynaptischen Membran wird dieses chemische Signal wieder in ein elektrisches umgewandelt. Das chemische Signal bezeichnet man als **Neurotransmitter**. Dieser wird in synaptischen Vesikeln im Synapsenendknöpfchen gespeichert und bei Bedarf von dort freigesetzt.

Verschiedene Arten von Neuronen verwenden unterschiedliche Neurotransmitter. Neurotransmitter können nach sehr vielen verschiedenen Gesichtspunkten eingeteilt werden. Insgesamt handelt es sich um eine chemisch gesehen sehr heterogene Gruppe. Eine gängige Unterteilung ist die Klassifizierung nach ihren chemischen Merkmalen in Mono-amine (wichtige Vertreter sind Adrenalin, Dopamin, Serotonin), Pep-tide (Endorphine, Substanz P) und Aminosäuren (γ-Aminobuttersäure [GABA], Aspartat, Glutamat und Glycin). Ein weiterer wichtiger Neuro-transmitter ist Acetylcholin. Der vorherrschende Neurotransmitter einer Nervenzelle bestimmt deren Namen. Cholinerge Nervenzellen benutzen Acetylcholin als Neurotransmitter, adrenerge Adrenalin, dopaminerge Dopamin usw.

Die über chemische Synapsen übertragenen Signale haben eine biochemisch festgelegte Wirkung. Je nach Neurotransmitter und Aus-stattung der postsynaptischen Membran, auf die das sendende Neuron Einfluss nimmt, wird entweder eine erregende (**exzitatorische**) oder aber eine hemmende (**inhibitorische**) Wirkung erzielt. Eine erregende Wirkung trägt dazu bei, dass die Zielzelle ein neues Aktionspotenzial am Axonhügel bildet, eine hemmende Wirkung wirkt gegensätzlich. Nicht nur einzelne Synapsen, ganze Neurone werden daher in exzitatorische und inhibitorische unterteilt, je nachdem ob sie erregende oder nur hemmende Synapsen an Zielzellen ausbilden. Für eine Zielzelle inner-halb des Zentralnervensystems ist es für gewöhnlich so, dass sie von ver-schiedenen Neuronen Signale erhält, auch gegensätzliche, so dass sich die von ihnen ausgelösten elektrischen Spannungsänderungen addie-ren. Überschreitet die Summe der einlaufenden exzitatorischen und in-hibitorischen (postsynaptischen) Spannungsänderungen am Axonhügel dieser Nervenzelle einen bestimmten **Schwellenwert** bei der Potenzial-änderung, so wird diese Zelle ihrerseits aktiv, bildet ein Aktionspotenzial und leitet es über ihr Axon weiter. Bei einer Vielzahl von psychiatrischen und neurologischen Erkrankungen wird davon ausgegangen, dass sy-naptische Übertragungswege gestört sind. So gibt es zum Beispiel An-zeichen für einen Zusammenhang zwischen verschiedenen Formen von Depressionen und Störungen von Signalübertragungen durch den Neu-rotransmitter Serotonin.

Axonaler Transport

Viele Substanzen, wie etwa Proteine, werden im neuronalen Zellkörper (Soma/Perikaryon) synthetisiert und von dort über einen speziellen Transportmechanismus zu ihrem Zielort (z. B. zur Synapse) transpor-tiert: man spricht vom **axonalen Transport**. Vom Zellkörper zur Synapse (**anterograd**, stromabwärts) werden unter anderem Membranmaterial und zur Sekretion bestimmte Substanzen (wie Neurotransmitter) trans-portiert. Dies geschieht über Granula oder Vesikel, die an das Motor-protein **Kinesin** geheftet sind (Abb. 1.6).

Beim sogenannten retrograden Transport ist die Geschwindigkeit etwas geringer; hier werden Endprodukte des Stoffwechsels zurück zum Soma transportiert, außerdem zum Ab- und Umbau bestimmtes Mem-branmaterial sowie verschiedene Nervenwachstumsfaktoren, die für das Überleben der Nervenzelle notwendig sind. Der **retrograde** Transport erfolgt über Vesikel, die an das Motorprotein **Dynein** geheftet sind.

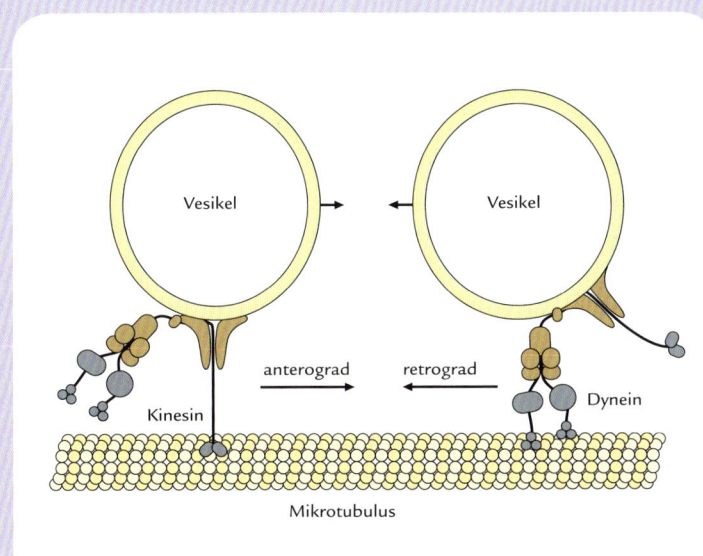

Abb. 1.6

Axonaler Transport

Axone leiten nicht nur Aktionspotenziale weiter, sondern transportieren auch verschiedene intrazelluläre Substanzen (zum Beispiel Neurotransmitter oder Wachstumsfaktoren). Man unterscheidet einen Transport in gleicher Richtung wie das Aktionspotenzial (anterograder Transport, vermittelt durch Kinesin) und einen in gegensätzlicher Richtung (retrograder Transport, vermittelt durch Dynein). Viren können so von der Synapse in Richtung Soma wandern und ein Neuron dauerhaft infizieren (Herpes-Infektion).

Klinik

Diese axonalen Transportvorgänge nutzen bestimmte Erreger aus, um sich im Gehirn einzunisten. Herpes-simplex- und Polioviren etwa gelangen durch den retrograden Transport ins Zentralnervensystem. Bei abgeschwächter Immunlage können schwerwiegende Entzündungen im Gehirn die Folge sein (Enzephalitis). Im Falle der Herpes-Viren können diese auch wieder entlang der Nervenbahnen in Richtung Haut wandern und dort zu einer lokalen Entzündung führen. Man bekommt schmerzhafte Herpesbläschen, z. B. im Bereich der Lippe.

Forschung

Sowohl der anterograde als auch der retrograde Transportmechanismus werden in den Neurowissenschaften genutzt, um Verbindungen im Gehirn zu verfolgen (sog. **Tracingexperimente**). Appliziert man spezifische Farbstoffe in eine bestimmte Gehirnregion, werden diese in Nervenzellen aufgenommen und entweder anterograd oder retrograd transportiert. Mit Hilfe dieser eleganten Technik kann man feststellen, wohin ein Axon zieht (anterograder Transport) bzw. woher es kommt (retrograder Transport). Diese Technik hat wesentlich dazu beigetragen zu verstehen, welche Gehirnregionen untereinander in Verbindung stehen.

1

Dendriten von Nervenzellen

Das Wort „Dendrit" leitet sich aus dem griechischen Wort für „Baum"
ab (Dendriten ähneln den Ästen eines Baumes, die vom Soma abgehen).
Die Dendriten eines einzigen Neurons in ihrer Gesamtheit nennt man
Dendritenbaum. Anhand der großen Vielfalt an Formen und Größen
von Dendritenbäumen lassen sich die Neuronen in verschiedene Unter-
gruppen einteilen: multipolare Neurone, bipolare Neurone, pseudounipolare Neurone, und unipolare Neurone (Abb. 1.7).

Abb. 1.7

Man klassifiziert Nervenzellen
anhand der Morphologie ihrer
Dendritenbäume (grün): Multipolare Neurone kommen am häufigsten
vor und verfügen über ein Axon
und mehr als einen Dendriten.
Bipolare Neurone besitzen neben
ihrem Axon genau einen Dendriten.
Pseudounipolare Neurone entwickeln sich aus bipolar angelegten
Neuronen. Es entspringt aus ihrem
Soma zunächst nur ein Fortsatz, der
sich im Verlauf in Axon und Dendrit
aufzweigt. Unipolare Neurone sind
sehr selten. Sie besitzen keinen
Dendriten – ihre Reizwahrnehmung
findet direkt am Soma oder am
Axon statt.

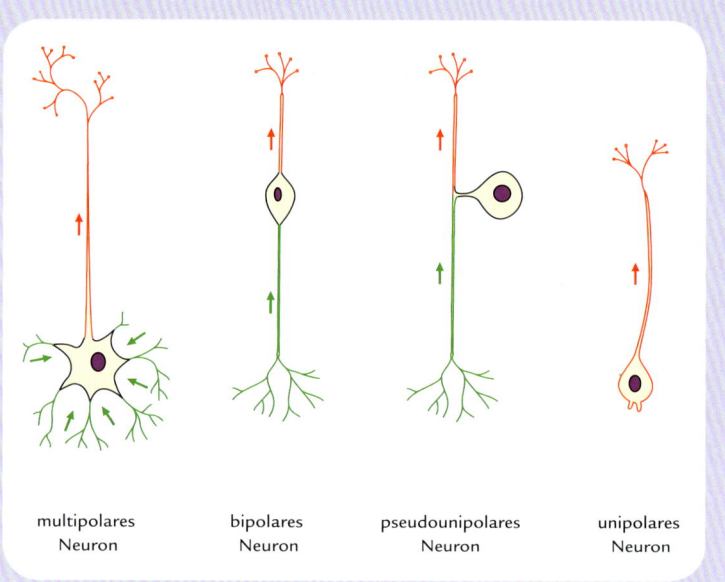

| multipolares Neuron | bipolares Neuron | pseudounipolares Neuron | unipolares Neuron |

Pseudounipolare Neurone entwickeln sich zunächst aus bipolar angelegten Zellen, deren zwei Fortsätze dann aber aufeinander zuwachsen
und an den Abgangsstellen auf eine kurze Strecke miteinander verwachsen. Das Zytoplasma von Dendriten ähnelt größtenteils dem der Axone.

Die beiden Neurowissenschaftler O. Steward und W. B. Levy fanden
1982 heraus, dass in Dendriten Polyribosomen vorkommen, die häufig
direkt unter den Dornfortsätzen angesiedelt sind.[2, 3] Ihre Untersuchungen zeigten, dass die synaptische Signalübertragung in einigen Neuronen tatsächlich eine lokal begrenzte Proteinsynthese direkt im Bereich
des Dendritenbaumes induzieren kann. Heute weiß man, dass diese synaptische Regulierung der lokalen Proteinbiosynthese für Lernprozesse
von entscheidender Bedeutung ist.

Gliazellen

Im Rahmen der Erforschung der Ultrastruktur des Nervensystems sind den damaligen Histologen zuallererst die Nervenzellen aufgefallen. Nach und nach wurde jedoch klar, dass das Nervensystem nicht nur aus Neuronen, sondern auch aus anderen Zellen besteht, die sowohl morphologisch als auch funktional nicht so recht in das Bild der Nervenzellen passen wollten. Der Mitentdecker dieser nicht neuronalen Zellen, Rudolf Virchow, vermutete Mitte des 19. Jahrhunderts eine Stütz- und Haltefunktion und gab ihnen deshalb den Namen **Gliazellen**, abgeleitet aus dem griechischen Wort glia für „Leim". Gliazelle ist also ein Sammelbegriff für strukturell und funktionell von den Neuronen abgrenzbare Zellen im Nervengewebe. Mittels unterschiedlicher Färbemethoden durch Santiago Ramón y Cajal, Pío del Río Hortega und Camillo Golgi konnten sie Ende des 19. Jahrhunderts weiter subklassifiziert werden.

Ersten Untersuchungen zufolge bilden die Gliazellen ein Stützgerüst für die Nervenzellen und sorgen für deren gegenseitige elektrische Isolation. Neuere Erkenntnisse zeigten, dass Gliazellen maßgeblich am Stoff- und Flüssigkeitstransport sowie an der Aufrechterhaltung der Homöostase im Gehirn beteiligt sind und im Prozess der Informationsverarbeitung, -speicherung und -weiterleitung mitwirken. Gliazellen sind somit unabdingbare Hilfszellen der Nervenzellen, deren spezifische Funktionen von ihnen abhängig sind. Sie besitzen Rezeptoren für viele Neurotransmitter und andere effektorische Moleküle. Es gibt sie sowohl im zentralen als auch im peripheren Nervensystem.

Eine erste Unterscheidung der Gliazellen wurde anhand ihrer Größe vorgenommen. Dementsprechend kann **Mikroglia** von **Makroglia** unterschieden werden. Zu den zentralen Makrogliazellen zählt man die Astrozyten, Oligodendrozyten und die Ependymzellen (Abb. 1.8).

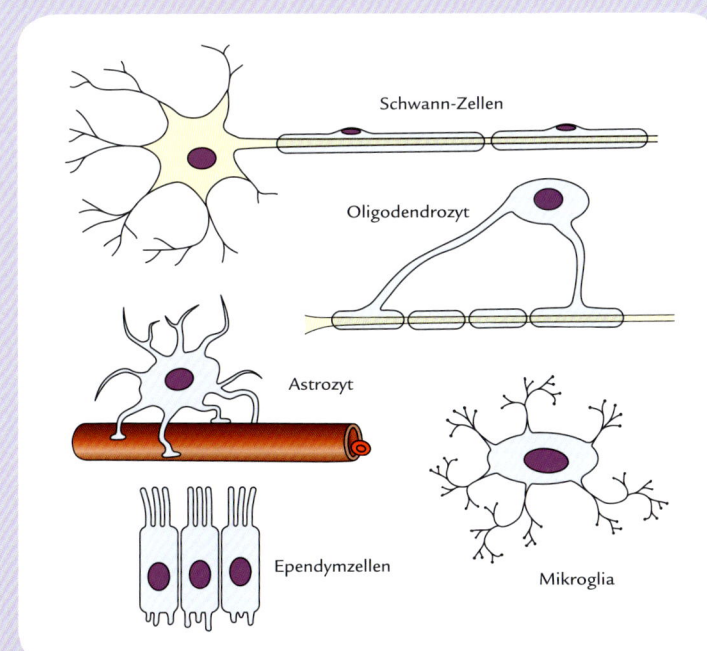

Abb. 1.8

Übersicht über verschiedene Gliazellen. Gliazellen lassen sich u. a. anhand ihrer Größe unterscheiden.

Zu den Makrogliazellen zählt man:

· Schwann-Zellen und Oligdendrozyten, die Myelinscheiden synthetisieren
· Astrozyten, die das chemische Milieu des Extrazellulärraums regulieren
· Ependymzellen, die die inneren Liquorräume auskleiden

Mikrogliazellen sind eine wichtige Effektorzellpopulation des angeborenen Immunsystems.

1

Bei der Unterscheidung von Mikro-und Makroglia hatten die alten Neurohistologen, ohne davon zu wissen, ein glückliches Händchen. Wie heute bekannt ist, haben Mikrogliazellen und Makrogliazellen entwicklungsgeschichtlich nichts miteinander zu tun. Makrogliazellen, also Oligodendrozyten, Astrozyten und Ependymzellen entstammen allesamt dem Neuroektoderm. Bei Mikrogliazellen handelt es sich im Gegensatz dazu um eingewanderte Blutzellen; sie entstammen also dem Mesoderm.

Zur peripheren Glia zählt man die Schwann-Zellen und die Satellitenzellen (siehe unten). Mit der Unterteilung des Nervensystems in einen peripheren- und einen zentralen Anteil werden wir uns im nächsten Kapitel noch beschäftigen. Hier wird aber schon deutlich, dass beide Anteile durch verschiedene zelluläre Komponenten gebildet werden.

Astrozyten

Die häufigsten Gliazellen im Gehirn sind die **Astrozyten**. Sie werden zu den Makrogliazellen gerechnet. Eine wichtige Funktion der Astrozyten besteht darin, das chemische Milieu des Extrazellulärraums zu regulieren. So umhüllen Astrozyten beispielsweise die Synapsen im Gehirn und begrenzen dadurch die Ausbreitung von freigesetzten Neurotransmittermolekülen. Spezielle Transporter-Proteine in den Membranen von Astrozyten entfernen Neurotransmitter aktiv aus dem synaptischen Spalt. Vor kurzem hat man entdeckt, dass Astrozytenmembranen nicht nur Transporter, sondern auch Rezeptoren für Neurotransmitter exprimieren können, die wie die Rezeptoren der Neuronen im Inneren der Gliazellen biochemische Reaktionen auslösen können.[4, 5] Nervenzellen und Gliazellen können dadurch miteinander kommunizieren.

Abb. 1.9

Astrozyten

Astrozyten sind die häufigsten Gliazellen im Gehirn. Ihre Aufgabe besteht in der chemischen Regulation des Extrazellulärraums. Dies erreichen sie beispielsweise durch isolierende Eigenschaften oder das Ausbilden von Rezeptoren für Neurotransmitter. Man unterscheidet protoplasmatische Astrozyten, die größtenteils in der grauen Hirnsubstanz vorkommen, von fibrillenreichen Astrozyten, die in der weißen Substanz zu finden sind.

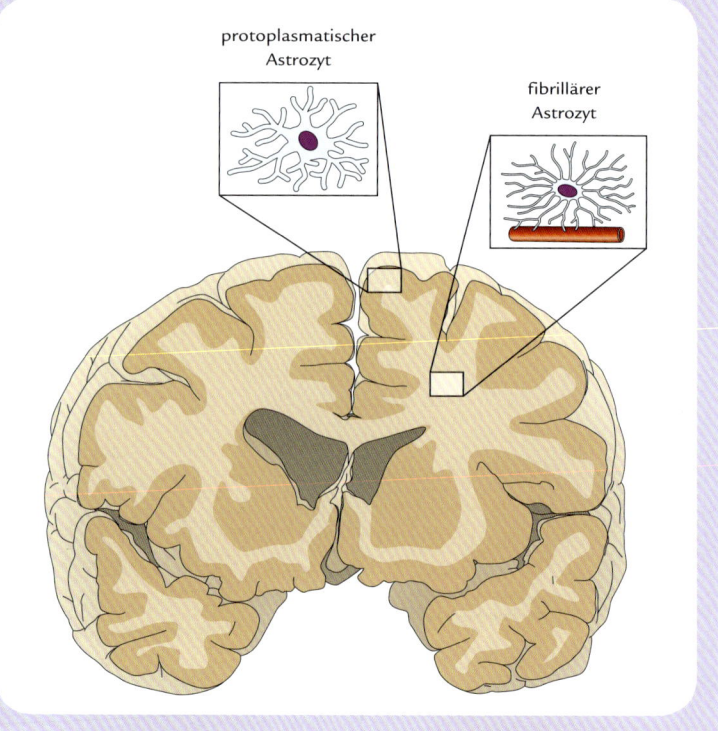

protoplasmatischer Astrozyt

fibrillärer Astrozyt

Morphologisch können zwei Arten von Astrozyten unterschieden werden: protoplasmatische (Astrocytus protoplasmaticus – auch: Kurzstrahler) und fibrillenreiche (Astrocytus fibrosus – auch: Langstrahler) Astrozyten. Protoplasmatische Astrozyten kommen vor allem in der grauen Substanz des Zentralnervensystems vor, fibrillenreiche überwiegend in der weißen Substanz (Abb. 1.9).

Astrozyten sind über Nexus (Gap junctions) verbunden und besitzen viele verzweigte Fortsätze, von denen einige an Blutgefäßen enden und hier eine Schicht aus Gliafüßchen aufbauen, die sogenannte **Membrana limitans gliae perivascularis**. Sie ist am Aufbau und der Funktion der **Blut-Hirn-Schranke** beteiligt (einer Struktur, welche verhindert, dass Blutbestandteile ohne weiteres in das Gehirn eindringen können). Astrozyten der grauen Substanz sind darüber hinaus am Aufbau der sogenannten **Membrana limitans gliae superficialis** beteiligt. Diese Grenzmembran, aufgebaut aus einer dichten Schicht von astrozytären Zellfortsätzen und einer direkt daran angrenzenden Basalmembran, stellt die äußere Grenzfläche des Hirngewebes dar. Jenseits der Basalmembran beginnt die weiche Hirnhaut (Pia mater, Abb. 1.10).

Die Funktion der Membrana limitans gliae superficialis besteht darin, das Eindringen von Erregern von außen zu verhindern.

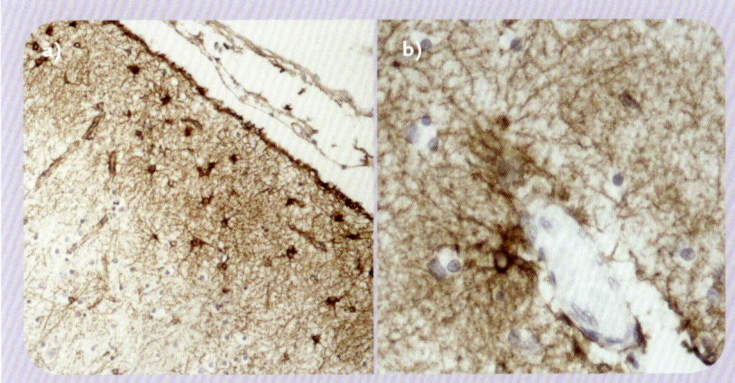

Abb. 1.10
Astrozyten übernehmen viele Aufgaben im Gehirn. Man unterscheidet die der weißen (fibrillären) und der grauen (protoplasmatischen) Substanz. Unter anderem bilden sie isolierende Barrieren nach außen hin, entweder in Richtung Hirnoberfläche (Glia limitans superficialis, a) oder um Gefäße herum (Glia limitans perivascularis, b).
Färbung gegen GFAP (Glial fibrillary acidic protein).

Darüber hinaus sind Astrozyten an der sogenannten neurovaskulären Kopplung beteiligt. Die **neurovaskuläre Kopplung** ist ein physiologischer Mechanismus zur Regulierung der Blutversorgung des Gehirns, um den Mehrbedarf von aktivem Nervengewebe an Sauerstoff und Glukose durch lokale Steigerung des Blutflusses zu decken. Was genau kann man sich unter dem Begriff neurovaskuläre Kopplung nun vorstellen? Wie funktioniert dieser Mechanismus, und welche Rolle spielen hierbei die Astrozyten? Lange Zeit ist man davon ausgegangen, dass eine Synapse aus exakt zwei Elementen besteht: der Axonterminalen der präsynaptischen Nervenzelle, und den Dornen (Spines) der postsynaptischen Nervenzelle. Man nannte dieses Modell bi-partite Synapse („bi" steht hierbei für die Tatsache, dass zwei Partner beteiligt sind; eine solche Synapse ist in Abb. 1.5 dargestellt, s. o.). Weitere Studien konnten zeigen, dass Fortsätze von Astrozyten einen sehr engen Kontakt mit diesen Synapsen eingehen, sie strecken quasi einen ihrer Fortsätze in bzw. um den synaptischen Spalt (Abb. 1.11).

1

Abb. 1.11

Mechanismus der neurovaskulären Kopplung, vermittelt durch Astrozyten:

1 Glutamat wird freigesetzt.
2 Glutamat bindet u. a. an metabotrope Rezeptoren (mGluR) von umliegenden Astrozyten.
3 Dies bewirkt die Aktivierung einer Signalkaskade im Innern der Astrozyten.
4 Die Signalkaskade hat eine Ausschüttung von NO an einem peri-arteriellen Fortsatz zur Folge.
5 NO ruft dort eine lokale Vasodilatation hervor.

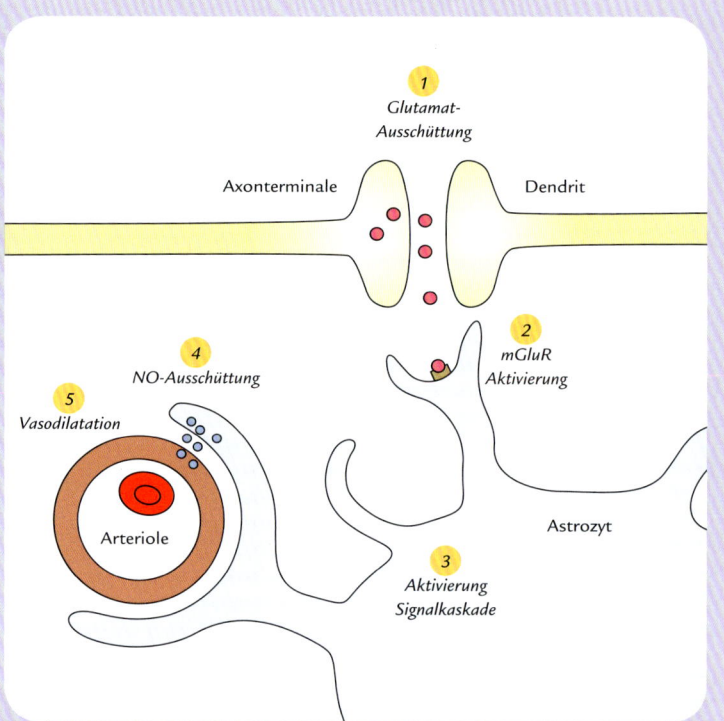

Freigesetzter Neurotransmitter (hier dargestellt für eine erregende = exzitatorische Nervenzelle, welche Glutamat als Neurotransmitter benutzt) wird in Folge dessen nicht nur von der postsynaptischen Membran, sondern auch vom Fortsatz des Astrozyten gebunden und aktiviert dort einen metabotropen Glutamatrezeptor (mGluR). Die Aktivierung des metabotropen Glutamatrezeptors bewirkt innerhalb des Zellleibes der Astrozyten die Aktivierung verschiedener Signalkaskaden, welche schlussendlich dazu führen, dass an einem peri-arteriellen Fortsatz Stickstoffmonoxid (NO) ausgeschüttet wird. Das freigesetzte Stickstoffmonoxid führt zu einer lokalen Erweiterung (Vasodilatation) der Arteriole, und damit verbunden zu einem lokal begrenzten Anstieg des Blutstroms. Astrozyten koppeln über diesen Mechanismus neuronale Aktivität mit vaskulärer Dilatation, kurz neurovaskuläre Kopplung.[6] Dieser von Astrozyten vermittelte Mechanismus macht durchaus Sinn: Aktive Nervenzellen benötigen lokal mehr Sauerstoff und Glukose und sind deswegen auf eine vorübergehende Steigerung des Blutflusses angewiesen. Nicht zwei, sondern vielmehr drei Strukturen sind also am Aufbau einer Synapse beteiligt: Man spricht deswegen von einer tri-partiten Synapse.

Astrozyten haben, je nachdem in welchem Teil des Nervensystems sie sich befinden, eigene Namen. **Bergmann-Glia** nennt man eine spezialisierte Astrozytenpopulation in Kleinhirn. Sie spielen dort unter anderem eine wichtige Rolle für die Migration der Nervenzellen während der Entwicklung.[7] **Müller-Zellen** sind die Gliazellen der Retina. Diese versorgen die Ganglienzellen der Retina mit Nährstoffen und entfernen deren katabole Stoffwechselprodukte. Sie regulieren den pH-Wert und die Konzentration der Ionen im Extrazellulärraum. So nehmen sie z. B. Kaliumionen auf, welche die Bipolarzellen bei der Depolarisation in den Extrazellulärraum ausschütten und setzen sie bei Bedarf an anderer Stelle wieder frei ("Kalium-Siphoning"). Ihnen wird darüber hinaus eine wichtige Funktion in der Entwicklung und bei regenerativen Prozessen zugeschrieben.[8] Zu guter Letzt gibt es noch die **Pituizyten**. Dies sind spezifische Gliazellen des Hypophysenhinterlappens (Neurohypophyse).

Klinik

Der Mechanismus der neurovaskulären Kopplung kann klinisch für die **Darstellung neuronaler Aktivität** (PET; Positronen-Emissions-Tomographie) ausgenutzt werden. Die Positronen-Emissions-Tomographie beruht im Wesentlichen auf einem lokalen Anstieg der zerebralen Durchblutung bei Gehirnaktivität, vermittelt durch Astro-zyten. Eingesetzt wird diese Methode unter anderem bei der Diagno-se des M. Parkinson. Hierbei handelt es sich um eine Störung do-paminerger Zellen. Radioaktiv markiertes Dopa hilft zusätzlich, die metabolische Störung im Striatum (dem beim M. Parkinson unter anderem betroffenen Gehirnteil) quantitativ darzustellen.

Oligodendrozyten und Schwann-Zellen

Oligodendrozyten und Schwann-Zellen bilden Myelin. Es handelt sich hierbei um eine lipidreiche Biomembran, welche die Axone der meisten Nervenzellen von Wirbeltieren spiralförmig umgibt und somit elektrisch isoliert. Myelin wurde 1854 von dem Pathologen Rudolf Virchow (1821–1902) mittels Lichtmikroskopie an Gewebeschnitten entdeckt. Er fand in Nervenfasern eine Markscheide und schlug vor, sie **Myelin** (griech. μυελός - "Mark") zu nennen (Abb. 1.12).

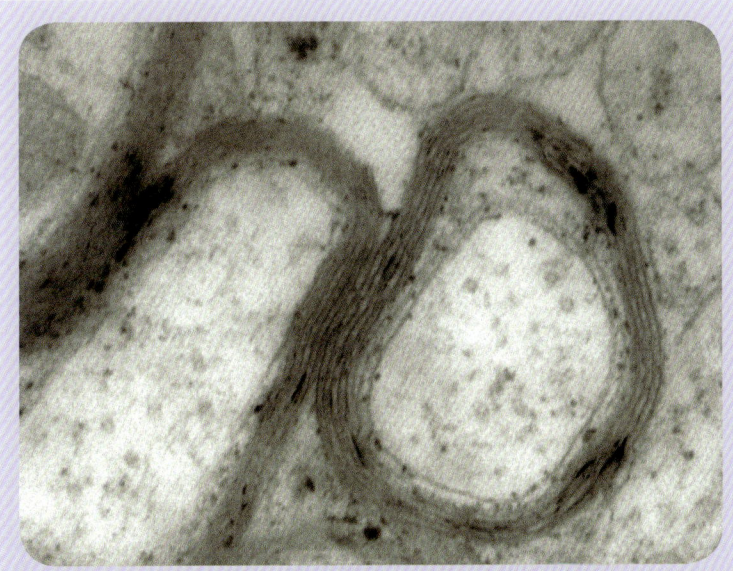

Abb. 1.12

Myelinscheiden

Elektronenmikroskopische Aufnahme eines myelinisierten Axons im Bereich des Corpus callosum. Die Myelin-scheide stellt sich in dunkelgrauen Schichten dar, die um das hellere Axon gewickelt sind.

1

Im Vergleich zu anderen Biomembranen weist Myelin einen besonders hohen Lipidgehalt (70 %) und einen relativ geringen Proteinanteil (30 %) auf. Daher erscheint Myelin in der makroskopischen Sicht weiß, weshalb stark myelinisierte Regionen im Zentralnervensystem auch als „weiße Substanz" bezeichnet werden, im Gegensatz zur gering myelinisierten „grauen Substanz". Darauf werden wir im nächsten Kapitel noch genauer eingehen. Myelinscheiden findet man nicht nur um die Axone des zentralen sondern auch des peripheren Nervensystems. Sowohl im zentralen als auch peripheren Teil des Nervensystems sind die Myelinscheiden entlang der Axone regelmäßig von den **Ranvier-Schnürringen** unterbrochen (siehe Lehrbücher der Physiologie). Nur an den Ranvier-Schnürringen entstehen Aktionspotenziale, nicht aber in den myelinisierten Bereichen des Axons (Internodien). Dieser Aufbau ermöglicht die saltatorische Erregungsleitung, welche deutlich schneller als die kontinuierliche Erregungsleitung nicht-myelinisierter Fasern ist. Außerdem spart diese Art der Erregungsleitung Energie, da ein Aktionspotenzial nur am Ort der Schnürringe und nicht kontinuierlich entlang eines Axons aufgebaut werden muss. Myelin wird im Zentralnervensystem von **Oligodendrozyten**, im peripheren Nervensystem von **Schwann-Zellen** gebildet. Ein wichtiger Unterschied bei den myelinbildenden Zellen besteht darin, dass eine Oligodendrogliazelle mehrere Axone mit Myelin versorgt, während jede Schwann- Zelle nur ein einziges Axon mit Myelin umgibt (Abb. 1.13).

Abb. 1.13

Myelinisierung von Axonen

In der Peripherie werden die Myelinscheiden von Schwann-Zellen produziert. Im Zentralnervensystem übernimmt diese Funktion der Oligodendrozyt.

Durch die Myelinscheide springt ein Aktionspotenzial von einem Ranvier-Schnürring zum nächsten.

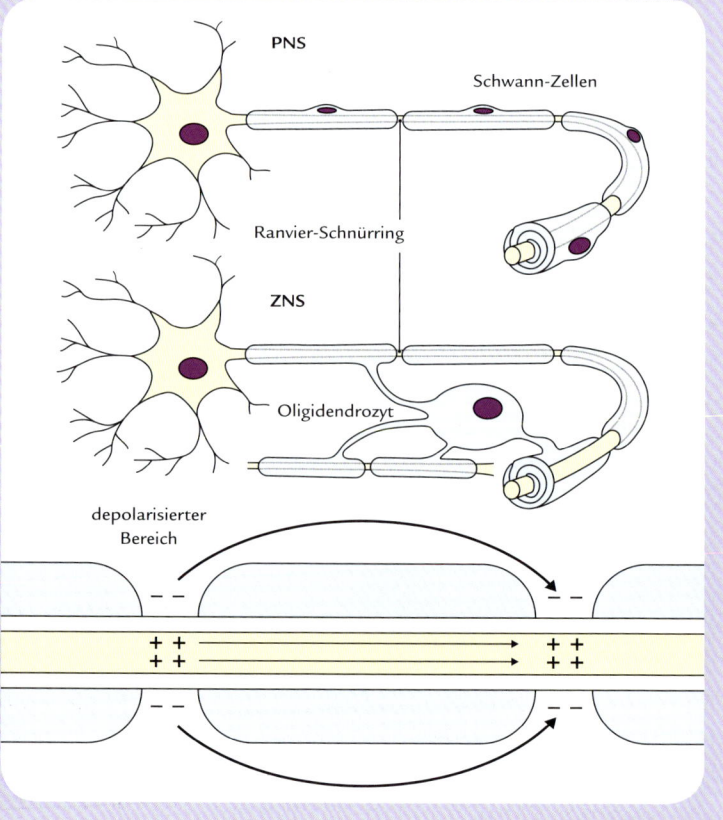

1

Die schnelle Weiterleitung des Aktionspotenzials ist funktionell von großer Bedeutung. Um die Geschwindigkeit dieses Impulses zu erhöhen, hat die Evolution zwei unabhängige Mechanismen entwickelt. Ein Mechanismus besteht darin, den Axondurchmesser zu vergrößern, wie es z. B. beim Tintenfisch der Fall ist (hier gilt: je größer der Durchmesser eines Axons, desto schneller die Leitungsgeschwindigkeit). Er beträgt hier fast einen Millimeter! Der zweite Mechanismus ist die Myelinisierung, also das Umwickeln des Axons mit den Membranen von Oligodendrozyten oder Schwann-Zellen. Funktionell wird durch die Myelinisierung die Membrandicke des Axons erheblich vergrößert und die Leitungsgeschwindigkeit stark erhöht.

Forschung

Der Durchmesser des Axons und die Dicke der Myelinschicht stehen in einem direkten Zusammenhang. Je dicker ein Axon, desto dicker auch seine Myelinschicht und desto schneller seine Leitungsgeschwindigkeit. Dieser Umstand kann in der Forschung ausgenutzt werden. Axone, die im Rahmen einer demyelinisierenden Erkrankung, wie etwa der Multiplen Sklerose, ihre Myelinschicht verlieren, können sich regenerieren: man spricht von **Remyelinisierung**. Dieser Regenerations-Mechanismus ist jedoch nicht ganz so effektiv wie die Myelinisierung im Rahmen der Entwicklung. Die Folge ist, dass die Dicke der Myelinschicht im Verhältnis zur Dicke des Axons dünner als gewöhnlich ausgebildet ist. So kann erkannt werden, ob eine Remyelinisierung stattgefunden hat oder nicht.

Saltatorische Erregungsleitung

Die Reizweiterleitung durch elektrische Impulse ist eine Gemeinsamkeit, die alle Lebewesen miteinander teilen. Dennoch gibt es z. B. bei der Erregungsweiterleitung Unterschiede:

Bei einer kontinuierlichen Erregungsleitung wird die Erregung durch das Axon mittels einer fortlaufenden Bildung des Aktionspotenzials weitergeleitet. Folglich muss an jeder Stelle des Axons eine Depolarisation stattfinden. Eine kontinuierliche Erregungsleitung ist vor allem bei wirbellosen Tieren wie Tintenfischen oder Regenwürmern die Form der Erregungsweiterleitung. Tintenfische besitzen besonders dicke Axone (Riesenaxon), zurückzuführen auf evolutionäre Gründe: Die Geschwindigkeit der Erregungsleitung lässt sich bei der fortlaufenden Bildung eines Aktionspotenzials nur durch eine Vergrößerung des Durchmessers steigern. In Folge dessen sinkt der Innenwiderstand des Axons und das Aktionspotenzial kann schneller gebildet werden.

Wirbeltiere besitzen im Gegensatz zu den eben genannten Tintenfischen nach außen hin eine Isolierung des Axons. Fettreiche Lipide und Eiweiße bilden die sogenannte Myelinscheiden und umhüllen fortlaufend das Axon. Diese sind lediglich an den Ranvier-Schnürringen unterbrochen. Auf diese Weise kann ein Aktionspotenzial nur an den nicht isolierten Ranvier-Schnürringen gebildet werden. Im Vergleich zur kontinuierlichen Erregungsleitung läuft die saltatorische um ein Viel-

1

faches schneller ab. Die Erregung ‚springt‘ innerhalb des Axons von Ranvier-Schnürring zu Ranvier-Schnürring und überbrückt die nach außen hin isolierenden Myelinscheiden. Eine Depolarisation kann nur an den unisolierten Schnürringen erfolgen. Bei der kontinuierlichen Erregungsleitung gibt es keine Myelinscheiden. Die Axone müssen fortlaufend depolarisiert werden, was mehr Zeit und Energie in Anspruch nimmt.

	Kontinuierliche Erregungsleitung	Saltatorische Erregungsleitung
Anzutreffen bei:	Wirbellosen	Wirbeltieren
Geschwindigkeit:	bis zu 30 m/s	bis zu 100 m/s
Größe derAxons:	bis zu 2 mm	vom Durchmesser deutlich dünner
Axonale Isolierung:	lediglich die natürliche Isolierung des Axons (wenig wirkungsvoll)	lipidreiche Myelinscheiden isolieren das Axon
Ort der Depolarisation:	fortlaufend am gesamten Axon	nur an den Ranvier-Schnürringen

Mikrogliazellen

Als Mikroglia oder Mesoglia bezeichnet man eine Gruppe von Immuneffektorzellen des Zentralnervensystems. Sie werden zwar formal zur Familie der Gliazellen gerechnet, im eigentlichen Sinn handelt es sich jedoch um Zellen des mononukleär-phagozytären Systems. Es wird davon ausgegangen, dass sie im Laufe der Entwicklung in das Zentralnervensystem einwandern (ganz ähnlich wie etwa die Kupffer-Zellen der Leber). [9, 10] Wie aus ihrem Namen bereits abgeleitet werden kann, handelt es sich bei der Mikroglia um die kleinste Gliazellpopulation. Mikroskopisch sieht man schmale, lang gestreckte Zellen, die einen irregulären, länglichen Zellkern mit dichtem Chromatin besitzen. Die Zellfortsätze können fein und sehr verzweigt sein (ramifizierte, ruhende Mikroglia; Abb. 1.14).

Abb. 1.14

Ruhende (li) und aktivierte (re) Mikroglia

Mikrogliazellen können als Fresszellen des Zentralnervensystems angesehen werden. Ruhend haben sie einen kleinen Zellkörper und schlanke, verzweigte Fortsätze. Im aktivierten Zustand schwellen sie an und ziehen ihre Fortsätze ein (Färbung gegen das Protein Iba-1).

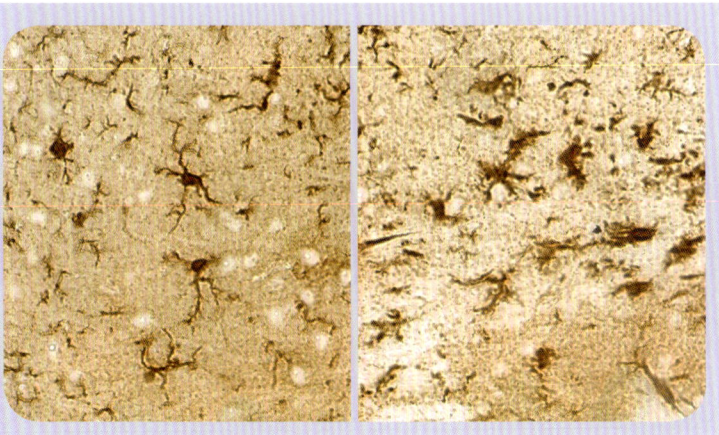

Mikrogliazellen sind dazu in der Lage, sich amöboid fortzubewegen. Bei einer Gewebeläsion werden sie in große, phagozytierende Zellen (Makrophagen) umgeformt (Abräumzellen). Als Teil des Immunsystems erfüllen Sie wichtige Aufgaben wie Antigenpräsentation, Zytokin-Sekretion und die Eliminierung apoptotischer Zellen. Mikroglia spielt für die Entwicklung des Gehirns und bei zahlreichen Erkrankungen eine wichtige Rolle. Die Zellen entfernen zum Beispiel während der Hirnentwicklung überflüssige Nervenzellen und deren Synapsen. Außerdem sollen sie bei der Entstehung von Krankheiten des Zentralnervensystems beteiligt sein, etwa beim Morbus Alzheimer und Morbus Parkinson, bei Hirn- und Hirnhautentzündungen sowie bei Multipler Sklerose.

Ependymzellen

Ependymzellen kleiden die Hirnventrikel des Gehirns und den Zentralkanal des Rückenmarks aus. Morphologisch handelt es sich um kubische oder prismatische **Epithelzellen**, die ebenso wie Nervenzellen, Astrozyten und Oligodendrozyten aus dem embryonalen Neuroepithel hervorgehen. Ependymzellen besitzen im Allgemeinen zahlreiche Kinozilien und sind nur durch Nexus und Zonulae adhaerentes miteinander lose verbunden. An ihnen vorbei ist somit ein reger Flüssigkeitsaustausch zwischen Hirngewebe und Ventrikellumen möglich – beide Kompartimente stehen in Kontakt. Die Zusammensetzung des Liquors spiegelt also die Zusammensetzung des extrazellulären Raumes im Gehirn wieder. Diese Durchlässigkeit der Ependymzellen für eine Vielzahl von Substanzen hat große klinische Bedeutung. Entzündungen, Infektionen oder aber metabolische Störungen innerhalb des Gehirngewebes können sich teilweise oder auch ganz in den Liquor ausbreiten. Nicht alle Krankheiten, die das Zentralnervensystem betreffen, können durch eine Blutuntersuchung nachgewiesen werden. In solchen Fällen kann man sich der Untersuchung des Nervenwassers (Liquor) bedienen. Der zu untersuchende Liquor wird meist durch eine Lumbalpunktion der Wirbelsäule unterhalb des dritten Lendenwirbelkörpers gewonnen. Anschließend wird er im Labor auf verschiedene Parameter wie Anzahl der Zellen, Proteine, Enzyme, Elektrolyte und Zucker, Antikörper, Bakterien und Pilze, Blutgerinnsel, Eiter und Verfärbungen untersucht. Charakteristische Veränderungen weisen auf Erkrankungen des Gehirns hin. Spezielle Ependymzellen bilden das Epithel der **Plexus choroidei** und spielen so eine Rolle bei der Bildung des Liquor cerebrospinalis (Hirnwasser). All die genannten Strukturen werden wir später noch genauer besprechen.

1

Zusammenfassung

In der Neurohistologie unterscheidet man zwei Zellpopulationen: Neurone (Nervenzellen) und Gliazellen.

Von den **Neuronen** existieren verschiedene Typen, ihr Grundaufbau ist jedoch immer gleich: Sie bestehen aus einem Zellkern (**Soma**), einem Axon und beliebig vielen Dendriten. An den **Dendriten** werden Aktionspotenziale aufgenommen und über das Axon weitergeleitet. Im **Axon** kann sowohl anterograder als auch retrograder Transport stattfinden. Auch die Schnelligkeit der Weiterleitung von Aktionspotenzialen innerhalb der Axone kann – abhängig von der Myelinisierung – variieren. Das Axon endet in einer Synapse, die stets aus einem präsynaptischen und einem postsynaptischen Anteil besteht. Hier wird die Information einer Nervenzelle an eine weitere oder an ein Erfolgsorgan übertragen.

Die zweite wichtige Zellpopulation im Gehirn sind die **Gliazellen**. Ursprünglich wurde ihnen lediglich eine Stützfunktion zugeschrieben. Mittlerweile weiß man, dass sie für die regelhafte Funktion des Nervensystems unersetzbar sind: Astrozyten regulieren das chemische Milieu des Extrazellulärraums, Oligodendrozyten und Schwann-Zellen synthetisieren die Myelinscheide und sind somit essenziell für die saltatorische Erregungsleitung. Mikrogliazellen sind eine wichtige Effektorzellpopulation des angeborenen Immunsystems, Ependymzellen kleiden die inneren Liquorräume aus.

Was das IMPP wissen möchte

Als **Neurogenese** wird die Bildung von Nervenzellen aus bestimmten Stamm- oder Vorläuferzellen bezeichnet. Unterschieden wird zwischen Neurogenese während der Embryonalentwicklung und nach der Geburt. Bis in die 1990er Jahre hinein galt Neurogenese im menschlichen, erwachsenen Zentralnervensystem als ausgeschlossen, selbst wenn bekannt war, dass unter anderem bei einigen Singvögeln auch nach der Geschlechtsreife weiterhin Nervenzellen gebildet werden können. Weiterführende Untersuchungen zur Neurogenese allerdings weisen nach, dass es bei Menschen, wie auch bei anderen Säugetieren, zu einer Vermehrung neuronaler Stammzellen und zur Bildung neuer Nervenzellen selbst in hohem Alter kommen kann. Am besten untersucht ist diese adulte Neurogenese im Hippocampus (Teil des Telencephalons) sowie in Bereichen um die Hirnventrikel (Subventrikularzone). Auf die Neurogenese werden große Hoffnungen für die Heilung von Krankheiten und Verletzungen des Zentralnervensystems gesetzt.

Bei vielen Erkrankungen des zentralen Nervensystems findet man eine Veränderung der Astrozyten-Morphologie. Dieser Prozess wird **Astrogliose** genannt. Er ist charakterisiert durch eine Induktion der Expression des Intermediär-Filamentproteins **GFAP** (saures Gliafaserprotein), das sich auch in der Pathologie als Marker für aktivierte Astrozyten verwenden lässt. Astrozyten im pathologischen Gehirn können ähnlich wie Mikrogliazellen Zytokine, Chemokine und Wachstumsfaktoren freisetzen und damit die Pathologie wesentlich beeinflussen. Für die Regeneration sind die sogenannten reaktiven Astrozyten, die bei einer Astrogliose auftreten, eher hinderlich. Man spricht hier auch von einer **Glianarbe**. Solche reaktiven Astrozyten bzw. die Astrogliose finden sich bei sämtlichen Verletzungen des Gehirns und bei Krankheiten wie z. B. der Alzheimer-Krankheit oder der Multiplen Sklerose.

Immer wieder werden die **Mikrogliazellen** vom IMPP hergenommen, um Verwirrung zu stiften. Wie oben erwähnt sind Mikrogliazellen dazu in der Lage, Phagozytose zu betreiben. Dies tun sie jedoch ausschließlich im Zentralnervensystem und nicht in der Peripherie. Im Auge beispielsweise sind es die Pigmentepithelzellen, die die abgenutzten Außengliedabschnitte der Photorezeptoren der Retina phagozytieren und nicht Mikroglia!

1

(?) **MC-Fragen**

1. Welche Zellen bilden die Markscheiden innerhalb des zentralen
   Nervensystems?
   (A) Müller-Zellen
   (B) Bergmann-Glia
   (C) Astrozyten
   (D) Oligodendrozyten
   (E) Schwann-Zellen

2. Welche(s) Struktur/Element ist nicht mit Synapsen assoziiert?
   (A) Axonterminale
   (B) dendritische Spines
   (C) Axonhügel
   (D) Astrozytenfortsatz
   (E) Neurotransmitter

3. Die folgende Abbildung zeigt eine Versilberung des Cortex cerebri
   in mittlerer Vergrößerung. Eine Struktur ist eingekreist.
   Hierbei handelt es sich um eine(n)

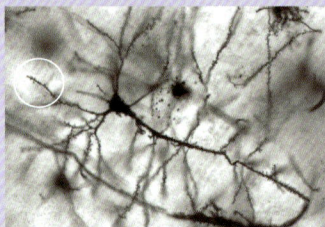

   (A) perivaskulären Astrozytenfuß
   (B) dendritischen Dorn („spine")
   (C) Synapse en passant
   (D) terminalen synaptischen Bouton
   (E) Axonhügel

4. Welcher der folgenden Zelltypen entwickelt sich aus dem Meso-
   derm?
   (A) Nervenzelle
   (B) Schwann-Zelle
   (C) Oligodendrozyt
   (D) Mikroglia
   (E) Ependymzelle

5. Welche Aussage trifft nicht zu?
   (A) Mikrotubuli sind die größten Elemente des neuronalen Zyto-
       skeletts.
   (B) Neurofilamente sind die kleinsten Elemente des neuronalen
       Zytoskelettons.
   (C) Der Axonhügel ist frei von Nissl-Substanz.
   (D) Axone können sich terminal aufspalten.
   (E) Kinesin vermittelt den anterograden axonalen Transport.

Index

1

1

Weiterführende Literatur

1. **Iqbal K, Liu F, Gong CX (2016)** Tau and neurodegenerative disease: the story so far. *Nat Rev Neurol 12(1): 15–27*

2 **Huang F, Chotiner JK, Steward O (2007)** Actin polymerization and ERK phosphorylation are required for Arc/Arg3.1 mRNA targeting to activated sites on dendrites. *J Neurosci 27(34): 9054–67*

3 **Steward O, Levy WB (1982)** Preferential localization of polyribosomes under the base of dendritic spines in granule cells of the dentate gyrus. *J Neurosci 2(3): 284–91*

4 **Araque A, Carmignoto G, Haydon PG (2001)** Dynamic signaling between astrocytes and neurons. *Annu Rev Physiol 63: 795–813*

5 **Porter JT, McCarthy KD (1997)** Astrocytic neurotransmitter receptors in situ and in vivo. *Prog Neurobiol 51(4): 439–55*

6 **Phillips AA, Chan FH, Zhen MM, et al. (2016)** Neurovascular coupling in humans: Physiology, methodological advances and clinical implications. *J Cereb Blood Flow Metab 36(4): 647–64*

7 **Xu H, et al. (2013)** Bergmann glia function in granule cell migration during cerebellum development. *Mol Neurobiol 47(2): 833–44*

8 **Goldman D (2014)** Muller glial cell reprogramming and retina regeneration. *Nat Rev Neurosci 15(7): 431–42*

9 **Prinz M, Priller J (2014)** Microglia and brain macrophages in the molecular age: from origin to neuro-psychiatric disease. *Nat Rev Neurosci 15(5): 300–12*

10 **Saijo K, Glass CK (2011)** Microglial cell origin and phenotypes in health and disease. *Nat Rev Immunol 11(11): 775–87*

Allgemeiner Aufbau des Nervensystems

Allgemeiner Aufbau des Nervensystems

Das Nervensystem besteht nicht nur, wie wir im vorangegangen Kapitel erfahren haben, aus verschiedenen Zelltypen, sondern kann auch funktionell und makroskopisch in verschiedene Anteile untergliedert werden. Diesen verschiedenen Anteilen des Nervensystems lassen sich oft ganz bestimmte Funktionen zuordnen, so dass schon im Rahmen der klinischen Untersuchung ein erster Verdacht geäußert werden kann, an welcher Stelle das Nervensystem bei einer gegebenen Symptomkonstellation vermutlich beschädigt ist. In diesem Kapitel werden die verschiedenen Unterteilungsmöglichkeiten des Nervensystems erläutert sowie auf grundlegende Funktionen der einzelnen Abschnitte eingegangen.

Unterteilungsmöglichkeiten des Nervensystems

Das Nervensystem lässt sich nach verschiedenen Gesichtspunkten unterteilen. Diese sind (1) graue und weiße Substanz, (2) peripheres und zentrales Nervensystem, (3) somatisches und vegetatives Nervensystem sowie (4) Afferenzen und Efferenzen (eigentlich afferentes und efferentes Nervensystem). Die ersten beiden Unterteilungen sind eher morphologischer, die letzten beiden sind funktioneller Natur.

Graue und weiße Substanz des Nervensystems

Als die alten Anatomen die ersten Gehirne inspizierten, begnügten sie sich natürlich nicht mit der Untersuchung des Gehirns von außen. Sie entschlossen sich dazu, das Gehirn zu sezieren um Informationen darüber zu erhalten, wie dieses faszinierende Organ von innen aussieht.

Abb. 2.1 zeigt ein Gehirn, welches von vorne angeschnitten worden ist. Diese Schnittführung wird sowohl in der Anatomie als auch in der Radiologie als frontale bzw. **koronare Schnittführung** bezeichnet. Dargestellt ist, wie ein solches Gehirn makroskopisch aussieht. Neben den beiden zentralen Hohlräumen, die wir später noch als innere Liquorräume kennenlernen werden, fällt auf, dass manche Gebiete grau, andere weiß erscheinen. Die grau erscheinenden Bereiche nennt man graue Substanz (**Substantia grisea**), diejenigen, die heller erscheinen, nennt man weiße Substanz (**Substantia alba**). Bei genauerer Betrachtung kann man erkennen, dass das Gehirn vollständig von einem grauen Streifen umgeben ist. Diesen Streifen grauer Substanz nennt man aufgrund seiner oberflächlichen Lage Großhirnrinde bzw. Cortex cerebri (kurz auch einfach **Kortex** genannt; Pfeil in Abb. 2.1). Im Kortex liegen die Zellkörper der Nervenzellen. Je nach ihrem Platz in der Großhirnrinde haben sie ganz unterschiedliche Aufgaben. Manche steuern Bewegung, manche registrieren sensible Impulse, wieder andere sind für die Sprache verantwortlich. Die meisten Nervenzellen kommunizieren über Axone mit anderen Gehirnarealen. Deren Axone verlaufen im sogenannte **Marklager** unterhalb der Großhirnrinde, man spricht auch von **subkortikaler weißer Substanz** (E in Abb. 2.1). Der Teilbegriff „Mark" im Wort Marklager bezieht sich auf die durch Myelin oder „Mark" ummantelten markhaltigen Nervenfasern, die heller gefärbt sind als die Zellkerne der

2

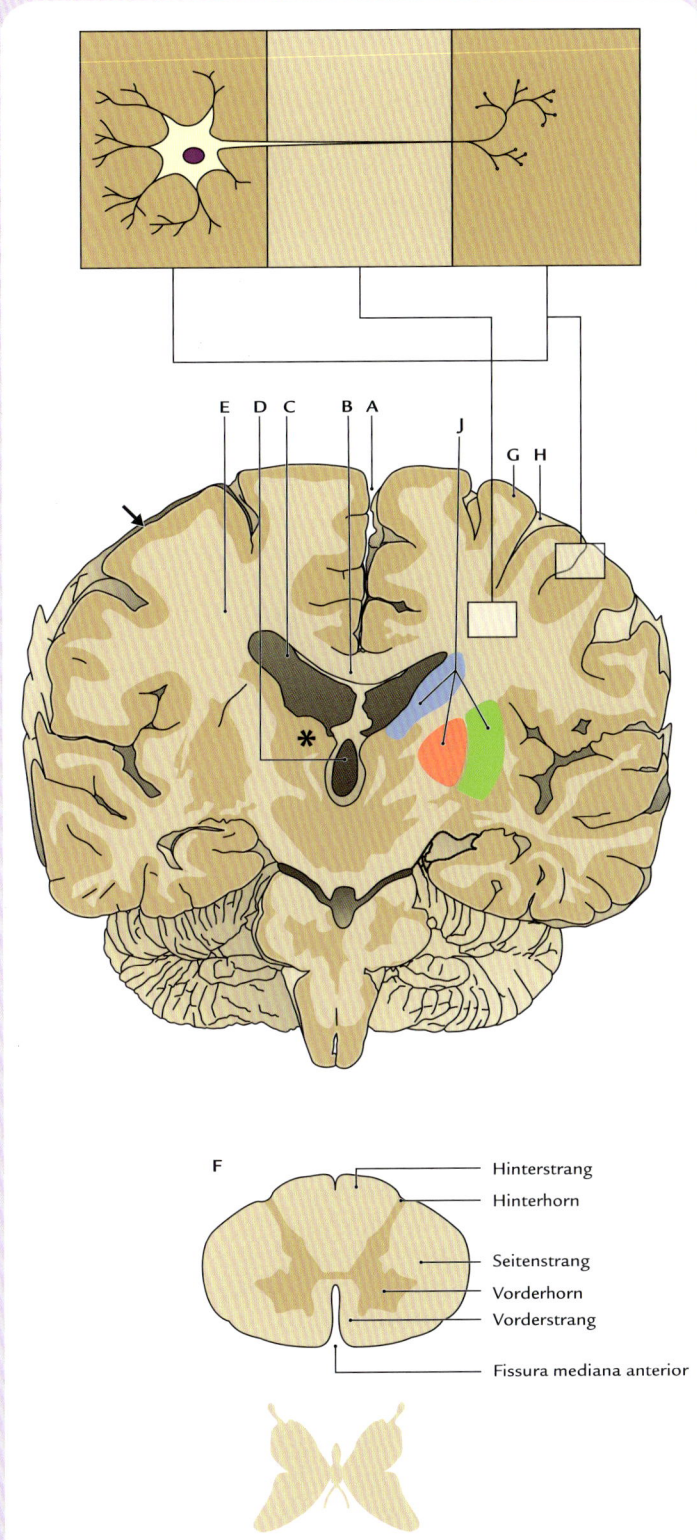

F

Hinterstrang
Hinterhorn

Seitenstrang
Vorderhorn
Vorderstrang

Fissura mediana anterior

Abb. 2.1

Frontalschnitt durch das Gehirn im Bereich der Corpora mammillaria

Die Blickrichtung ist von vorne nach hinten. In dieser Sichtweise sehen wir die Fissura longitudinalis cerebri (A), welche das Großhirn in eine linke und eine rechte Hemisphäre unterteilt. Am unteren Ende der Fissura longitudinalis cerebri liegt der Balken (B), der die rechte mit der linken Hemisphäre verbindet. In der Tiefe um die inneren Hohlräume des Gehirns angeordnet (Ventrikel; C und D) findet man die tiefe graue Substanz, die auch subkortikale graue Substanz genannt wird (J). Wichtige Vertreter sind der Nucleus caudatus (blau), das Putamen (grün) und der Globus pallidus (rot). Nach außen folgt ein breiter Bereich weißer Substanz, das sogenannte Marklager (E). Um den dritten Ventrikel (D) befindet sich der Thalamus (Stern). Dieser allgemeine Aufbau (innen graue Substanz, außen weiße Substanz) ist vergleichbar mit dem des Rückenmarks. Auch dort finden wir – wie dargestellt – innen graue Substanz, an die sich von außen her weiße Substanz anlagert (F). Die graue Substanz des Rückenmarks hat annähernd die Form eines Schmetterlings, es lassen sich Vorderhorn, Seitenhorn und Hinterhorn voneinander abgrenzen. Als Zeichen der evolutionären Entwicklung des Menschen lagert sich um das Marklager im Bereich des Großhirns jedoch ein weiteres Gebiet graue Substanz an, der streifenartige Kortex (Pfeil). In der grauen Substanz befinden sich die Zellkörper und Dendriten der Nervenzellen, in der weißen Substanz die mit Myelinscheiden umgebenen Axone. Der Kortex mit seinen Gyri (G) und Sulci (H) ist demnach das morphologische Korrelat einer Vermehrung von Nervenzellen im Zuge der Evolution. Diesen wichtigen evolutionären Schritt findet man bei weniger weit entwickelten Tieren, wie etwa der Maus, nicht. Die Oberfläche des Großhirns ist dort flach, man spricht von einer Lysenzephalie.

2

Nervenzellen. Das Marklager beider Seiten scheint über eine Gewebebrücke miteinander verbunden zu sein. Hierbei handelt es sich um den Balken (**Corpus callosum**; B in Abb. 2.1), der Teil der weißen Substanz ist. Die Substantia alba enthält also im Wesentlichen Nervenfasern, die der Kommunikation der grauen Nervenzellen untereinander dienen.

In der Tiefe, vor allem um die inneren Liquorräume formiert, stößt man wieder auf Gebiete, die graue Substanz enthalten. Da diese Bereiche unterhalb des Kortex liegen, spricht man auch von subkortikaler grauer Substanz (J in Abb. 2.1). Wie wir später noch sehen werden, greifen diese Gebiete subkortikaler grauer Substanz unter anderem regulatorisch in Bewegungsimpulse ein. Dies trifft vor allem für folgende zwei Abschnitte der subkortikalen grauen Substanz zu: den **Nucleus caudatus** (in Abb. 2.1 blau hinterlegt) und das **Putamen** (in Abb. 2.1 grün hinterlegt). Auch der **Globus pallidus** (in Abb. 2.1 rot hinterlegt) spielt eine wichtige Rolle in der Regulation motorischer Impulse. Ein weiteres Gebiet tief gelegener grauer Substanz befindet sich unmittelbar um den dritten Ventrikel (D in Abb. 2.1), welcher in der gezeigten Abbildung mittig gelegen ist. Es handelt sich um den **Thalamus** (Stern in Abb. 2.1), dessen wichtigste Funktion darin besteht, darüber zu entscheiden, welche sensiblen Informationen an den Kortex weitergeleitet und uns dadurch bewusst werden. Wie wir später bei der Besprechung der Regulation der Motorik noch sehen werden, verschaltet der Thalamus jedoch nicht nur sensible, sondern auch motorische Impulse.*

Nachdem wir nun wichtige Komponenten der grauen und weißen Substanz kennengelernt haben, wollen wir uns damit beschäftigen, wie es zu diesem Farbunterschied kommt. Hierfür können wir darauf zurückgreifen, was wir bereits in der Neurohistologie besprochen haben. In Kapitel 1 haben wir gelernt, dass eine Nervenzelle aus Dendriten, einem Perikaryon (Nervenzellkörper) und einem Axon besteht. Axone werden im Gehirn von Oligodendrozyten mit einer schützenden Myelinscheide umgeben. Diese Myelinscheide besteht biochemisch zu einem nicht unbeträchtlichen Anteil aus Lipiden, welche sich makroskopisch weißlich-gelb darstellen. Dendriten und Nervenzellkörper sind im Gegensatz dazu nicht von einer fettreichen Myelinscheide umgeben und erscheinen deswegen im makroskopischen Schnittpräparat nicht weiß, sondern grau. Nun wird klar, welche Anteile einer Nervenzelle in der grauen und welche Anteile in der weißen Substanz zu finden sind. Im Rahmen einer histologischen Untersuchung der Substantia grisea treffen wir hinsichtlich der Neurone vor allem auf deren Zellkörper und die nicht-myelinisierten Dendriten. In der Substantia alba hingegen finden wir vor allem myelinisierte Axone. Man sollte jedoch nicht vergessen, dass neben den Nervenzellen auch Gliazellen am Aufbau des Gehirns beteiligt sind. Diese findet man sowohl in der grauen als auch in der weißen Substanz, wenngleich doch regionale Unterschiede bestehen (z. B. gibt es in der weißen Substanz natürlich viel mehr Oligodendrozyten als in der grauen Substanz).[1, 2]

---

*   Sowohl Globus pallidus als auch der Thalamus gehören zum Zwischenhirn (s. u.) und sollten deswegen nicht als subkortikale graue Substanz bezeichnet werden.

Betrachten wir im Vergleich einen Schnitt durch das Rückenmark (F in Abb. 2.1), so finden wir auch dort graue und weiße Substanz. Im Rückenmark liegt die graue Substanz zentral (mit ein wenig Vorstellungskraft kann man einen Schmetterling erkennen, weswegen auch von einer Schmetterlingsfigur gesprochen wird). Die zentral gelegene graue Substanz des Rückenmarks wird allseits umgeben von weißer Substanz, die wiederum in die Hinterstränge, Seitenstränge und Vorderstränge unterteilt werden kann. Im Prinzip entspricht dieser Aufbau des Rückenmarks mit innen grauer und außen weißer Substanz dem Aufbau des Großhirns. Auch dort finden wir innen Gebiete grauer Substanz umgeben von weißer Substanz. Im Großhirn lagert sich jedoch zusätzlich noch der bereits genannte Streifen grauer Substanz, die Großhirnrinde, von außen an. Diese Anlagerung zusätzlicher grauer Substanz von außen an das Großhirn stellt einen wichtigen evolutionären Schritt dar. Wie wir später noch sehen werden, ist die Großhirnrinde mit vielen hoch kognitiven Funktionen vergesellschaftet, das Rückenmark hingegen führt eher primitive Aufgaben aus (beispielsweise Reflexe). Eine zusätzliche Schicht grauer Substanz ist hierfür nicht notwendig. Entsprechend ist der makroskopische Aufbau des Rückenmarks bei verschiedenen Wirbeltieren (z. B. Mensch und Maus) nur geringfügig unterschiedlich ausgeprägt. Auch bei der Maus findet man einen vergleichbaren prinzipiellen Aufbau des Rückenmarks wie beim Menschen. Im Bereich des Großhirns, insbesondere im Bereich der Großhirnrinde, sind die Unterschiede jedoch viel deutlicher ausgeprägt. Im Gegensatz zu dem Gehirn des Menschen hat die Oberfläche eines Mäusegehirns keine Furchen und Windungen (Sulci und Gyri). Man spricht hierbei von einer Lysenzephalie. Ein solches Gehirn wäre beim Menschen nicht mit dem Leben vereinbar.

Kerne und Ganglien: Definition

Wie bereits erwähnt, befinden sich die neuronalen Zellkörper vor allem in der grauen, die myelinisierten Axone in der weißen Substanz. Die Ansammlung neuronaler Zellkörper an der Oberfläche des Großhirns bezeichnet man als Kortex. Sämtliche weiteren Ansammlungen von Zellkörpern im Gehirn werden bis auf wenige Ausnahmen als **Kern** (Nucleus) bezeichnet. Beispielhaft sei hier der Nucleus caudatus genannt (in Abb. 2.1 blau hinterlegt). Auch außerhalb des Gehirns und des Rückenmarks, also im peripheren Nervensystem, befinden sich Ansammlungen von Nervenzellkörpern. Diese werden jedoch nicht als Nucleus, sondern als **Ganglion** (im Plural Ganglien) bezeichnet. Später werden wir sehen, dass man funktionell und anatomisch zwischen vegetativen Kopfganglien, Spinalganglien und Grenzstrangganglien strikt unterscheiden muss. Hier sei schon einmal erwähnt, dass Kopfganglien in die Funktion des Parasympathikus, Spinalganglien in das sensible System und die Grenzstrangganglien in die Funktion des Sympathikus eingebettet sind.

Abweichend von der Regel, Ansammlungen von Nervenzellkörpern im peripheren Nervensystem als Ganglien, im zentralen Nervensystem aber als Kerngebiete zu bezeichnen, wird traditionell für bestimmte Kerne im Gehirn die Bezeichnung **Basalganglien** (Stammganglien) verwendet. Dieser Begriff ist etwas irreführend, denn bei den Basalganglien handelt es sich um Ansammlungen von Nervenzellkörpern innerhalb

2

des Zentralnervensystems, nicht des peripheren Nervensystems. Eigentlich sollte man sie auch als Nucleus bezeichnen.

Während im Gehirn die einzelnen Kerngebiete meist gut voneinander abgrenzbar sind, scheinen diese aus funktionell zusammengehörenden Zellkörpern gebildeten Gruppen im Rückenmark miteinander zu verschmelzen. Gemeinsam bilden sie die typische Schmetterlingsform des Rückenmarkquerschnitts. Da Kerne sich über längere Rückenmarksabschnitte erstrecken können, bezeichnet man sie auch als Kernsäulen.

Peripheres und zentrales Nervensystem

Es lässt sich ein peripheres- von einem zentralen Nervensystem (besser **Zentralnervensystem**) abgrenzen (siehe auch Abb. 2.2). Diese Unterteilung bezieht sich auf die topographische Lage der einzelnen Abschnitte des Nervensystems. Zum Zentralnervensystem zählt man alle Strukturen, die knöchern umgeben sind.

Abb. 2.2

Übersicht über die verschiedenen Anteile des Nervensystems

Das Gehirn und das Rückenmark sind Elemente des Zentralnervensystems.

Spinalnerven, Spinalganglien, periphere Nervengeflechte und Hirnnerven (hier nicht gezeigt) werden dem peripheren Nervensystem zugerechnet.

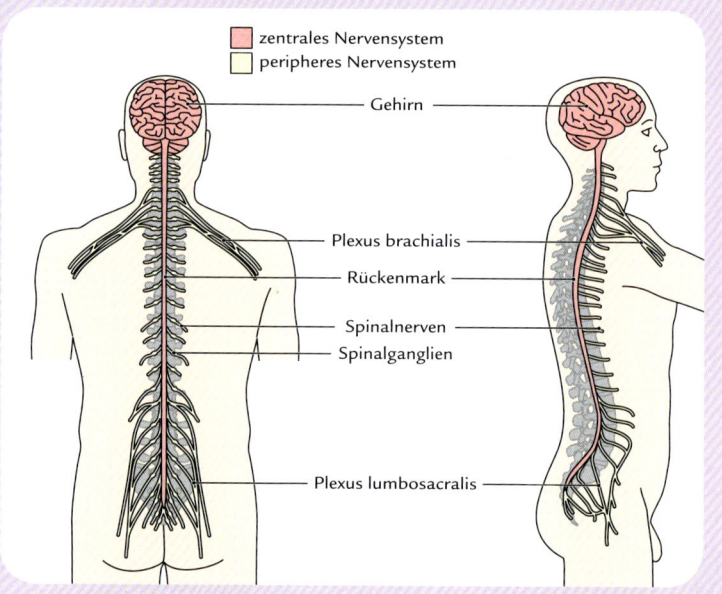

zentrales Nervensystem
peripheres Nervensystem
Gehirn
Plexus brachialis
Rückenmark
Spinalnerven
Spinalganglien
Plexus lumbosacralis

Dementsprechend sind das Rückenmark (Medulla spinalis; A in Abb. 2.3), das verlängerte Mark (Medulla oblongata, B in Abb. 2.3), die Brücke (Pons; C in Abb. 2.3), das Mittelhirn (Mesencephalon; D in Abb. 2.3), das Zwischenhirn (Diencephalon; E in Abb. 2.3), das Großhirn (Cerebrum bzw. Telencephalon; F in Abb. 2.3), und das Kleinhirn (Cerebellum; G in Abb. 2.3) Teile des Zentralnervensystems. Wir werden diese einzelnen Abschnitte gleich noch genauer betrachten. Das Rückenmark ist knöchern von den Wirbeln, der Rest des Zentralnervensystems vom knöchernen Schädel umgeben. Alle Anteile, die sich außerhalb dieser schützenden knöchernen Umhüllung befinden, werden dem **peripheren Nervensystem** zugerechnet. Im Wesentlichen handelt es sich hierbei um die peripheren Nerven, die im Rahmen des makroskopischen Präparierkurses des Bewegungsapparates abgehandelt werden. Wichtige Vertreter sind beispielsweise der Nervus femoralis, der motorisch den

2

vierköpfigen Oberschenkelmuskel innerviert oder aber der Nervus radialis, welcher unter anderem für die Streckung im Handgelenk verantwortlich ist. Auch die Hirnnerven werden größtenteils dem peripheren Nervensystem zugerechnet. Sie sind aber im Gegensatz zu den peripheren Nerven der Extremitäten Lehrstoff der Neuroanatomie. Ihnen wird ein eigenes Kapitel in diesem Lehrbuch gewidmet.

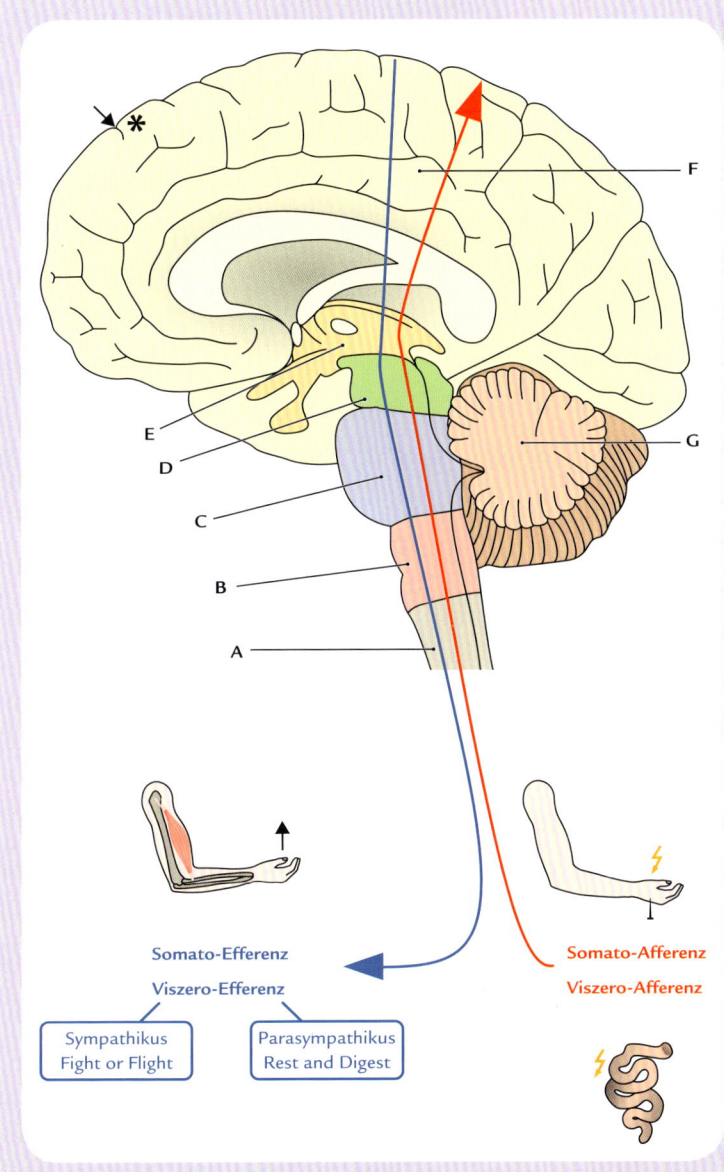

Abb. 2.3

Übersicht über die verschiedenen Anteile des Zentralnervensystems

Ansicht von medio-sagittal

Weite Teile des Gehirns werden vom Endhirn mit seinen Wucherungen überlagert. Eine Erhebung wird Gyrus (Stern), eine Einsenkung Sulcus (Pfeil) genannt. Die verschiedenen Etagen des Gehirns sind in der medio-sagittalen Ansicht gut zu erkennen und hier farblich hervorgehoben. Dargestellt sind die Medulla spinalis (A), die Medulla oblongata (B), der Pons (C), das Mesencephalon (D), das Diencephalon (E), und Teile des Telencephalons (F). Das Cerebellum (G) ist dem Hirnstamm nach hinten aufgelagert.

Impulse, welche im Zentralnervensystem ihren Ursprung nehmen und in die Peripherie ziehen, nennt man Efferenzen. Steuern solche Impulse die Skelettmuskulatur, spricht man von Somato-Efferenzen; werden hingegen glatte (unwillkürliche) Muskelzellen und Drüsen angesteuert, spricht man von Viszero-Efferenzen. Bei Impulsleitung in die entgegengesetzte Richtung spricht man von Afferenzen. Auch hier können Somato-Afferenzen von Viszero-Afferenzen abgegrenzt werden. Viszero-efferente Signale werden noch weiter in Sympathikus und Parasympathikus untergliedert. Beides sind funktionelle Gegenspieler.

Unterschiedliches Regenerationspotenzial von Nervenzellfortsätzen des ZNS und PNS

Im Unterschied zu Nervenzellfortsätzen in Gehirn und Rückenmark (Zentralnervensystem) können sich Neuriten der Nervenzellen, die außerhalb davon liegen (peripheres Nervensystem), nach Schädigungen bis

2

zu einem gewissen Grad komplett regenerieren. Wer schon einmal eine Schnittwunde erlitten hat, konnte das womöglich am eigenen Körper erleben. Kommt es im Rahmen der Schnittverletzung zur Durchtrennung von peripheren, sensiblen Nervenendigungen, fühlt sich das entsprechende Hautgebiet taub an. Dieses Taubheitsgefühl bildet sich in aller Regel mit der Zeit wieder zurück. Morphologisch liegt diesem Prozess eine Regeneration der geschädigten Nervenendigungen zugrunde. Die Nervenregeneration beginnt dabei jeweils an der Stelle, an der das Axon durchtrennt oder beschädigt wurde. Axonreste hinter der Bruchstelle zerfallen, die verbliebenen Zellreste werden von den Fresszellen des Körpers (Makrophagen) entfernt. Vom nun blind endenden, proximalen Axonstumpf aus bilden die verbliebenen Schwann-Zellen eine Art Leitschiene und geben zusammen mit anderen Zellen Eiweiße ab, die als Wachstumsfaktor fungieren. Die Eiweiße dienen dann als Lockstoff für das nachwachsende Axon. Der Axonstumpf beginnt neu auszusprossen und wächst in Richtung der Leitschiene nach.[3]

Forschung

Das Rückenmark verläuft im Wirbelkanal der Wirbelsäule. Es transportiert elektrische Informationen zwischen dem Gehirn und bestimmten Bereichen des Körpers. Bewegungsnerven (motorische Nerven) leiten elektrische Impulse vom Gehirn zu den Muskeln, Empfindungsnerven (sensible Nerven) übermitteln Information wie Schmerz, Druck oder Temperatur aus dem Körper zum Gehirn. Wird das Rückenmark an einer Stelle beschädigt, kann es die elektrischen Impulse nicht mehr weiterleiten. Die Körperregionen, die von Rückenmarksabschnitten unterhalb der beschädigten Stelle kontrolliert werden, können nicht mehr durch das Gehirn beeinflusst werden. Leitsymptom ist eine Lähmung der betroffenen Gliedmaßen. Selbst wenn in der Klinik von einer kompletten Querschnittslähmung die Rede ist, bleiben oft Brücken von Axonen bestehen, die den Gewebedefekt überqueren. Die Reaktivierung der noch intakten Axone ist momentan Gegenstand der Forschung. Strategien umfassen unter anderem die epidurale Rückenmarkstimulation (Reizung des Gewebes mittels elektrischer Ströme oder lokal verabreichter Neurotransmitter), die Beeinflussung der lokalen Ausschüttung von Wachstumsfaktoren oder aber Zelltransplantation.[4]

Somatisches und vegetatives Nervensystem

Eine weitere Unterscheidungsmöglichkeit besteht darin, das Nervensystem in einen somatischen und einen vegetativen Anteil aufzugliedern (vergleiche auch Abb. 2.3). Somatisch bedeutet so viel wie „körperhaft" oder „physisch" und meint den Teil des Nervensystems, der für eine willkürliche Bewegung, bzw. das bewusste Wahrnehmen von Empfindungen verantwortlich ist. Dem entgegengestellt übernimmt das vegetative Nervensystem eine Vielzahl von Aufgaben, die nur bedingt willkürlich beeinflussbar sind und in der Regel nicht bewusst werden. Dies soll anhand eines kurzen Beispiels aus der Welt des Sports veranschaulicht werden.

2

Beim Fußballspielen entscheidet der Sportler durchaus bewusst, welche Bewegungen ausgeführt werden müssen, um ein Tor zu erzielen. Um einen Gegenspieler zu umkreisen, schlägt er einen scharfen Haken nach links, bevor er zum Schuss ausholt und den Ball neben den linken Pfosten, am Torwart vorbei ins Tor platziert. Bei einem Foulspiel des Gegners wird der Sportler Schmerzen haben, die er auch im Nachhinein sehr genau mit Hinblick auf Schmerzlokalisation und Schmerzintensität beschreiben kann. Beides sind Funktionen (motorische und sensible) des **somatischen Nervensystems**, denn die motorischen Bewegungen werden (mehr oder weniger zumindest) willkürlich gesteuert, die sensiblen Informationen bewusst wahrgenommen. Während eines Fußballspiels laufen jedoch eine Vielzahl von unbewussten, quasi automatischen körperlichen Reaktionen ab. So muss zum Beispiel sichergestellt werden, dass beim Sprint aufs Tor das Herz schneller schlägt, sich die Kapazitätsgefäße verengen und der Blutdruck dadurch erhöht wird. Nur so ist die für den Sprint erforderliche vorübergehende Leistungssteigerung möglich. Um dies zu gewährleisten, wird dem Nervensystem kontinuierlich eine Vielzahl von Informationen zugeleitet; beispielsweise der momentane Blutdruck, um ihn gegebenenfalls anpassen zu können oder aber die Sauerstoffsättigung im Blut (Sauerstoffpartialdruck), um gegebenenfalls die Atemfrequenz und Atemtiefe zu steigern. Diese unwillkürlichen und unbewussten Körperfunktionen werden durch das **vegetative Nervensystem** reguliert. Der Begriff vegetatives Nervensystem bezieht sich darauf, dass dieser Teil des Nervensystems viele Vorgänge der Verdauung und des Wachstums reguliert (mittellateinisch vegetativus – „das Wachstum der Pflanze fördernd"). Gleichbedeutend sind die Begriffe **autonomes Nervensystem** („unabhängig, weisungsfrei, eigenstaatlich, selbstbestimmt, der Kontrolle entzogen") und **viszerales Nervensystem** („die Eingeweide betreffend"). Das somatische Nervensystem reguliert also die Willkürmotorik und verarbeitet den Teil der Sensibilität, der einem bewusst wird. Das vegetative/autonome/viszerale Nervensystem steuert im Gegensatz dazu motorische Funktionen, die unwillkürlich ablaufen und verarbeitet sensible Informationen, die einem nicht bewusst werden.

Weite Teile der inneren Organe, vor allem der Gastrointestinaltrakt, verfügen über ein eigenes Nervensystem. Aufbau und Funktion dieses **enterischen Nervensystems** werden im Rahmen des Histologieunterrichts im Detail abgehandelt. Es handelt sich um ein in der Darmwand lokalisiertes Nervengeflecht, das sich entlang des gesamten Magen-Darmtraktes – vom Ösophagus bis zum Anus – zieht. Es besteht im Wesentlichen aus zwei verflochtenen Strukturen, dem Plexus myentericus (Auerbach-Plexus), der zwischen den beiden äußeren Muskelschichten gelegen ist und dem Plexus submucosus (Meissner-Plexus), der der Mucosa innen direkt anliegt. Es wurde sehr früh erkannt, dass das enterische Nervensystem einen eigenständigen Teil des vegetativen Nervensystems darstellt. Es ist wesentlich an der Regulation lebenswichtiger Magen-Darm-Funktionen wie der Motilität, Sekretion, lokalen Durchblutung (Mikrozirkulation) und an Abwehrmechanismen beteiligt. Da es sich außerhalb der Schädelkalotte bzw. des knöchernen Rückgrats befindet, ist es ganz eindeutig dem peripheren Nervensystem zuzurechnen. Funktionell ist es eng mit dem viszeralen Nervensystem verbunden, denn dieses wirkt quasi regulierend auf die Funktion des enterischen Nervensystems.

Klinik

Als **Reizdarmsyndrom**, oder kurz Reizdarm, bezeichnet man eine relativ häufige Funktionsstörung des Darms. Die Betroffenen – etwa doppelt so viele Frauen wie Männer – leiden unter Darmbeschwerden, für die sich trotz gründlicher ärztlicher Untersuchungen keine körperliche Ursache findet. Früher wurde der Reizdarm daher schlichtweg als psychisch bedingt angesehen. Heute weiß man, dass viele Faktoren an seiner Entstehung beteiligt sein können. Zu den Symptomen eines Reizdarms zählen unter anderem wiederkehrende Bauchschmerzen, Durchfall, Verstopfung sowie Blähungen. Inwiefern dem Reizdarmsyndrom eine fehlerhafte Kommunikation zwischen Gehirn und enterischem Nervensystem zugrunde liegt, wird momentan untersucht.[5]

Afferenzen und Efferenzen

Eine weitere Betrachtungsweise des Nervensystems bezieht sich darauf, ob Informationen dem Zentralnervensystem zugeleitet werden oder ob Informationen vom Zentralnervensystem in die Peripherie geleitet werden. Informationen, die vom Zentralnervensystem in die Peripherie ziehen, nennt man Efferenzen (Abb. 2.3, blau hervorgehoben). Informationen, die von der Peripherie in das Zentralnervensystem geleitet werden, nennt man Afferenzen (Abb. 2.3, rot hervorgehoben). Auf das somatische Nervensystem bezogen bedeutet das: Beim Ausführen einer Bewegung werden Teile der Großhirnrinde, u. a. der Gyrus praecentralis, aktiv und leiten über das Rückenmark die motorischen Impulse in die Peripherie zum jeweiligen Muskel. Da diese Information ihren Weg aus dem Zentralnervensystem in die Peripherie nimmt, handelt es sich um eine Somato-Efferenz. Bei der Leitung eines sensiblen Impulses (zum Beispiel Schmerzen) entsteht das Signal in der Peripherie und wird dem Gehirn über Spinalnerven, Rückenmark und weitere, an dieser Stelle nicht genauer bezeichnete Bahnen der Großhirnrinde, dem Gyrus postcentralis, zugeleitet. Da diese Information ihren Weg aus der Peripherie in das Zentralnervensystem nimmt, handelt es sich um eine Somato-Afferenz.

Merke

Afferenz = **a**nkommend
Efferenz = **we**gführend

Ganz ähnlich wie im somatischen Nervensystem lassen sich auch im vegetativen Nervensystem Afferenzen und Efferenzen voneinander abgrenzen. Informationen aus dem Zentralnervensystem zur Steigerung der Herzaktivität, Verdauungsaktivität oder der Atmung sind demnach Viszero-Efferenzen, Informationen über den Sauerstoffpartialdruck, den

Blutdruck oder aber der Magenaktivität nennt man hingegen Viszero-Afferenzen. Wie wir später noch sehen werden, wird die motorische Komponente des vegetativen Nervensystems noch einmal in den sogenannten **Sympathikus** und den **Parasympathikus** untergliedert. Vereinfacht kann man sich vorstellen, dass der Sympathikus im Wesentlichen alle Funktionen, die bei Gefahrensituationen vonnöten sind, reguliert (fightor-flight; sogenannte ergotrope Wirkung). Der Parasympathikus beeinflusst als funktioneller Gegenspieler des Sympathikus im Gegensatz dazu die Verdauung. Er wird deswegen auch als „Ruhenerv" bezeichnet, da er dem Stoffwechsel, der Erholung und dem Aufbau körpereigener Reserven dient (rest-and-digest; sogenannte trophotrope Wirkung).

Zusammenfassendes Funktionsprinzip des Nervensystems

Wir haben bisher das Nervensystem histologisch in graue und weiße Substanz unterteilt, topographisch in peripheres und zentrales Nervensystem, funktionell in somatische und vegetative Komponenten sowie bezogen auf die Leitung der Aktionspotenziale in afferente und efferente Anteile. Viele der bisher angesprochenen Bestandteile des Nervensystems lassen sich mit der Organisationseinheit und der Funktionsweise eines großen Krankenhauses vergleichen. Vor dem operativen Eingriff bei einem Patienten gibt es eine Vielzahl von Konferenzen und Besprechungen. Verschiedene Befunde wie Blutwerte, Ultraschall und MRT-Ergebnisse werden verglichen und in die Entscheidung für oder gegen einen operativen Eingriff einbezogen. Diese Entscheidungsfindung ist oft ein sehr komplizierter Prozess, Pros und Contras müssen mitunter genau gegeneinander abgewogen werden. In der Regel sind verschiedene Fachdisziplinen an einem solchen Prozess beteiligt. Nachdem eine Entscheidung zum operativen Eingriff getroffen wurde, wird dieser vom Chirurgen durchgeführt. Oft ist die Entscheidung für oder gegen eine Operation weitaus komplizierter und langwieriger als der eigentliche operative Eingriff selbst. Ganz ähnlich funktioniert auch das Nervensystem: Bewegungsmuster werden beispielsweise, wie wir später in diesem Lehrbuch noch sehen werden, im Zentralnervensystem entworfen und von verschiedenen Gehirnregionen auf ihre Sinnigkeit und Genauigkeit hin moduliert. Sehr viele verschiedene Strukturen, wie etwa das Kleinhirn oder die Basalganglien, sind an solch einer recht komplexen Modulation von Bewegungsimpulsen beteiligt. Die Funktion des peripheren Nervensystems ist demgegenüber relativ einfach zu verstehen: Entworfene und angeglichene Programme werden dem Erfolgsorgan (in diesem Fall der Skelettmuskulatur) nur noch übermittelt.

Die richtige Entscheidung für oder gegen eine Operation bedarf der kontinuierlichen Rückmeldung über den Zustand des Patienten. Hat man sich zum Beispiel für eine Operation entschlossen, der Patient erleidet jedoch einen Kreislaufkollaps, würde die Operation sogar im letzten Moment noch abgesagt und die Entscheidung neu überdacht werden. Auch das Nervensystem benötigt zu einer regelhaften Funktion die kontinuierliche Rückmeldung aus der Peripherie. Vergleichbar dazu werden bei einer Bewegungsausführung dem Zentralnervensystem

2

kontinuierlich durch periphere Rezeptororgane Informationen über die Muskelspannung sowie die Lage und Stellung der Gelenke zugeleitet. Diese Rückmeldung wird in die Modulation von Bewegungsimpulsen quasi eingearbeitet.

In diesem Zusammenhang stellt sich eine nicht ganz einfache Frage: Wer ist nun wichtiger – das somatische oder das vegetative Nervensystem? Vergleichen wir hier wieder mit der Organisationseinheit eines Krankenhauses. Dort gibt es verschiedene klinische Abteilungen wie etwa die Chirurgie, die Innere Medizin, oder aber die Radiologie. Zweifelsohne ist das harmonische Zusammenspiel dieser einzelnen klinischen Abteilungen unabdingbar für die erfolgreiche Behandlung eines Patienten. Wenn in der Chirurgie ein Fehler passiert, ist dieser mitunter schnell offensichtlich und wird als Malus wahrgenommen. Auch eine falsche Behandlung der Internisten kann oft direkt vom Patienten oder seinen Angehörigen wahrgenommen werden. Leistungen dieser Fachdisziplinen werden einem tagtäglich bewusst, sie können demnach als somatischer Teil des Krankenhauses angesehen werden. Es arbeiten jedoch viele verschiedene Organisationseinheiten im Hintergrund, ohne dass deren Leistung direkt wahrgenommen wird. Vertreter solcher Organisationseinheiten sind zum Beispiel der Bettendienst, die Küche oder die Techniker, die für die Instandhaltung des Krankenhauses verantwortlich sind. Auch wenn deren Aufgaben einem nicht immer direkt bewusst werden, so werden Sie sicher zustimmen, dass bei einer Fehlfunktion dieser Organisationseinheiten eine regelhafte Behandlung der Patienten nicht mehr möglich wäre. Der Bettendienst, das Küchenpersonal, die Techniker – all diese Abteilungen können als vegetativer Teil des Krankenhauses angesehen werden. Entscheiden Sie selber, ob nun das somatische oder das vegetative Nervensystem wichtiger für unser Leben ist. Ich denke, auch Ihnen wird eine Entscheidung schwer fallen.

Topographische Betrachtung des Nervensystems

Um alle Anteile an dem aus der knöchernen Schädelkalotte entnommenen Gehirn betrachten zu können, muss man es drehen und wenden. Der Einfachheit halber werden in der makroskopischen Anatomie verschiedene Blickwinkel (Ansichten) auf das Gehirn definiert. Ziel dieses Kapitels ist es, dass Sie einen topographischen und funktionellen Überblick hinsichtlich der Komponenten, vor allem des Zentralnervensystems, erhalten. Später werden wir, wo nötig, genauer auf die verschiedenen Strukturen eingehen.

Apikale Ansicht

Entnimmt man das Gehirn aus der schützenden Schädelkalotte und legt es vor sich auf den Tisch, sieht man eigentlich relativ wenig – vor allem sind dies Anteile des Großhirns (Abb. 2.4).

Das Großhirn, auch **Telencephalon** genannt, ist zerfurcht wie eine Walnuss und wie diese in zwei Hälften geteilt (man spricht von Hemisphären). Die Vertiefungen nennt man Sulci, die Erhebungen Gyri. Gyri

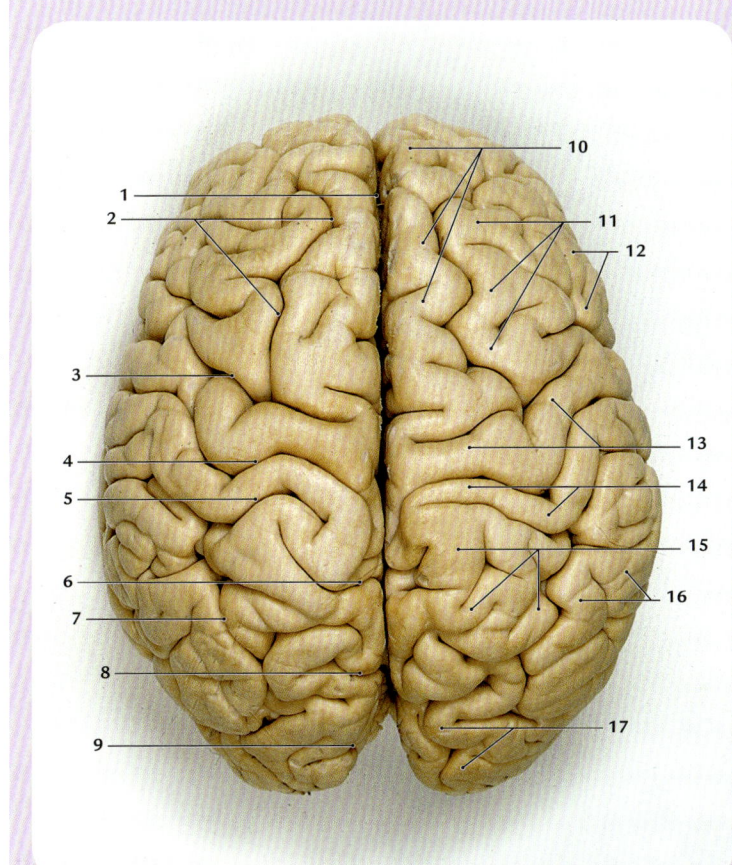

Abb. 2.4

Gehirn von oben

Gehirn aus dem Schädel entnommen;
alle Hirnhäute entfernt

1 Fissura logitudinalis cerebri
2 Sulcus frontalis superior
3 Sulcus praecentralis
4 Sulcus centralis
5 Sulcus postcentralis
6 Sulcus cinguli
7 Sulcus intraparietalis
8 Sulcus parietooccipitalis
9 Sulcus calcarinus
10 Gyrus frontalis superior
11 Gyrus frontalis medius
12 Gyrus frontalis inferior
13 Gyrus praecentralis
14 Gyrus postcentralis
15 Lobus parietalis superior
16 Lobus parietalis inferior
17 Gyri occipitales

und Sulci sind Ausdruck der Entwicklung des Gehirns. Ganz ähnlich wie der Darm wirft das Gehirn (vor allem das Telencephalon und das Cerebellum) seine Oberfläche mit dem Zweck der Oberflächenvergrößerung in Falten. Somit können in einem gegebenen Raum, in diesem Fall der innerhalb der knöchernen Schädelkalotte, mehr Nervenzellen untergebracht werden.

Die Trennlinie beider Hemisphären heißt **Fissura longitudinalis cerebri**. Drängt man die beiden Hemisphären des Telencephalons mit dem Finger auseinander, erscheint in der Tiefe ein mächtiges Faserbündel, welches beide Hemisphären untereinander verbindet: der Balken (Corpus callosum, Abb. 2.5).

Zwischen die beiden Hemisphären stülpt sich eine Duplikatur der harten Hirnhaut (Dura mater), die Falx cerebri genannt wird. Sie ragt somit in die Fissura longitudinalis cerebri hinein (siehe Kapitel 4 über Hirnhäute). Am entnommenen Gehirn ist die **Falx cerebri** normalerweise nicht zu sehen, da die Dura mater – und somit auch die Falx cerebri – meist bei der Hirnentnahme an der knöchernen Schädelinnenseite haften bleibt. Jede Hirnhälfte ist auf bestimmte Aufgaben spezialisiert: Links sitzen in der Regel die Sprache und Logik, rechts die Kreativität und der Orientierungssinn (dies trifft auf den Rechtshänder zu). Da die Hemisphären durch den Balken verbunden sind, wird klar, dass beide in-

2

tensiv miteinander kommunizieren und interagieren. Das vordere Ende des Telencephalons nennt man Frontalpol (Polus frontalis), das entgegengesetzte hintere Ende nennt man Okzipitalpol (Polus occipitalis). Seitlich liegt der sogenannte Temporalpol (Polus temporalis).

Abb. 2.5

Gehirn von oben

Hirnhäute vollständig entfernt; beide Hemisphären des Telencephalons sind auseinander gespreizt, um die Strukturen in der Fissura longitudinalis cerebri zu zeigen

1 Gyrus praecentralis
2 Sulcus centralis
3 Gyrus postcentralis
4 Lobus parietalis
5 Lobus occipitalis
6 Lobus frontalis
7 Mantelkante
8 Gyrus cinguli
9 Corpus callosum, Truncus
10 Corpus callosum, Splenium
11 Cerebellum

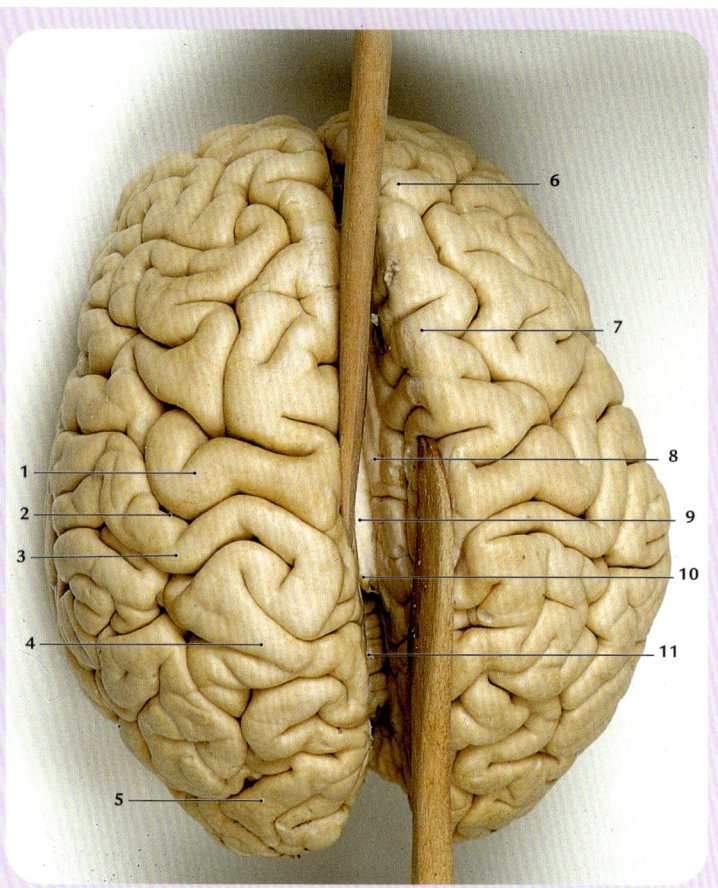

Medio-sagittale Ansicht

Führt man ein scharfes Messer zwischen die beiden Hemisphären des Gehirns, zerteilt es und betrachtet es an der Schnittkante, so schaut man von medio-sagittal auf das Gehirn (Abb. 2.6).

Als Sagittalebene (lat. sagitta – „Pfeil") wird in der Anatomie eine sich vom Kopf zum Becken und vom Rücken zum Bauch erstreckende Ebene bezeichnet. Beim senkrechten Blick auf eine Sagittalebene sieht man demnach eine seitliche Ansicht des Körpers. Das dazugehörige Adjektiv heißt sagittal und entspricht der Bedeutung „von vorne nach hinten verlaufend". In der Radiologie und besonders der tomographischen Bildgebung spielen Sagittalschnitte eine äußerst wichtige Rolle. In Abb. 2.6 wurde das Messer exakt mittig geführt, man spricht deswegen von einer medio-sagittalen Ansicht auf das Gehirn. In eben dieser medio-sagittalen Ansicht kann man die verschiedenen Anteile des Gehirns recht gut gegeneinander abgrenzen. Folgende Etagen können unterschieden werden (vergleiche auch mit Abb. 2.3): Medulla oblongata, Pons, Mesen-

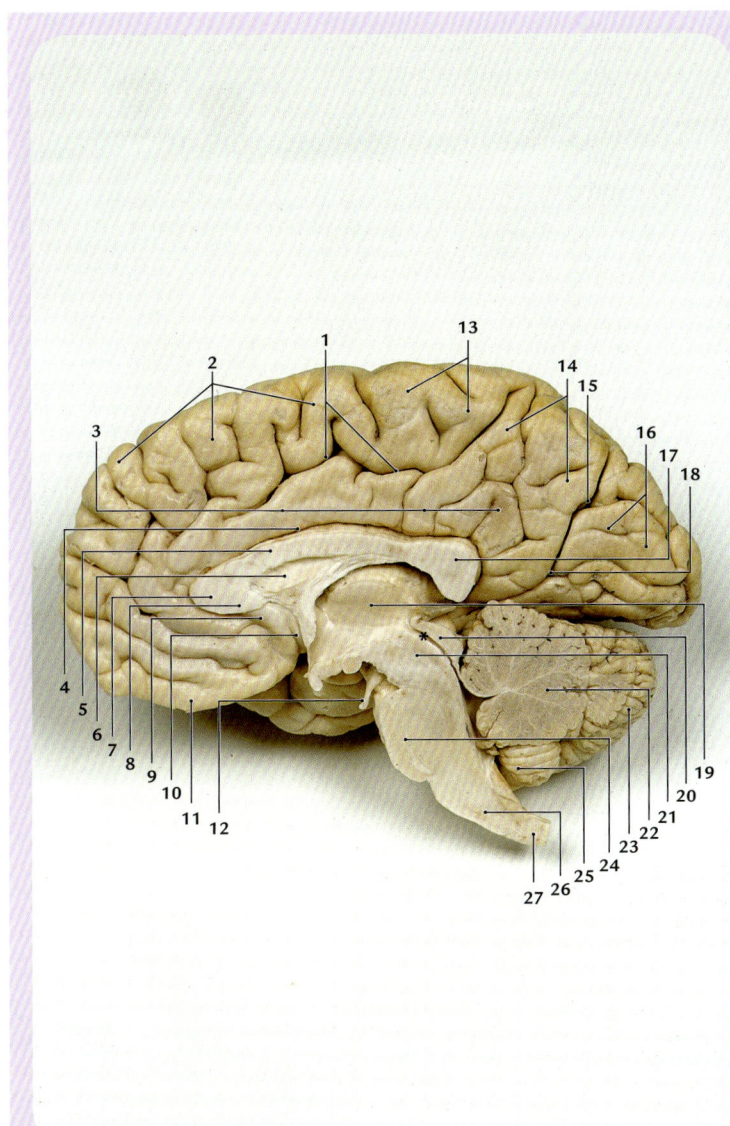

Abb. 2.6

Medio-sagittal halbiertes Gehirn

Alle Hirnhäute entfernt;
Hirnnerven nur teilweise erhalten

1 Sulcus cinguli
2 Gyrus frontalis superior
3 Gyrus cinguli
4 Sulcus corporis callosi
5 Corpus callosum, Truncus,
  Anschnitt
6 Septum pellucidum
7 Corpus callosum, Genu,
  Anschnitt
8 Corpus callosum, Rostrum,
  Anschnitt
9 Area subcallosa
10 Gyrus paraterminalis
11 Gyrus rectus
12 Nervus oculomotorius (N. III)
13 Lobulus paracentralis
14 Precuneus
15 Sulcus parietooccipitalis
16 Cuneus
17 Corpus callosum, Splenium,
   Anschnitt
18 Sulcus calcarinus
19 Thalamus
20 Tectum mesencephali mit
   Lamina quadrigenmina,
   Anschnitt
21 Tegmentum mesencephali,
   Anschnitt
22 Cerebellum, Vermis, Anschnitt
23 Cerebellum, Lobus posterior
24 Pons, Anschnitt
25 Cerebellum, Tonsilla
26 Medulla oblongata
27 Medulla spinalis, Anschnitt
* Aquaeductus mesencephali

cephalon, Diencephalon und Telencephalon. Dorsal, unter dem Telencephalon liegt das Cerebellum. Auf die einzelnen Abschnitte wollen wir hier kurz eingehen, und so eine Grundlage für weitere neuroanatomische Betrachtungen legen.

Medulla oblongata – das verlängerte Mark

Dem Rückenmark (Medulla spinalis) schließt sich nach oben das verlängerte Mark (**Medulla oblongata**) an. Die Medulla oblongata ist somit der am weitesten kaudal gelegene Teil des Gehirns, der Übergang zum Rückenmark ist fließend. Gemeinhin wird zur Abgrenzung die Austrittsstelle des obersten Spinalnervenpaars herangezogen. Die kraniale (obere) Begrenzung der Medulla oblongata bildet die Brücke (lat. der Pons). In der Medulla oblongata befinden sich wichtige neuronale Zentren für die

2

Kontrolle des Blutkreislaufs und der Atmung sowie Reflexzentren für den Nies-, Husten-, Schluck- und Saugreflex. Auch das Brechzentrum, die sogenannte Area postrema, ist hier angesiedelt. Darüber hinaus liegen in der Medulla oblongata Kerngebiete von Hirnnerven. Schließlich beherbergt die Medulla oblongata noch Nervenzellen, die für die Regulation des Säure-Basen-Haushalts wichtig sind. Ein vollständiger Ausfall der Medulla oblongata, z. B. durch ein Trauma oder einen Schlaganfall, führt in der Regel rasch zum Tod.*

Pons – die Brücke

Eine Etage über dem verlängerten Mark liegt die Brücke (**Pons**). Auch wenn im Deutschen die Brücke weiblich ist, ist das Geschlecht des lateinischen Begriffes „Pons" maskulin. Man spricht also von „der Brücke" aber „dem Pons". Das Kleinhirn (Cerebellum) liegt dem Pons dorsal an. Kranial befindet sich das Mittelhirn (Mesencephalon). Die Brücke erscheint von vorne und seitlich wie ein Wulst (siehe Abb. 2.13). Dieser Wulst besteht aus einem breiten Band an Fasern, die – so schien es den alten Anatomen – die beiden Kleinhirnhemisphären direkt miteinander verbinden. Heute weiß man, dass dem nicht so ist – eine direkte Verbindung beider Kleinhirnanteile gibt es nicht. Vielmehr werden in der Brücke Fasern verschaltet, die aus dem motorischen Kortex stammen, sogenannte kortiko-pontine Fasern. Diese Fasern werden dann den beiden Kleinhirnhemisphären zugeleitet. Die Kerngebiete der Brücke bilden so eine wichtige Umschaltstelle zwischen Kleinhirn und Kortex. Die Brücke ist eine Fortsetzung der Medulla oblongata und ihr daher in Aufbau und Funktion sehr verwandt. Auch im Pons befinden sich Kerngebiete von Hirnnerven.

Mesencephalon – das Mittelhirn

Das Mittelhirn (**Mesencephalon**) liegt zwischen Pons und Zwischenhirn (Diencephalon). Es lässt sich von vorne nach hinten in drei Anteile gliedern. Von vorne sichtbar sind die Hirnschenkel (**Crura cerebri**). Sie beinhalten vor allem die zu Pons, Medulla oblongata und Rückenmark absteigenden Bahnen der Großhirnrinde. Weiter nach hinten schließt sich den Hirnschenkeln das Tegmentum (Haube) an. Im **Tegmentum mesencephali** liegen viele Kerne, die im Dienste der Motorik stehen. Beispiele sind der **Nucleus ruber** (roter Kern) und die **Substantia nigra** (schwarze Substanz). Letztere ist bekannt geworden durch ihre zentrale Relevanz bei der Entstehung des M. Parkinson. Darüber hinaus ziehen wichtige aufsteigende Fasersysteme durch diesen Teil des Mittelhirns, so zum Beispiel der Lemniscus medialis, der sensible Informationen aus dem Rückenmark in Richtung Thalamus und von dort weiter zum sensiblen Kortex (Gyrus postcentralis) leitet. Dorsal, also nach hinten, lagert sich dem Tegmentum des Mittelhirns eine „Wasserleitung" an, der **Aquaeductus mesencephali** (Stern in Abb. 2.6). Diese Wasserleitung verbindet den dritten mit dem vierten Ventrikel des inneren Li-

---

* Entwicklungsgeschichtlich entsteht die Medulla oblongata aus dem 5. Hirnbläschen, dem Myelencephalon. Das Myelencephalon bildet zusammen mit dem Metencephalon (4. Hirnbläschen, entwickelt sich zum Pons und zum Cerebellum) das sogenannte Rautenhirn (Rhombencephalon, siehe unten).

quorsystems, einem mit Nervenwasser gefüllten Hohlraumsystems des Zentralnervensystems. Mit dem Aufbau dieses Liquorsystems befassen wir uns in Kapitel 4 dieses Lehrbuches. Noch vor dem Aquaeductus mesencephali liegen im Tegmentum des Mittelhirns die Kerngebiete des dritten Hirnnerven sowie ein Teil des Kernes des fünften Hirnnerven.

Blickt man von hinten auf das Mittelhirn, zeigen sich zwei mal zwei Hügel, zusammengefasst als Vierhügelplatte (Synonym: Lamina tecti oder auch **Lamina quadrigemina**). Sie bilden das Dach, das **Tectum** des Mittelhirns. Die oberen Hügel, die **Colliculi superiores**, erhalten über Sehnerv und Sehtrakt wichtige visuelle Informationen. Dabei geht es primär um Informationen über sich rasch ändernde Reize – also um Bewegung. Das könnte ein fahrendes Auto sein, dem wir mit den Augen folgen oder ein Ball, der auf unser Gesicht zufliegt, woraufhin wir reflexartig die Augen schließen. Entsprechend äußern sich auch die Ausfälle bei Schädigungen des oberen Hügels: Reflektorische Augenbewegungen sind dann erschwert, wobei weiterhin sämtliche optische Reize wahrgenommen und verarbeitet werden können. Die **Colliculi inferiores**, die unteren Hügel, dienen als Umschaltstelle für die meisten Fasern der Hörbahn. Da die unteren Hügel auch direkt Informationen an die oberen senden, wird hier eine reflexhafte Integration beider Sinnesmodalitäten möglich – wir blicken automatisch in die Richtung eines lauten Geräusches.

Merke

Oft haben Studenten Probleme sich zu merken, welche der Hügel im visuellen und welche im akustischen System eingebettet sind. Schauen Sie doch einfach ihren Sitznachbarn an. Die Augen stehen höher als die Ohren, demnach obere Hügel = visuelles System, untere Hügel = auditorisches System.

Truncus cerebri – der Hirnstamm

Mit der Medulla oblongata, dem Pons und dem Mesencephalon haben wir bereits drei wichtige Strukturen des Gehirns kennengelernt. Vergleicht man das Gehirn mit einem Baum, so würden diese drei Strukturen am ehesten dem Stamm des Baumes entsprechen, weiter oben gelegene Abschnitte, vor allem das Großhirn, entsprächen sodann den Ästen und den Blättern. Medulla oblongata, Pons und Mesencephalon werden deswegen in ihrer Gesamtheit auch als Hirnstamm (**Truncus cerebri**; Truncus encephali) bezeichnet. Entwicklungsgeschichtlich ist der Hirnstamm ein recht alter Teil des Gehirns, und so fallen die Unterschiede zwischen Mensch und Tier vergleichsweise gering aus. Oben schließen sich Zwischen- und Großhirn, nach hinten das Kleinhirn an.*

---

* Einige Autoren verwenden statt des Begriffes Hirnstamm den Begriff Stammhirn. Das Stammhirn setzt sich zusammen aus Medulla oblongata, Pons, Mesencephalon und Diencephalon. Um keine Verwirrung zu stiften werden wir in diesem Buch diesen Begriff jedoch nicht verwenden.

2

Cerebellum – das Kleinhirn

Hinten im Schädel, direkt unterhalb des Telencephalons und hinter dem Hirnstamm liegt das Kleinhirn (**Cerebellum**). Von außen sind seine beiden Hälften gut zu erkennen, die – wie die Hälften des Großhirns – als Hemisphären bezeichnet werden. Das Kleinhirn ist mit dem Hirnstamm auf jeder Seite mit je drei Kleinhirnstielen (Pedunculus cerebellaris inferior, medius und superior) verbunden, durch welche wichtige Faserverbindungen verlaufen (nur schwer zu sehen in Abb. 2.6 und 2.7). Nach oben und unten spannen sich zum Hirnstamm zwei dünne Strukturen aus, das obere und untere Marksegel (Velum medullare superius und inferius; angedeutet als gestrichelte Linie in 2.7). Diese sind im medio-sagittalem Schnitt besonders gut zu sehen.

Abb. 2.7

Cerebellum mit Hirnstamm, median halbiert

Alle Hirnhäute entfernt

1 Lamina quadrigemina, Mesencephalon
2 Substantia nigra, Mesencephalon
3 Vierter Ventrikel
4 Pons
5 Folia cerebelli
6 Plexus choroideus des vierten Ventrikels
7 Medulla oblongata

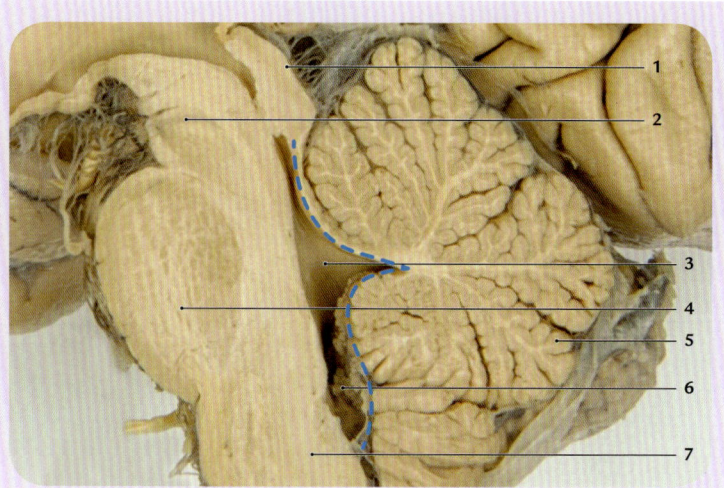

Zwischen Kleinhirn und Hirnstamm liegt ein weiterer mit Liquor gefüllter Hohlraum des Gehirns, der vierte Ventrikel. Dessen vordere Begrenzung wird auch als Rautengrube (Fossa rhomboidea) bezeichnet. Strukturen, die den vierten Ventrikel mit seiner Rautengrube umgeben, nennt man **Rhombencephalon** (griech. „Rautenhirn"). Das Rhombencephalon setzt sich demnach aus Cerebellum, Pons und Medulla oblongata zusammen.

Obwohl das Kleinhirn nur etwa ein Sechstel vom Volumen des Telencephalons besitzt, beherbergt es weit mehr Neurone als das Großhirn. Um derart viele Nervenzellen auf so engem Raum unterbringen zu können, ist die Kleinhirnrinde, der äußere Mantel des Kleinhirns, stark gefaltet. Die dadurch entstehenden horizontalen Fältchen werden als Blätter (**Folia cerebelli**) bezeichnet. Wie wir bereits gesehen haben, weist auch das Großhirn solche Falten auf, nur werden sie dort Gyri genannt. Zerteilt man eine der Kleinhirnhemisphären längs (so wie in unserem medio-sagittalen Schnitt), präsentiert sich das Kleinhirn wie die Form eines Baumes. Die Anatomen bezeichnen dies als Lebensbaum, als Arbor vitae.

Aber was macht das Kleinhirn eigentlich? Als 1917 der englische Neurologe Gordon Holmes (1876–1965) Soldaten mit Kleinhirnverletzungen untersuchte, erkannte er: „Das Kleinhirn kann als ein Organ

2

gesehen werden, das Bewegung unterstützt." Tatsächlich bestätigen bildgebende Verfahren mittlerweile, dass das Kleinhirn Bewegungen koordiniert und moduliert: Ob man die Kaffeetasse anhebt, Klavier oder Fußball spielt – das Kleinhirn greift überall modulierend ein. Zudem wird dem Kleinhirn neuerdings auch eine Rolle bei zahlreichen höheren kognitiven Prozessen zugeschrieben. Wir sehen, der Name und das geringe Volumen täuschen: Das Kleinhirn ist dem Großhirn in der Komplexität seiner Aufgaben und der Anzahl seiner Neuronen keineswegs unterlegen.[6]

Diencephalon – das Zwischenhirn

Das **Diencephalon** schließt sich nach oben dem Mesencephalon an. Es enthält unter anderem Umschaltstationen für aufsteigende sensible und motorische Bahnen sowie regulatorische Zentren für das vegetative und endokrine System. Im medio-sagittalen Schnitt kann man vom Diencephalon nur einige wenige Strukturen erkennen. Überhaupt ist es recht komplex aufgebaut und bereitet den Studierenden regelmäßig so seine lieben Probleme. Keine Angst, wir werden es im entsprechenden Kapitel detailliert besprechen. Hier beschränken wir uns auf einige allgemeine Anmerkungen zum Zwischenhirn: Das Diencephalon umschließt auf beiden Seiten den dritten Ventrikel, der genauso wie der vierte Ventrikel einen Teil der inneren Liquorräume darstellt. Bei der medio-sagittalen Schnittführung wird der dritte Ventrikel quasi halbiert, wir schauen deswegen in den Abbildungen 2.6 und 2.8 in das Lumen des dritten Ventrikels hinein. Viele der um den dritten Ventrikel liegenden Strukturen gehören zum Diencephalon.

Nach hinten wird der Raum des dritten Ventrikels von der **Epiphyse** (Zirbeldrüse, Corpus pineale), die dem Diencephalon zugerechnet wird, begrenzt. Es handelt sich um eine Drüse, die Melatonin ausschüttet. Über die Epiphyse wird unter anderem die „innere Uhr" gesteuert, also der zirkadiane Rhythmus. Sie ist dafür verantwortlich, dass wir entweder Langschläfer sind oder aber zu den Frühaufstehern gehören. Der Boden des dritten Ventrikels wird nach vorne hin von der Hypophyse gebildet,

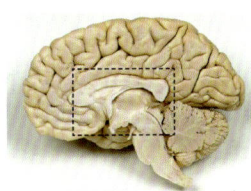

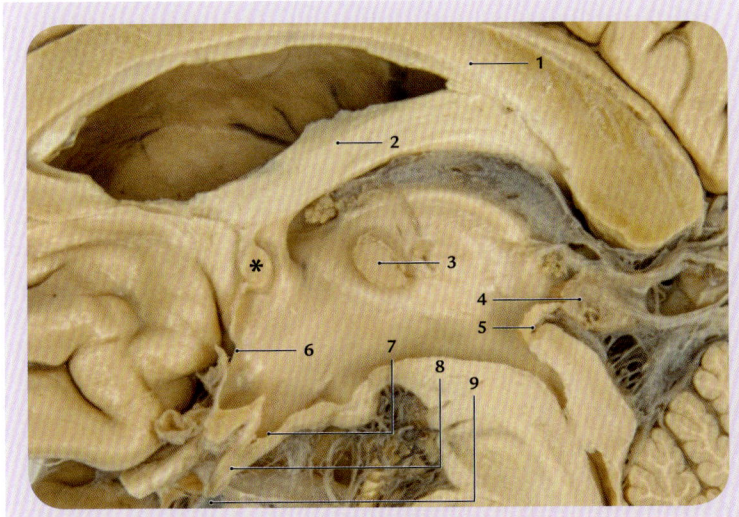

Abb. 2.8

Diencephalon, mediale Ansicht

1 Corpus callosum
2 Fornix
3 Adhaesio interthalamica
4 Corpus pienale; Epiphyse
5 Habenulae
6 Lamina terminalis
　(eingerissen)
7 Lage von Eminentia mediana
　und Tuber cinerum
8 Infundibulum
9 Lage der Hypophyse im
　intakten Präparat
* Commisura anterior

2

die mit dem Diencephalon über den Hypophysenstiel (**Infundibulum**) verbunden ist. Die Hypophyse selber ist in der Abbildung 2.8 nicht zu sehen, sie reißt bei der Herausnahme des Gehirns aus der Schädelkalotte für gewöhnlich vom Infundibulum ab. Zumindest der hintere Anteil der Hypophyse, der sogenannte Hypophysenhinterlappen, der auch als Neurohypophyse bezeichnet wird, ist Teil des Diencephalons. Die Neurohypophyse sezerniert die beiden Hormone ADH und Oxytocin Das **ADH** (antidiuretische Hormon) besitzt antidiuretische Wirkung, indem es die Wasserrückresorption in den distalen Tubuli sowie in den Sammelrohren der Niere fördert (siehe Lehrbücher der Physiologie und der Histologie). Dadurch geht dem Körper möglichst wenig Wasser verloren. Die vasopressorische Wirkung des ADH führt zur arteriellen Vasokonstriktion und damit zu einer Blutdruckerhöhung. **Oxytocin** wirkt direkt am Myometrium des Uterus. Hier führt das Hormon gegen Ende der Schwangerschaft sowie unter der Geburt zur Auslösung und Anpassung der Wehentätigkeit. Nach Ende der Schwangerschaft bewirkt die Ausschüttung von Oxytocin Kontraktionen der myoepithelialen Zellen in der Brustdrüse und regt damit die Milchsekretion beim Stillen an. Darüber hinaus scheint es die emotionale Bindung der Mutter an das Kind wesentlich zu stärken.[7]

Eine weitere markante Struktur, die in der medio-sagittalen Ansicht dem Diencephalon zugeordnet werden kann, ist das kleine Dach des dritten Ventrikels, der **Fornix**.

Der Begriff „Fornix" stammt aus dem Lateinischen und bedeutet so viel wie „Wölbung" bzw. „Gewölbe". Der Fornix verläuft als mächtiger Faserzug am oberen Ende, am Dach des dritten Ventrikels. Er verbindet den Hippocampus mit dem Corpus mamillare (letzterer ist ebenfalls eine Struktur des Diencephalons, die in der gleich folgenden Basalansicht sehr gut zu sehen ist). Funktionell ist der Fornix an der Einspeicherung von Gedächtnisinhalten vom Kurzzeit- in das Langzeitgedächtnis beteiligt und spielt somit eine wichtige Rolle beim Lernen.

Nach oben und vorne wird der dritte Ventrikel vom Balken begrenzt. Der Balken gehört nicht mehr zum Diencephalon, sondern ist bereits ein Teil des Telencephalons. Wir haben ihn schon als prominentes Axonbündel kennengelernt, welches beide Hemisphären miteinander verbindet. Der dritte Ventrikel besitzt natürlich auch eine laterale Begrenzung. Diese wird von einer Struktur gebildet, die sich etwas gegen den dritten Ventrikel vorwölbt, dem sogenannten Thalamus. In Abb. 2.8 sehen wir vom Thalamus vor allem die sogenannte **Adhaesio interthalamica**. Hierbei handelt es sich um eine Art Überbrückung beider Thalami, die durch das Lumen des dritten Ventrikels zieht. In vielen Lehrbüchern wird der Thalamus als das „Tor des Bewusstseins" bezeichnet. In der Tat werden so gut wie alle sensiblen Informationen noch einmal im Thalamus verschaltet, bevor Sie an entsprechende kortikale Gebiete weitergeleitet werden. Es handelt sich hierbei jedoch nicht um eine simple Weiterleitung von sensorischen und sensiblen Impulsen. Vielmehr entscheidet der Thalamus darüber, welche Informationen weitergeleitet und welche unterdrückt und uns somit nicht bewusst werden. Spannend aber ungeklärt bleibt die Frage, inwiefern bei Menschen mit besonderen Fähigkeiten (etwa Menschen mit photographischem Gedächtnis) der Thalamus gezielt gewisse Sinnesinformationen vermehrt an den Kortex weiterleitet. Wie wir noch sehen werden, leiten sich viele Teile des Diencephalons namentlich vom Thalamus ab, wie etwa Hypothalamus, Subthalamus, oder Epithalamus. Die Zirbeldrüse als einen Teil des Epithalamus haben wir bereits kennengelernt. Ebenso haben wir bereits einen Teil des **Hypothalamus** angesprochen, nämlich die Neurohypophyse. Funktionell handelt es sich beim Hypothalamus um einen Teil des Zwischenhirns, der als oberstes Regulationszentrum für alle vegetativen und endokrinen Vorgänge verantwortlich ist. Er steuert u. a. Kreislauf, Körpertemperatur, Sexualverhalten, Flüssigkeits- sowie Nahrungsaufnahme und macht demnach viel mehr als bloße ADH- und Oxytocin-Szernierung. Dazu aber später mehr.

Topographische Orientierung

Die Lage des Thalamus ist eigentlich recht einfach zu verstehen. In Abb. 2.8 blicken Sie in den rechten Teil des dritten Ventrikels hinein. Die seitliche Wand des dritten Ventrikels wird im Wesentlichen vom Thalamus gebildet. Sie blicken demnach auf die mediale Wand des rechten Thalamus. Vergleichen Sie hierzu auch Abb. 2.1. Suchen Sie dort den Thalamus als auch den dritten Ventrikel und verdeutlichen Sie sich deren Lage zueinander.

Telencephalon – das Großhirn

Dem Diencephalon schließt sich schlussendlich das obere Ende des Zentralnervensystems an, das Großhirn (Cerebrum) oder Endhirn (Telencephalon). Alle Anteile des Gehirns in Abbildung 2.6 oberhalb des Diencephalons werden also dem Telencephalon zugerechnet. Diesen „Endteil" des Zentralnervensystems haben wir bereits in der apikalen Ansicht als zerklüftete Landschaft mit Erhebungen (**Gyri**) und Einsenkungen (**Sulci**) kennengelernt. Beim Großhirn handelt es sich zweifelsohne um den spannendsten Teil des Zentralnervensystems und noch immer sind nicht all seine Funktionen, vor allem beim Menschen, vollständig geklärt. Es ist verantwortlich für viele Denk- und Handlungsprozesse, die den Menschen von anderen Lebewesen unterscheidet. Das Großhirn ist durch den bereits erwähnten Interhemisphärenspalt (Fissura longitudinalis cerebri) in zwei Halbkugeln (Hemisphären) getrennt. Die Hemisphären können nach ihrer Lage in der knöchernen Schädelkalotte nochmals in je vier Lappen gegliedert werden (Abb. 2.9).

Da nicht alle Lappen des Großhirns in der medio-sagittalen Ansicht gut zu erkennen sind, ist in Abb. 2.9 zusätzlich noch eine schematische Ansicht von lateral gezeigt. Vorne liegt der Frontallappen (**Lobus frontalis**; gelb), dem sich von hinten der Parietallappen (**Lobus parietalis**; rot) anlagert. Gegenüber dem Frontallappen befindet sich der Okzipitallappen (**Lobus occipitalis**; blau). In der medio-sagittalen Sicht ist ein weiterer Lappen, der Temporallappen (**Lobus temporalis**; grün) nur teilweise zu sehen, er soll aber hier schon einmal erwähnt werden. Gleich oberhalb des Corpus callosum befindet sich der sogenannte **Gyrus**

2

cinguli (Gürtelwindung; grau in Abb. 2.9) der von manchen Autoren als eigenständiger Lappen geführt wird. Er beeinflusst die Aufmerksamkeit und Konzentration, verarbeitet Schmerzen und reguliert Affekte. Ist er geschädigt, mangelt es den Patienten unter anderem an Antrieb: Sie erscheinen emotional abgestumpft und bewegen sich wenig.

Die verschiedenen Gyri des Großhirns können, wie gerade exemplarisch für den Gyrus cinguli gezeigt, verschiedenen Funktionen zugeordnet werden. Die genauen Namen dieser Gyri sowie deren Funktion werden in den Kapiteln 11 und 12 über das motorische bzw. sensible System behandelt. Ein allgemeiner Überblick soll jedoch jetzt schon gegeben werden.

Lobus frontalis – der Frontallappen

Im Frontallappen liegen zum einen wichtige Zentren für höhere geistige Funktionen des Menschen, zum anderen auch motorische Areale. Manche bezeichnen den vorderen Anteil des Lobus frontalis als den Regisseur des Zentralnervensystems, als Träger unserer Kultur und überhäufen ihn mit weiteren Superlativen. Und tatsächlich, obwohl große Bereiche des Frontallappens motorische Aufgaben haben, wird dessen

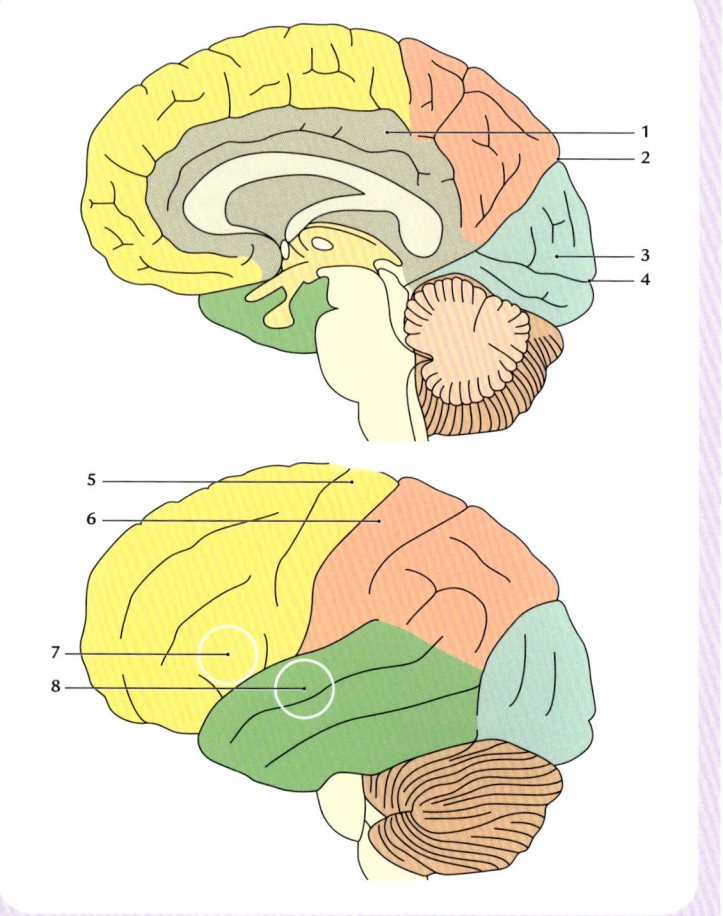

Abb. 2.9

Die vier Lappen des Großhirns in medio-sagittaler und lateraler Ansicht

gelb: Lobus frontalis
rot: Lobus parietalis
blau: Lobus occipitalis
grün: Lobus temporalis

1 Gyrus cinguli
2 Sulcus parietooccipitalis
3 Cuneus
4 Sulcus calcarinus
5 Gyrus praecentralis
6 Gyrus postcentralis
7 Sitz des motorischen Sprachzentrums; Broca-Zentrum
8 Sitz des sensorischen Sprachzentrums; Wernicke-Zentrum

vorderster Bereich, der präfrontale Kortex, immer wieder im Zusammenhang mit Aufmerksamkeit, Nachdenken, Entscheidung und Planung genannt. Außerdem gilt er als Sitz der Persönlichkeit. Diese intellektuellen Funktionen des Frontallappens finden sich vor allem in Richtung Stirn. Die Bedeutung des Frontallappens für die Bildung der Persönlichkeit wird eindrucksvoll durch das Schicksal des Phineas Gage demonstriert.

Der Fall Phineas Gage

Der 25-jährige Vorarbeiter Phineas Gage ist ein Routinier in Sprengungen. Die Bohrlöcher entlang der geplanten Eisenbahntrasse im US-Bundesstaat Vermont füllt er mit Schießpulver und verschließt sie danach mit Sand, welchen er mithilfe eines sieben Kilo schweren und drei Zentimeter dicken Eisenstocks feststampft. Eigentlich kann nichts schiefgehen. Am 13. September 1848 aber vergisst Gage den Sand und schlägt mit seinem „Ladestock" direkt auf das Pulver. Er schrappt am Stein vorbei; Funken sprühen und die Explosion treibt die Stange komplett durch Gages Kopf. Die über einen Meter lange Stange tritt in der Höhe des Auges durch den Wangenknochen ein und tritt schlussendlich am Hinterkopf wieder heraus. Eigentlich müsste Gage tot sein, doch er ist nur kurz bewusstlos. Dann steht er eigenständig auf und fährt mit einem Ochsenkarren in seine Unterkunft. „Doktor, hier gibt es ordentlich was zu tun für Sie", begrüßt er den herbeigeeilten Arzt John D. Harlow.

Dr. Harlow leistet ausgezeichnete Arbeit. Trotz der offenen Verletzung in Schädel und Gehirn überlebt Gage den unglücklichen Unfall. Äußerlich fehlt ihm fortan nur ein Auge, aber sein Verhalten verändert sich schlagartig. Zwar spricht er weiterhin normal und erinnert sich an alles, was mit ihm passiert ist. Auch sein Intellekt scheint unverändert. Als Vorarbeiter, der er war, ist er jedoch nach dem Unfall nicht mehr einsetzbar. Der einstmals zuverlässige Mann kann sein Leben nicht mehr organisieren. Und seine ehemals höfliche und freundliche Art ist blankem Jähzorn und Respektlosigkeit gewichen. Durch seine merkwürdige Persönlichkeitsveränderung wird Gage zu einem Anschauungsobjekt der relativ neuen Hirnforschung. Sein Retter John D. Harlow macht 1868 die Verletzung des Frontalhirns dafür verantwortlich: „Die Eisenstange zerstörte die Regionen von Mitgefühl und Autoritätsgefühl, nun beherrschen animalische Leidenschaften seinen Charakter", urteilt der Arzt – eine gewagte These in einer Gesellschaft, nach deren Glauben jeder Mensch von Gott auf die ihm einzigartige Art und Weise geschaffen worden ist. Dass ausgerechnet das Sozialverhalten durch einen Unfall in Mitleidenschaft gezogen werden kann, verstört die Zeitgenossen. Heute ist die Vorstellung, dass bestimmte Regionen im Gehirn für bestimmte Funktionen zuständig sind, allgemein akzeptiert. *

---

* aus http://www1.wdr.de/themen/archiv/stichtag/stichtag7792.html. [Aufgerufen am 23.01.2017, 16:41]

Am hinteren Ende des Frontallappens findet sich der primär motorische Kortex (der **Gyrus praecentralis**, Motokortex, Abb. 2.9), der maßgeblichen Anteil an der willentlichen Bewegung hat. Er steht also im Dienste der Somatomotorik. Im basalen Anteil des Frontallappens, genauer gesagt im Gyrus frontalis inferior, befindet sich das Broca-Areal bzw. **Broca-Zentrum**. Hier ist der Sitz des motorischen Sprachzentrums, also des Gehirnanteils, der die Muskeln zur Aussprache eines Wortes ansteuert und koordiniert. Eine Schädigung des Gehirns im Broca-Areal, nicht selten bei einem Schlaganfall zu beobachten, führt zu einer einer motorischen Aphasie, d. h. einer erworbenen Sprachstörung, bei der aber das Sprachverständnis weitgehend intakt bleibt. Für das Sprachverständnis ist eine Region am Übergang des Temporal- in den Parietallappen zuständig (Wernicke-Zentrum; siehe unten). Hier soll schon einmal erwähnt werden, dass sich das Broca-Zentrum genauso wie das Wernicke-Zentrum nur in der dominanten Hemisphäre befindet. Diese ist beim Rechtshänder in aller Regel links.

Lobus parietalis – der Scheitellappen

Der Parietallappen beginnt unmittelbar hinter dem motorischen **Gyrus praecentralis** mit einem Gyrus postcentralis. Der Parietallapen (Scheitellappen) liegt somit hinter dem Frontallappen und ist von diesem durch die Zentralfurche, den Sulcus centralis getrennt. Der Gyrus postcentralis gehört funktionell zum somato-sensiblen System, empfängt also bewusste Sinneseindrücke wie Schmerz, Druck, Vibration, Temperatur etc. Bezogen auf unser weiter oben bereits erwähntes Beispiel mit dem Fußballspieler wird der Gyrus postcentralis bei einem Foul aktiviert und erlaubt es dem Gefoulten, Aussagen über Intensität und Lokalisation einer möglichen Verletzung treffen zu können. Läsionen im Gyrus postcentralis führen demzufolge zu einer eingeschränkten Empfindungsfähigkeit des repräsentierten Körperteils. Das betrifft Berührung, Druck und Temperatur, weniger jedoch den Schmerz. Der Parietallappen geht nach hinten in den Lobus occipitalis über, die Grenze bildet der **Sulcus parietooccipitalis**. Diese Grenze zwischen Parietal- und Okzipitallappen ist in der medio-sagittalen Sichtweise besonders deutlich zu identifizieren. Es bietet sich also an, in der praktischen Prüfung in eben dieser Sichtweise auf das Gehirn den Übergang von Parietal- in Okzipitallappen zu demonstrieren.

Alle weiteren Bereiche des Parietallappens, die nicht dem Gyrus postcentralis entsprechen, haben eine eher **integrative Funktion**. Diese abstrakte Formulierung ist eigentlich leicht zu verstehen. Stellen Sie sich vor, vor Ihnen auf dem Tisch liegen zwei Gegenstände: ein Tennisball und ein Tischtennisball. Beide Gegenstände sind in ihrem Aussehen relativ ähnlich, trotzdem sind Sie dazu in der Lage, auch mit geschlossenen Augen herauszufinden, welches der Tischtennisball und welches der Tennisball ist. Sie wissen, dass ein Tischtennisball viel kleiner als ein Tennisball ist, weil sie es gelernt haben. Darüber hinaus hat der Tischtennisball eine glatte Oberfläche, wohingegen der Tennisball eine raue-filzige Oberfläche aufweist. Ein weiterer Unterschied besteht darin, dass der Tischtennisball um etliches leichter ist. Der Gyrus postcentralis sammelt die gesamten sensiblen Informationen, die für die Zuordnung verschiedener Gegenstände in diesem Beispiel verantwortlich sind. Mit den Fingerkuppen erfühlen sie die Oberflächenbeschaffenheit beider Bälle, über entsprechende Rezeptoren in den Muskeln und Gelenken können Sie das Gewicht der Bälle abschätzen (zumindest können Sie entscheiden, welcher Ball der leichtere und welcher der schwerere ist). All diese Informationen, isoliert für sich, helfen Ihnen nicht allzu sehr weiter: Sie müssen in einem nächsten Schritt in andere Informationen „integriert" werden. Erst ein Abgleich mit dem, was sie bereits über kugelige Strukturen (in unserem Beispiel Bälle) gelernt haben, erlaubt es Ihnen zu entscheiden, welches der Tischtennisball und welches der Tennisball ist. Sie sehen, dass diese auf den ersten Blick recht simple Gehirnfunktion die Interaktion ganz verschiedener Gehirnareale erfordert. Genau diese Interaktion zwischen Sinneseindrücken und Gelerntem werden von weiten Teilen des Lobus parietalis vermittelt.

Lobus temporalis – der Schläfenlappen

Unterhalb des Frontal- und Parietallappens, gentrennt durch den prominenten Sulcus lateralis, befindet sich der Temporallappen. Die vielleicht bekannteste Funktion des Temporallappens ist das Hören. Bekannt – ja. Aber leicht zu sehen – nein. Denn das **primäre Hörzentrum,** die sogenannten Heschl'schen Querwindungen, sind in den Tiefen des Sulcus lateralis verborgen. Anatomisch werden sie als Gyrus temporalis transversus anterior und posterior bezeichnet. Um diese zu sehen, müssen die darüber liegenden Strukturen des Frontal- und Parietallappens entweder entfernt oder auseinandergedrängt werden (Abb. 2.10).

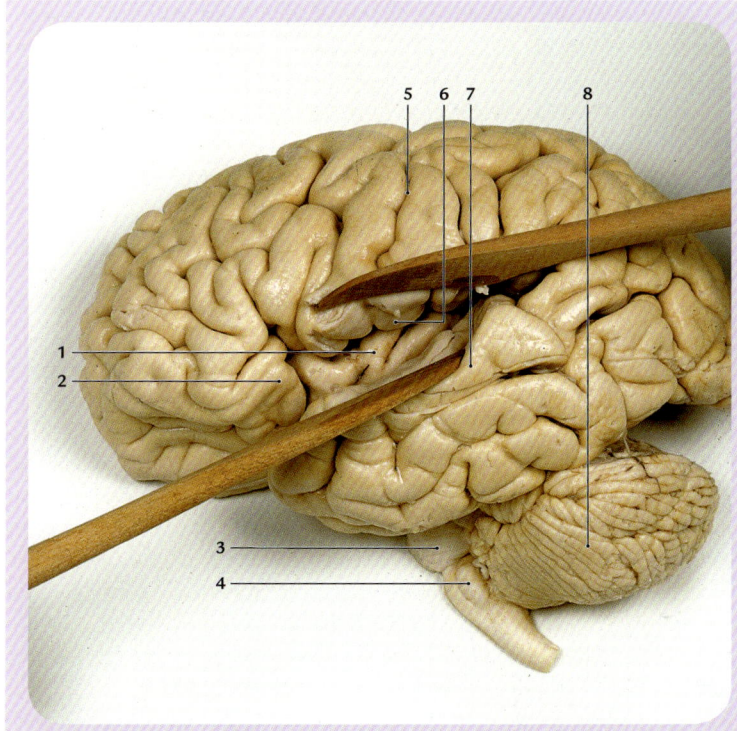

Abb. 2.10

Laterale Ansicht des Temporallappens

Hirnhäute vollständig entfernt; Opercula frontale und parietale angehoben; Blick auf die Insula

1 Zentraler Teil der Insula
2 Lobus frontalis, Operculum
3 Pons
4 Oliva
5 Sulcus centralis
6 Lobus parietalis, Operculum
7 Lobus temporalis, Operculum
8 Cerebellum

2

In diesen Windungen, den Heschl'schen Querwindungen, endet die Hörbahn, die Signale von Sinneszellen aus der Schnecke des Ohres überträgt. Der Schläfenlappen geht zum Hinterhaupt hin ohne scharfe Grenze in den Okzipitallappen über. In den hinteren Abschnitten des Gyrus temporalis superior befindet sich das sensorische Sprachzentrum, das nach seinem Beschreiber auch **Wernicke-Zentrum** genannt wird (siehe Abb. 2.9). Es erstreckt sich über den Gyrus temporalis superior heraus auf angrenzende Gyri. Im Gegensatz zum bereits erwähnten motorischen Sprachzentrum (Broca-Zentrum) ist es vor allem für das Sprachverständnis verantwortlich.

Lobus occipitalis – der Hinterhauptlappen

Der Lobus occipitalis steht mehr oder weniger ganz im Dienste des Sehens und der damit verbundenen Verarbeitung von Sinneseindrücken. An der zur Körpermitte zeigenden (medialen) Seite des Okzipitallappens befindet sich der **Sulcus calcarinus**. Beidseits dieses Sulcus liegt die primäre Sehrinde. Um die Bereiche der **primären Sehrinde** herum liegen sogenannte sekundäre Sehzentren, welche die Sehinformation integrativ verarbeiten. Dabei funktionieren sie ganz ähnlich wie die integrativen Zentren des Parietallappens. Primäre visuelle Informationen wie etwa gelb, gebogen, klein etc. werden mit anderen Gehirnzentren abgeglichen. Dadurch kann erkannt werden, ob es sich hier beispielsweise um eine Banane handelt. Dort, wo der hintere Anteil des Temporallappens in die Windungen des Okzipitallappens übergeht, „überschneiden" sich auditorische und visuelle Funktionen. Hier finden sich „lexikalische" Zentren, die mit der Erkennung geschriebener und gesprochener Sprache zu tun haben.

Laterale Ansicht

Wie Sie sicherlich bereits bemerkt haben, können in der medio-sagittalen Ansicht viele Abschnitte des Zentralnervensystems betrachtet werden. Um jedoch Gehirnabschnitte wie das Telencephalon in seiner gesamten Ausdehnung studieren zu können, reicht die medio-sagittale Sichtweise nicht aus. Man muss hierfür das Gehirn um 180° drehen. Diese Sichtweise, wie sie in Abb. 2.11 dargestellt ist, nennt man laterale Ansicht auf das Gehirn.

In dieser Lateralansicht wird wieder einmal deutlich, dass das Großhirn weite Teile des Hirnstamms sowie das gesamte Zwischenhirn überwuchert hat. Im Prinzip sieht man lediglich das verlängerte Mark und die unteren Abschnitte der Brücke. Das Mittelhirn als weiterer Bestandteil des Hirnstamms ist vor allem vom Schläfenlappen überlagert. Sehr schön stellt sich jedoch der kleine Bruder des Großhirns dar, das Kleinhirn (Cerebellum). Eine wichtige Struktur des Telencephalons, die in der Lateralansicht studiert werden kann, ist der **Sulcus lateralis** (Sylvische Fissur; Fissura Sylvii), welcher den Schläfenlappen von den darüber liegenden Strukturen des Frontal-und Parietallappens abtrennt. Drängt man die den Sulcus lateralis umgebenden Strukturen auseinander, kann man in der Tiefe die Inselregion (Lobus insularis) erkennen. Außerdem blickt man auf die primäre Hörrinde (Heschl'sche Querwindungen, Gyri temporales transversi).

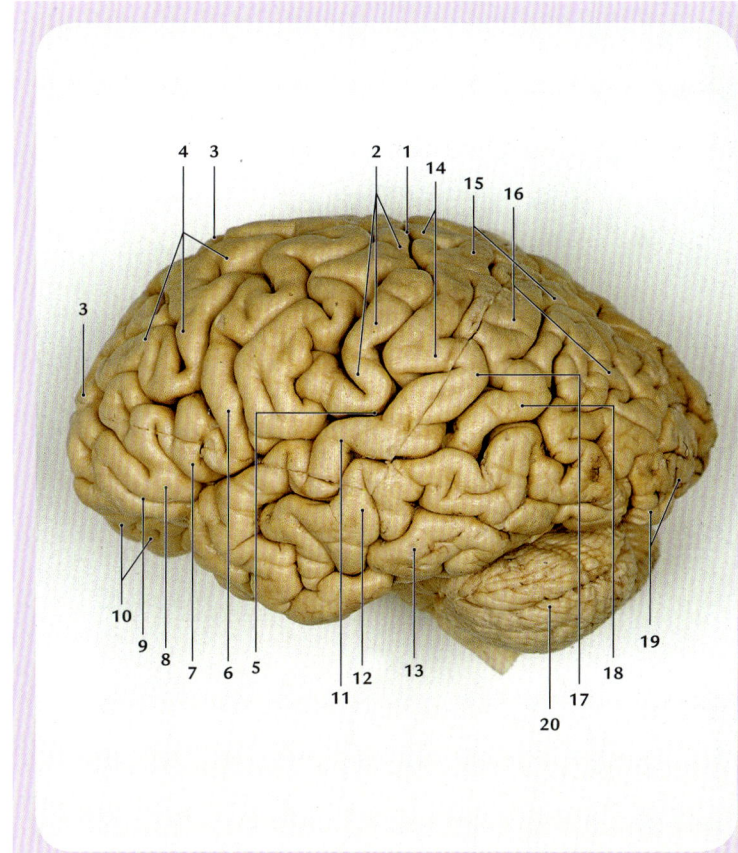

Abb. 2.11

Gyri und Sulci des Telencephalons

Alle Hirnhäute entfernt;
laterale Ansicht von links

1 Sulcus centralis
2 Gyrus praecentralis
3 Gyrus frontalis superior
4 Gyrus frontalis medius
5 Sulcus lateralis cerebri,
  Ramus posterior
6 Gyrus frontalis inferior
7 Gyrus frontalis inferior,
  Pars opercularis
8 Gyrus frontalis inferior,
  Pars triangularis
9 Sulcus lateralis cerebri,
  Ramus anterior
10 Gyri orbitales
11 Gyrus temporalis superior
12 Gyrus temporalis medius
13 Gyrus temporalis inferior
14 Gyrus postcentralis
15 Lobus parietalis superior
16 Lobus parietalis inferior
17 Gyrus supramarginalis
18 Gyrus angularis
19 Gyrus occipitalis
20 Cerebellum

Phylogenetisch, also vom evolutionären Alter her betrachtet, ist der Lobus insularis hochbetagt und wie so viele alte Strukturen muss auch er mehrere Aufgaben erfüllen. So gilt die Inselrinde als primärer gustatorischer Kortex, von wo aus Informationen an sekundäre olfaktorische Rindengebiete weitergeleitet werden. Eine weitere Aufgabe, die dem Lobus insularis zugeschrieben wird, liegt in der emotionalen Bewertung von Schmerzen. Auch an der Spracherzeugung, zumindest der automatisierten Sprache, scheint die Inselregion beteiligt: Bei reinen Wortwiederholungen wird kurz nach der Wahrnehmung gesprochener Worte die Insel aktiv. Zudem konnte gezeigt werden, dass Läsionen der posterioren **Insula** die Sprechmotorik stören und somit zu einer Beeinträchtigung des Sprechens führen können. Neben Empathie scheint die Insula beim Gefühl von Fairness genauso beteiligt zu sein wie an Mutterliebe, dem Orgasmus, plötzlichen Eingebungen oder der Entscheidungsfindung. Besonders interessant ist ihre Aktivität bei der Aufmerksamkeit – vor allem bei der für uns selbst und unsere aktuelle Befindlichkeit. Diese introspektive Qualität mag ein Grund sein, warum die Inselrinde beim Menschen im Vergleich zu seinen nächsten Verwandten überproportional größer ausgeprägt ist. Sie sehen, dieser verborgene Teil des Telencephalons ist von eminenter Bedeutung für unser tägliches Leben.

In Abb. 2.12 ist dargestellt, wie Gehirnwindungen vom freien Ende des Sulcus lateralis mehr oder weniger direkt auf die Inselregion zu-

2

Abb. 2.12

Obere Inselrinde und
Planum temporale

Alle Hirnhäute entfernt; Opercula
frontale und temporale abgetrennt;
von links oben

1 Sulcus centralis
2 Gyrus praecentralis
3 Schnittfläche, an der die Opercula
  frontale und parietale abgetrennt
  wurden
4 Sulcus circularis insulae
5 Gyri breves insulae
6 Spitze des Lobus temporalis
7 Vorderrand des Planum
  temporale
8 Gyrus postcentralis
9 Gyrus temporalis transversus
  posterior
10 Gyrus temporalis transversus
   anterior
11 Gyrus temporalis superior
12 Gyrus temporalis medius
13 Gyrus temporalis inferior
14 Cerebellum

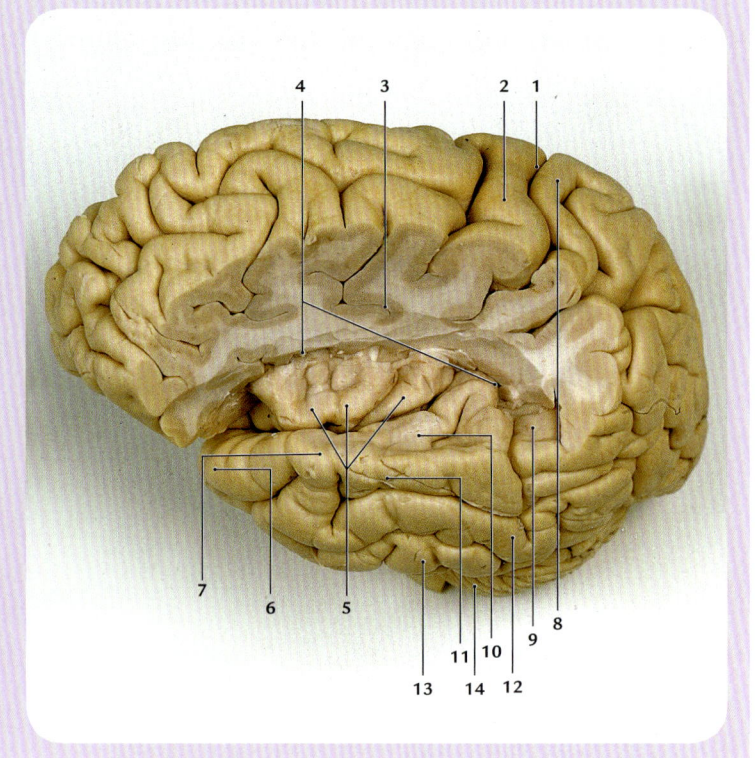

ziehen. Bei diesen Gyri handelt es sich um die bereits angesprochenen Heschl'schen Querwindungen, die in der anatomischen Nomenklatur aufgrund ihres Verlaufs auch Gyri temporales transversi genannt werden. Sie sind Sitz der primären Hörrinde, auch auditiver Kortex genannt.

Basale Ansicht

Die letzte wichtige anatomische Sichtweise auf das Gehirn ist die basale Ansicht (Abb. 2.13).

Auch in dieser Ansicht sind die verschiedenen Abschnitte des Zentralnervensystems erkennbar. Kranial der Medulla oblongata schließt sich der Pons an. In dieser Sichtweise wird besonders deutlich, wie pontine Fasern von rechts nach links bzw. links nach rechts verlaufen. In der Tat scheint es so, als ob diese Fasern direkt die beiden Hemisphären des Kleinhirns miteinander verbinden. Aber, das haben wir bereits besprochen, der Schein trügt. Kortiko-pontine Fasern werden dort umgeschaltet, um dann dem Kleinhirn motorische Impulse zuzuleiten.

Der Pons wird nach unten und nach oben hin von zwei Strukturen begrenzt, die wie Fäden aus dem Gehirn austreten. Bei diesen Fäden handelt es sich um Hirnnerven, welche mit zwei Ausnahmen dem peripheren Nervensystem zugerechnet werden (Ausnahmen siehe Kapitel 5 über Hirnnerven). Jeder Mensch besitzt zwölf Hirnnervenpaare, die in einem gesonderten Kapitel dieses Lehrbuchs behandelt werden. Vor allem in der Basalansicht sind die Hirnnerven gut zu identifizieren und werden deswegen zumeist an solchen Präparaten geprüft. Auf zwei dieser insgesamt zwölf Hirnnervenpaare soll an dieser Stelle bereits eingegan-

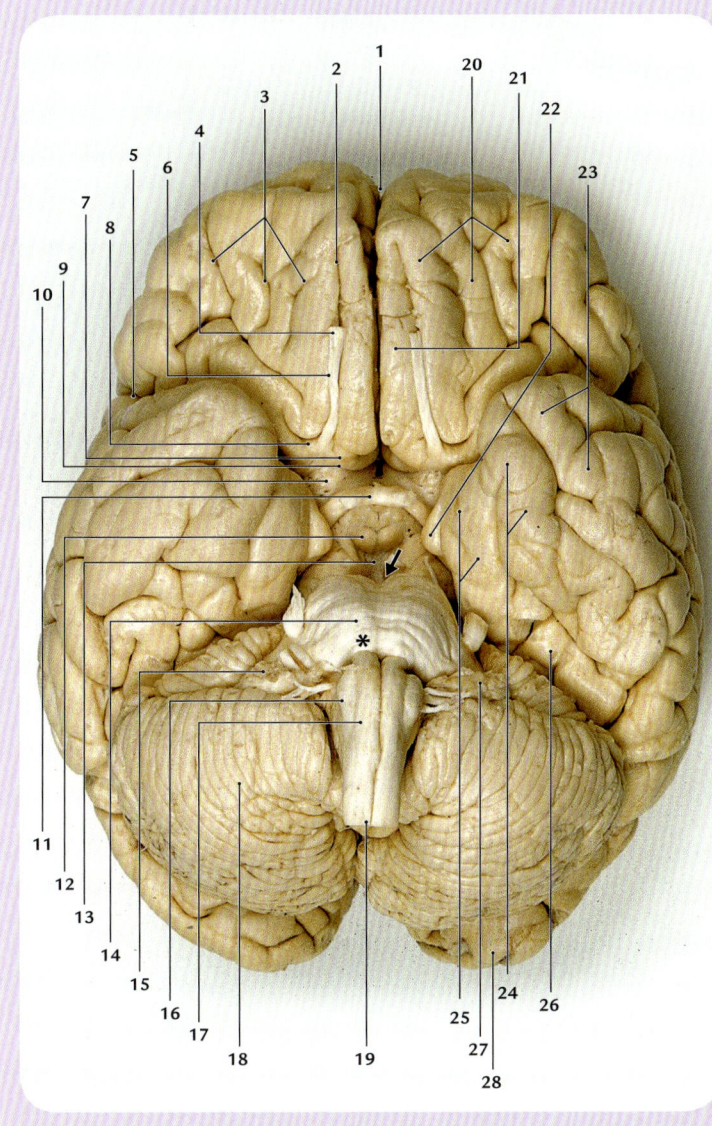

Abb. 2.13

Gehirn von unten

Alle Hirnhäute entfernt;
Hirnnerven nur teilweise erhalten

1 Fissura longitudinalis cerebri
2 Sulcus olfactorius
3 Sulci orbitales
4 Bulbus olfactorius, durchtrennt
5 Sulcus lateralis cerebri
6 Tractus olfactorius
7 Stria olfactoria medialis
8 Stria olfactoria lateralis
9 Trigonum olfactorium
10 Substantia perforata anterior
11 Chiasma opticum
12 Corpus mammillare
13 Substantia perforata posterior
14 Pons
15 Pedunculus cerebellaris medius
16 Oliva
17 Pyramis
18 Cerebellum, Hemisphäre
19 Medulla spinalis, Anschnitt
20 Gyri orbitales
21 Gyrus rectus
22 Gyrus parahippocampalis, Uncus
23 Gyrus temporalis inferior
24 Gyrus occipitotemporalis lateralis
25 Gyrus parahippocampalis
26 Gyrus occipitotemporalis medialis
27 Cerebellum,
   Lobus flocculonodularis,
   Flocculus
28 Polus occipitalis
   mit Gyri occipitales
→ Austritt des N. oculomotorius
   (N. III)
* Austritt des N. abducens (N. VI)

gen werden. Am Übergang der Medulla oblongata in den Pons findet man den Nervus abducens (VI. Hirnnerv; Lage in Abb. 2.13 mit einem Stern markiert). Dieser Hirnnerv ist, wie sein Name vermuten lässt, für die Abduktion des Augapfels zuständig. Am anderen Ende des Pons findet man am Übergang zum Mittelhirn ein weiteres Hirnnervenpaar, den Nervus oculomotorius (III. Hirnnerv; Lage in Abb. 2.13 mit einem Pfeil markiert). Der Nervus oculomotorius entspringt in der Fossa interpeduncularis, also zwischen den beiden Crura cerebri des Mesencephalons. Anhand dieses Hirnnerven lässt sich das Mittelhirn in der Basalansicht gut identifizieren.

Ganz ähnlich wie in der medio-sagittalen Ansicht sind auch in der Basalansicht Anteile des Diencephalons voneinander abzugrenzen. Einen klar definierten Übergang zwischen Mesencephalon und Diencephalon gibt es in der Basalansicht zwar nicht, man orientiert sich jedoch am einfachsten anhand der beiden Wülste, die in der Tiefe der Fossa interpeduncularis zu sehen sind. Es handelt sich hierbei um die **Corpora mammillaria** (= Brustkörperchen). Die Bezeichnung „Brustkörperchen" verdeutlicht einmal mehr die bildhafte Vorstellung der frühen Anatomen. Funktionell handelt es sich bei den Corpora mammillaria um Umschaltstationen des sogenannten **Papez-Neuronenkreises**, dessen Bedeutung sich beim Ausfall der Brustkörperchen erschließt. Wenn der Papez-Neuronenkreis unterbrochen wird, treten massive Gedächtnisstörungen auf – Inhalte werden nur noch für wenige Minuten behalten, die Bildung eines Neugedächtnisses ist unmöglich, das Leben wird ein ewiges Jetzt. Leider sind Schädigungen der Corpora mammillaria gar nicht so selten. Sie sind nämlich unheimlich empfindlich gegenüber einer Alkoholintoxikation. Um dies so zu formulieren, dass es auch jeder versteht: Man kann sie sich wegsaufen. Dabei ist der Schuldige weniger der Alkohol selbst, sondern der bei Alkoholikern oft chronische Vitamin-B1-Mangel – er setzt den Nervenzellen der Corpora mammillaria kräftig zu.

Weitere Strukturen, die dem Diencephalon in der Basalansicht recht eindeutig zuzuordnen sind, sind die Hypophyse und der Nervus opticus mit seiner Sehnervenkreuzung (**Chiasma opticum**). Von der Hypophyse ist in aller Regel nur seine Verbindung zum Diencephalon, das Infundibulum im makroskopischen Präparat sichtbar. Die Hypophyse selber verbleibt in der Schädelkalotte, da sie dort von harten Hirnhäuten umgeben ist und bei der Gehirnentnahme abreißt. Beim Nervus opticus handelt es sich, wie der Name unschwer vermuten lässt, um den Sehnerv, er bildet den II. Hirnnerven. Beim Chiasma opticum handelt es sich um eine teilweise Überkreuzung der Nervenfasern des Sehnervs.

Direkt vor dem Sehnervenpaar liegen rechts und links Elemente der ersten Hirnnervenpaare, der Bulbus olfactorius und Tractus olfactorius. Sie sind wichtig für das Riechen von verschiedenen Aromen und Duftstoffen und werden bereits dem Telencephalon zugerechnet. Im Allgemeinen sind vom Telencephalon in der Basalansicht die basalen Anteile des Lobus frontalis sowie basale Anteile des Lobus temporalis gut einzusehen. Lobus parietelis und occipitalis sind dagegen weitestgehend von anderen Strukturen des Zentralnervensystems überdeckt.

Lagebeschreibungen im Zentralnervensystem: Meynert- und Forel-Achse

Dem aufmerksamen Leser ist es sicher nicht entgangen: Bisher haben wir uns bei Beschreibungen bezüglich der verschiedenen Gehirnareale nicht an einheitliche Regeln gehalten. Damit soll ab jetzt Schluss sein, eine allgemein gültige Nomenklatur wird eingeführt. Hierbei betrachten wir zuerst einmal die Nomenklatur der Lagebeziehungen beim Vierfüßler (zum Beispiel einem Pferd; Abb. 2.14).

Diese folgt der allgemeinen Körperachse des Menschen, die auch **Meynert-Achse** genannt wird. Von der Körpermitte ausgehend liegt alles vor der Körpermitte dem Bauch zugewandt, also ventral, alles hinter der Körpermitte dem Rücken zugewandt, also dorsal. Bewegt man sich vom Körpermittelpunkt nach vorne, dann spricht man von rostral bzw. oral (also dem Mund zugewandt), bewegt man sich hingegen nach hinten, dann spricht man von kaudal (dem Körperschwanz zugewandt). Es ergeben sich zusammenfassend folgende Lagebezeichnungen: ventral – dorsal – oral – kaudal (bauchwärts – rückenwärts – mundwärts – schwanzwärts). Rostral leitet sich von dem lateinischen Wort rostrum für „Schnabel" ab und ist deswegen gleichzusetzen mit dem Wort „oral".

Wie an der Abbildung zu erahnen ist, befinden sich sämtliche Anteile des Zentralnervensystems beim Pferd, also Gehirn und Rückenmark, mehr oder weniger in einer Linie. Somit findet die Meynert-Achse mit ihren vier Dimensionen beim Pferd für die Lagebeschreibung aller Gehirnanteile ihre Anwendung. Anders verhält es sich jedoch bei allen Lebewesen, die in den aufrechten Gang übergegangen sind (so zum Beispiel der Mensch). Bei ihnen kommt es während der Entwicklung zu einem Abknicken des sich entwickelnden Nervensystems und zwar um etwa 90° zwischen dem sich entwickelnden Mes- und Diencephalon. Die Linie, die parallel zur Achse durch das Di- und Telencephalon liegt, wird als **Forel-Achse** bezeichnet. Die eigentlichen Begriffe ventral – dorsal –

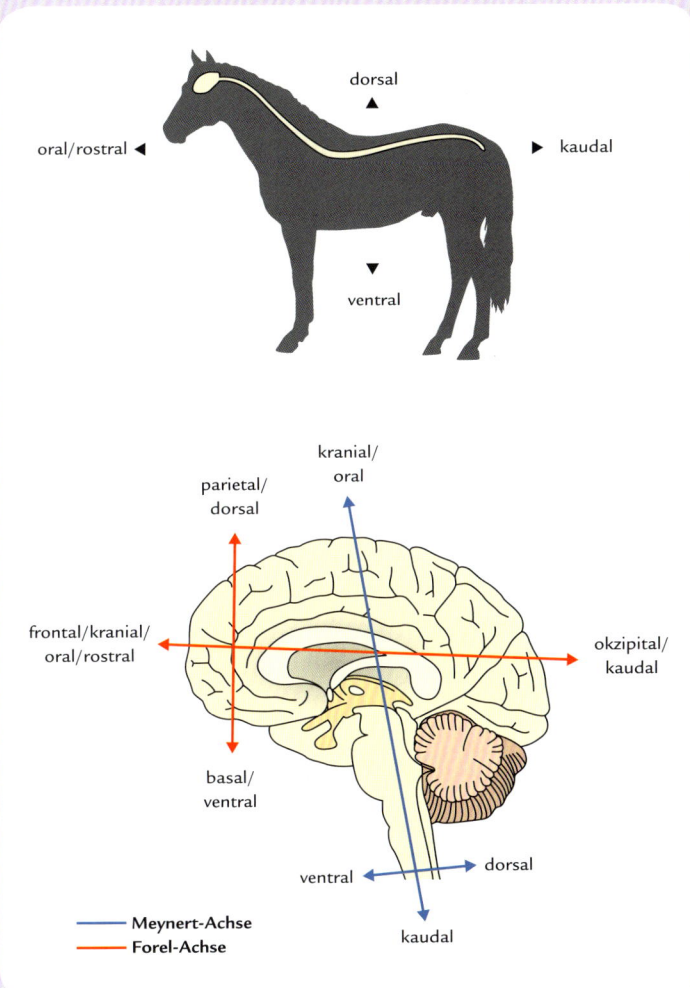

Abb. 2.14

Bei einem Pferd befinden sich sämtliche Anteile des Zentralnervensystems mehr oder weniger auf einer Linie. Hier findet die Meyert-Achse mit ihren vier Dimensionen (ventral–dorsal und oral–kaudal) ihre Anwendung.

Bei allen Lebewesen jedoch, die in den aufrechten Gang übergegangen sind, kommt es während der Entwicklung zu einem Abknicken des Nervensystems. Bei ihnen ist die Einführung einer weiteren Achse, der Forel-Achse, erforderlich, die Begriffe wie folgt erweitert:

ventral = basal
dorsal = parietal
rostral = frontal
kaudal = okzipital

2

oral – kaudal finden auch bei der Forel-Achse ihre Anwendung, nur ist die eigentliche Lagebeziehung aufgrund des Abknickens während der Entwicklung nicht mehr so einfach nachzuvollziehen. Der Einfachheit halber wurden die Begriffe der Meynert-Achse zur Beschreibung der Lagebeziehung von Di- und Telencephalon um folgende Begriffe ergänzt: ventral = basal, dorsal = parietal, rostral = frontal und kaudal = okzipital. In diesem Lehrbuch werden wir immer dann, wenn wir Lagebeziehung des Hirnstamms (Medulla oblongata, Pons, Mesencephalon) oder aber des Rückenmarkes beschreiben, Begriffe der Meynert-Achse verwenden. Zur topographischen Beschreibung von Strukturen, die sich im Diencephalon oder Telencephalon befinden, werden wir von jetzt an die Begriffe basal, parietal, frontal und okzipital verwenden. Wir halten uns also an die Forel-Achse. Der Gyrus praecentralis liegt demnach frontal zum Gyrus postcentralis, der Fornix basal des Balkens (siehe entsprechende Abbildungen).

Systematik der Verbindungen des Nervensystems

Wir haben bereits besprochen, dass zwischen dem Cortex cerebri und der subkortikalen grauen Substanz das Mark, die Substantia alba liegt. Sie besteht histologisch vor allem aus den axonalen Fortsätzen der Nervenzellen und enthält somit die Verbindungen verschiedener Gehirnareale untereinander. Die weiße Substanz bzw. das Mark des Großhirns enthält drei Arten von Fasersystemen: Assoziationsfasern, Kommissurenfasern und Projektionsfasern. Solche Fasersysteme treten meist gebündelt in Gruppen auf und werden deswegen als Bahnen bezeichnet. Ihre Einteilung bezieht sich darauf, was von ihnen jeweils verbunden wird. **Assoziationsbahnen** verbinden Teile derselben Hemisphären untereinander, **Kommissurenbahnen** die beiden Hemisphären miteinander. **Projektionsbahnen** bauen Verbindungen auf, welche das Telencephalon mit anderen Hirnabschnitten und dem Rückenmark verbinden. Wichtige Vertreter dieser Fasersysteme sollen hier kurz vorgestellt werden und sind in Abb. 2.15 schematisch dargestellt.[8]

Assoziationsbahnen
Assoziationsbahnen sind beim Menschen besonders mächtig ausgebildet. Das spricht dafür, dass die verschiedenen kortikalen Areale bei evolutionär hoch entwickelten Spezies, wie dem Menschen, besonders gut miteinander in Verbindung stehen müssen, um ihre hohe kognitive Funktion erfüllen zu können. Man kann kurze und lange Assoziationsfasern voneinander abgrenzen.

Die kurzen Assoziationsfasern verbinden benachbarte Gyri miteinander. Die kürzesten dieser Assoziationsfasern verbinden direkt zwei benachbarte Gyri und haben aufgrund ihrer U-Form die Bezeichnung „u-Fasern" bzw. **Fibrae arcuatae**, da sie in einem Bogen um den Grund der Furchen herumlaufen, um zum nächsten Gyrus zu gelangen (siehe Abb. 2.16).

Lange Assoziationsfasern verbinden kortikale Areale, die einen gewissen Abstand zueinander haben. Zu ihnen zählt man unter anderem:

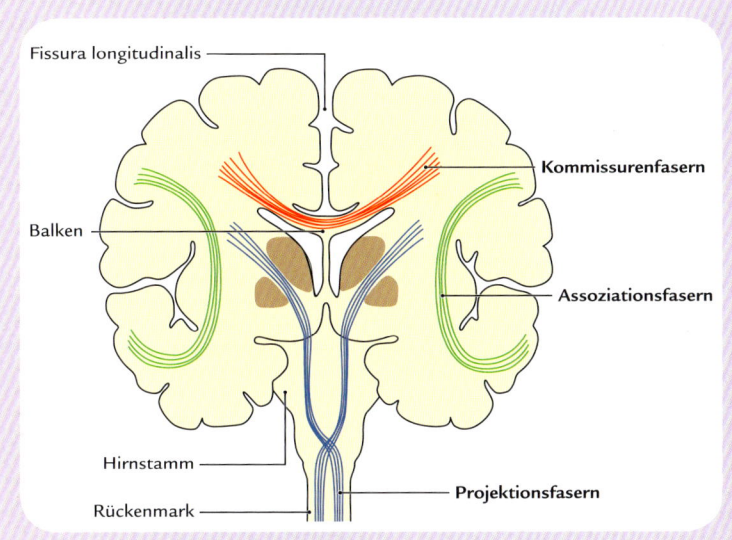

Abb. 2.15

Übersicht über die Bahnsysteme des Nervensystems

Assoziationsbahnen (grün) verbinden Teile derselben Hemisphären untereinander. Kommissurenbahnen (rot) verbinden die gegenüberliegenden Hemisphären miteinander. Projektionsbahnen (blau) verbinden das Telencephalon mit anderen Hirnabschnitten und dem Rückenmark.

· **Fasciculus uncinatus** (Hakenbündel), verbindet den Frontallappen mit dem Schläfenlappen
· **Fasciculus arcuatus** (Bogenbündel), verbindet die obere und mittlere Stirnwindung mit den entsprechenden Windungen des Schläfenlappens
· **Fasciculus longitudinalis superior**, dickes Faserbündel zwischen Frontal- und Okzipitallappen mit Verbindungen zum Parietal- und auch Temporallappen
· **Fasciculus longitudinalis inferior**, verbindet den Temporallappen mit dem Okzipitalpol

In Abb. 2.16 ist außerdem das **Cingulum** dargestellt. Hierbei handelt es sich um die weiße Substanz des Gyrus cinguli, welchen wir bereits in der medio-sagittalen Ansicht auf das Gehirn kennengelernt haben (vgl. Abb. 2.6). Eine vergleichende Betrachtung beider Abbildungen hilft dabei, die Lage und den Verlauf dieser Assoziationsfasern nachzuvollziehen.

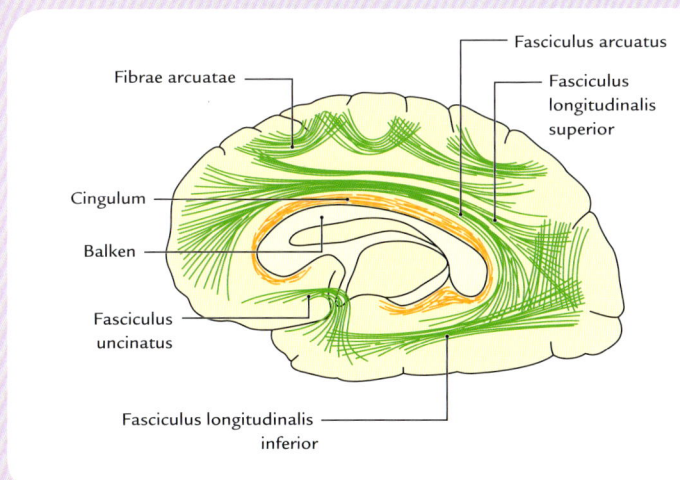

Abb. 2.16

Assoziationsbahnen

Hier sind die wichtigsten Assoziationsbahnen schematisch grün hervorgehoben. Die Fibrae arcuatae sind kurze Assoziationsfasern, die benachbarte Gyri miteinander verbinden.

Zu den langen Assoziationsfasern gehören der Fasciculus uncinatus, Fasciculus arcuatus, Fasciculi longitudinales superior et inferior. Das Cingulum gehört nicht dazu, stellt aber zur Identifizierung eine wichtige Landmarke dar.

2

Kommissurenbahnen

Auf verschiedenen Ebenen des Gehirns stehen die rechte und linke Hemisphäre miteinander in Verbindung. Für viele Funktionen muss die rechte mit der linken Hirnhälfte kommunizieren. Stellen Sie sich vor, sie möchten mit zwei Händen jonglieren. Hier macht es durchaus Sinn, dass sich die linke und die rechte Hemisphäre miteinander abstimmen.

Das mit Abstand am mächtigsten ausgebildete Kommissuralfasersystem ist der Balken (Corpus callosum, siehe Abb. 2.17). Sein Name kommt daher, da er im Medianschnitt wie ein über dem Hirnstamm gelagerter Balken erscheint. Je nach Betrachtungsweise kann man verschiedene Abschnitte des Balkens voneinander abgrenzen. Im Medianschnitt unterscheidet man nach oral hin das **Rostrum**, die vordere Biegung wird **Genu** (Balkenknie) genannt. Der zentrale Anteil heißt **Truncus** bzw. **Corpus**, der hintere Ausläufer **Splenium**.

Wichtig ist es, sich zu verdeutlichen, dass im Medianschnitt die Axone im Corpus callosum auf einen zu bzw. von einem weg laufen, sie sind also sagittal getroffen (wie ein Rohr, das von vorne betrachtet wird). Im Horizontalschnitt wird deutlich, dass die Fasern des Balkens vor allem vorne im Bereich des Rostrums und hinten im Bereich des Spleniums nicht gerade, sondern gebogen verlaufen. So entsteht rostral die **Forceps minor** (verbindet Teile des Frontallappens miteinander) und okzipital die **Forceps major** (verbindet Teile des Okzipitallappens miteinander).

Über die Lage und den Verlauf der **Commissura anterior**, eine weitere Kommissurenbahn, orientiert man sich am besten im Koronarschnitt auf Höhe des Chiasma opticums (Abb. 2.18). Sie befindet sich direkt basal des Globus pallidus. Die Commissura anterior enthält unter anderem Fasern des Riechhirns.

Weitere Kommissuralfasersysteme sind die Commissura posterior und Commissura fornicis, auf die hier aber nicht weiter eingegangen werden soll.

Abb. 2.17

Die wichtigste Kommissurenbahn stellt das Corpus callosum dar. Es besteht aus vier Abschnitten: dem Rostrum, Genu, Corpus bzw. Truncus und Splenium corporis callosi.

Hier ist das Corpus callosum medio-sagittal angeschnitten. In diesem Blickwinkel laufen die Kommissurenfasern auf den Betrachter zu. In der Ansicht von oben würden die Fasern von rechts nach links bzw. umgekehrt verlaufen. An seinem vorderen und hinteren Ende fächern sich die Fasern wie die Strahlen der Sonne auf (Radiatio corporis callosi). Frontal nennt man diesen Faserverlauf Forceps minor, okzipital Forceps major.

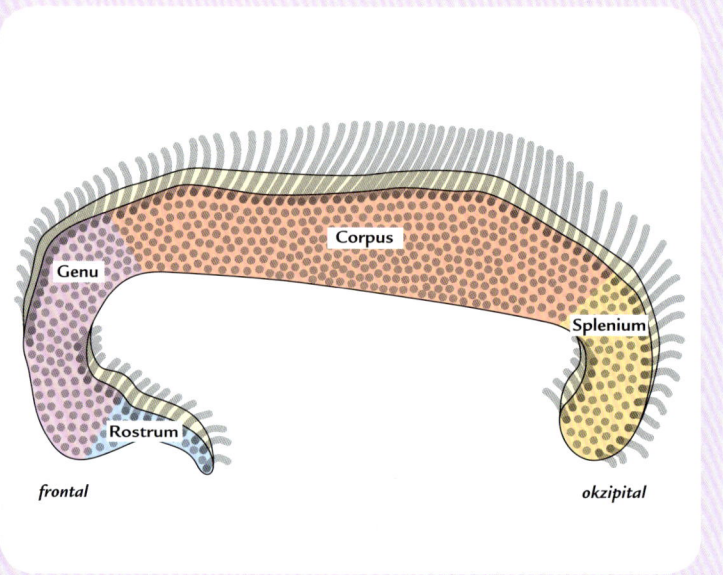

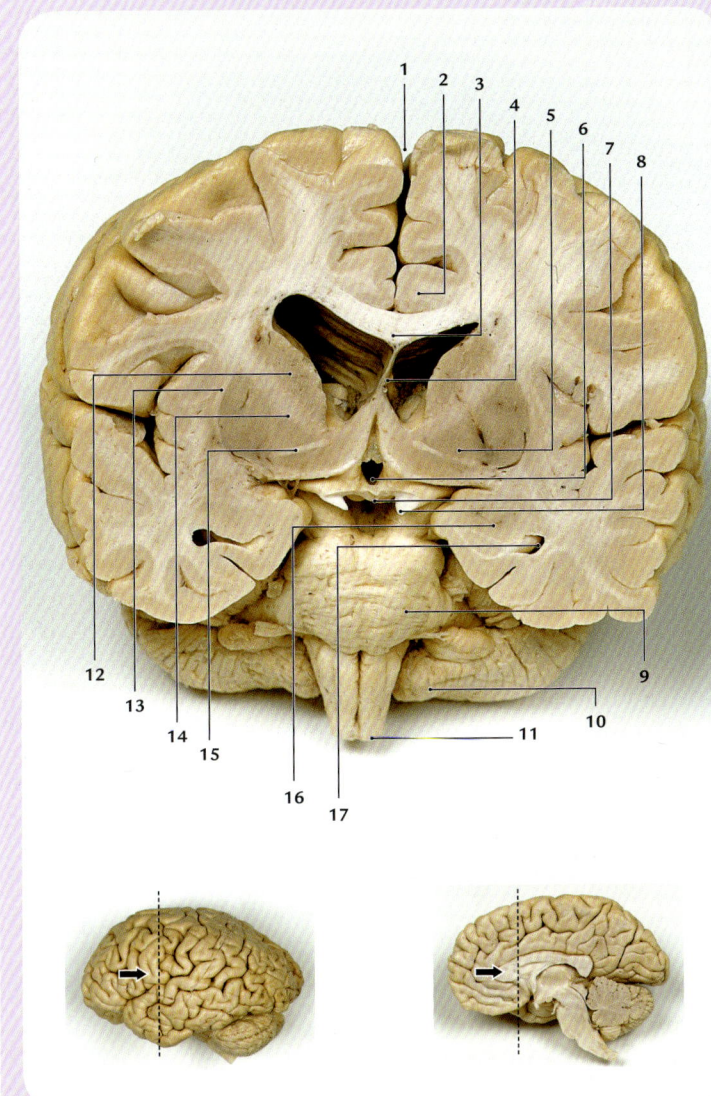

Abb. 2.18

Frontalschnitt im Bereich des
mittleren Septum pellucidum
und des Chiasma opticum

Schnitt durch den Lobus frontalis
und den Lobus parietalis;
Blickrichtung von vorne nach hinten

1 Fissura longitudinalis cerebri
2 Gyrus cinguli
3 Corpus callosum, Truncus
4 Septum pellucidum
5 Pallidum
6 Lamina terminalis, eingerissen,
   nicht angeschnitten
7 Chiasma opticum
8 Tractus opticus, im Bereich
   des Chiasma opticum geschnitten
9 Pons, nicht angeschnitten
10 Cerebellum, nicht angeschnitten
11 Pyramis, nicht angeschnitten
12 Nucleus caudatus, Caput
13 Capsula externa, Claustrum,
   Capsula extrema
14 Capsula interna
15 Commissura anterior
16 Corpus amygdaloideum,
   Hinterrand
17 Ventriculus lateralis,
   Cornu temporale,
   vorderste Spitze

Projektionsbahnen

Projektionsfasern verbinden kortikale mit tiefer gelegenen Gehirnabschnitten. Eine Verbindung in beide Richtungen ist hierbei möglich.
Der **Tractus corticospinalis** leitet beispielsweise motorische Impulse
des Gyrus praecentralis zu den motorischen Motoneuronen des Rückenmarks. Von dort werden dann Muskeln angesteuert und Bewegungsimpulse zur Ausführung gebracht (Somatomotorik). Da diese Bahn auf
Höhe der Pyramide, einer ventralen Erhebung der Medulla oblongata,
zur Gegenseite kreuzt, wird der Tractus corticospinalis auch **Pyramidenbahn** genannt. Bei einer Bewegung der rechten Körperhälfte ist also
der linke Kortex aktiv und umgekehrt. Projektionsfasern können dem
Kortex im Sinne von Afferenzen auch Informationen zuleiten. Bereits
erwähnt wurde, dass viele sensible Informationen im Thalamus um-

2

geschaltet werden, bevor sie an den Kortex weitergeleitet werden. Die Verbindung zwischen Thalamus und Kortex, also der **Tractus thalamo-corticalis**, kann auch als Projektionsfasersystem aufgefasst werden. So gut wie alle Projektionsfasern, aufsteigende und absteigende, verlaufen gebündelt über die **Corona radiata** und **Capsula interna** (innere Kapsel) vom Kortex in tiefer gelegene Abschnitte des Zentralnervensystems.

Zusammenfassung

Das Nervensystem lässt sich auf verschiedene Weisen unterteilen: Man kann graue und weiße Substanz gegenüberstellen, peripheres und zentrales Nervensystem, somatisches und vegetatives Nervensystem sowie Afferenzen und Efferenzen.

Das Gehirn selbst lässt sich aus verschiedenen Blickwinkeln betrachten. Man unterscheidet dabei die apikale Ansicht, die medio-sagittale Ansicht, die laterale und die basale Ansicht. Aus jedem dieser Blickwinkel lassen sich verschiedene Anteile des Nervensystems identifizieren.

Zur topographischen Beschreibung lässt sich eine allgemein gültige Nomenklatur heranziehen, die sich an der Meynert- bzw. Forel-Achse orientiert.

Verbindungen innerhalb des Nervensystems kommen durch Assoziationsbahnen, Kommissurenbahnen und Projektionsbahnen zustande.

Was das IMPP wissen möchte

Dieses Kapitel war ja erst eine allgemeine Einleitung, hier möchten wir nicht zu sehr ins Detail gehen und schenken uns deswegen weitere IMPP-relevante Ausführungen.

MC-Fragen

1. Welche Zuordnung ist falsch?

(A) Vierhügelplatte = Teil des Mittelhirns

(B) Capsula interna = weiße Substanz

(C) Pons = Teil des Hirnstamms

(D) Medulla oblongata = liegt dorsal des Kleinhirns

(E) Corpus callosum = enthält Kommissurenfasern

2. Bei welchem der genannten Fasersysteme handelt es sich nicht um Assoziationsfasern/-bahnen?

(A) Fasciculus uncinatus

(B) Fasciculus arcuatus

(C) Fasciculus longitudinalis superior

(D) Fasciculus longitudinalis inferior

(E) Fasciculus cuneatus

3. Welche der folgenden Strukturen wird hinsichtlich ihrer Lage nicht durch die Meynert-Achse beschrieben?

(A) Pons

(B) Medulla oblongata

(C) Diencephalon

(D) Mesencepahlon

(E) Hirnstamm

4. Welche Aussage trifft zu?

(A) Folia cerebelli beschreiben Strukturen des Arbor vitae des Mittelhirns.

(B) In der Pons gibt es sowohl graue als auch weiße Substanz.

(C) Die Substantia nigra liegt als wichtiges motorisches Zentrum im Telencephalon.

(D) Die Lamina quadrigemina liegt dem Kleinhirn von unten an.

(E) Der vierte Ventrikel enthält keinen Plexus choroideus.

5. Welche Zuordnung ist trifft nicht zu?

(A) Fissura longitudinalis cerebri = unterteilt das Telencephalon

(B) Afferenzen = in das Zentralnervensystem ziehende Informationen

(C) Colliculi inferiores = Teil der Hörbahn

(D) Falx cerebri = Duplikatur der Dura mater

(E) Adhaesio interthalamica = trennt die beiden Seitenventrikel voneinander

2

2

Weiterführende Literatur

1. Aboul-Enein F, et al. (2003) Preferential loss of myelin-associated glycoprotein reflects hypoxia-like white matter damage in stroke and inflammatory brain diseases. *J Neuropathol Exp Neurol 62(1): 25–33*

2. Kipp M, et al. (2008) Brain-region specific astroglial responses in vitro after LPS exposure. *J Mol Neurosci 35(2): 235–43*

3. Scheib J, Hoke A (2013) Advances in peripheral nerve degeneration. *Nat Rev Neurol 9(12): 668–76*

4. Ramer LM, Ramer MS, Bradbury EJ (2014) Restoring function after spinal cord injury: towards clinical translation of experimental strategies. *Lancet Neurol 13(12): 1241–56*

5. Camilleri M (2014) Physiological underpinnings of irritable bowel syndrome: neurohormonal mechanisms. *J Physiol 592(14): 2967–80*

6. Buckner RL (2013) The cerebellum and cognitive function: 25 years of insight from anatomy and neuroimaging. *Neuron 80(3): 807–15*

7. Bosch OJ, Neumann ID (2012) Both oxytocin and vasopressin are mediators of maternal care and aggression in rodents: from central release to sites of action. *Horm Behav 61(3): 293–303*

8. Schmahmann JD, et al. (2008) Cerebral white matter: neuroanatomy, clinical neurology, and neurobehavioral correlates. *Ann N Y Acad Sci 1142: 266–309*

Rückenmark und Spinalnerven

Rückenmark und Spinalnerven

Grundlagen

Das Rückenmark gehört neben dem Gehirn zum Zentralnervensystem. In ihm treffen ankommende Nervenbahnen (Afferenzen) und wegführende Nervenbahnen (Efferenzen) zusammen. Sie sorgen über Nervensignale (Aktionspotenziale) u. a. für den den Informationsaustausch zwischen dem Gehirn auf der einen Seite und Skelettmuskulatur, Sinnesorganen sowie inneren Organen auf der anderen Seite. Das Rückenmarksgewebe ist zusammen mit dem Gewebe des Gehirns das empfindlichste des menschlichen Körpers. Der Wirbelkanal und die Rückenmarkshäute sorgen dafür, dass es gut geschützt ist. Einen weiteren Schutz bietet außerdem der **Liquor cerebrospinalis**. Er umgibt nicht nur das Gehirn, sondern auch die Gesamtheit des Rückenmarks. Gehirn und Rückenmark „schwimmen" somit quasi im Liquor cerebrospinalis.

Nach Entfernung der Wirbelbögen, welche bogenförmig die Rückseite des Wirbelkanals (**Canalis vertebralis**) umschließen, erhält man einen Blick auf das Rückenmark.

Abb. 3.1

Eröffneter Wirbelkanal mit Blick auf das gesamte Rückenmark

Im Hals- und im Lendenbereich lassen sich Verdickungen (Intumeszenzen) ausmachen. Sie sind Ausdruck der intensiven nervalen Versorgung der Extremitäten, da hier besonders viele motorische Nervenfasern aus- und sensible Nervenfasern eintreten.

1 Medulla spinalis,
  Intumescentia cervicalis
2 Medulla spinalis,
  Intumescentia lumbosacralis

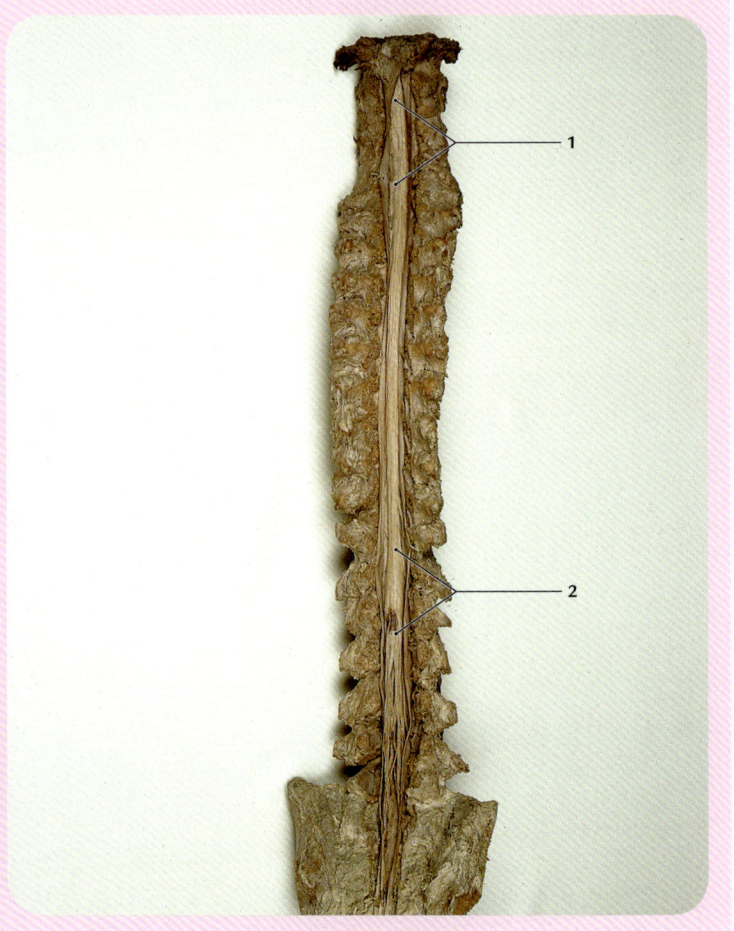

3

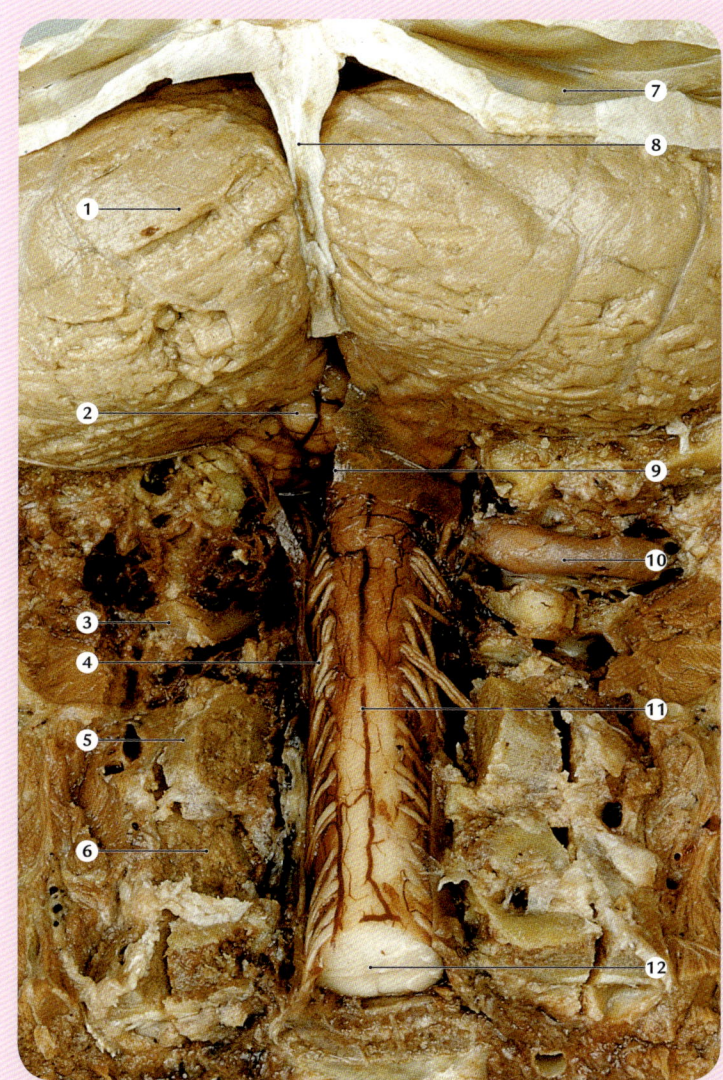

Abb. 3.2

Zervikales Rückenmark

Weichteile des Hinterhaupts und
des oberen dorsalen Halses entfernt; Schädeldecke oberhalb der
Schädelbasis sowie Wirbelkanal
eröffnet; Ansicht von dorsal

1 Cerebellum
2 Cerebellum, Tonsilla cerebelli
3 Atlas, Arcus posterior, Anschnitt
4 Nervi spinales,
   Fila radicularia posteriora
5 Axis, Arcus, Anschnitt
6 Vertebrum C3, Arcus, Anschnitt
7 Sinus transversus, eröffnet
8 Dura mater encephali,
   Falx cerebelli
9 Arachnoidea mater encephali
   über der Cisterna cerebellomedullaris
10 rechte Arteria vertebralis
11 Vena spinalis posterior in der
   Pia mater spinalis auf dem
   Rückenmark
12 Medulla spinalis, Anschnitt

Das Rückenmark verläuft als etwa fingerdicker Strang vom Hals bis zur
Lende und setzt sich histologisch aus Faserbündeln, Nervenzellen und
Gliazellen zusammen. Kranial geht es etwa auf Höhe des großen Hinter-
hauptlochs (**Foramen magnum**) ohne scharfe Grenze in das verlängerte
Mark des Hirnstamms, Medulla oblongata, über. Willkürlich kann eine
Grenze am Abgang des ersten zervikalen Spinalnervenpaares gezogen
werden. Bezogen auf die das Rückenmark knöchern umgebenden entsprechenden Wirbel kann ein zervikaler, thorakaler, lumbaler und sakraler Anteil unterschieden werden (siehe Abb. 3.5).

Ventral-mittig scheint das Rückenmark durch die **Fissura mediana
anterior** in eine rechte und eine linke Hälfte geteilt zu sein. An der Dor-
salfläche ist diese Zweiteilung weniger stark ausgeprägt, wir sprechen
hier lediglich vom **Sulcus medianus posterior**. Dieser Unterschied
hilft bei der ventro-dorsalen Orientierung am histologischen Rücken-
markspräparat.

Abb. 3.3

Arterielle Versorgung des
Rückenmarks

Querschnitt auf Höhe der BWS;
Ansicht von kranio-ventral

Dorsal verläuft beidseits des Sulcus
medianus posterior eine A. spinalis
posterior. Ventral verläuft innerhalb
der Fissura mediana anterior die
unpaare A. spinalis anterior.

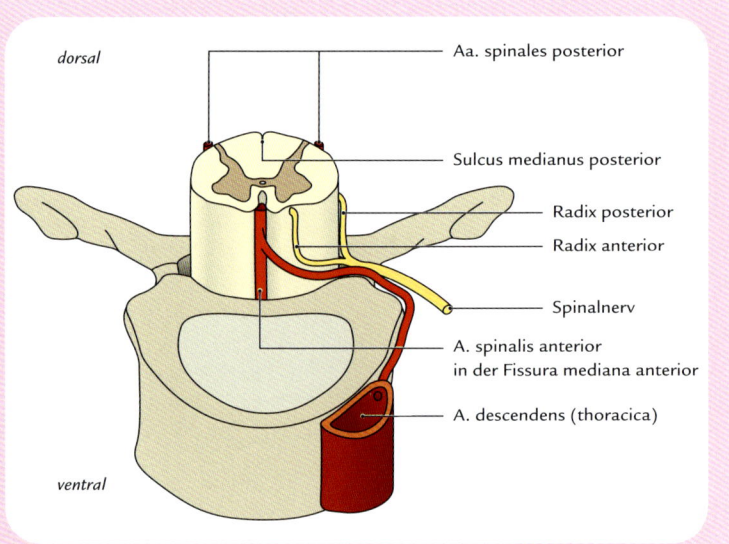

Beidseits des Sulcus medianus posterior verläuft je eine **Arteria spinalis posterior**. Ihr Hauptzufluss erfolgt im Halsbereich über die Arteria vertebralis, darüber hinaus erhält sie segmentale Zuflüsse von umgebenden Arterien.

Ventrale Gebiete des Rückenmarks werden von der unpaaren **Arteria spinalis anterior** mit Blut versorgt. Als vordere Rückenmarksarterie bildet sie sich aus den beiden Arteriae vertebrales in Höhe der Pyramidenbahnkreuzung (**Decussatio pyramidum**) und verläuft entlang der Fissura mediana anterior an der Vorderseite des Rückenmarks nach kaudal. Auch sie erhält zahlreiche segmentale Zuflüsse. Die Arteria spinalis anterior anastomosiert über wiederum zahlreiche, um das Rückenmark verlaufende Äste mit den beiden Arteriae spinales posteriores.

In seinem zervikalen und lumbalen Bereich ist das Rückenmark makroskopisch verdickt, man spricht von der **Intumescentia cervicalis** und der **Intumescentia lumbosacralis**. Auf Ebenen der Intumeszenzen (lat. tumor – „Schwellung") liegen besonders viele Nervenzellen zur motorischen und sensiblen Versorgung der Extremitäten. Entsprechend treten hier auch viele motorische Fasern aus dem Rückenmark aus bzw. ziehen viele sensible Fasern in das Rückenmark hinein. Die beiden Intumeszenzen sind also Ausdruck der intensiven nervalen Versorgung der Extremitäten. Am kaudalen Ende verjüngt sich das Rückenmark kegelförmig zum **Conus medullaris** (Markkegel), dessen Spitze fadenförmig in einem **Filum terminale** (Endfaden) endet.

Verbindungen des Rückenmarks zum peripheren Nervensystem

Betrachten wir den Aufbau des Rückenmarks im Querschnitt, so fällt zuallererst die innen liegende graue Substanz, umgeben von weißer Substanz auf (Abb. 3.4). Noch einmal soll darauf hingewiesen werden, dass in der grauen Substanz die neuronalen Zellkörper, in der weißen

Substanz deren Fortsätze (vor allem Axone) zu finden sind. Das Rückenmark verlassen vorne und hinten mehrere Nervenfaserbündel, die Wurzeln genannt werden (Radix anterior et posterior; auch Fila radicularia). Aufgrund ihrer Funktion spricht man auch von einer **motorischen Vorderwurzel** und einer **sensorischen Hinterwurzel**. Funktionell betrachtet verlassen demnach nur die Vorderwurzeln das Rückenmark, denn sie transportieren motorische Impulse vom Rückenmark in die Peripherie. Im Gegensatz dazu leiten die Hinterwurzeln dem Rückenmark sensible Impulse zur weiteren Verarbeitung zu, sie treten also in das Rückenmark von hinten ein. In Abb. 3.4 ist die „Flussrichtung" der Aktionspotenziale mit zwei Pfeilen hervorgehoben.

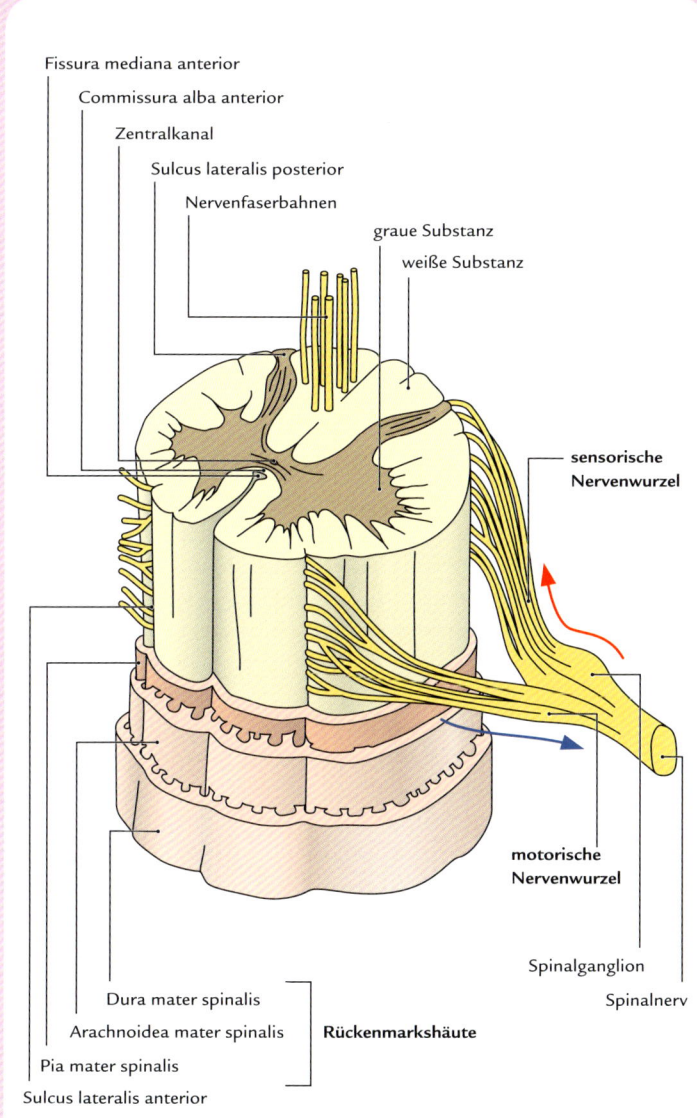

Fissura mediana anterior
Commissura alba anterior
Zentralkanal
Sulcus lateralis posterior
Nervenfaserbahnen
graue Substanz
weiße Substanz
sensorische Nervenwurzel
motorische Nervenwurzel
Spinalganglion
Spinalnerv
Dura mater spinalis
Arachnoidea mater spinalis
Rückenmarkshäute
Pia mater spinalis
Sulcus lateralis anterior

Abb. 3.4

In dieser Abbildung sind die Rückenmarkshäute entfernt, man sieht nun deutlich das Spinalganglion als Verdickung der sensiblen Hinterwurzel.
Die jeweilige Verlaufsrichtung der Aktionspotenziale ist mit einem Pfeil hervorgehoben.

Die motorischen Vorderwurzeln treten am Sulcus lateralis anterior aus dem Rückenmark aus, die sensiblen Hinterwurzeln treten am Sulcus lateralis posterior in das Rückenmark ein.
Letzterer beherbergt auch die beiden hinteren Rückenmarksarterien.

Das Rückenmark lässt eine zentral gelegene graue Substanz erkennen (Schmetterlingsfigur), allseits umgeben von weißer Substanz. Man unterscheidet in der grauen Substanz ein motorisches Vorderhorn von einem sensiblen Hinterhorn. Die größten Zellen des motorischen Vorderhorns nennt man α-Motoneurone. Die Gesamtheit ihrer Axone innervieren die quergestreifte Skelettmuskulatur. Nicht dargestellt ist das vegetative Seitenhorn.

Die weiße Substanz kann in drei Faszikel untergliedert werden. In ihnen verlaufen aufsteigende und absteigende Bahnsysteme. Dazu und zu den hier bereits dargestellten Rückenmarkshäuten später mehr.

3

> **Merke**
> Vorderwurzeln = motorische Efferenzen des Rückenmarks
> Hinterwurzeln = sensible Afferenzen des Rückenmarks

Mehrere Vorder- und Hinterwurzeln vereinigen sich im Bereich eines jeden Foramen intervertebrale zu einem **Spinalnerven** (Nervus spinalis). Die knöcherne Begrenzung der Foramina intervertebralia wird durch die Wirbelbogenfüßchen (Pediculi arcus vertebrae) gebildet, die nach oben und unten etwas eingezogen sind, so dass sich die Incisurae vertebrales inferior et superior ausbilden. Je zwei Inzisuren bilden dann die Öffnung zum Durchtritt der Spinalnerven (siehe Lehrbücher der Osteologie). Die Spinalnerven werden relativ zur Höhe ihrer Durchtrittsstelle benannt. Um aber die Nomenklatur der Spinalnerven verstehen zu können, werfen wir zuerst einen Blick auf die Nomenklatur und die Anzahl der knöchernen Wirbelkörper.

Die knöcherne Wirbelsäule setzt sich aus sieben Halswirbeln, zwölf Brustwirbeln, fünf Lendenwirbeln, fünf Sakralwirbeln und drei bis fünf Steißwirbeln zusammen.

Über den obersten Halswirbel, dem **Atlas**, steht die knöcherne Wirbelsäule in Form des oberen Kopfgelenkes mit dem Os occipitale in Verbindung. Zwischen Atlas und dem zweiten Halswirbel, dem **Axis**, besteht eine weitere gelenkige Verbindung, das untere Kopfgelenk. Die fünf Sakralwirbel sind in der Regel miteinander verschmolzen, die Steißwirbel sind meist nur rudimentär angelegt. Das Paar der beiden obersten Spinalnerven tritt direkt unter dem Os occipitale aus, also oberhalb des ersten Halswirbels (Atlas). Da auch noch das unterhalb des siebenten Halswirbels austretende Spinalnervenpaar (C8) dem Halsbereich zugeordnet wird, gibt es acht zervikale Spinalnervenpaare bei nur sieben Halswirbeln (siehe Abb. 3.5, die Spinalnervenpaare sind hier grün hervorgehoben). Die weiter kaudal folgenden Spinalnerven tragen dann gleiche Namen und Nummern wie der jeweils darüber liegende Wirbelkörper.

Insgesamt beherbergt das Rückenmark somit 31–32 Spinalnervenpaare:
· 8 zervikale Spinalnervenpaare aus dem Halsmark (lat. cervix – „Hals")
· 12 thorakale Nervenpaare aus dem Brustmark (griech. θώραξ – „Rumpf, Brustraum")
· 5 Lumbalnervenpaare aus dem Lendenmark (lat. lumbus – „Lende")
· 5 Sakralnervenpaare aus dem Kreuzbeinmark (lat. Os sacrum – „Kreuzbein") und
· 1–2 Kokzygealnervenpaare aus dem Steißbeinmark (lat. Os coccygis – „Steißbein").

Den Ursprungsort jeder Vorder- und Hinterwurzel, die sich dann auf Höhe der Foramina intervertebralia zum Spinalnerv vereinigen, nennt man entsprechend **Rückenmarksegment**. Das Rückenmark besteht demnach aus acht zervikalen, zwölf thorakalen, fünf lumbalen, fünf sakralen, und ein bis zwei kokzygealen Rückenmarksegmenten. Es soll dar-

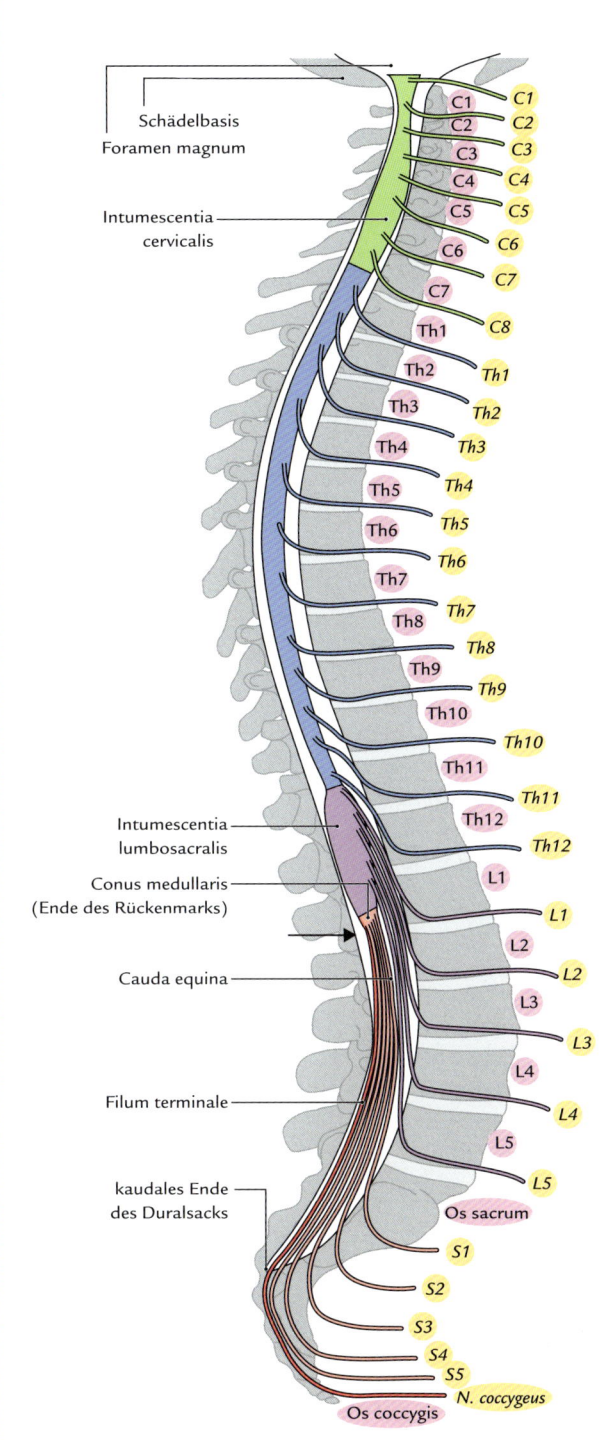

Schädelbasis
Foramen magnum

Intumescentia
cervicalis

Intumescentia
lumbosacralis

Conus medullaris
(Ende des Rückenmarks)

Cauda equina

Filum terminale

kaudales Ende
des Duralsacks

Abb. 3.5

Die Wirbelsäule besteht aus sieben Halswirbeln (C1–7), zwölf Brustwirbeln (Th1–12), fünf Lendenwirbeln (L1–5), dem Kreuz- und dem Steißbein (in der Abbildung rosa beschriftet).

Das Rückenmark beginnt auf Höhe des Foramen magnum als kaudale Fortsetzung der Medulla oblongata. Die Spinalnervenpaare werden nach ihrem zugehörigen (dem jeweils über ihnen liegendem) Wirbel benannt (in der Abbildung gelb beschriftet). Eine Ausnahme bildet die HWS: Hier tritt der Spinalnerv C1 oberhalb des ersten Halswirbels aus. Es ergeben sich also acht zervikale Spinalnervenpaare (C1–8) bei sieben Halswirbeln. Demnach wird im Bereich der HWS ein Spinalnerv nach dem Wirbelkörper benannt, der sich unter ihm befindet.

Das Rückenmark endet als Conus medullaris (Pfeil) auf Höhe der Wirbel L1/L2. Unterhalb befindet sich im Sack der Dura mater die Cauda equina.

Unterhalb des Conus medullaris kann gefahrlos eine Nadel zur Abnahme von Liquor in den spinalen Subarachnoidalraum (Liquorraum) eingeführt werden.

Der Durasack ist kranial am Foramen magnum, kaudal am Os coccygis befestigt.

3

3

auf hingewiesen werden, dass die einzelnen Rückenmarksegmente ohne anatomische Grenze ineinander übergehen, die Einteilung ist eine rein topographisch-funktionelle.

Bei genauerer Betrachtung der Spinalnerven fällt im Bereich der Hinterwurzeln, kurz vor Zusammenschluss zum Spinalnerven im Foramen intervertebrale, eine Verdickung auf. Es handelt sich hierbei um die **Spinalganglien**. Ein Spinalganglion (siehe Abb. 3.4) ist eine Ansammlung von Nervenzellkörpern (dies ist die Definition eines Ganglions), die man an der dorsalen Wurzel (Radix posterior) jedes Spinalnerven antrifft. In ihnen liegen die Zellkörper des ersten sensiblen Neurons. Die Spinalganglien enthalten aus histologischer Sicht die Zellkörper pseudounipolarer Nervenzellen.

Zur Wiederholung: Bei einem pseudounipolaren Neuron handelt es sich um eine Nervenzelle mit zwei Fortsätzen. Der eine ist in die Peripherie gerichtet, der andere in Richtung des Zentralnervensystems. Beide Fortsätze sind in der Nähe ihres Zellkörpers (Soma) zu einem gemeinsamen Nervenzellfortsatz verschmolzen (vgl. Abb. 1.7).

Aszensus des Rückenmarks

Vergleicht man den knöchernen Wirbelkanal und das Rückenmark in seiner kranio-kaudalen Ausbreitung, fällt auf, dass es mit seinem Conus medullaris weiter oben als der knöcherne Wirbelkanal endet (Pfeil in Abb. 3.5). Denn während das postnatale Längenwachstum des Rückenmarks begrenzt ist, wächst vor allem der untere Teil des umgebenden Wirbelkanals beträchtlich. Bezogen auf den Wirbelkanal „steigt" der Conus medullaris im ersten Lebensjahrzent quasi auf. Man spricht auch von einem Aszensus (Aufstieg) des Rückenmarks. Beim Kleinkind erreicht das Rückenmark das Ende des 3. Lumbalwirbels, beim erwachsenen Menschen den 1. oder 2. Lumbalwirbel.

Ab Höhe des Conus medullaris ist der Wirbelkanal mit der **Cauda equina** (lat. cauda – „Schwanz, Schweif" und equus – „Pferd", also „Pferdeschweif") ausgefüllt. Die Cauda equina ist eine Ansammlung intradural verlaufender Spinalnervenwurzeln am kaudalen Ende des Rückenmarks. Doch wie kommt sie zustande? Beim Fötus liegen die einzelnen Rückenmarksegmente auf gleicher Höhe wie die zugehörigen Spinalnervenpaare. Die Spinalnerven gehen zunächst also beinahe rechtwinklig vom Rückenmark ab und verlaufen somit weitestgehend horizontal auf „ihr" Foramen intervertebrale zu. Die Cauda equina entsteht nun durch das oben beschriebene ungleiche Längenwachstum von Rückenmark und Wirbelsäule, während die einzelnen Spinalnervenpaare in ihrem jeweiligen Foramen intervertebrale bereits fixiert sind. Als Folge verlaufen die Spinalnervenwurzeln der unteren Rückenmarksegmente wie ein „Pferdeschweif" vom unteren Ende des Rückenmarks zu „ihrem" Foramen intervertebrale, wo sie dann aus der Wirbelsäule austreten. In diesem Zusammenhang ist wichtig, dass es sich bei der Cauda equina um Spinalwurzeln, und nicht um Spinalnerven handelt. Spinalnerven heißen sie erst nach ihrer Vereinigung im Foramen intervertebrale.

Klinik

Mithilfe der **Lumbalpunktion** wird dem Rückenmark eine Probe des Liquor cerebrospinalis, kurz Liquor, entnommen. Das geschieht über einen kleinen Einstich in den Rückenmarkskanal in Höhe der Lendenwirbelsäule. Der entnommene Liquor wird u. a. auf Farbe, Zellbestandteile als auch Zusammensetzung untersucht und kann so wichtige Hinweise auf Erkrankungen des Zentralnervensystems liefern. Bei der Lumbalpunktion handelt es sich vor allem in der Neurologie und Neurochirurgie um eine Routinemethode. Es besteht jedoch die Gefahr, das Gewebe des Rückenmarks bei der Punktion zu verletzen. Deswegen muss die Nadel unbedingt unterhalb des Conus medullaris in den Liquorraum eingeführt werden. Die dort verlaufenden Vorder- und Hinterwurzeln (Cauda equina) weichen der Nadel aus und werden in aller Regel nicht in Mitleidenschaft gezogen. Die relative Lage des Conus medullaris (Ende des Rückenmarks) bezogen auf die knöchernen Wirbelkörper ist somit klinisch für die Lumbalpunktion von herausragender Bedeutung und muss sich eingeprägt werden: Das Rückenmark endet auf Höhe der Wirbelkörper L1/L2!

Rückenmarkshäute

Auf die Rückenmarkshäute soll an dieser Stelle nur kurz eingegangen werden, denn ihr prinzipieller Aufbau wird in Kapitel 4 besprochen. Gehirn und Rückenmark sind nicht nur von Schädelknochen, Wirbelkanal und Liquor geschützt. Zusätzlich umgeben bindegewebsartige Häute (Meningen, von griech. μῆνιγξ – „Haut") das empfindliche Gewebe und nehmen somit zugleich eine Schutzfunktion ein. Als Verlängerung der Hirnhäute umschließen die Rückenmarkshäute das Rückenmark und die Spinalnervenwurzeln im Wirbelkanal. Wie bei der Hirnhaut lassen sich auch in den Rückenmarkshäuten drei Schichten ausmachen:
· harte Rückenmarkshaut (**Dura mater spinalis**)
· Spinnengewebshaut des Rückenmarks (**Arachnoidea mater spinalis**)
· weiche Rückenmarkshaut (**Pia mater spinalis**)

Die harte Rückenmarkshaut (Durasack) ist am Übergang von Gehirn zum Rückenmark (Hinterhauptloch, Foramen magnum) und an den Zwischenwirbelkörpern befestigt – sie erstreckt sich bis zum zweiten Kreuzbeinwirbel. Zwischen dem Knochen des Wirbelkanals und der Dura mater spinalis befindet sich ein mit Fettgewebe gefüllter Zwischenraum, der ein Netz an venösen Blutgefäßen enthält. Es handelt sich hierbei um den **Epiduralraum**, welcher im Bereich des Rückenmarks physiologisch ist (vgl. hierzu den pathologischen Epiduralraum um das Gehirn; Kapitel 4).

Die Arachnoidea mater spinalis liegt der harten Dura mater direkt an. Daran grenzt ein weiterer Zwischenraum (**Subarachnoidalraum**), in dem sich die Rückenmarksflüssigkeit befindet. Auf der anderen Seite begrenzt die Pia mater spinalis den Subarachnoidalraum. Spinngewebshaut und weiche Rückenmarkshaut sind, wie im Bereich des Gehirns, durch feine Bindegewebsstränge miteinander verbunden (Abb. 3.6).

3

Abb. 3.6

Dieser Querschnitt durch die Wirbelsäule zeigt die topographischen Bezüge vom Rückenmark und seinen Hüllen. Ganz außen liegt zwischen dem Periost und der Dura mater spinalis der im Rückenmark physiologische Epiduralraum. Zwischen Dura mater spinalis und der dem Rückenmark direkt anliegenden Pia mater spinalis ist die Arachnoidea mater spinalis aufgespannt. Hier liegt der Subarachnoidalraum (Liquorraum). Die Pia mater selbst ist fein und makroskopisch nicht zu erkennen. Beidseits geht aus der motorischen Vorderwurzel und der sensiblen Hinterwurzel ein Spinalnerv hervor. Im Bereich des Foramen intervertebrale scheint dieser verdickt. In dieser Verdickung, dem Spinalganglion, liegen die Zellkörper pseudounipolarer sensibler Nervenzellen.

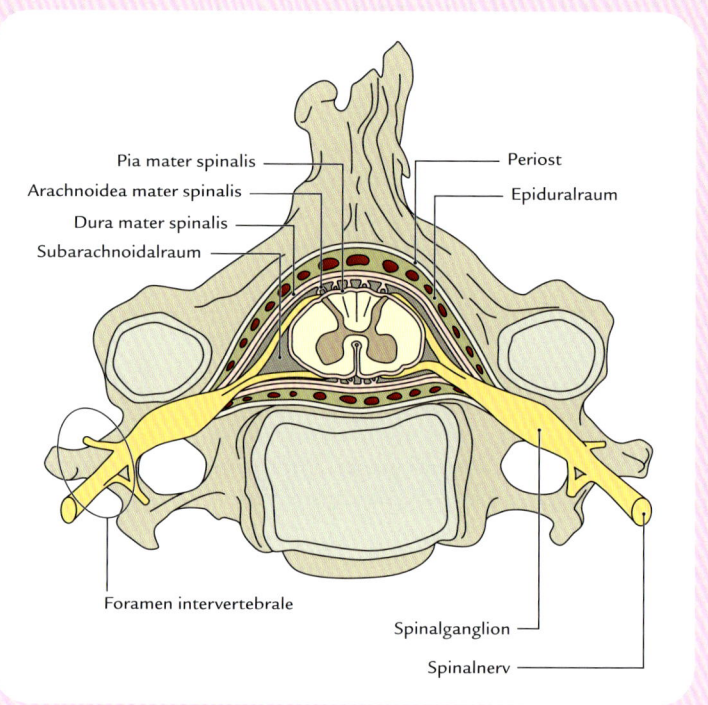

Pia mater spinalis
Arachnoidea mater spinalis
Dura mater spinalis
Subarachnoidalraum
Periost
Epiduralraum
Foramen intervertebrale
Spinalganglion
Spinalnerv

Die Pia mater spinalis folgt, ähnlich wie die Pia mater encephali, allen Unebenheiten des Rückenmarks, wie etwa dem Sulcus medianus posterior oder der Fissura mediana anterior. Darüber hinaus setzt sie sich auch ein Stück weit auf die Vorder- und Hinterwurzeln fort. Mit bloßem Auge ist sie nicht zu erkennen.

Klinik

Zwei Möglichkeiten, die Schmerzleitung zum Rückenmark zu unterdrücken, bieten die **Epiduralanästhesie** (EDA), auch Periduralanästhesie (PDA) genannt, und die **Spinalanästhesie**. Beides sind rückenmarksnahe Anästhesieverfahren, welche zur Schmerzausschaltung bei Eingriffen im Bereich des Unterleibs, Bauchs und des Brustkorbs zum Einsatz kommen. Beide Methoden unterscheiden sich jedoch hinsichtlich des Applikationsortes der Anästhetika.

Während bei der Spinalanästhesie das Lokalanästhetikum in das Nervenwasser gegeben wird (zwischen Arachnoidea mater spinalis und Pia mater spinalis, also in den Subarachnoidalraum), erfolgt bei der Epiduralanästhesie die Applikation zwischen Wirbelkörper und Dura mater spinalis (Epiduralraum). Durch das reichlich vorhandene Fettgewebe breitet sich das Anästhetikum nur wenig aus und die Innervation von nur wenigen Segmenten wird lahmgelegt. Bei der Spinalanästhesie kann sich das injizierte Lokalanästhetikum im Liquor cerebrospinalis des Subarachnoidalraumes frei verteilen. Durch die Ausbreitung der Medikamente ist in der Regel die gesamte untere Körperhälfte unterhalb der Punktionsstelle betäubt.

Mikroskopischer Aufbau des Rückenmarks

Wir haben nun die wesentlichen makroskopischen Komponenten des Rückenmarks kennengelernt. Betrachten wir als nächstes einen horizontalen Schnitt auf Höhe des Halsmarks (Abb. 3.7).

3

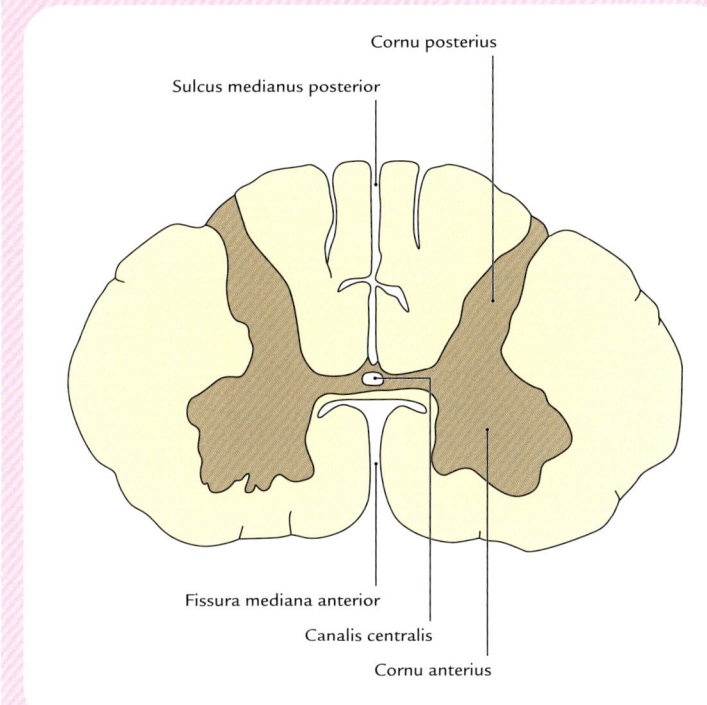

Cornu posterius

Sulcus medianus posterior

Fissura mediana anterior

Canalis centralis

Cornu anterius

Abb. 3.7

Im Querschnitt durch das Rückenmark fällt als erstes die graue Schmetterlingsform ins Auge. Sie erscheint grau, da sich hier die Perikaryen der Neurone befinden, die im Gegensatz zu den Axonen, die sich in der weißen Substanz befinden, nicht mit Myelin ummantelt sind. Durch das Vorderhorn verlassen Axone der Motoneurone das Rückenmark, durch das Hinterhorn treten sensible Axone ein. Da es sich hier um einen Querschnitt auf Höhe der HWS handelt, ist kein Seitenhorn auszumachen.

Im Mittelpunkt des Rückenmarks lässt sich die Substantia grisea in Form eines Schmetterlings erkennen. In ihr befinden sich vor allem die Nervenzellkörper der Neurone. Die Substantia grisea ist allseits umgeben von der Substantia alba, in der hauptsächlich markhaltige Nervenfasern der auf- und absteigenden Nervenbahnen verlaufen. Auf jeder Seite gibt es zwei Vorwölbungen der grauen Substanz. Diese werden unterteilt in **Vorderhorn** (Cornu anterius) und **Hinterhorn** (Cornu posterius). Auf Höhe des thorakalen, des oberen lumbalen und des sakralen Rückenmarks findet man zwischen Vorderhorn und Hinterhorn das **Seitenhorn** (Cornu laterale; nicht dargestellt in Abb. 3.7).

Das Vorderhorn enthält vor allem somato-motorische Nervenzellen (man spricht von Motoneuronen). Die größten von ihnen, die α-**Motoneurone**, verlassen mit ihrem Axon das Rückenmark über die vordere Wurzel. Die Vorderwurzel besteht demnach im Wesentlichen aus Axonen der α-Motoneurone. Sie leiten Signale zur Skelettmuskulatur weiter. Auf der entgegengesetzten Seite, im Hinterhorn, befinden sich Zellen der Somatosensibilität. Hier sitzen die Zellkörper der zweiten sensiblen Neurone. Den Sitz der Zellkörper der ersten sensiblen Neurone haben wir bereits kennengelernt: Sie liegen im Spinalganglion.

3

Sensible Impulse werden also von den peripheren Fortsätzen (Dendriten) der pseudo-unipolaren Ganglienzellen des Spinalganglions aufgenommen und über deren zentrale Fortsätze (Neuriten) als Hinterwurzel dem Hinterhorn zugeleitet. Dort wird die sensible Information auf das zweite sensible Neuron verschaltet, welches dann den Impuls weiterleitet. Streng genommen trifft dies nicht auf alle sensiblen Impulse zu, darauf soll aber erst später eingegangen werden. An dieser Stelle reicht es zu verinnerlichen, dass das Vorderhorn im Dienste der **Somatomotorik** und das Hinterhorn im Dienste der **Somatosensibilität** steht. In den Seitenhörnern, die wie schon erwähnt nicht in allen Bereichen des Rückenmarks zu finden sind, arbeiten motorische Nervenzellen des vegetativen Nervensystems. Viszero-motorische Impulse verlassen über die Vorderwurzel (also gemeinsam mit den somato-motorischen Impulsen) das Rückenmark und ziehen in die Peripherie zu ihren Erfolgsorganen. Dies sind beispielsweise Drüsen, innere Organe oder Blutgefäße. Wie in Kapitel 2 bereits erwähnt, lassen sich diese viszero-motorischen Impulse funktionell in Sympathikus und Parasympathikus untergliedern.

Im Querschnitt des Rückenmarks lassen sich weitere wichtige Strukturen erkennen. Mittig, in einer Brücke grauer Substanz, welche den rechten und den linken Anteil der Schmetterlingsfigur miteinander verbindet (**Commissura grisea**), befindet sich eine kleine Öffnung, der **Canalis centralis** (Zentralkanal). Er ist mit Ependym ausgekleidet und enthält den Liquor cerebrospinalis. Dieser Kanal erstreckt sich über die gesamte Länge des Rückenmarks und entspricht den inneren Liquorräumen des Gehirns. Kranial grenzt der Zentralkanal an den vierten Ventrikel des Rhombencephalons – dieser Ort wird auch **Obex** genannt. Im histologischen Präparat ist der Zentralkanal oft obliteriert, man orientiert sich bei seiner Suche am besten an der charakteristischen Morphologie der Ependymzellen. Direkt ventral der Commissura grisea liegt die **Commissura alba anterior**. In ihr kreuzen Fasern (Axone) von der einen auf die andere Seite des Rückenmarks.
Die Stelle, an der die motorischen Vorderwurzeln das Rückenmark verlassen, bezeichnet man als **Sulcus lateralis anterior** (vordere Seitenfurche). Weiter hinten, dort wo die sensiblen Hinterwurzeln in das Rückenmark eintreten, bildet sich entsprechend ein **Sulcus lateralis posterior** (siehe Abb. 3.4).

Die weiße Substanz kann grob in drei sogenannte Stränge (Funiculi) unterteilt werden. Vorne, von den beiden motorischen Vorderhörnern umgeben, liegt jeweils ein Vorderstrang (**Funiculus anterior**). Seitlich folgt beidseits ein Seitenstrang (**Funiculus lateralis**). Die Grenze zwischen Funiculus anterior und lateralis wird durch den Sulcus lateralis anterior, also die Austrittstelle der Vorderwurzeln, markiert. Zwischen den beiden dorsalen Ausläufern des sensiblen Hinterhorns befindet sich jeweils ein Hinterstrang (**Funiculus posterior**). Medial wird jeder einzelne Hinterstrang vom Sulcus medianus posterior, lateral vom Sulcus lateralis posterior begrenzt.
In den Vorder-, Seiten- und Hintersträngen verlaufen wichtige auf- und absteigende Bahnen. Die Lage der Wichtigsten sowie deren Funk-

3

tion sollen hier schon einmal aufgegriffen werden. Ihre Einbettung in funktionelle Systeme erfolgt später. Aus didaktischen Gründen werden aufsteigende und absteigende Bahnsysteme getrennt besprochen.

Absteigende Bahnen

Absteigende Bahnen (in Abb. 3.8 blau dargestellt) findet man im Funiculus anterior und lateralis. Der größte Bereich des Funiculus lateralis wird vom **Tractus corticospinalis lateralis** eingenommen (Abb. 3.8-1a). Der Tractus corticospinalis enthält die Fasern der **Pyramidenbahn**. Diese entspringt im Bereich des Gyrus praecentralis und steigt über die Corona radiata, die Capsula interna und durch den Hirnstamm ab. Es handelt sich also um ein Projektionsfasersystem. Auf Höhe der Medulla oblongata kreuzen etwa 80 % der Fasern auf die Gegenseite. Diese Kreuzungsstelle ist gut in der Basalansicht des Gehirns erkennbar (Decussatio pyramidum; Abb. 2.13-17). Die gekreuzten Fasern verlaufen dann im Tractus corticospinalis lateralis nach kaudal und gehen mit den α-Motoneuronen des Vorderhorns synaptische Kontakte ein. Schon anhand der Nomenklatur wird klar, wo diese Bahn entspringt und wohin sie zieht: vom Kortex zum Rückenmark. Die Pyramidenbahn wird als pyramidal-motorisches System dem somato-motorischen System zugeordnet und dient dabei vor allem der willkürlichen Motorik. Bewegen Sie einmal ihren rechten großen Zeh. Dabei sind Nervenzellen im linken (!) Gyrus praecentralis des Kortex aktiv und senden Signale über die Pyramidenbahn im Seitenstrang zu α-Motoneuronen im Vorderhorn des Rückenmarks. Dort werden die Impulse verschaltet und über entsprechende periphere Nerven zur Muskulatur des großen Zehs weitergeleitet. Das ist ein ziemlich weiter Weg!

Klinik

Eine Schädigung der Pyramidenbahn z. B. durch einen Apoplex (Schlaganfall) oder eine Verletzung des Rückenmarks hat zunächst eine schlaffe Lähmung (Parese) zur Folge. Nach einer kurzen Periode geht die schlaffe Lähmung in eine spastische Lähmung über.

Fasern des Tractus corticospinalis, die nicht auf Höhe der Decussatio pyramidum zur Gegenseite kreuzen, verlaufen im **Tractus corticospinalis anterior** (Abb. 3.8-1b) im Vorderstrang nach unten. Kurz bevor sie zu den α-Motoneuronen ziehen, kreuzen auch diese Fasern zur Gegenseite und zwar in der Commissura alba anterior. Somit werden bei der Willkürmotorik Skelettmuskeln der rechten Körperhälfte vom linken Kortex gesteuert. Für die linke Körperhälfte gilt dasselbe vice versa.

Andere motorische Bahnsystem kreuzen nicht auf Höhe der Pyramide zur Gegenseite, und werden topographisch dem pyramidalen System als **extrapyramidales System** gegenübergestellt. Zu den extrapyramidalen Bahnen gehören der **Tractus rubrospinalis** im Seitenstrang (Abb. 3.8-2a), **Tractus reticulospinalis anterior** und **lateralis** (jeweils im Seiten- und Vorderstrang; Abb. 3.8-2b), **Tractus vestibulospinalis** (Abb. 3.8-2c), und **Tractus olivospinalis** (Abb. 3.8-2d). Auch hier lässt

3

sich der Herkunftsort der einzelnen Bahnen recht einfach herleiten: Nucleus ruber, Formatio reticularis, Vestibularkerne und Olive. All diese absteigenden Fasersysteme beteiligen sich mehr oder weniger an der Regulation der Somatomotorik. Auf die Funktionen dieser einzelnen Fasertrakte soll hier nicht weiter eingegangen werden. Später stoßen wir in diesem Lehrbuch noch einmal auf den Begriff des extrapyramidalen Systems (siehe Kapitel 11 über Motorik).

Abb. 3.8
Schematische Darstellung der Lage der wichtigsten aufsteigenden und absteigenden Bahnen des Rückenmarks

Absteigende/motorische Bahnen (links, blau)
1 Pyramidenbahn
1a Tractus corticospinalis lateralis
1b Tractus corticospinalis anterior

2 Extrapyramidale Bahnen
2a Tractus rubrospinalis
2b Tractus reticulospinalis
2c Tractus vestibulospinalis
2d Tractus olivospinalis

Aufsteigende/sensible Bahnen (rechts, rot)
3 Hinterstrangbahnen
3a Fasciculus gracilis
3b Fasciculus cuneatus

4 Kleinhirnseitenstrangbahnen
4a Tractus spinocerebellaris posterior
4b Tractus spinocerebellaris anterior

5 Sensible Vorderstrangseitenbahnen
5a Tractus spinothalamicus lateralis
5b Tractus spinothalamicus anterior

6 Tractus spinoolivaris

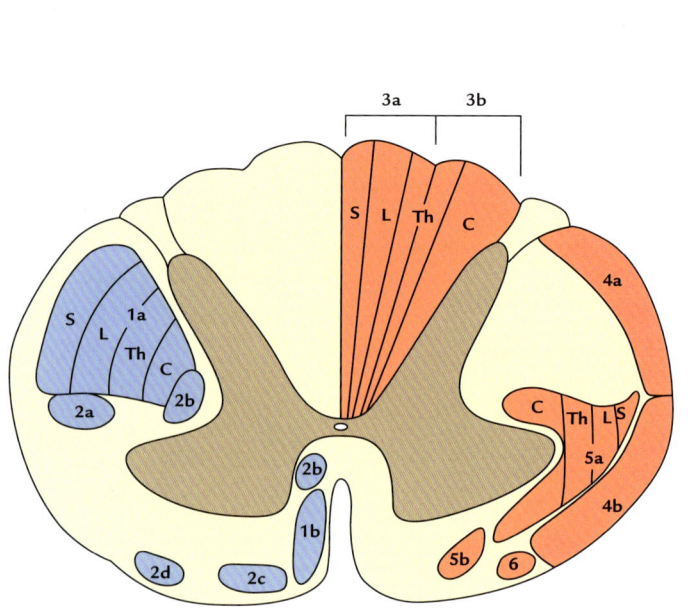

3

Aufsteigende Bahnen

Aufsteigende Bahnen verlaufen in allen drei Funiculi. Um die Bedeutung der einzelnen Bahnsysteme verstehen zu können, muss man sich klarmachen, dass funktionell drei verschiedene Qualitäten der Sensibilität grob unterschieden werden können. Dies sind die epikritische, die protopathische und die propriozeptive Sensibilität.

Als **epikritische Sensibilität** werden die Körperempfindungen zusammengefasst, die der diskriminatorischen Wahrnehmung von Druck, Berührung und Vibration (Feinwahrnehmung) dienen. Diese Art der Empfindung ist nicht unbedingt zum Überleben notwendig, fördert aber zweifelsohne soziale Interaktionen. Das wohlwollende Streicheln des/r Partners/-in wird uns beispielweise durch das epikritische System zugeleitet. In den Hintersträngen verlaufen medial der **Fasciculus gracilis** (Abb. 3.8-3a), seitlich davon der **Fasciculus cuneatus** (Abb. 3.8-3b). Beide leiten Impulse der epikritischen Sensibilität. Der Fasciculus gracilis leitet hierbei Informationen der unteren Körperhälfte, der Fasciculus cuneatus Informationen der oberen. Dementsprechend besteht im lumbalen und thorakalen Rückenmark jeder Hinterstrang nur aus dem Fasciculus gracilis, der Fasciculus cuneatus kommt erst im Halsbereich hinzu. Am besten merken Sie sich, dass der Musculus gracilis an der unteren Extremität zu finden ist – dementsprechend leitet der Fasciculus gracilis Informationen aus der unteren Körperhälfte. Fasciculus cuneatus und gracilis leiten die Information der epikritischen Sensibilität (nach Verschaltung) zum Thalamus. Dort wird die Information noch einmal kontrolliert und erreicht dann den sensiblen Gyrus postcentralis. Jetzt erst können die Impulse bewusst wahrgenommen werden.

Als **protopathische Sensibilität** werden alle Körperempfindungen zusammengefasst, die eine Bedrohung der Vitalsphäre darstellen (Grobwahrnehmung). Dazu gehören die Schmerzwahrnehmung (Nozizeption), die Temperaturwahrnehmung und die grobe Mechanorezeption. Die Bahnen der protopathischen Sensibilität laufen getrennt von denen der epikritischen als **Tractus spinothalamicus anterior** (Abb. 3.8-5b) und **lateralis** (Abb. 3.8-5a) im Vorderstrang bzw. Seitenstrang. Es ist strittig, ob beide Faserbündel verschiedene sensible Qualitäten vermitteln, klinisch aber auch nicht wirklich relevant. Eine isolierte Läsion des anterioren oder lateralen Tractus spinothalamicus ist aufgrund ihrer engen räumlichen Beziehung extrem selten. Bei einer Beschädigung fallen demnach fast immer alle genannten Qualitäten aus oder sind zumindest stark eingeschränkt. Der Tractus spinothalamicus leitet die Informationen der protopathischen Sensibilität zum Thalamus. Von dort wird sie ebenfalls dem Gyrus postcentralis zugeleitet. Auch protopathische Impulse können bewusst wahrgenommen werden. Der Tractus spinothalamicus projiziert jedoch direkt oder indirekt auch auf andere wichtige neuronale Zentren, um den Körper z. B. bei starken Schmerzen in Alarmbereitschaft zu versetzen.

3

Klinik

Manchmal weiß das Gehirn nicht so richtig, wo Schmerz herkommt. **Phantomschmerzen** sind hier ein gutes Beispiel. Unter Phantomschmerz versteht man Schmerzen in einem Körperteil, der nicht mehr vorhanden ist, meist in Folge einer Amputation. Nach der Amputation spürt ein Großteil der Betroffenen weiterhin die nicht mehr vorhandene Extremität, beispielsweise seine Länge, den Umfang, oft auch eine bestimmte Haltung. Gelegentlich wird über nicht schmerzhafte Empfindungen, wie Kribbeln, Berührungsempfindungen oder Zucken berichtet. Etwa 60–80 % der Amputierten nehmen Schmerzen im amputierten Körperteil wahr. Früher ging man davon aus, dass sich Amputierte den Phantomschmerz „einbilden". Schließlich war der Teil des Körpers nicht mehr vorhanden. Wie sollten dann Schmerzen spürbar sein? Heute glaubt man, dass Veränderungen wie beispielsweise eine schlechte Vernarbung im Stumpf eine Rolle spielen. Der Nerv bzw. die Nerven, welche für die sensible Versorgung der amputierten Extremität verantwortlich waren, werden in ihrem Verlauf durch das Narbengewebe gereizt. Nur kann das Gehirn nicht zuordnen, wo genau die Reizung stattfindet. Es geht weiter davon aus, dass diese Nerven an ihrem physiologischen Ende gereizt werden, also im Bereich des Amputats. Deswegen wird Schmerz im amputierten Körperteil wahrgenommen, obwohl es gar nicht mehr da ist.

Ganz ähnlich verhält es sich mit den **Head'schen Zonen**. Die Head-Zone, benannt nach dem englischen Neurologen Sir Henry Head (1861–1940), wird als ein Hautareal definiert, in dem aufgrund des metameren Körperaufbaus eine Beziehung zu bestimmten inneren Organen besteht. Bei einem Herzinfarkt beispielsweise verspüren Patienten oft Schmerzen im Bereich des linken Schulterblattes bzw. des linken Armes. Grundlage hierfür sind „falsche" nervale Verschaltungen. Sensible Impulse aus dem Herz treten gemeinsam mit sensiblen Impulsen des Armes und der Schulter in das Rückenmark ein und aktivieren sensible Nervenzellen des Hinterhorns. Von dort ziehen die Impulse weiter zur sensiblen Hirnrinde. Ähnlich wie beim Phantomschmerz weiß das Gehirn nicht mehr, woher der Schmerz eigentlich kommt und nimmt fälschlicherweise an, die sensiblen Impulse des Herzens stammen aus der linken oberen Extremität. Man spricht hier auch von **neuronaler Konvergenz**: Mehrere verschiedene Signale konvergieren auf eine Gruppe von Nervenzellen. Für viele verschiedene innere Organe sind heute Head'sche Zonen bekannt, nicht nur für das Herz.

Der äußere Teil des Seitenstrangs wird vom **Tractus spinocerebellaris anterior** (Abb. 3.8-4b) et **posterior** (Abb. 3.8-4a) eingenommen. Über beide Bahnen werden dem Kleinhirn Informationen über die Stellung und Lage der Gelenke zugeleitet (**Propriozeption**). Diese Sensoren der Propriozeption sitzen in den Muskeln, Sehnen, Bändern sowie Gelenken und reagieren in unterschiedlicher Weise auf Druck oder Verformung (vgl. entsprechende Bücher der Histologie und Physiologie). Aus den

3

Signalen der Propriozeptoren leitet das Gehirn Entscheidungen über mögliche oder gar notwendige Positionsveränderungen des Körpers ab. In diesem „koordinativen Regelkreis" spielt das Kleinhirn eine wichtige Rolle, weswegen diese Informationen überwiegend im Kleinhirn enden.

An dieser Stelle soll schon darauf hingewiesen werden, dass nicht die gesamte propriozeptive Information über den Tractus spinocerebellaris anterior et posterior geleitet wird. Wie erwähnt, enden beide Fasertrakte im Kleinhirn und können somit prinzipiell nicht bewusst wahrgenommen werden. Nur Afferenzen, die im Kortex des Großhirns enden, werden bewusst! Wir wissen jedoch, dass wir sehr wohl die Lage und Stellung der Gelenke, also die Propriozeption, bewusst wahrnehmen und auch wiedergeben können. Testen Sie dies einfach einmal an einem Freiwilligen. Er soll die Augen schließen und die Hand ausstrecken. Als Untersucher fassen Sie den Zeigefinger und bewegen ihn nur ein wenig nach oben oder unten. Ist ihr Proband gesund, wird er Ihnen sagen können, ob Sie den Finger nach oben oder unten bewegt haben. Das ist bewusst wahrgenommene Propriozeption. Der Grund dafür, dass wir dies für gewöhnlich wahrnehmen können liegt darin, dass ein Teil der propriozeptiven Information über die Hinterstränge nach oben steigt und somit über den Thalamus dem Kortex zugeleitet wird.

Als letzte aufsteigende Bahn ist in Abb. 3.8 noch der **Tractus spino-olivaris** gezeigt. Dieser Fasertrakt ist auch in die Funktion des Kleinhirns eingebettet, soll aber hier nicht weiter besprochen werden.

Spinalnerven und periphere Nerven

Den prinzipiellen Aufbau von Spinalnerven betrachtet man am besten anhand eines Querschnitts auf Höhe des thorakalen Rückenmarks.

Beidseits des Dornfortsatzes der Wirbelkörper befindet sich die autochthone Rückenmuskulatur. Im vorderen Bereich lagert sich an den Wirbelkörpern die Aorta thoracica an. Zwischen Corpus und Arcus vertebrae befindet sich das Rückenmark im knöchernen Kanal der Wirbelsäule. Wie bereits besprochen, treten vorne die motorischen Vorderwurzeln aus dem Rückenmark aus, von hinten treten die sensiblen Hinterwurzeln in das Rückenmark ein. In Abb. 3.9 sehen Sie jetzt auch alle drei Hörner, das Cornu anterior, posterior und laterale. Des Weiteren ist das Ganglion spinale (Spinalganglion) als Anhäufung der Zellkörper sensibler pseudounipolarer Nervenzellen deutlich zu erkennen. Unmittelbar hinter dem Spinalganglion, also auf Ebene der Foramina intervertebralia, vereinigen sich Vorder- und Hinterwurzel zum Spinalnerven. Spinalnerven sind demnach in aller Regel gemischte Nerven mit motorischen und sensiblen Anteilen.

Bisher müsste Ihnen das bekannt vorgekommen sein, jetzt wird es aber spannend. Nach einer kurzen Strecke teilt sich jeder Spinalnerv in einen nach dorsal gerichteten **Ramus dorsalis** für die Versorgung der wirbelsäulennahen Haut und Muskulatur (der autochthonen Rückenmuskulatur) und einen nach ventral gerichteten **Ramus ventralis** auf, der für

3

Abb. 3.9

Auf Höhe des thorakalen Rückenmarks kann man in der grauen
Substanz beidseits drei Hörner
erkennen: Cornu anterius, posterius und laterale. Letzteres steht
funktionell mit dem vegetativen
Nervensystem in Verbindung. Die
Spinalnerven teilen sich unmittelbar
nach ihrem Durchtritt durch das
Foramen intervertebrale in einen
Ramus ventralis und einen Ramus
dorsalis auf. Beides sind gemischte
Nerven, transportieren also motorische und sensible Informationen.
Der Ramus dorsalis innerviert die
dorsale (autochthone) Rückenmuskulatur und mit seinen Endästen die
diese bedeckende Haut. Der Ramus
ventralis zieht als Nervus inter-
costalis zwischen den Rippen nach
ventral. Dabei versorgt er sowohl
motorisch als auch sensibel die
Haut und Muskulatur des Thorax.
Dies geschieht in segmentaler Höhe
ihrer Austrittsstellen.

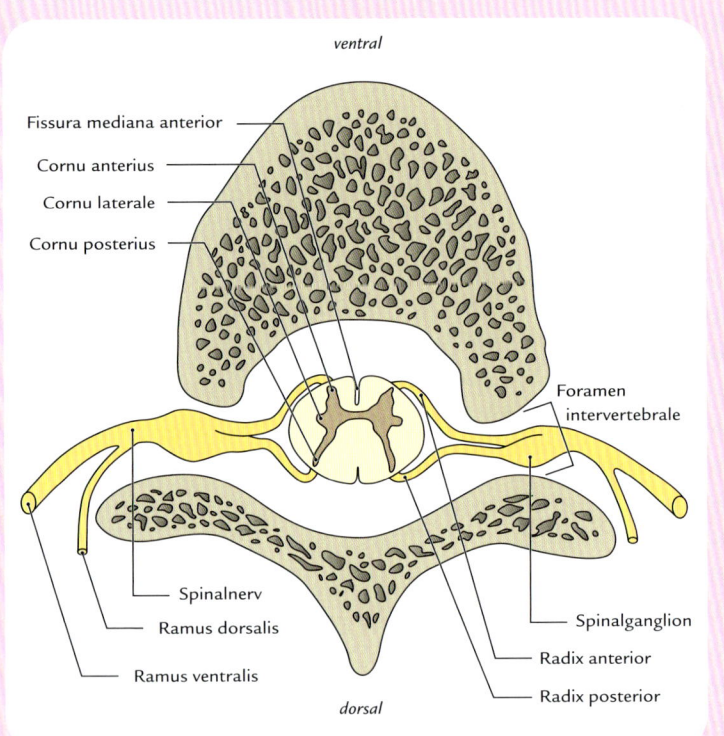

ventral

Fissura mediana anterior
Cornu anterius
Cornu laterale
Cornu posterius
Foramen intervertebrale
Spinalnerv
Ramus dorsalis
Ramus ventralis
Spinalganglion
Radix anterior
Radix posterior
dorsal

die Versorgung der Haut und Muskulatur des wirbelsäulenfernen Rü-
ckens sowie der seitlichen und bauchseitigen Körperabschnitte zuständig ist. Da auf Höhe der Brustwirbelsäule die Rami ventrales zwischen
den Rippen verlaufen, werden sie auch **Nervi intercostales** genannt.
Zwei weitere Zweige der Spinalnerven werden **Ramus communicans albus** et **griseus** genannt. Sie dienen der Weiterleitung viszero-efferenter
(vizero-motorischer) Informationen (siehe auch Kapitel 5 über Hirnnerven). Das von einem Spinalnerven versorgte und somit von einem einzigen Rückenmarksegment innervierte Hautgebiet bezeichnet man als
Dermatom, die versorgten Muskeln als **Myotom**.

Wie bereits erwähnt, können am Rückenmark funktionell einzelne Segmente voneinander abgegrenzt werden. Daraus resultiert eine vergleich-
bare segmentale Anordnung der Dermatome und der Myotome. Die segmentale Anordnung von Dermatomen ist auf Höhe des Thorax und des
Abdomens sowohl ventral als auch dorsal besonders gut zu erkennen:
Wir sprechen von segmentaler Innervation. Wie Handtücher in einem
Schrank liegen die einzelnen Dermatome übereinander.

Das Hautareal, welches in Abb. 3.10 mit Th7 markiert ist, wird vom
siebten thorakalen Spinalnervenpaar sensibel innerviert (= Dermatom
Th7). Das Hautareal, welches mit Th12 markiert ist, wird entsprechend
vom zwölften thorakalen Spinalnervenpaar sensibel innerviert (= Dermatom Th12) usw. Ein Dermatom ist somit der Hautbereich, der von
den sensiblen Fasern eines Rückenmarksegmentes versorgt wird. Durch
Kenntnis der Lage der Dermatome können bei Sensibilitätsstörungen

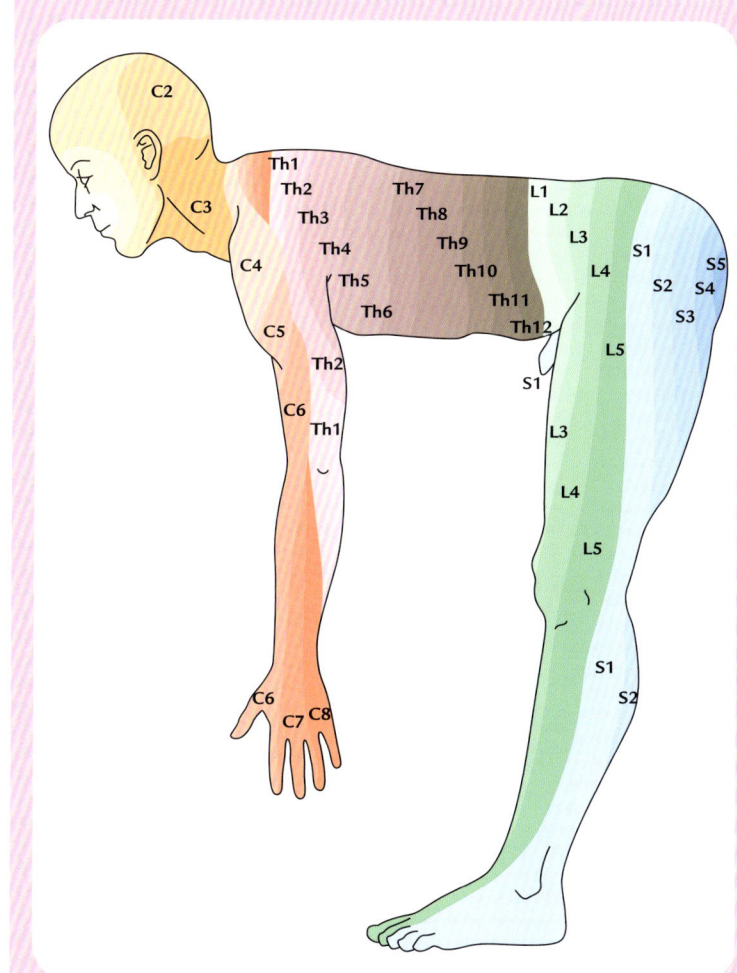

Abb. 3.10

Übersicht über die Dermatome

Ein Dermatom ist der Hautbereich, der von den sensiblen Fasern eines Rückenmarksegments versorgt wird.

Das Dermatom Th7 wird also vom siebten thorakalen Spinalnerv innerviert. Die segmentale Innervation der Dermatome ist im Bereich von Thorax und Abdomen besonders gut zu erkennen.

Im Bereich der Extremitäten hingegen lässt sich die segmentale Innervation nicht mehr ganz so einfach nachvollziehen. Der hier abgebildete Vierfüßlerstand hilft zwar, zum nachhaltigen Verständnis ist eine Beschäftigung mit der Plexusbildung jedoch unvermeidlich (siehe Abb. 3.11).

eventuelle Ausfälle einem bestimmten Rückenmarksegment zugeordnet werden. Klagt ein Patient beispielsweise über Sensibilitätsstörungen in den Dermatomen Th7/Th8 wäre zu vermuten, dass auf dieser Ebene des Rückenmarks ein krankhafter Prozess zu finden ist. Es ist ratsam, sich diesen Bereich dann im MRT genau anzuschauen. Natürlich wäre auch eine Schädigung der Spinalnerven in ihrem peripheren Verlauf denkbar, dann würde man aber eher eine einseitige Störung der Sensibilität erwarten. Vergleichbar versteht man unter einem Myotom die Muskulatur, die von einem Rückenmarksegment innerviert wird. Damit ist ein Myotom das muskuläre Pendant eines Dermatoms und kann entsprechend zu diagnostischen Zwecken herangezogen werden.

Etwas komplizierter gestaltet sich die Sache jedoch abseits des thorakalen Rückenmarks. Auch dort teilt sich jeder Spinalnerv in einen Ramus dorsalis und Ramus ventralis auf. Der Ramus dorsalis versorgt, ähnlich wie im Brustbereich, die wirbelsäulennahe Haut und Muskulatur. Die Rami ventrales ziehen jedoch nicht „einfach" in die Peripherie, sondern bilden Nervengeflechte (**Nervenplexus**).

Abb. 3.11

Während die segmentale Innervation im Bereich des Rumpfes einfach nachzuvollziehen ist, geht sie im Bereich der Extremitäten teilweise verloren. Grund hierfür ist die Plexusbildung der Rami ventrales der Spinalnerven (siehe Text).

Die Information eines Dermatoms (farblich unterschiedlich hervorgehobene Felder) verteilt sich nunmehr auf mehrere periphere Nerven (mit grauen Linien abgetrennte Bereiche).

So setzt sich das Dermatom C5 beispielsweise aus vier verschiedenen peripheren Nerven zusammen: den Nn. supraclaviculares aus dem Plexus cervicalis, einem Hautnerven des N. axillaris, einem Hautnerven des N. radialis und einem Hautnerven des N. musculocutaneus.

Ebenso kann ein peripherer Muskel von mehreren Rückenmarksegmenten innerviert werden.

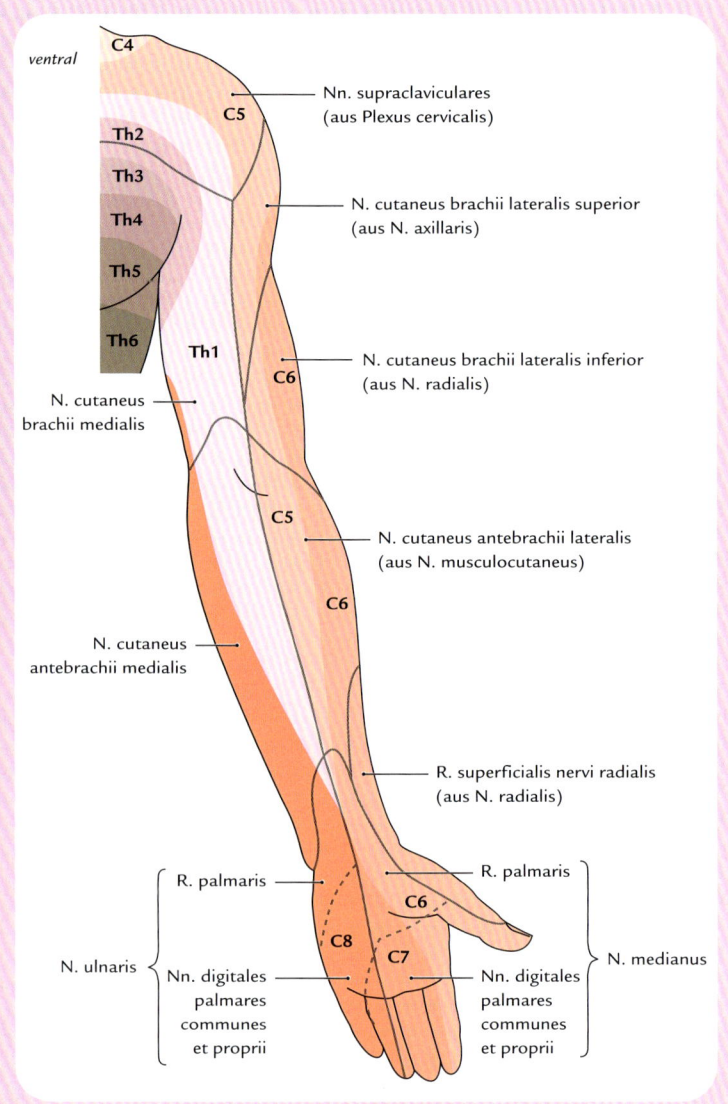

Makroskopisch erscheint ein Nervenplexus als ein Geflecht und Durcheinander verschiedener Rami ventrales. Tatsächlich handelt es sich jedoch um einen hoch organisierten Austausch von Nervenfasern. Der entscheidende Unterschied von Rami ventrales der Spinalnerven Th1–Th12 zu allen anderen ist demnach folgender: Rami ventrales von Th1–Th12 ziehen direkt als eigenständige Nerven in die Peripherie. Sie transportieren damit die Information nur eines Rückenmarksegmentes. Rami ventrales der zervikalen, lumbalen und sakralen Spinalnerven hingegen tauschen in Nervengeflechten Informationen verschiedener Rückenmarksegmente untereinander aus. Die aus den Nervenplexus hervorgehenden peripheren Nerven führen als Folge der Plexusbildung Informationen mehrerer Rückenmarksegmente. Umgekehrt kann man folgern, dass ein Dermatom und Myotom nun nicht mehr von einem sondern von mehreren peripheren Nerven versorgt wird.

3

Schauen wir uns die Plexusbildung etwas genauer an. In Abb. 3.11 sind die Dermatome C4–Th6 farblich hervorgehoben. Um zu verdeutlichen, dass hier jedes Dermatom von verschiedenen peripheren Nerven versorgt wird, sind die entsprechenden Versorgungsgebiete der peripheren Nerven ebenfalls in die Abbildung eingezeichnet.

Wie zu sehen ist, beteiligen sich mindestens vier periphere Nerven an der sensiblen Versorgung des Dermatoms C5: Nervi supraclaviculares, zwei Hautäste aus dem Nervus axillaris und ein Hautast aus dem Nervus musculocutaneus. Im Zuge der Plexusbildung im Hals- und Armbereich haben sie alle einen Teil der sensiblen Information des Rückenmarksegmentes C5 aufgenommen. Andererseits führt ein peripherer Nerv sensible Informationen mehrerer Rückenmarksegmente. Sie teilen sich quasi die Arbeit. Ähnlich verhält es sich mit Myotomen. Der Musculus biceps brachii wird von motorischen Nervenzellen der Segmente C5–C7 aktiviert. Diese werden ihm durch den Nervus musculocutaneus zugeleitet. Auch hier führt ein peripherer Nerv die Information mehrerer Rückenmarksegmente. Der „evolutionäre Vorteil" einer solchen Plexusbildung liegt auf der Hand: Bei einer traumatischen Durchtrennung eines peripheren Nervens fällt eine Teilfunktion mehrerer Rückenmarksegmente aus, nie aber die gesamte Funktion eines ganzen Rückenmarksegments. In unserem Beispiel würde eine Schädigung des Nervus cutaneus antebrachii medialis nur Teile des Dermatoms C5 lahmlegen, nicht aber das gesamte Dermatom C5. Auf der anderen Seite werden natürlich auch krankhafte Prozesse im Rückenmark „abgepuffert". Ist ein Rückenmarksegment verletzt (z. B. C5) erhält der Musculus biceps brachii immer noch Signale der beiden anderen Segmente, C6 und C7. Eine Restfunktion ist gesichert, der Wolf kann im Kampf noch immer erlegt und dann verspeist werden.

Am besten stellt man hier einen Vergleich zum Aktienhandel an: Risikofreudige Händler setzen ihr gesamtes Kapital auf nur eine Aktie. Bei schlechter Kurslage können die Verluste immens sein. Weniger risikofreudige Händler verteilen ihr Kapital auf mehrere verschiedene Aktien. Stürzt eine Aktie ab, halten sich die Gesamtverluste in Grenzen. Ganz ähnlich funktioniert die Plexusbildung.

Die Lage und der genaue Aufbau der Plexus werden in Lehreinheiten über den Bewegungsapparat abgehandelt. Merken sollte man sich jedoch, welche Nervengeflechte es gibt: Plexus cervicalis, brachialis und lumbosacralis.

Der **Plexus cervicalis** ist ein Nervengeflecht, das aus den Rami ventrales der Spinalnerven C1 bis C5 gebildet wird. Er entsendet motorische Äste zur Halsmuskulatur (Musculus sternocleidomastoideus, Musculus trapezius, Musculus levator scapulae, Musculi scaleni, Musculus geniohyoideus), zur infrahyalen Muskulatur sowie zum Zwerchfell (Nervus phrenicus). Seine sensiblen Äste ziehen zum Ohr, zum Hals, zur Haut über dem Schlüsselbein und in Richtung Schulter.

Der **Plexus brachialis** ist ein Nervengeflecht, das aus den Rami ventrales der Spinalnerven C5–C8 und Th1 gebildet wird. Seine Äste vereinigen sich nach Durchtritt durch die hintere Skalenuslücke (dem Spalt zwischen dem vorderen und mittleren Musculus scalenus) zu drei

3

Hauptstämmen (Trunci) und anschließend zu mehreren, untereinander verbunden Strängen, den Fasciculi. Aus dem Plexus brachialis gehen Nerven für Arm, Schulter und Brust hervor.

Der Plexus lumbosacralis ist eine funktionelle Einheit aus zwei Nervengeflechten der unteren Körperregion, die häufig aus didaktischen Gründen getrennt besprochen werden, eigentlich aber eng zusammenhängen: **Plexus lumbalis** (Segmente L1–L3, mit einzelnen Fasern aus Th12 und L4) und **Plexus sacralis** (Segmente L5–S3, mit einzelnen Fasern aus L4 und S4). Der Plexus lumbalis versorgt motorisch die unteren Abschnitte der Bauchwandmuskulatur, sensibel die Haut des Unterbauchs und der Genitalregion sowie motorisch und sensibel die vordere Oberschenkelregion. Einige sensible Fasern erreichen auch den Unterschenkel. Der Plexus sacralis versorgt motorisch die Gesäßmuskulatur, die Muskulatur des hinteren Oberschenkels, des Unterschenkels und Fußes. Darüber hinaus schickt er sensible Fasern zur Haut des Afters, des hinteren Oberschenkels, großer Teile des Unterschenkels und des Fußes.

Prinzipieller Aufbau eines Reflexbogens

Viele Aktionen im täglichen Leben führen wir nicht bewusst und willkürlich, sondern reflexartig aus. Wenn wir beispielsweise unsere Hand versehentlich auf die heiße Herdplatte legen, denken wir nicht etwa „oh, das ist jetzt aber echt heiß und gefährlich", sondern wir ziehen die Hand reflektorisch zurück – und zwar noch bevor uns der Schmerz bewusst wird. Reflexe dienen also dazu, uns zu schützen und werden recht schnell ausgeführt. Ein **Reflex** ist demnach eine unwillkürliche, rasche und gleichartige Reaktion eines Organismus auf einen bestimmten Reiz.

Reflexe können vom einfachen Reflexbogen bis hin zu aufwändigen Reflexkreisen „höherer" Art unterschiedlich komplex sein. Das allgemeine Prinzip ist in Abb. 3.12 dargestellt.

Ein Reiz, beispielsweise Schmerz, wird dem Zentralnervensystem zugeleitet und dort verschaltet. Über den efferenten Teil des Reflexbogens wird dann eine Reaktion zur Ausführung gebracht. Ein Reflex, den

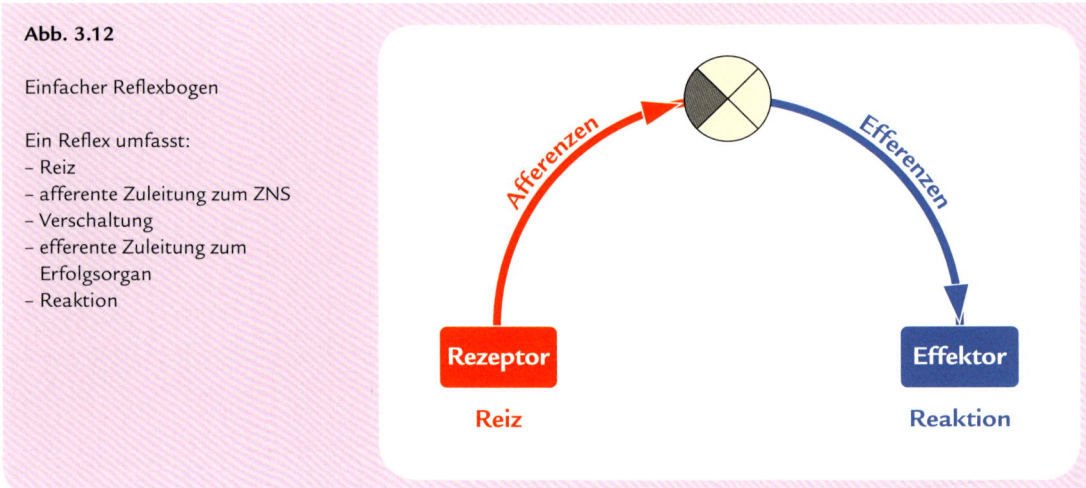

Abb. 3.12

Einfacher Reflexbogen

Ein Reflex umfasst:
– Reiz
– afferente Zuleitung zum ZNS
– Verschaltung
– efferente Zuleitung zum Erfolgsorgan
– Reaktion

Afferenzen

Efferenzen

Rezeptor

Reiz

Effektor

Reaktion

wohl jeder kennt, ist der Kniesehnenreflex bzw. Patellarsehnenreflex. Bei einem leichten Schlag unterhalb der Kniescheibe reagiert das Bein mit einer wippenden Vorwärtsbewegung. Schauen wir uns diesen Reflex etwas genauer an.

Der Patellarsehnenreflex, kurz PSR, ist ein Eigenreflex: Nach einem Schlag auf die Patellarsehne löst er eine Kontraktion der Streckmuskulatur des Oberschenkels, des Musculus quadriceps femoris, und damit eine Streckung im Kniegelenk aus. Es besteht lediglich *eine* synaptische Verschaltung, weswegen solche Reflexe auch **monosynaptische Reflexe** genannt werden. Durch den Schlag auf die Patellarsehne wird der Muskel lokal gedehnt. Dehnungsrezeptoren, die Muskelspindeln, registrieren diese Dehnung, werden aktiviert und leiten die Dehnungsinformation dem Hinterhorn des Rückenmarks zu. Die Afferenzen laufen größtenteils über Nervenfasern der Klasse Ia (siehe Lehrbücher der Physiologie). Die Aktionspotenzialfrequenz der Ia-Fasern ist dabei proportional zur Längenzunahme eines Muskels sowie zur Geschwindigkeit, mit der sich eine Längenänderung vollzieht. Diese Ia-Fasern aktivieren die gleichseitigen α-Motoneurone. Über den Nervus femoralis gelangen diese motorischen Impulse zum Musculus quadriceps femoris, das Knie streckt sich. Gleichzeitig werden über Querverknüpfungen (**Interneurone**) α-Motoneurone der Antagonisten, in diesem Fall der ischiokruralen Muskulatur, inhibiert. Das macht Sinn, denn nur so kann das Kniegelenk gestreckt werden. Da beim beschriebenen Patellarsehnenreflex der Reiz (Schlag mit dem Hammer) und die Antwort (Kontraktion des Musculus quadriceps femoris) in einem Organ liegen, sprechen wir auch vom **Muskeleigenreflex**.

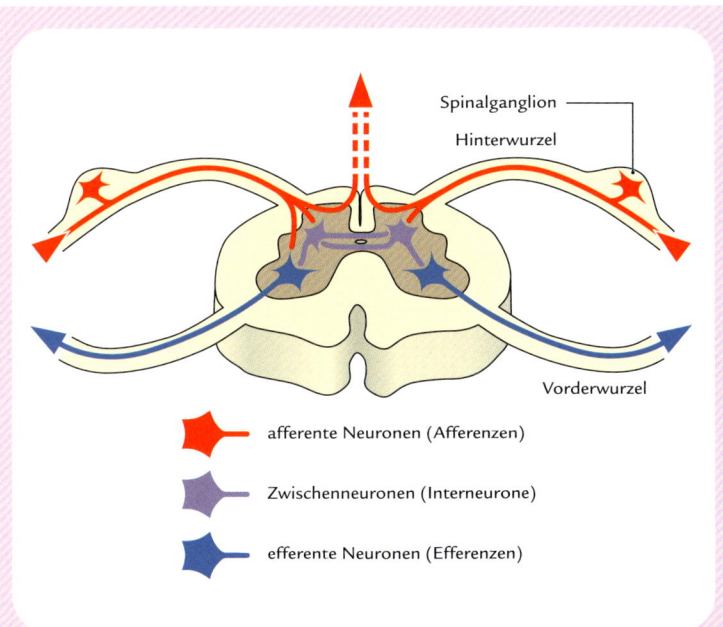

Spinalganglion
Hinterwurzel

Vorderwurzel

afferente Neuronen (Afferenzen)

Zwischenneuronen (Interneurone)

efferente Neuronen (Efferenzen)

Abb. 3.13

Mono- und polysynaptischer Reflex

Beim monosynaptischen Reflex besteht der Reflexbogen aus afferentem Neuron (rot) und efferentem Neuron (blau).

Bei polysynaptischen Reflexen sind zusätzlich Interneurone (lila) in den Schaltkreis eingebettet.

3

 Klinik

Neben dem Patellarsehnenreflex gibt es noch viele andere Muskeleigenreflexe wie etwa den Achillessehnenreflex oder den Bizepssehnenreflex (siehe Tabelle 3.1). Die **Reflexprüfung** ist ein Teil jeder allgemeinen körperlichen Untersuchung. Sie dient der Kontrolle der physiologisch vorhandenen Reflexe und dem Aufspüren pathologischer Reflexe. Das Ergebnis der Reflexprüfung bezeichnet man als Reflexstatus eines Patienten. Die Reflexe werden immer im Seitenvergleich geprüft, um die Reflexantwort besser beurteilen zu können. Die Dokumentation der Reflexantwort erfolgt in der Regel semiquantitativ, indem der Reflex als „normal", „vermindert" bzw. „abgeschwächt", „gesteigert" oder „fehlend" eingeordnet wird. Sind Muskeleigenreflexe entweder einseitig oder im Vergleich zu anderen Muskeleigenreflexen über das normale Maß hinaus gesteigert oder erloschen, sollte man dies als Hinweis auf einen pathologischen Prozess werten. Bei einem Bandscheibenvorfall beispielsweise können Reflexe mitunter nicht mehr auslösbar sein, weil die Signalweiterleitung gestört ist. Da Muskeleigenreflexe meistens von einem oder zwei Rückenmarksegmenten ausgeführt werden, kann das Erheben eines genauen Reflexstatus wichtige Hinweise über die Lage pathologischer Prozesse liefern.

Tabelle 3.1a
Eigenreflexe

Nerven-wurzeln	Eigenreflexe	Durchführung
C5–C6	Bizepssehnen-reflex (BSR)	Der Untersucher legt den eigenen Daumen auf die Bizepssehne des Patienten, schlägt mit dem Reflexhammer auf das Grundglied seines Daumens und löst damit eine Beugung des Unterarmes aus.
	Brachioradialis-reflex (BRR) / Radiusperiost-reflex (RPR)	Durch Beklopfen des distalen Radius mit dem Reflexhammer wird eine Beugebewegung im Unterarm ausgelöst.
C7–C8	Trizepssehnen-reflex (TSR)	Der Untersucher hält den Arm des Patienten im angewinkelten Zustand und klopft mit dem Reflexhammer auf die Trizepssehne, wodurch eine Extension im Ellenbogengelenk ausgelöst wird.
	Trömner-Reflex	Die meisten Reflexhämmer verfügen an ihrem Kopf über zwei unterschiedlich große Gummieinsätze. Bei der Prüfung des Trömner-Reflexes wird der kleinere Gummieinsatz benutzt. Mit diesem wird auf die Beugeseite des Mittelfingerendglieds geklopft. Bei Störungen des Nervensystems beugen sich jedoch reflektorisch die Finger. Man spricht dann von einem positiven Trömner-Reflex.

3

Nerven-wurzeln	Eigenreflexe	Durchführung
L2–L4	Adduktoren-reflex	Zu einer Adduktionsbewegung der Beine kommt es beim Beklopfen der Sehnen ober-halb des Condylus medialis femoris.
	Patellarsehnen-reflex (PSR)	In leicht angewinkelter Haltung der Beine beklopft der Untersucher die Sehne unterhalb der Patella und bewirkt damit eine Extension im Kniegelenk.
L5	Tibialis-posterior-Reflex (TPR)	Der Untersucher schlägt hierbei mit dem Reflexhammer auf die Sehne des M. tibialis posterior. Der Reflex wird positiv gewertet, wenn eine Inversion des Fußes beobachtet werden kann.
S1–S2	Achilles-sehnenreflex (ASR)	Der Schlag auf die Achillessehne mit dem Reflexhammer bewirkt eine Plantarflexion des Fußes. Alternativ kann der Reflex auch durch einen Schlag gegen den Fußballen ausgelöst werden.

Tabelle 3.1b
Eigenreflexe

Wie bereits erwähnt, werden Muskeleigenreflexe auch monosynaptische Eigenreflexe genannt, da der Reflexbogen nur über eine Synapse verläuft, die zwei Neurone miteinander verbindet: ein afferentes, sensibles Neuron und ein efferentes, motorisches Neuron. Rezeptor- und Effektor-organ sind identisch. **Fremdreflexe** werden solche Reflexe genannt, bei denen Rezeptor und Effektor i. d. R. nicht im gleichen Organ liegen. Ihre Verschaltung verläuft über *mehrere* Synapsen und wird daher auch als **polysynaptisch** bezeichnet. Die Untersuchung der Fremdreflexe gehört in erster Linie nicht zur Standarduntersuchung bezüglich der Erhebung des neurologischen Status, sondern kann bei weiterführender Untersuchung erwogen werden. Wichtige Fremdreflexe sind in Tabelle 3.2 zusammengefasst.

Nerven-wurzeln	Fremdreflexe	Durchführung
Th6–Th12	Bauchhaut-reflexe (BHR)	Die Bauchhautreflexe werden beim entspannt liegenden Patienten getestet. Der Untersucher streicht mit einem spitzen Gegenstand o. ä. von lateral nach medial auf beiden Seiten auf drei Etagen – unterhalb des Rippenbogens – auf Nabelhöhe – oberhalb des Leistenbandes. Physiologisch kommt es zu einer Kontraktion der Bauchmuskulatur, bei Störungen bleibt die Kontraktion aus.
L1–L2	Kremasterreflex	Zur Untersuchung des Kremasterreflexes bestreicht man den medialen Oberschenkel. Es kommt zu einer Hebung des gleichseiti-gen Hodens durch die Kontraktion des M. cremaster.

Tabelle 3.2a
Fremdreflexe

Tabelle 3.2b
Fremdreflexe

Nerven-wurzeln	Fremdreflexe	Durchführung
S3–S5	Analreflex	Der Analreflex wird durch Bestreichen der Perianalregion mittels Spatel ausgelöst. In der Folge kommt es zu einer Kontraktion des Schließmuskels.
	Bulbokaverno-susreflex	Der Bulbokavernosusreflex wird durch Kneifen der Glans penis oder der Klitoris provoziert und führt zur Kontraktion der Beckenbodenmuskulatur.

Zu guter Letzt gibt es noch die **pathologischen Reflexe**. Ein pathologischer Reflex ist eine automatische, unwillkürliche Körperreaktion (Reflex), die bei Gesunden nicht vorkommt. Bei Säuglingen sind solche Reflexe oft noch physiologisch und unbedenklich. Beim Erwachsenen kommen sie bei Erkrankungen des ZNS vor, z. B. bei zentralen Schädigungen. Beispiele von pathologischen Reflexen, die bei einer Schädigung der Pyramidenbahn auftreten, nennt man Pyramidenbahnzeichen.

Tabelle 3.3
Pathologische Reflexe

Pyramiden-bahnzeichen	Auslösung durch	Klinische Beobachtung
Babinski-Reflex	Kräftiges Bestreichen des Fußaußenrandes mit z. B. der Spitze des Griffs des Reflexhammers	Dorsalextension der Großzehe mit Beugung und Spreizen der Kleinzehen. Streckt sich lediglich die Großzehe, gilt der Test als fraglich positiv.
Gordon-Zeichen	Kompression der Wadenmuskulatur	Dorsalextension der Großzehe (gilt als unsicheres Pyramidenbahnzeichen).
Oppenheim-Zeichen	Kräftiges Bestreichen entlang der Tibiavorderkante	Dorsalextension der Großzehe und Spreizen der Kleinzehen.
Strümpell-Zeichen	Beugung im Kniegelenk gegen Widerstand	Tonische Dorsalextension der Großzehe ggf. begleitet von Plantarflexion und Supination des Fußes.

Das vegetative Nervensystem im Rückenmark

Auf funktioneller Ebene kann man das Nervensystem in ein somatisches und vegetatives Nervensystem unterteilen. Dem somatischen (auch „animalischen") Nervensystem, das wir bewusst ansteuern können und das motorisch hauptsächlich die quer gestreifte Muskulatur innerviert, stellt man das vegetative (auch autonome oder viszerale) Nervensystem gegenüber. Diese Autonomie bezieht sich auf den Umstand, dass über das vegetative Nervensystem biologisch definierte, automatisch ablaufende innerkörperliche Vorgänge angepasst und reguliert werden, die deswegen vom Menschen willentlich nicht direkt, also allenfalls indirekt, beeinflusst werden können. Folglich innerviert das vegetative Nervensystem motorisch überwiegend die glatte Muskulatur der Eingeweide und Gefäße sowie exokrine und endokrine Drüsen. Es steuert dabei wichtige vegetative Parameter, wie z. B. Atmung, Kreislauf, Wasserhaushalt, Körpertemperatur, Stoffwechsel, Verdauung und Fortpflanzung.

3

Man untergliedert das vegetative Nervensystem nach funktionellen und anatomischen Gesichtspunkten in ein sympathisches Nervensystem (Sympathikus) und ein parasympathisches Nervensystem (Parasympathikus). Der **Sympathikus** hat in diesem System eine ergotrope Wirkung (griech. ἔργος – „Arbeit", τρόπος – „Charakter", „Sinn"), er erhöht also die nach außen gerichtete Handlungsbereitschaft. Der **Parasympathikus** wird auch als „Ruhenerv" bezeichnet, da er dem Stoffwechsel, der Regeneration und dem Aufbau körpereigener Reserven dient (trophotrope Wirkung, griech. τροφός – „Nahrung", „Wachstum"). Er sorgt für Ruhe, Erholung und Schonung (weitere Ausführungen siehe Kapitel 5). Wie bei vielen nervalen Funktionen sind auch beim vegetativen Nervensystem Nervenzellen in Ketten hintereinander geschaltet. Im Falle des Sympathikus und des Parasympathikus sind dies zwei. Wichtig ist hier die **Lage der Zellkörper der ersten Neurone**. Die ersten sympathischen Neurone liegen mit ihrem Zellkörper im Cornu laterale des Thorakalmarks und des oberen Lumbalmarks. Die ersten parasympathischen Neurone liegen mit ihrem Zellkörper im Hirnstamm (Nucleus Edinger-Westphal, Nucleus salivatorius superior et inferior und Nucleus dorsalis nervi vagi) und im Cornu laterale des Sakralmarks. Die Lage der parasympathischen Zentren ist also eine kraniosakrale, die der sympathischen eine thorakolumbale. Daher der Name „Para-sympathikus", um den Sympathikus herum.

Klinik

Die Bandscheiben, auch Zwischenwirbel genannt, sind Knorpel, die sich als Bindeglieder zwischen den Wirbelkörpern befinden. Sie machen rund ein Viertel der gesamten Wirbelsäulenlänge aus. Die Knorpel bestehen jeweils aus einem Faserring (Anulus fibrosus) und einem Gallertkern (Nucleus pulposus). Während der Faserring mit dem Wirbelkörper verwoben ist und dadurch die Wirbelsäule kräftigt, hat der weiche Gallertkern die Funktion eines Kissens, das Stöße abfängt und Druck ausgleicht.

Im Verlauf eines Tages werden die Bandscheiben interessanterweise vorübergehend schmaler, weil sie durch die Tagesaktivitäten hoher Belastung ausgesetzt sind. Deswegen ist der Mensch abends ungefähr zwei Zentimeter kleiner als am Morgen.

Im fortgeschrittenen Alter oder aber durch andauernde Fehlbelastung verändert sich der Aufbau der Bandscheiben. Der Anulus fibrosus kann Risse bekommen und der Nucleus pulposus sich dazwischen nach außen vordrängen (Protrusion). Man spricht von einem **Bandscheibenvorfall** oder Prolaps (siehe Abb. 3.14). Am häufigsten (in ca. 90 % der Fälle) tritt ein Bandscheibenvorfall im Bereich der Lendenwirbelsäule (LWS) auf (lumbaler Bandscheibenvorfall, Bandscheibenvorfall der LWS). Manchmal ist auch der Übergang von der Brust- zur Lendenwirbelsäule (thorakolumbal) oder von der Lendenwirbelsäule zum Kreuzbein (lumbosakral) betroffen. Deutlich seltener (in etwa 10 % der Fälle) kommt es an der Halswirbelsäule (HWS) zu einem Bandscheibenvorfall (zervikaler Bandscheibenvorfall, Bandscheibenvorfall der HWS). Die Beschwerden, die ein

3

Bandscheibenvorfall auslöst, hängen davon ab, wo er auftritt, wie groß er ist und ob nur sensible oder auch motorische Nervenwurzeln beteiligt sind.

Drückt der Bandscheibenvorfall auf sensible Nervenwurzeln, die im Bereich der Lendenwirbelsäule in das Rückenmark hineinziehen, löst dies primär Schmerzen aus. Diese werden oft als andauernd, stechend und sich bei Bewegung verstärkend beschrieben. Am bekanntesten ist hier der „Ischiasschmerz", der über das Gesäß bis ins Bein ausstrahlen kann und im Volksmund oft als „Hexenschuss" bezeichnet wird. Im Bereich der Halswirbelsäule treten bei einem Bandscheibenvorfall Nackenschmerzen auf, die in den Arm ausstrahlen können. Werden auch motorische Fasern komprimiert, finden sich unter anderem Lähmungserscheinungen.

Die Häufigkeit von Bandscheibenvorfällen hat in den letzten Dekaden deutlich zugenommen. Mögliche Ursachen für den rasanten Anstieg in der heutigen Zeit sind Bewegungsmangel und Fehlhaltungen, vor allem bei Büroarbeiten. In einigen Studien konnte ein erhöhtes Risiko bei Übergewicht nach dem Body-Mass-Index gegenüber Bandscheibenveränderungen festgestellt werden. In einer finnischen Studie zeigte sich ein 2-fach erhöhtes Risiko einer stationären Behandlung von Bandscheibenerkrankungen bereits bei einem BMI > 27,5 kg/m².[1, 2]

Abb. 3.14

Pathophysiologie des Bandscheibenvorfalls

Im fortgeschrittenen Alter oder durch andauernde Fehlbelastung verändert sich der Aufbau der Bandscheiben. Der Faserring kann porös werden und sich der Gallertkern durch die entstehenden Risse hervorwölben. Dies nennt man Protrusion oder Bandscheibenvorfall, obwohl strenggenommen nur der innere Teil der Bandscheibe „vorfällt".

Wenn durch diesen Vorfall die Nervenwurzel oder sogar das Rückenmark gereizt wird, kann dies verschiedene klinische Symptome zur Folge haben: Es kann zu Missempfindungen wie Kribbeln oder Taubheit kommen, bis hin zu motorischen Ausfällen oder gar einem Kontrollverlust über Blasen- und Mastdarmfunktion.

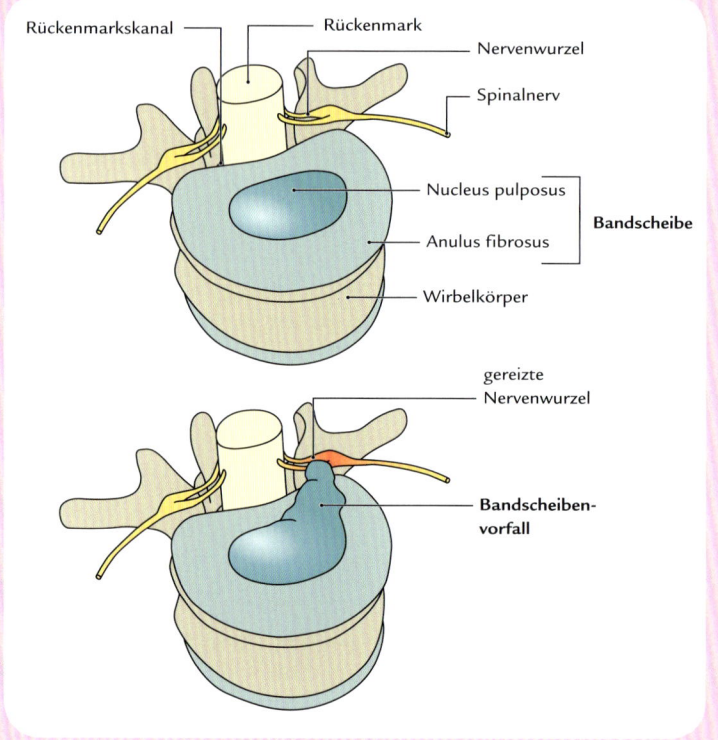

Zusammenfassung

Das Rückenmark ist Teil des Zentralnervensystems. Es ist durch die Wirbelsäule und die Rückenmarkshäute geschützt. Epiduralraum und Subarachnoidalraum, in dem sich der Liquor cerebrospinalis befindet, dienen zusätzlich als Abpolsterung.

Im Rückenmark verlaufen vom Gehirn **absteigende** (motorische) und zum Gehirn **aufsteigende** (sensible) **Bahnsysteme**. Die absteigenden Bahnen bestehen aus dem pyramidalen und dem extrapyramidalen System. Bei den aufsteigenden Bahnen unterscheidet man drei verschiedene Qualitäten der Sensibilität – die epikritische, die protopathische und die propriozeptive. Diese drei Qualitäten werden im Rückenmark in getrennten Faserbündeln aus der Peripherie zum Gehirn geleitet.

Aus dem Rückenmark tritt seitlich unter jedem Wirbelkörper ein **Spinalnervenpaar** aus. Diese Paare werden nach ihrem zugehörigen, also dem jeweils über ihnen liegendem Wirbel benannt. Da das erste Spinalnervenpaar eine Ausnahme bildet und oberhalb des ersten Halswirbel austritt, existieren insgesamt 31–32 Spinalnervenpaare:
· 8 zervikale Spinalnervenpaare (C1–8)
· 12 thorakale Spinalnervenpaare (Th1–12)
· 5 lumbale Spinalnervenpaare (L1–5)
· 5 sakrale Spinalnervenpaare (S1–5)
· 1–2 kokzygeale Spinalnervenpaare

Das Ende des Rückenmarks, der Conus medullaris, liegt auf Höhe der LWK 1–2. Darunter befindet sich im Spinalkanal die **Cauda equina**, die aus einzelnen Spinalnervenwurzeln besteht, die zu ihren jeweilgen Foramina intervertebralia ziehen.

Den Ursprungsort eines Spinalnervenpaares nennt man entsprechend Rückenmarksegment. Das von einem Rückenmarksegment sensibel versorgte Hautgebiet bezeichnet man als **Dermatom**, die von ihm versorgten Muskeln als **Myotom**. Drei Nervenplexus versorgen die Halsregion und die Extremitäten: Plexus cervicalis, Plexus brachialis und Plexus lumbosacralis.

Ein **Reflex** ist eine unwillkürliche, rasche und gleichartige Reaktion eines Organismus auf einen bestimmten Reiz. Reflexe werden neuronal vermittelt. Man unterscheidet einerseits monosynaptische und polysynaptische Reflexe. Es können außerdem physiologische von pathologischen Reflexen voneinander abgegrenzt werden.

3

Was das IMPP wissen möchte

Es wurden schon Fragen zu einzelnen Kerngebieten des Rückenmarks gestellt. Der **Nucleus intermediolateralis** ist eine Zellsäule bzw. ein Kerngebiet des Sympathikus im Rückenmark. Es besteht aus einer Gruppe von Neuronen, die sich von Th1 bis L2 erstrecken. Als Teil des vegetativen Nervensystems befinden sich seine Zellkörper im Cornu laterale des Rückenmarks. Im Bereich des Hinterhorns können drei wichtige Kerngebiete voneinander abgegrenzt werden. Am weitesten dorsal liegt die Substantia gelatinosa. Hier befindet sich die erste Umschaltstation der Schmerz- und Temperaturbahn. Weiter ventral liegt der **Nucleus proprius**. Er ist Ziel sensibler Afferenzen der Tiefensensibilität und bildet in seinem kranialen (zum Kopf führenden) Verlauf den Tractus spinocerebellaris anterior. Am Übergang zum Seitenhorn liegt medial der **Nucleus dorsalis** (Nucleus Stilling-Clarke), der auch Nucleus thoracicus posterior genannt wird. Ebenso wie der Nucleus proprius erhält der Nucleus dorsalis Afferenzen der Tiefensensibilität (Muskelspindeln, Gelenk- und Sehnenrezeptoren), welche über den Tractus spinocerebellaris posterior zum Kleinhirn geleitet werden.

Ebenfalls oft gefragt wird nach der **Innervation des Zwerchfells**. Dieses wird vom Nervus phrenicus innerviert, der Fasern aus den Rami ventrales der Spinalnerven C3–C5 enthält. Hier ist der Merkspruch „C three, four and five keep the diaphragm alive" hilfreich.

Über die Bedeutung der **Lage des Conus medullaris** (Höhe L2) für die Liquorpunktion wurde bereits hingewiesen. Im Herbst 2006 legte das IMPP dann noch einen drauf und fragte, auf welcher Höhe der Durasack (!) endet. Richtige Antwort: Höhe S2. Klinisch aber extrem irrelevant!

Die Rückenmarksarterien erhalten über die gesamte Länge des Rückenmarks segmentale Zuflüsse. Ein sehr wichtiger Zufluss befindet sich auf Thoraxebene als **Arteria radicularis magna** (Adamkiewicz-Arterie). Sie entspringt aus der Aorta abdominalis auf Höhe des 8.–10. thorakalen Rückenwirbels. Wie bei anderen Arterien gibt es aber auch hier Variationen der Norm. Sie tritt durch das Foramen intervertebrale, steigt ein wenig im Wirbelkanal auf und anastomosiert mit der Arteria spinalis anterior. Ein Verschluss der Arteria radicularis magna führt zu einem Rückenmarksinfarkt.

MC-Fragen

1. Im Regelfall endet das Rückenmark mit seinem Conus medullaris beim Erwachsenen in Höhe des Wirbelkörpers
   - (A) Th9–10
   - (B) Th11–12
   - (C) L1–2
   - (D) L3–4
   - (E) L5

2. Der Nucleus gracilis...
   ... ist in eine aufsteigende Bahn eingeschaltet.
   ... bildet mit seinen Axonen den Lemniscus lateralis.
   ...ist Endstation von Neuronen mit pseudounipolarer Morphologie.
   ... erhält Informationen aus der oberen Extremität.
   - (A) nur 1 und 3 sind richtig
   - (B) nur 1 und 4 sind richtig
   - (C) nur 2 und 3 sind richtig
   - (D) nur 2 und 4 sind richtig
   - (E) nur 3 und 4 sind richtig

3. Eine Durchtrennung des rechten Tractus spinothalamicus lateralis im oberen Teil des Rückenmarks hat zur Folge eine
   - (A) Muskellähmung (Parese) im rechten Bein.
   - (B) Muskellähmung (Parese) im linken Bein.
   - (C) aufgehobene bzw. herabgesetzte Schmerzempfindung im rechten Bein.
   - (D) aufgehobene bzw. herabgesetzte Schmerzempfindung im linken Bein.
   - (E) Störung der Tiefensensibilität in beiden Beinen.

4. Eine einseitige Zerstörung der Hinterstrangbahnen führt auf der beschädigten Seite u. a. zu einem/r
   - (A) motorischen Lähmung (Parese).
   - (B) Verlust der Schmerzempfindung.
   - (C) Muskelzittern.
   - (D) Verlust der Temperaturempfindung.
   - (E) Verlust der Berührungsempfindung.

5. Welcher der genannten Reflexe ist **nicht** monosynaptisch?
   - (A) Tibialis-posterior-Reflex
   - (B) Trizepssehnenreflex
   - (C) Adduktorenreflex
   - (D) Achillessehnenreflex
   - (E) Kremasterreflex

3

Index

3

Weiterführende Literatur

1. **Kaila-Kangas L, Leino-Arjas P, Riihimaki H, Luukkonen R, Kirjonen J (2003)** Smoking and overweight as predictors of hospitalization for back disorders. *Spine 28: 1860–68*

2 **Rivinoja AE, Paananen MV, Taimela SP, et al. (2011)** Sports, smoking, and overweight during adolescence as predictors of sciatica in adulthood: a 28-year follow-up study of a birth cohort. *Am J Epidemiol 173: 890–97*

3

4

Hirnhäute und Liquorräume des Zentralnervensystems

Vorbemerkung

Im Körper gibt es im Wesentlichen zwei Organe, die besonders schützenswert sind: das Herz und das Gehirn. Ein Ausfall eines der beiden Organe – und sei es nur für wenige Sekunden – hat dramatische Folgen für unsere Gesundheit. Deswegen liegen beide geschützt und zwar umgeben von knöchernen Strukturen. Beim Herz übernimmt diese Aufgabe der knöcherne und knorpelige Brustkorb, beim Gehirn die Schädelbasis und die Schädelkalotte. Ein wesentlicher Unterschied zwischen dem Herz und dem Gehirn ist jedoch, dass das Herz allseits von weichem Gewebe umgeben, das Gehirn hingegen recht fest im Schädel verpackt ist. Um Druckschäden zu vermeiden, ruht das Gehirn deswegen auf einer Art „Wasserbett". Das bedeutet, dass Nervengewebe dem Knochen nicht unmittelbar aufliegt, sondern von drei **Hirnhäuten** (Meningen) und zudem einem Flüssigkeitskissen aus **Liquor cerebrospinalis** umhüllt ist. Dieses „Wasserbett" setzt sich bis auf das Rückenmark fort und hat dort einen vergleichbaren Aufbau.

Es können ein innerer und ein äußerer Liquorraum voneinander abgegrenzt werden. Der innere entspricht den Hirnventrikeln, der äußere dem Subarachnoidalraum. Die Produktion des Liquors findet in den inneren Räumen statt, seine Resorption in den äußeren. Beide stehen über Öffnungen in Verbindung. Da vor allem der äußere Liquorraum eng mit dem Aufbau des venösen Abflusses des Zentralnervensystems verknüpft ist, sollte man beide Kapitel vergleichend betrachten.

Hirnhäute

Die Hirnhäute setzen sich aus drei einzelnen Schichten zusammen. Wir arbeiten uns von außen nach innen vor. Die äußerste, dem Schädelknochen direkt anliegende Hirnhaut ist die **Dura mater encephali** (harte Hirnhaut). Die mittig liegende **Arachnoidea mater encephali** (Spinnenwebenhaut) liegt der Dura mater mehr oder weniger unmittelbar nach innen an. Sie ist über eine spezielle Zellschicht, dem Neurothel, mit der Dura mater verbunden. Die innen liegende **Pia mater encephali** (zarte Hirnhaut) umfasst nur wenige Zellschichten, welche dem Gehirnparenchym direkt aufliegen und in einem makroskopischen Präparat nicht deutlich zu erkennen sind. Häufig werden Arachnoidea mater und Pia mater unter dem Begriff Leptomeninx (griech. λεπτός – „fein, zart") zusammengefasst und so von der derberen Pachymeninx (entspricht der Dura mater; griech. παχύς – „dick, derb") abgegrenzt.

Dura mater encephali
Die Dura mater umspannt das Gehirn und Rückenmark als Ganzes, ohne den Sulci in die Tiefe zu folgen. Durch die Ausbildung mehrerer Durasepten fixiert sie das Gehirn im Schädel und stabilisiert es bei Bewegungen des Kopfes relativ zur Schädelkalotte.

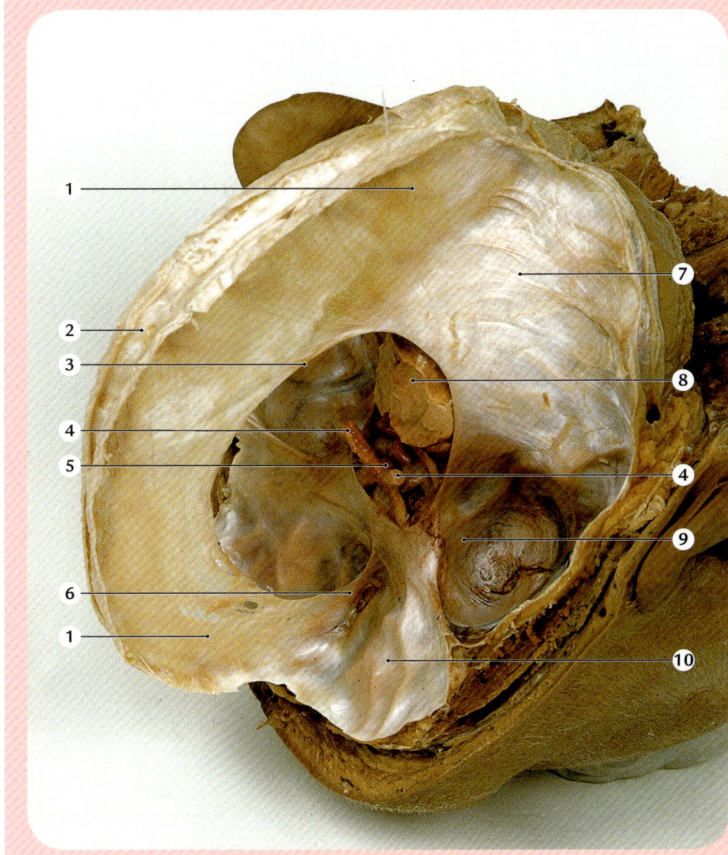

4

Abb. 4.1

Hier sind die oberflächlichen Hirnhäute sowie Tel- und Diencephalon
entfernt, die Dura mater encephali
ist auf der Schädelbasis erhalten.
Sinus sagittalis superior, die Sinus
transversi und der Sinus sigmoideus
sind teilweise eröffnet.

1 Falx cerebri
2 Sinus sagittalis superior, eröffnet
3 Sinus sagittalis inferior
4 Tractus opticus (Diencephalon)
5 Chiasma opticum (Diencephalon)
6 Falx cerebri, Verheftung an der
   Crista galli
7 Tentorium cerebelli
8 Mesencephalon, Anschnitt
9 Dura mater encephali auf dem
   Boden der mittleren Schädelgrube
10 Dura mater encephali auf dem
   Boden der vorderen Schädelgrube

Orientierungshilfe: Links unten im
Bild ist das rostrale, rechts oben
das okzipitale Ende des Kopfes.

Im Bereich des Telencephalons entspricht diese anatomische Begeben-
heit der **Falx cerebri** (Abb. 4.1), welche sich sichelförmig in der Fissura
longitudinalis cerebri aufspannt. Rostral ist die Falx cerebri an der Crista
galli des Os ethmoidale verwachsen. Am oberen Rand der Falx cerebri befindet sich eine mit Endothel ausgekleidete Duplikatur der Dura mater,
der **Sinus sagittalis superior** (Abb. 4.2). Am unteren Rand liegt der **Sinus sagittalis inferior**. Diese und weitere venöse Blutleiter (Sinus durae
matris) werden in Kapitel 9 näher beschrieben.

Die Falx cerebri setzt sich nach okzipital in das **Tentorium cerebelli**
fort. Das Tentorium cerebelli stellt ebenfalls eine Duplikatur der Dura
mater dar. Sie trennt als quer aufgespanntes Duraseptum die mittlere
von der hinteren Schädelgrube und spannt sich wie ein echtes Zelt (lat.
tentorium) über dem Kleinhirn auf. Ferner verläuft die **Falx cerebelli**
zwischen den beiden Hemisphären des Kleinhirns und trennt diese voneinander.

Histologisch betrachtet besteht die Dura mater aus einem periostalen äußeren und einem menigealen inneren Blatt. Das Neurothel stellt
die Verbindung zur Arachnoidea mater her. Zellen des Neurothels sind
durch Tight junctions fest miteinander verbunden und verhindern so,
dass Erreger oder Toxine ungehindert in das Gehirngewebe eindringen
können.

4

Abb. 4.2

In dieser Abbildung sind die venösen Blutleiter des Gehirns schematisch dargestellt.

Die Dura mater encephali bildet starre, inkompressible Duplikaturen aus, in denen das venöse Blut aus dem Gehirn abfließt.

Die wichtigsten Sinus durae matris sind:
· Sinus transversus
· Sinus sigmoideus
· Sinus sagittalis superior
· Sinus sagittalis inferior
· Sinus cavernosus

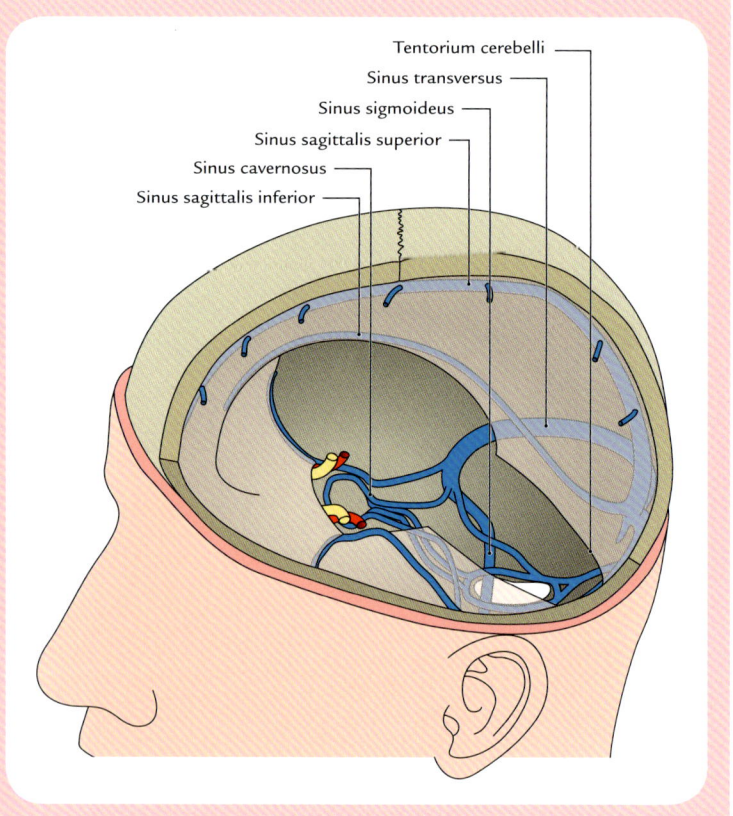

Tentorium cerebelli
Sinus transversus
Sinus sigmoideus
Sinus sagittalis superior
Sinus cavernosus
Sinus sagittalis inferior

Im Bereich des Schädels verwächst die Dura mater mit ihrem periostalen Anteil teils sehr fest am Schädelknochen. Ein Raum oberhalb der Dura mater (**Epiduralraum** von griech. ἐπί – „auf, darüber"), also zwischen Dura mater und Schädelkalotte ist unter normalen Umständen nicht existent.

 Klinik

Diesen Epiduralraum durchziehen Gefäße zur Versorgung der Meningen. Sie sind relativ fest im Epiduralraum verankert. Daher ist es möglich, dass sie bei mechanischen Belastungen, wie sie im Rahmen eines Schädeltraumas auftreten können, bersten. Besonders oft ist hiervon das mittlere die Dura mater versorgende Gefäß, die Arteria meningea media, betroffen. Im Rahmen von Blutungen aus ihr kann es zur Ausbildung eines pathologischen Epiduralraums kommen. Das klinische Bild wird **Epiduralblutung** genannt.

Im Gegensatz zur Dura mater encephali befindet sich im Bereich der Dura mater spinalis (kaudal des Foramen magnum im Bereich des Rückenmarks) sehr wohl ein physiologischer Epiduralraum zwischen Dura mater und dem Periost der Wirbelkörper. Dieser ist vor allem mit Fettgewebe und Venen gefüllt und besitzt große klinische Relevanz für

4

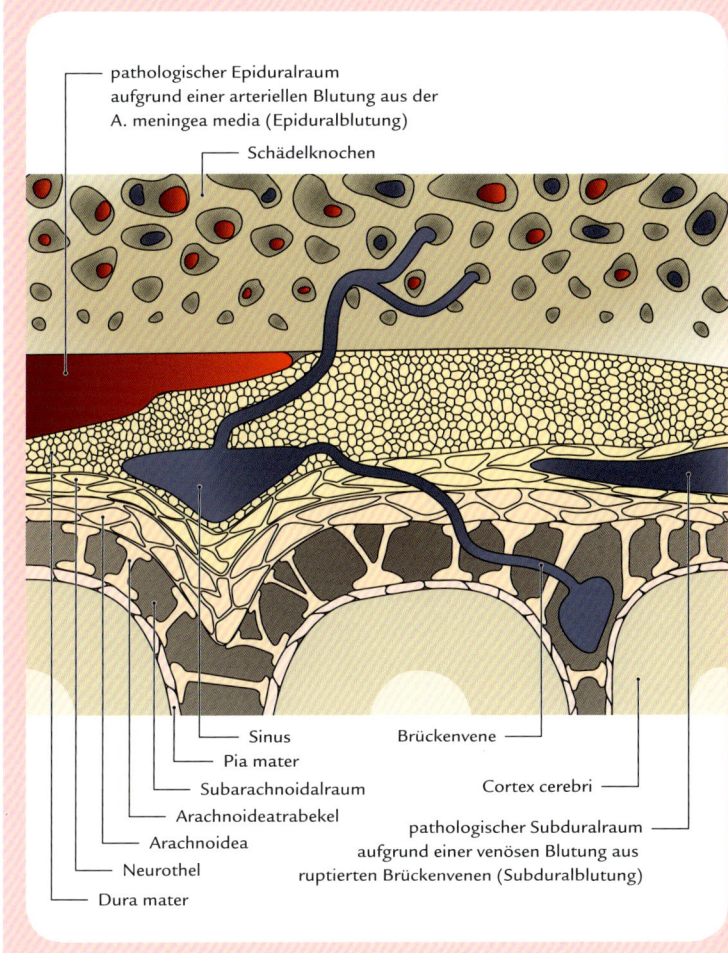

pathologischer Epiduralraum
aufgrund einer arteriellen Blutung aus der
A. meningea media (Epiduralblutung)

Schädelknochen

Sinus Brückenvene

Pia mater

Subarachnoidalraum

Arachnoideatrabekel Cortex cerebri

Arachnoidea pathologischer Subduralraum

Neurothel aufgrund einer venösen Blutung aus
ruptierten Brückenvenen (Subduralblutung)

Dura mater

Abb. 4.3

Schematischer Aufbau der
Hirnhäute

Das Gehirn ist, ebenso wie das
Rückenmark von bindegewebigen
Hüllen, den Hirnhäuten (Meningen)
umgeben.

Die derbe äußere Hülle, welche der
inneren knöchernen Schädelflä-
che anliegt und mit dem Periost
verschmolzen ist, dient dem Gehirn
als schützende Kapsel und wird als
Pachymeninx oder Dura mater encephali bezeichnet. An der weichen
Hirnhaut wird die Arachnoidea
von der Pia mater unterschieden;
dazwischen befindet sich der
Subarachnoidalraum (Cavum
subarachnoidale), der den äußeren
Liquorraum bildet und mit Liquor
cerebrospinalis gefüllt ist.

Die Pia mater liegt dem Hirngewebe
direkt auf und folgt allen Gyri und
Sulci der Hirnoberfläche. Im Gegensatz dazu ziehen die Arachnoidea
und Dura mater über alle Unebenheiten hinweg.

Das Neurothel stellt eine Verbindung zwischen Dura mater und
Arachnoidea mater her.

die Durchführung einer Periduralanästhesie, wie sie häufig bei ortho-
pädischen, gynäkologischen oder urologischen Eingriffen zum Einsatz
kommt.

Arachnoidea mater encephali

Die Arachnoidea mater ist von der Dura mater durch einen makrosko-
pisch nicht erkennbaren Spaltraum, das Spatium subdurale, getrennt.
Durch diesen Spaltraum ziehen sogenannte **Brückenvenen**, welche das
Blut oberflächlicher Gehirnvenen den Sinus durae matris zuleiten.

Klinik

Im Rahmen eines Traumas können die Brückenvenen reißen und das
Spatium subdurale pathologisch erweitern: Man spricht von einer
Subduralblutung. Da die Brückenvenen fest mit der Dura mater an
ihrer Mündungsstelle am Sinus verwachsen sind, sind sie dort nur
wenig beweglich. Dies ist der Grund, weshalb sie bei einem Trauma
vor allem dort einreißen.

4

In einem anatomischen Präparat ist das Studium der Lagebeziehungen zwischen Dura und Arachnoidea mater nur begrenzt möglich, da einerseits der Liquor ausläuft und andererseits die Dura mater bei der Gehirnentnahme oft im Schädel haften bleibt. Ähnlich wie die Dura mater überspannt die Arachnoidea mater das Gehirn als Ganzes, ohne den einzelnen Sulci in deren Tiefe zu folgen. Dadurch entsteht zwischen der Arachnoidea mater und der Pia mater ein physiologischer **Subarachnoidalraum**, welcher mit Liquor cerebrospinalis gefüllt ist. Im Subarachnoidalraum verlaufen im Bereich der Schädelbasis die das Gehirn versorgenden großen Gefäße sowie die Hirnnerven bis zu ihrem Eintritt ins Gehirn bzw. ihrem Durchtritt durch die Dura mater. Die Arachnoidea mater wird zuweilen auch als „gefäßführende" Hirnhaut bezeichnet.

Klinik

An den Teilungsstellen der großen Gefäße können sich Aneurysmata bilden. Hierbei handelt es sich um Aussackungen der Gefäßwand. Wenn ein solches Aneurysma platzt, blutet es sehr schnell in den Subarachnoidalraum. Man spricht von einer **Subarachnoidalblutung** (kurz SAB), einem lebensbedrohlichen Zustand, der mit extremen Kopfschmerzen einhergeht (Vernichtungskopfschmerz).

Die Arachnoidea mater bildet weiterhin im Bereich der Sinus durae matris, insbesondere entlang des Sinus sagittalis superior, zottenförmige Aussackungen aus (**Granulationes arachnoideae**; Pacchioni-Granulationen). Diese Granulationen sind die wichtigsten Orte der **Liquorresorption** im Bereich des Schädels. Bei einer eingeschränkten Funktion der Granulationes arachnoideae verschiebt sich das Gleichgewicht zwischen Liquorproduktion und Liquorresorption zugunsten der Produktion. Es resultiert ein Hydrozephalus (Wasserkopf).

Pia mater encephali

Die innerste und zugleich dünnste Schicht der Hirnhaut ist die Pia mater. Sie ist nur im histologischen Präparat zu erkennen und liegt dem Gehirnparenchym unmittelbar auf. Sie folgt dabei den Sulci und Gyri in Ihrem Verlauf. Darüber hinaus beteiligt sich die Pia mater an der Begrenzung der perivaskulären Virchow-Robin-Räume (Abb. 4.4). Betrachten wir diese ein wenig genauer.

Aufbau des Virchow-Robin Raumes

Die großen hirnversorgenden, intrakraniellen Arterien, wie etwa die Arteria cerebri media, verlaufen im Subarachnoidalraum, also zwischen Arachnoidea mater und Pia mater. Von diesen zweigen die das Hirnparenchym versorgenden kleineren Arterien (sog. penetrierende Arterien) ab. Beim Durchtritt der penetrierenden Arterien durch die Pia mater legt sich dem Gefäß eine leptomeningeale Zellschicht an und begleitet es bis hin zu seinen kapillären Verzweigungen. Ein ähnlicher Aufbau existiert um Venen herum. Die den penetrierenden Gefäßen anliegende leptomeningeale Gewebeschicht besteht aus einer einfachen Zellschicht mit

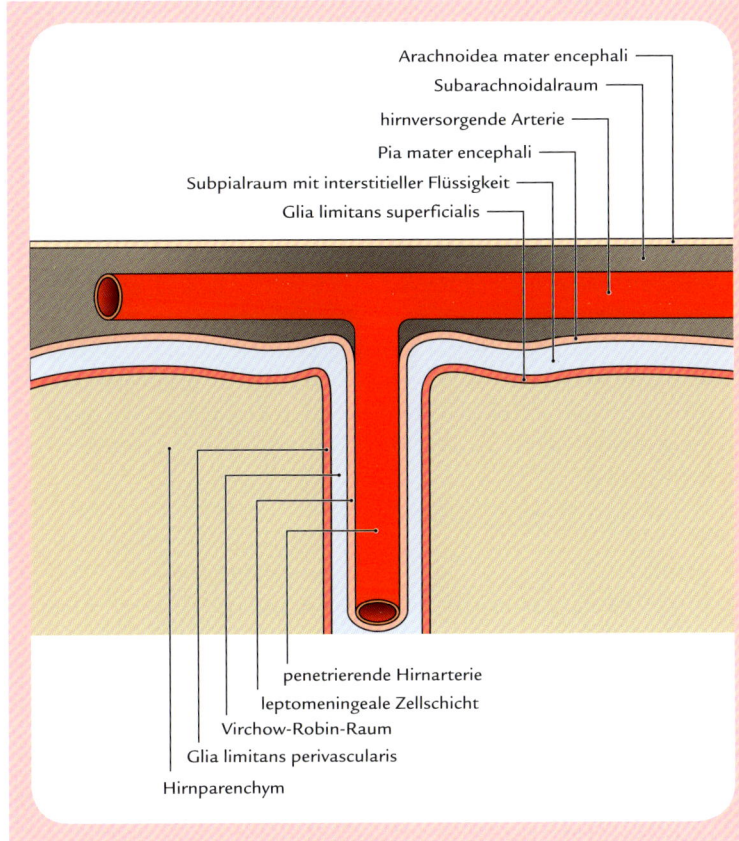

Arachnoidea mater encephali

Subarachnoidalraum

hirnversorgende Arterie

Pia mater encephali

Subpialraum mit interstitieller Flüssigkeit

Glia limitans superficialis

penetrierende Hirnarterie
leptomeningeale Zellschicht
Virchow-Robin-Raum
Glia limitans perivascularis
Hirnparenchym

Abb. 4.4

4

Virchow-Robin-Raum

Um die Perforans-Gefäße, die von den großen hirnversorgenden Arterien und Venen abgehen, bildet sich der sogenannte Virchow-Robin-Raum aus.

Es handelt sich hier um einen perivaskulären Raum. Einerseits wird er vom Blutgefäß und auf der anderen Seite von der Membrana gliae limitans perivascularis begrenzt.

Dies ist der Ort, an dem sich bei neuroinflammatorischen Vorgängen Entzündungszellen ansammeln können.

Desmosomen und Gap junctions, ähnlich dem Aufbau der Pia mater. Diese Schicht bildet die innere Begrenzung der Virchow-Robin-Räume. Die äußere Begrenzung der Virchow-Robin-Räume wird entweder durch eine weitere einfache leptomeningeale Zellschicht oder durch die Basalmembran der angrenzenden astrozytären Glia limitans perivascularis gebildet. So entsteht ein perivaskulärer Raum, der das gesamte intrazerebrale Gefäßsystem bis hin zu den Kapillaren umgibt. Auf Höhe der Kapillargefäße verschmelzen die beiden begrenzenden Gewebeschichten, so dass die perivaskulären Räume verloren gehen.[1, 2]

Klinik

Bei verschiedenen entzündlichen Erkrankungen des Gehirns (z.B. Enzephalitis, Multiple Sklerose etc.) dringen Entzündungszellen über den Blutweg in das Gehirngewebe ein. Dies geschieht vor allem im Bereich der postkapillären Venolen. In einem ersten Schritt überwinden die Entzündungszellen die Endothelschicht und befinden sich dann im Virchow-Robin-Raum. Bevor sie jedoch Nervenzellen angreifen können, müssen sie die angrenzende Astrozyten-Grenzschicht (Glia limitans perivascularis) überwinden, welche den Virchow-Robin-Raum allseits umgibt. Das gelingt den Entzündungszellen unter anderem durch die Ausschüttung Protein-spaltender Enzyme (Matrix-Metalloproteinasen).

4

Sensible und arterielle Versorgung der Hirnhäute

Die Meningen sind im Gegensatz zum Gehirngewebe recht gut sensibel innerviert: Jeder der drei Äste des **Nervus trigeminus** gibt einen Ast zur sensiblen Versorgung der Hirnhäute ab. Hintere Bereiche werden zusätzlich von sensiblen Nervenendigungen des **Nervus vagus** versorgt. Hierbei nimmt der Meningen-versorgende Ast des **Nervus mandibularis** einen anatomisch charakteristischen Verlauf. Gemeinsam mit seinem Hauptstamm tritt er durch das Foramen ovale. Direkt nach dem Durchtritt zweigt er vom Nervus mandibularis ab und zieht, zusammen mit der Arteria meningea media, über das Foramen spinosum wieder zurück in die mittlere Schädelgrube. Die Gefäßversorgung der Meningen findet durch drei Arterien statt: Arteria meningea anterior, Arteria meningea media und Arteria meningea posterior. Erstere ist ein Ast der Arteria carotis interna, die letzten beiden sind Äste der Arteria carotis externa.

Klinik

Bei der **Meningitis** kommt es zu einer Entzündung der Hirn- und/ oder Rückenmarkshäute. Die virale Meningitis ist die häufigste Form. Deutlich seltener tritt die bakterielle Hirnhautentzündung auf. Ursache dieser wesentlich gefährlicheren Meningitis-Variante sind Bakterien, vor allem Pneumokokken, gefolgt von Meningokokken. Aber auch andere Krankheitserreger, z. B. Pilze, können zu einer Gehirnhautentzündung führen. Greift diese auf das Gehirn über, sprechen wir von einer Meningoenzephalitis. Erste Anzeichen, die für eine Meningitis sprechen, sind grippeähnliche Symptome wie hohes Fieber und starke Kopfschmerzen (diese kommen durch die ausgeprägte sensible Versorgung der Meningen zustande). Neben diesen unspezifischen Beschwerden weisen eine plötzliche Nackensteifigkeit sowie charakteristische Verfärbungen auf der Haut gezielter auf eine Meningokokken-Meningitis hin.

Liquor- und Ventrikelsystem

Sicher sind Ihnen bereits in den vorangegangenen Kapiteln die großen „Löcher" in den Tiefen des Gehirns aufgefallen. Genau diese wollen wir jetzt kennenlernen: die inneren Liquorräume. Man unterscheidet zwischen einem inneren und einem äußeren Liquorraum. Der Liquor cerebrospinalis wird innerhalb der inneren Liquorräume vom **Plexus choroideus** produziert. Seine Resorption findet in den äußeren Liquorräumen statt.

Der äußere Liquorraum entspricht dem Subarachnoidalraum, der innere besteht aus den vier Ventriculi cerebri und dem Canalis centralis des Rückenmarks. Jedem der einzelnen Hirnabschnitte, die wir im zweiten Kapitel kennengelernt haben (also Rückenmark, Medulla oblongata, Pons usw.) kann ein innerer Liquorraum zugeordnet werden. Den Aufbau der inneren Liquorräume betrachtet man am besten anhand eines Ausgusspräparates. Bei der Herstellung eines solchen Präparates punk-

4

tiert man den inneren Liquorraum post mortem an einer gut zugänglichen Stelle und appliziert eine flüssige Substanz, welche sich im gesamten inneren Liquorraum verteilen kann. Nach einer gewissen Zeit härtet diese Substanz aus. Wenn jetzt das umgebende Hirngewebe enzymatisch verdaut oder mechanisch entfernt wird, erhält man ein Ausgusspräparat der inneren Liquorräume und kann seinen Aufbau und Verbindungen untersuchen.

Innere Liquorräume und deren Verbindungen

Der Liquor wird in den inneren Liquorräumen produziert und fließt von dort in die äußeren Liquorräume, wo er resorbiert wird (Abb. 4.5). Die inneren Liquorräume bestehen aus zwei paarig angelegten Seitenventrikeln, einem unpaaren dritten Ventrikel, dem vierten Ventrikel und dem Zentralkanal des Rückenmarks.

Die zwei **Seitenventrikel**, die inneren Liquorräume des Telencephalons, erhalten ihre komplexe C-Form durch die Hemisphärenrotation und das starke Wachstum von Frontal-, Okzipital- und Temporallappen im Rahmen der Entwicklung (Operkularisierung).

Es können ein Cornu frontale, eine Pars centralis, ein Cornu occipitale und ein Cornu temporale unterschieden werden. Die Seitenventrikel stehen mit dem dritten Ventrikel über jeweils ein linkes und rechtes **Foramen interventriculare** (Foramen Monroi) in Verbindung.

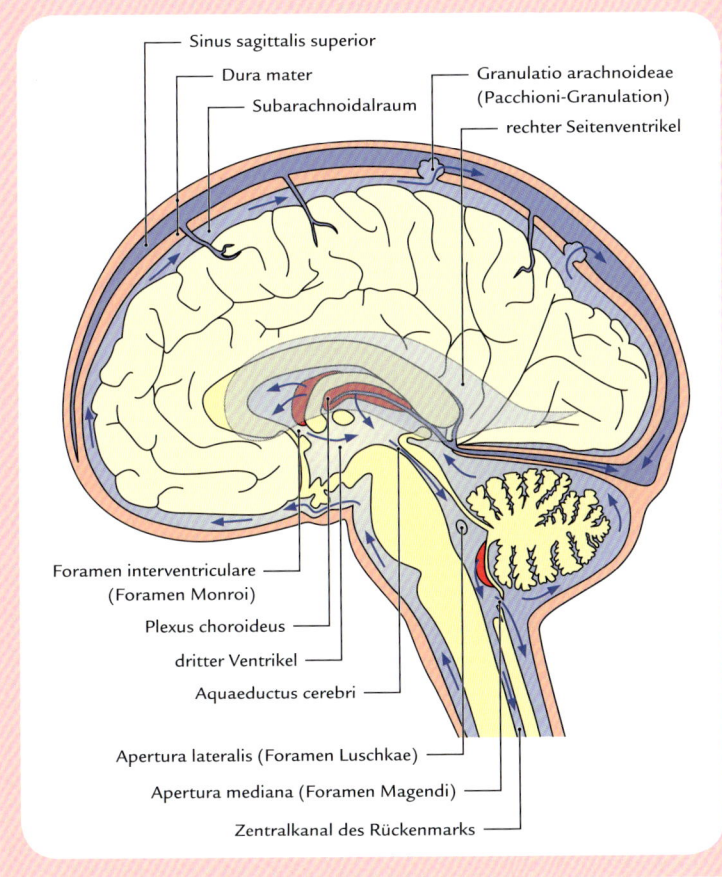

Sinus sagittalis superior
Dura mater
Subarachnoidalraum
Granulatio arachnoideae (Pacchioni-Granulation)
rechter Seitenventrikel

Foramen interventriculare (Foramen Monroi)
Plexus choroideus
dritter Ventrikel
Aquaeductus cerebri
Apertura lateralis (Foramen Luschkae)
Apertura mediana (Foramen Magendi)
Zentralkanal des Rückenmarks

Abb. 4.5

Zirkulation des Liquor cerebrospinalis

Der Liquor cerebrospinalis wird in den Plexus choroidei gebildet, die in den inneren Liquorräumen liegen. Jeder Hirnventrikel verfügt über seinen eigenen Plexus choroideus, hier rot hervorgehoben.

Von dort wird der Liquor über je zwei Aperturae laterales und eine Apertura mediana, die alle im Bereich des vierten Ventrikels liegen, dem äußeren Liquorraum zugeleitet.

Die Liquorresoprtion findet an Granulationes arachnoideae statt.

4

Abb. 4.6

Aufbau der inneren Liquorräume

Im Ausgusspräparat wird deutlich, welche Form und Ausstülpungen die einzelnen Anteile der inneren Liquorräume aufweisen.

Namensgebend für diese Ausstülpungen (Recessus) sind die umgebenden Strukturen. So liegt beispielsweise der Recessus supraopticus des dritten Ventrikels direkt über dem Nervus bzw. Tractus opticus.

Der dritte Ventrikel geht über den Aquaeductus mesencephali in den vierten Ventrikel über.

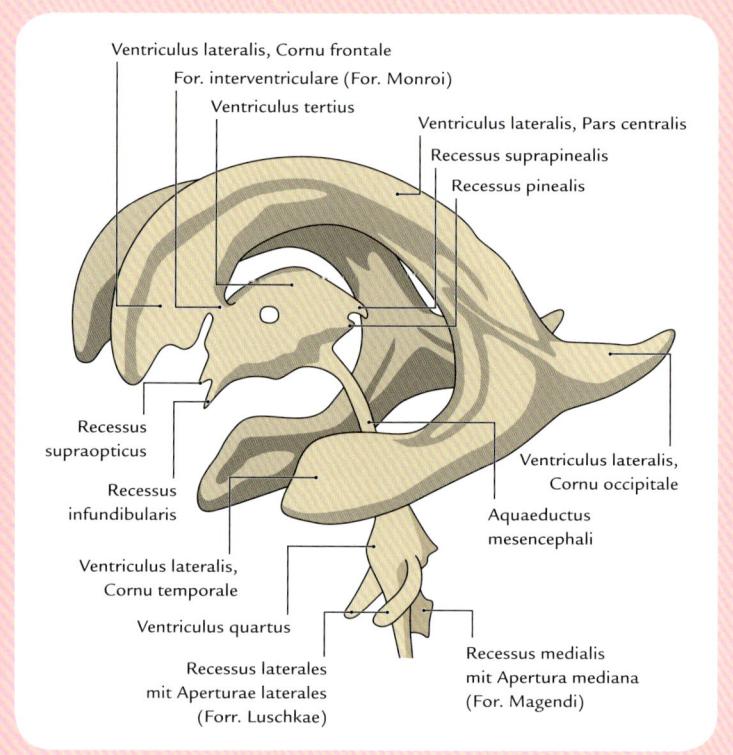

Der dritte Ventrikel, der **Ventriculus tertius**, ist im Gegensatz zu den beiden Seitenventrikeln unpaar und stellt den inneren Liquorraum des Diencephalons dar. Er besitzt mehrere Ausstülpungen, welche nach den Strukturen benannt sind, die sie begrenzen. Im frontalen Bereich sind dies der Recessus supraopticus und der Recessus infundibularis, im okzipitalen Bereich der Recessus suprapinealis und der Recessus pinealis. Vom dritten Ventrikel fließt der Liquor über den **Aquaeductus mesencephali** in den vierten Ventrikel. Dieser Liquorleiter kann als der innere Liquorraum des Mesencephalons aufgefasst werden.

Der ebenfalls unpaare vierte Ventrikel, **Ventriculus quartus**, ist umgeben von Pons, Medulla oblongata und Cerebellum. Er besitzt drei Ausziehungen, welche Verbindungen zum Subarachnoidalraum und damit zum äußeren Liquorraum herstellen. Nach dorsal zeigt der Recessus medialis mit der Apertura mediana (Foramen Magendi). Durch diese mittlere unpaare Öffnung im Dach des vierten Hirnventrikels gelangt Liquor vom vierten Ventrikel in die **Cisterna cerebellomedullaris** (Cisterna magna) und damit in den äußeren Liquorraum. Nach lateral zeigt beidseits der Recessus lateralis mit der Apertura lateralis (Foramen Luschkae). Durch diese Öffnungen ragt ein Teil des Plexus choroideus des vierten Ventrikels in den Subarachnoidalraum, das sogenannte **Bochdalek'sche Blumenkörbchen**.

Nach kaudal schließt sich dem vierten Ventrikel der ebenfalls mit Liquor cerebrospinalis gefüllte Canalis centralis des Rückenmarks an. Die Weite seiner Lichtung ist inkonstant ausgebildet und kann auch vollständig verschlossen sein.

4

Rautengrube und Rhombencephalon

Betrachtet man den vierten Ventrikel von hinten (nach Abnahme des Kleinhirns), blickt man auf seinen ventralen Boden (Abb. 4.7). Diese Grube hat eine rautenförmige Gestalt und wird deswegen Rautengrube (**Fossa rhomboidea**) genannt. Sie wird von den Kleinhirnstielen (Pedunculi cerebellares), dem Pons und der Medulla oblongata begrenzt. Im Bereich der Rautengrube liegen wichtige Kerngebiete für die Hirnnerven und die Kreislaufregulation sowie auf- und absteigende Bahnsysteme. Eine wichtige Struktur, die am Boden der Rautengrube liegt, ist die **Area postrema**. Sie wird funktionell dem Brechzentrum zugeordnet. Gefäße in diesem Bereich haben ein recht durchlässiges Endothel , d. h. die Blut-Hirn-Schranke zwischen den Endothelzellen ist nur lückenhaft ausgebildet. Toxische Stoffe, die im Blut enthalten sind, können so von Nervenzellen der Area postrema detektiert werden. Das ist vor allem im Rahmen einer akuten Vergiftung überlebensnotwendig. Aktiviert werden die Rezeptoren der Area postrema auch durch Dopaminagonisten wie Apomorphin (löst therapeutisches Erbrechen aus).

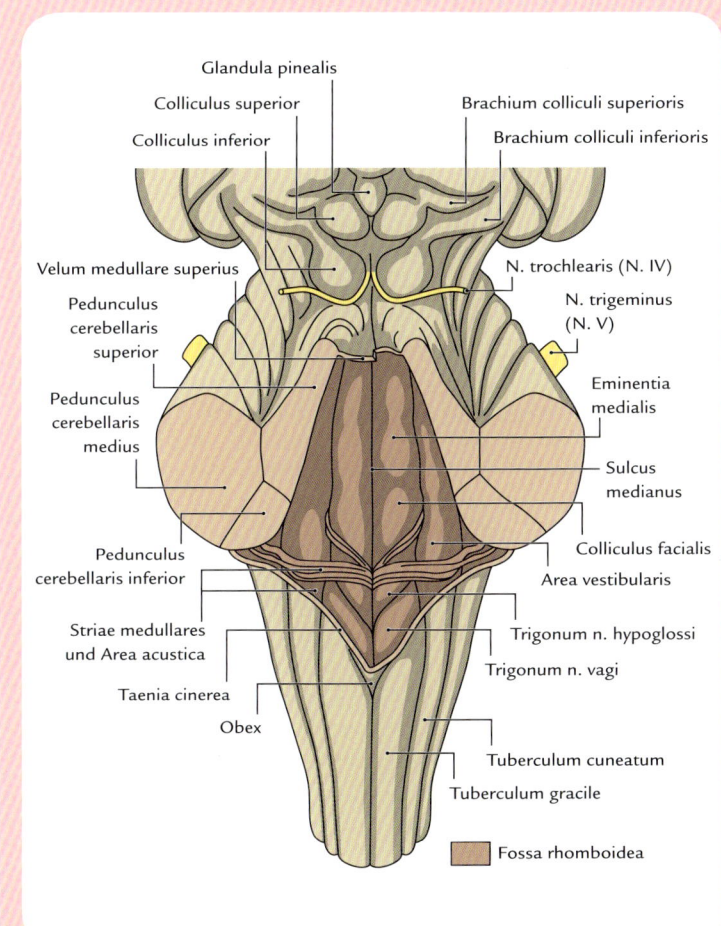

Abb. 4.7

Fossa rhomboidea

Blick auf den Hirnstamm von dorsal. Das Kleinhirn ist entfernt, die Hirnnerven erhalten.

Betrachtet man den vierten Ventrikel von hinten, blickt man auf die Rautengrube (rötlich eingefärbt) mit ihren wichtigen topographischen Landmarken.

· Sulcus medianus
· Colliculis facialis
· Striae medullares und Area acustica
· Trigonum nervi hypoglossi
· Trigonum nervi vagi
· Area postrema

Abb. 4.8

Cisternae subarachnoideae

Die äußeren Liquorräume sind in bestimmten Bereichen zu Zisternen erweitert. Die wichtigsten unter ihnen sind:

· Cisterna ambiens
· Cisterna cerebellomedullaris
· Cisterna interpeduncularis
· Cisterna chiasmatica

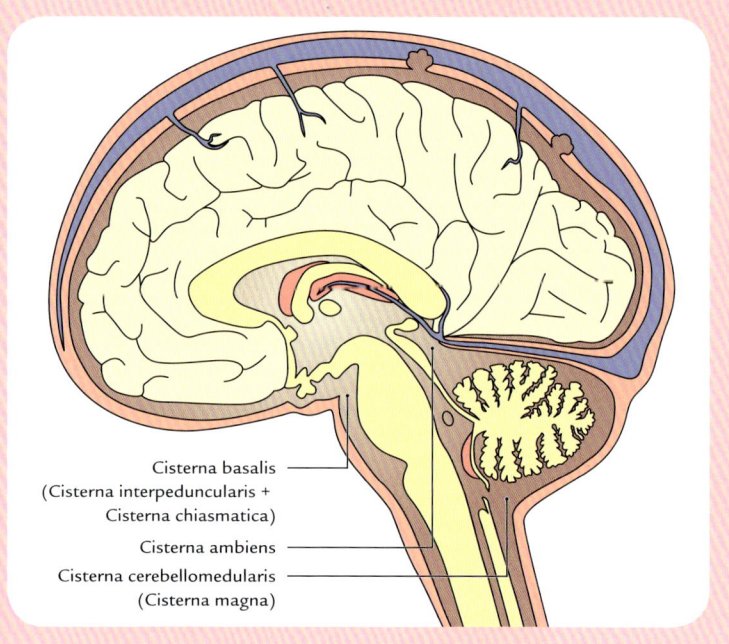

Cisterna basalis
(Cisterna interpeduncularis +
Cisterna chiasmatica)

Cisterna ambiens

Cisterna cerebellomedularis
(Cisterna magna)

Liquor und Liquorproduktion

Orte der Liquorbildung sind die **Plexus choroidei**. Seine bindegewebige Stützstruktur wird Tela choroidea genannt. Alle vier Ventrikel haben einen eigenen Plexus choroideus (Abb. 4.8) und beteiligen sich somit an der Liquorproduktion.

Histologisch sind die inneren Liquorräume mit einer spezialisierten neuroepithelialen Zellschicht ausgekleidet, dem **Ependym**. Auch die Plexus choroidei besitzen ein Epithel aus spezialisierten Ependymzellen. Diese iso- oder hochprismatischen Zellen zeigen einen reichen Besatz mit Mikrovilli und wenigen Kinozilien. So gewährleisten sie eine hohe Sekretionsleistung und einen gerichteten Liquortransport (Abb. 4.9).

Der Liquor selbst entsteht durch Ultrafiltration aus dem Blut der Gefäßkonvolute der Plexus. Die Zusammensetzung des Liquors unterscheidet sich dabei deutlich von anderen Körperflüssigkeiten und wird streng kontrolliert. Die funktionelle Einheit aus Gefäßendothel, Basallamina und Plexusepithel (das reich an Tight junctions ist) ist nur für Wasser und darin gelöste Gase uneingeschränkt durchlässig. Alle anderen (makromolekularen) Bestandteile des Liquors werden durch selektiven Transport sezerniert. Durch diese Eigenschaften der **Blut-Liquor-Schranke** ist der Liquor arm an Proteinen (ca. 0,15–0,45 mg/ml) und Zellen. Der Glukosegehalt liegt um 30 %–50 % unter dem des Serum-Blutzuckerwertes. Die zelluläre und biochemische Zusammensetzung des Liquors ändert sich häufig in Folge pathologischer Prozesse. Sie spielt daher eine wichtige Rolle bei der Diagnostik insbesondere entzündlicher Vorgänge im Gehirn.

Alle vier Plexus produzieren gemeinsam etwa 300–400 µl Liquor pro Minute. Die Gesamtmenge des Liquors in inneren und äußeren Liquorräumen beträgt dabei etwa 150–200 ml. Schwankungen in der

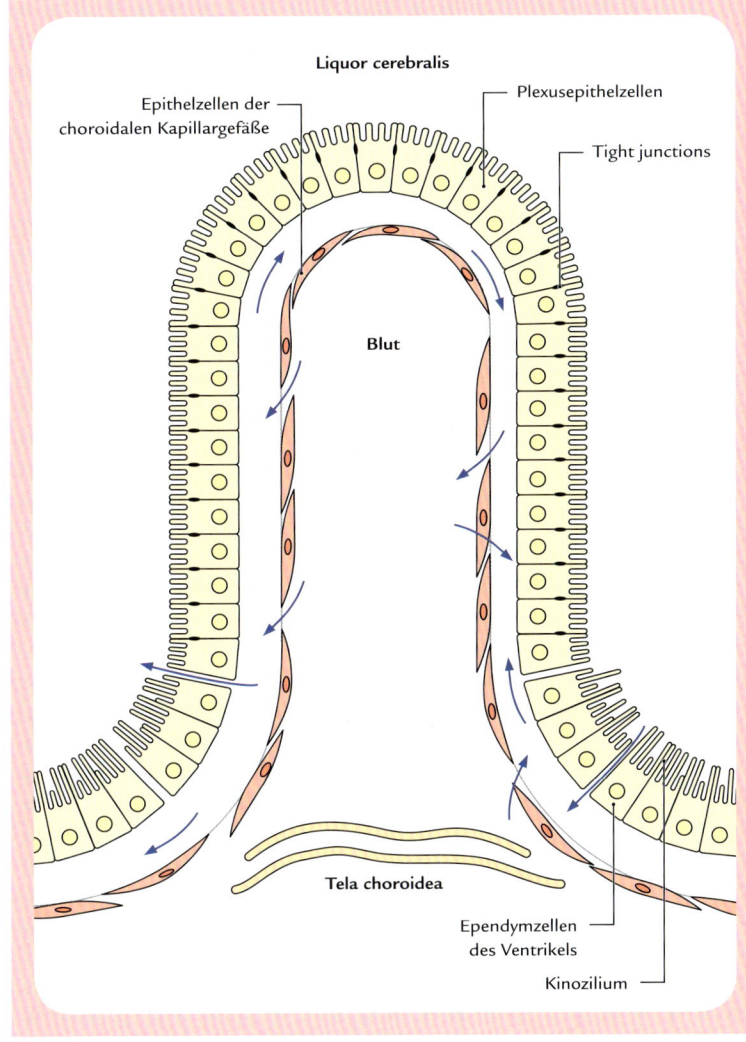

Liquor cerebralis

Epithelzellen der
choroidalen Kapillargefäße

Plexusepithelzellen

Tight junctions

Blut

Tela choroidea

Ependymzellen
des Ventrikels

Kinozilium

Abb. 4.9

Mikroskopischer Aufbau des
Plexus choroideus

Der Liquor cebrospinalis entsteht
durch Ultrafiltration aus dem Blut
der choroidalen Kapillargefäße.
Hierbei handelt es sich um ein
fenestriertes Endothel. Wasser und
darin gelöste Gase können mehr
oder weniger ungehindert aus dem
Blut in den Liquor übertreten. Alle
anderen Bestandteile werden aktiv
von den spezialisierten Ependymzellen (Plexus-Epithelien) durch
selektiven Transport sezerniert. Zwischen den Plexus-Epithelzellen wird
durch Tight junctions ein passiver
Transport verhindert. So entsteht
eine Blut-Liquor-Schranke.

Das Plexusepithel besitzt apikal
einige Kinozilien und zahlreiche
Mikrovilli zur Oberflächenvergrößerung.

Darunter befindet sich die aus der
Pia mater stammende gefäßreiche
Bindegewebsschicht, die Tela cho-
roidea. Sie enthält die zuführenden
Gefäße.[3]

Liquormenge oder Abflussstörungen des Liquors (z. B. in Folge von
raumfordernden Prozessen im Bereich des Aquaeductus mesencephali) äußern sich klinisch in einem gesteigerten intrakraniellen Druck
(Hydrozephalus).

Funktion des Liquors

Durch die Einbettung des Gehirns in ein Liquorkissen wird sein phy-
sikalisches Effektivgewicht deutlich reduziert. So liegt das etwa 1500 g
schwere Gehirn dem Schädelknochen mit einem Gewicht von etwa 50 g
auf. Zudem bildet der Liquor cerebrospinalis einen effektiven Schutz
bei Stößen und schnellen oder ruckartigen Bewegungen des Kopfes.
Der Liquor besitzt darüber hinaus weitere wichtige Funktionen für die
Aufrechterhaltung des extrazellulären Milieus des Zentralnervensystems. Neben dem Abtransport von potenziell schädlichen Stoffwechsel-
schlacken spielt er eine wichtige Rolle für die Entwicklung des Gehirns,
den Transport von Wachstumsfaktoren und Signalmolekülen sowie der
Kommunikation mit dem peripheren Immunsystem.

4

Abb. 4.10

Linker Seitenventrikel im Faserpräparat

Operculum frontale teilweise und
Operculum parietale vollständig
abgetragen; Inselrinde erhalten;
Seitenventrikel vollständig eröffnet;
Ansicht von oben.

1 Polus frontalis
2 Inselrinde
3 Spitze des Lobus temporalis
4 Gyri temporales transversi
5 Hippocampus
6 Ventriculus lateralis,
  Cornu occipitale
7 Fornix, Crus
8 Polus occipitalis
9 Corpus callosum, Genu
10 Ventriculus lateralis,
   Cornu frontale mit Vena anterior
   septi pellucidi
11 Nucleus caudatus, Caput
12 Corona radiata, Schnittkante
13 Ventriculus lateralis,
   Plexus choroideus
14 Corpus callosum, Splenium
15 Cerebellum
16 Telencephalon, Sehrinde
   oberhalb des Sulcus calcarinus
   abgetragen, so dass die Sehrinde
   unterhalb des Sulcus calcarinus
   in der Aufsicht zu sehen ist.

Der Plexus choroideus des Seiten-
ventrikels beginnt im Bereich der
Pars centralis und reicht bis in das
Cornu temporale.

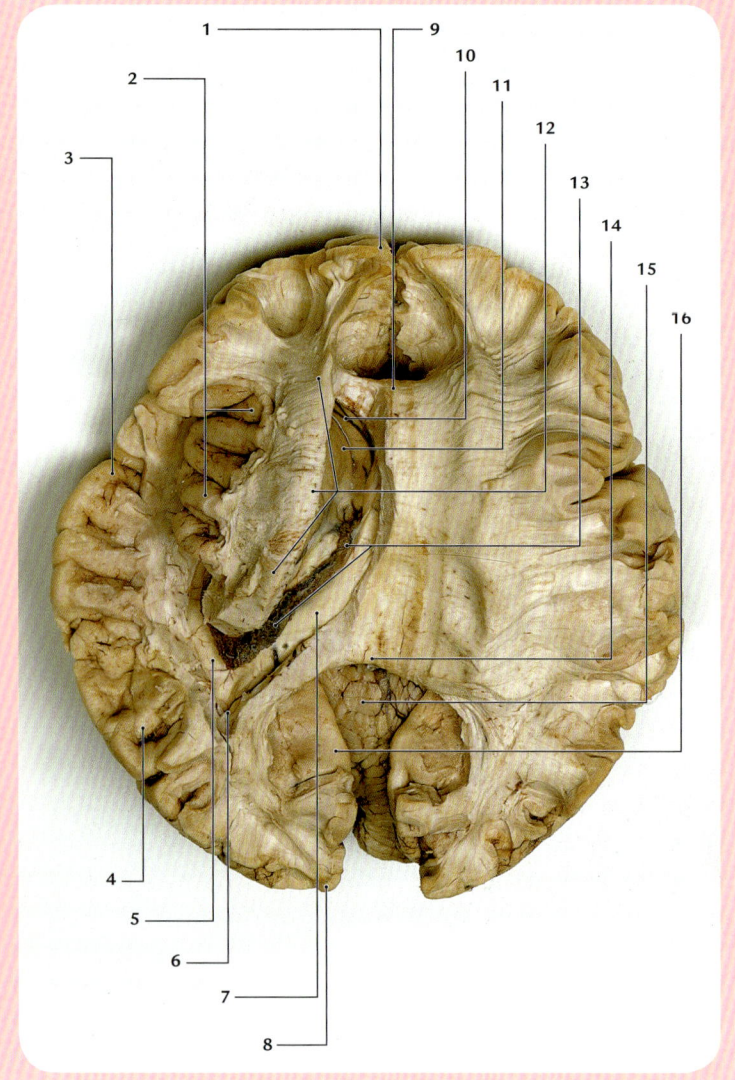

Erweiterungen der äußeren Liquorräume

Der Liquor wird in den inneren Liquorräumen produziert, in den äußeren resorbiert. Somit entsteht ein von innen nach außen gerichteter
Transport. Verbindungen werden vor allem im Bereich der Foramina
Luschkae und des Foramen Magendi auf Höhe des vierten Ventrikels
hergestellt.

Die äußeren Liquorräume, der Subarachnoidalraum, ist in Bereichen, in welchen die Form des Gehirns einen größeren Abstand zum
Schädelknochen bedingt, zu Zisternen erweitert (vgl. Abb. 4.8). Die
wichtigsten Zisternen und ihre Lage sind: oberhalb des Kleinhirns die
Cisterna ambiens, zwischen Kleinhirn und Medulla oblongata die Cisterna cerebellomedullaris, im Bereich der Hirnschenkel des Mittelhirns
die Cisterna interpeduncularis und im Bereich des Chiasma opticum
die Cisterna chiasmatica. Die Cisterna cerebellomedullaris kann in

Ausnahmefällen zur Liquoruntersuchung durch den Spalt zwischen Hinterhaupt und Atlas punktiert werden (Subokzipitalpunktion). Man bevorzugt jedoch die Lumbalpunktion des Durasacks im Bereich der Lendenwirbel zwischen den Dornfortsätzen des zweiten bis fünften Lendenwirbels. Bei Kleinkindern, bei denen das Rückenmark noch den Spinalkanal nach unten ausfüllt und daher eine Lumbalpunktion erschwert ist, kann über die Cisterna cerebellomedullaris Liquor erfolgreich entnommen werden.

Zusammenfassung

Die wichtigsten Organe des menschlichen Körpers sind das Gehirn und das Herz. Während das Herz im Thorax durch umliegende Organe gut geschützt und gepolstert ist, übernehmen die Hirnhäute (Meningen) und der Liquor cerebrospinalis diese Funktion für das Gehirn.

Die Hirnhäute setzen sich aus drei einzelnen Schichten zusammen: Dem Knochen liegt die Dura mater encephali (Synonym: **Pachymeninx**) direkt an. Zwischen Periost und Dura existiert im physiologischen Zustand kein Epiduralraum (rufen Sie sich hierzu den physiologischen Epiduralraum im Bereich des Rückenmarks in Erinnerung). Rupturiert unter traumatischen Bedingungen eines der in der Dura eingebetteten Gefäße, beispielsweise die prominente Arteria meningea media, kommt es zu einer Einblutung und der Entstehung eines **pathologischen Epiduralraums**.

Zwischen Dura und Arachnoidea liegt das Neurothel. Rupturieren die hier verlaufenden Brückenvenen, kommt es zu einer Subduralblutung. Als Folge hiervon bildet sich innerhalb des Neurothels ein **Spatium subdurale** aus.

Als **Leptomeninx** fasst man die beiden weichen Hirnhäute, Arachnoidea und Pia mater encephali zusammen. Zwischen Arachnoidea und Pia mater, die als einzige Hirnhaut den Gyri und Sulci der Gehirnoberfläche folgt, liegt das Cavum subarachnoidale (Synonym: **Subarachnoidalraum**). Die Arachnoidea mater encephali wird auch als die gefäßführende Hirnhaut bezeichnet, denn in ihr sind die großen hirnversorgenden Arterien eingebettet. Rupturiert eine solche, kommt es zum lebensbedrohlichen Zustand der **Subarachnoidalblutung**.

Man unterscheidet innere von äußeren Liquorräumen. Der **innere Liquorraum** besteht aus den paarigen Seitenventrikeln, jeweils einem unpaaren dritten und vierten Ventrikel sowie dem Zentralkanal des Rückenmarks. In jedem der vier Ventrikel wird der Liquor cerebrospinalis durch Ultrafiltration des Blutes, das die liquorproduzierenden Plexus choroidei durchströmt, gewonnen. Im Bereich des vierten Ventrikels liegen je zwei Aperturae laterales und eine Apertura mediana, durch die der Liquor in den **äußeren Liquorraum** fließt, der dem Subarachnoidalraum entspricht. In den hier ansässigen Granulationes arachnoideae findet die Liquorresorption statt. Ist das empfindliche Gleichgewicht zwischen Liquorproduktion und -resorption beispielsweise durch eine Abflussstörung gestört, kann es zum klinischen Bild des Hydrozephalus kommen.

4

Was das IMPP wissen möchte

Im Examen Frühjahr 1999 wurde nach Strukturen der **Fossa rhomboidea** gefragt. Der Sulcus medianus (siehe Abb. 4.9) teilt sie in zwei symmetrische Hälften. Der mittig gelegene Colliculus facialis, der durch Fasern des Nervus facialis aufgeworfen wird, läuft nach kranial hin als Eminentia medialis aus. Eine sehr spezielle Frage, zumal es auch noch eine Eminentia mediana gibt. Bei ihr handelt es sich jedoch um ein Neurohämalorgan im Bereich des Hypophysenstiels. An besonderen Kapillarschlingen der Eminentia mediana enden Axone von neuropeptidproduzierenden Neuronen des Hypothalamus, die hier über spezielle Kontaktstrukturen, die neurovaskulären Junkturen, die Neuropeptide an das Blut abgeben. Die Neuropeptide erreichen über das Hypophysen-Pfortader-System den drüsigen Anteil der Hypophyse, die Adenohypophyse, und werden hier als Inhibiting- und Releasing-Hormone wirksam. Die Eminentia mediana gilt somit als wichtigste Nahtstelle zwischen dem Nerven- und Hormonsystem.

Generell beliebt sind Fragen zur topographischen Lage der einzelnen Abschnitte der **inneren Liquorräume**. Diese sollte man sich sehr genau einprägen. Am besten Sie vergleichen Frontalschnitte verschiedener Gehirnregionen miteinander, um sich die topographischen Grenzregionen der inneren Liquorräume einzuprägen. Als rostrale Begrenzung des dritten Ventrikels ist die Lamina terminalis zu nennen (siehe Abb. 2.7). Es handelt sich um eine dünne Platte zwischen Commissura anterior und Chiasma opticum, die den dritten Ventrikel nach rostral abschließt. Sie ist Sitz des Organum vasculosum laminae terminalis (OVLT), welches eine wichtige Rolle u. a. für die Kontrolle des Wasserhaushaltes und der Körpertemperatur spielt.

Die genaue **Lage der Plexus choroidei** wurde im Frühjahr 2002 aufgegriffen. Für die Seitenventrikel sollte man sich merken, dass der Plexus choroideus im Bereich der Pars centralis des Seitenventrikels beginnt und bis in das Cornu temporale reicht. Im Cornu frontale und Cornu occipitale sucht man hingegen vergeblich nach einem Plexus choroideus (siehe auch Abb. 4.10). Der Plexus choroideus des dritten Ventrikels ist an sein Dach angeheftet, der des vierten Ventrikels an das untere Kleinhirnsegel. Plexus choroideus der Seitenventrikel und des dritten Ventrikels stehen über das Foramen Monroi direkt in Verbindung.

Im Examen Herbst 2008 stellte das IMPP erstmals eine Frage nach **Abflussstörungen im Liquorsystem**. Man sollte sich für solche Fragen noch einmal verdeutlichen, wie die Flussrichtung des Liquors innerhalb der Liquorräume ist (siehe Abb. 4.7). Kommt es durch einen pathologischen Prozess beispielsweise zu einem Verschluss des Aquäduktes im Mittelhirn, wäre zu erwarten, dass die beiden Seitenventrikel und der dritte Ventrikel vergrößert sind. Der vierte Ventrikel sowie die äußeren Ventrikelräume blieben in ihrer Weite unbeeinträchtigt.

Eine sehr schwere Frage erlaubte sich das IMPP im Herbst 2012. Wieder einmal ging es um die Rautengrube, dieses Mal wollte das IMPP wissen, auf Höhe welcher Struktur die breiteste Stelle zu finden ist. Die richtige Antwort war „Area vestibulares". Na ja, kann man wissen, muss man aber nicht.

MC-Fragen

1. In der Duraduplikatur Falx cerebri verläuft der
- (A) Sinus sagittalis inferior.
- (B) Sinus transversus.
- (C) Sinus sigmoideus.
- (D) Sinus petrosus inferior.
- (E) Sinus cavernosus.

4

2. Die Abbildung zeigt einen magnetresonanz-tomographischen Medianschnitt durch den Kopf (MRT).
Auf welche Struktur zeigt der Pfeil?

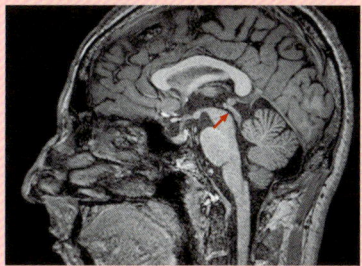

- (A) Ventriculus tertius
- (B) Aquaeductus mesencephali
- (C) Ventriculus quartus
- (D) Cisterna cerebellomedullaris
- (E) Cisterna basalis

3. Was trifft **nicht** zu? Der III. Hirnventrikel grenzt direkt an den/die
- (A) Thalamus.
- (B) Hypothalamus.
- (C) Chiasma opticum.
- (D) Tuber cinereum.
- (E) Nucleus caudatus.

4. Welche der genannten Strukturen stellen **keine** Verbindung des IV. Ventrikels zu den äußeren bzw. benachbarten inneren Liquorräumen her?
- (A) Foramen interventriculare Monroi
- (B) Eingang bzw. Ausgang in den Aquaeductus mesencephali
- (C) Aperturae laterales
- (D) Apertura mediana
- (E) Eingang in den Canalis centralis (Obex)

5. Wo findet man in aller Regel **keinen** Plexus choroideus?
- (A) in der Pars centralis des Seitenventrikels
- (B) im Cornu occipitale des Seitenventrikels
- (C) im Unterhorn des Seitenventrikels nahe der Hippocampusformation
- (D) am Dach der Fossa rhomboidea
- (E) im Bereich des Foramen Luschkae

4

 6. Bei einer Blutung aus einer der großen basalen Hirnarterien, z. B. durch Ruptur eines Aneurysmas, ergießt sich das Blut primär in

(A) den Epiduralraum.

(B) den Subduralraum.

(C) den Subarachnoidalraum.

(D) das Hirngewebe.

(E) die Hirnventrikel.

(F) im Bereich des Foramen Luschkae.

Index

4

4

Weiterführende Literatur

1. **Gess B, Niederstadt TU, Ringelstein EB, et al. (2010)** Klinische Bedeutung normaler und erweiterter Virchow-Robin-Räume. *Nervenarzt 81(6): 727–33*

2   **Owens T, Bechmann I, Engelhardt B (2008)** Perivascular spaces and the two steps to neuroinflammation. *J Neuropathol Exp Neurol 67(12): 1113–21*

3   **Wolburg H, Paulus W (2010)** Choroid plexus: biology and pathology. *Acta Neuropathol 119(1): 75–88*

Kapitel 5

Schädelbasis und Hirnnerven

Der knöcherne Schädel

Der Schädel des Menschen besteht aus mehreren, miteinander über Knochennähte verbundenen Knochen. Anatomisch unterscheidet man den Hirnschädel (**Neurocranium**), der eine stabile Hülle um das Gehirn bildet, vom Gesichtsschädel (**Viscerocranium**), der die Grundlage für das Gesicht darstellt. Das Neurocranium wird weiter in das Schädeldach (auch Schädelkalotte oder Calvaria) und die Schädelbasis unterteilt.

Abb. 5.1

Schädel in der Ansicht von anterior. Die verschiedenen Knochen sind farblich hervorgehoben.

1 Os frontale
2 Os nasale
3 Maxilla, Proc. frontalis
4 Os parietale
5 Os lacrimale
6 Os sphenoidale, Ala major
7 Os temporale
8 Os frontale, Pars orbitalis
9 Os sphenoidale, Ala minor
10 Os ethmoidale, Lamina orbitalis
11 Os sphenoidale, Ala major, Facies orbitalis
12 Maxilla, Facies orbitalis
13 Apertura piriformis
14 Os zygomaticum, Arcus zygomaticus
15 Os temporale, Proc. mastoideus
16 Linea obliqua (Mandibula)
17 Ramus mandibulae
18 Dentes
19 Juga alveolaria
20 Corpus mandibulae
21 Protuberantia mentalis
22 Sutura frontalis
23 Incisura frontalis
24 Foramen supraorbitale
25 Canalis opticus
26 Fissura orbitalis superior
27 Orbita
28 Fissura orbitalis inferior
29 Foramen infraorbitale
30 Concha nasalis media
31 Os ethmoidale, Lamina perpendicularis
32 Concha nasalis inferior
33 Vomer
34 Spina nasalis anterior
35 Sutura intermaxillaris
36 Mandibula
37 Foramen mentale

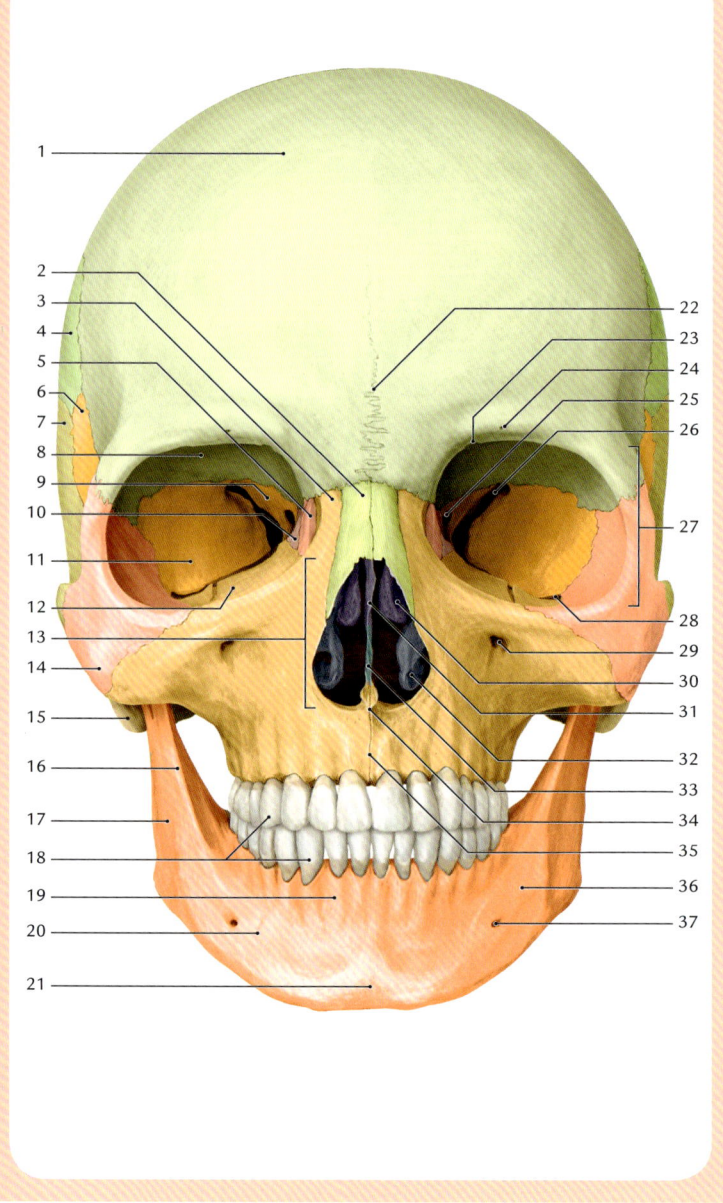

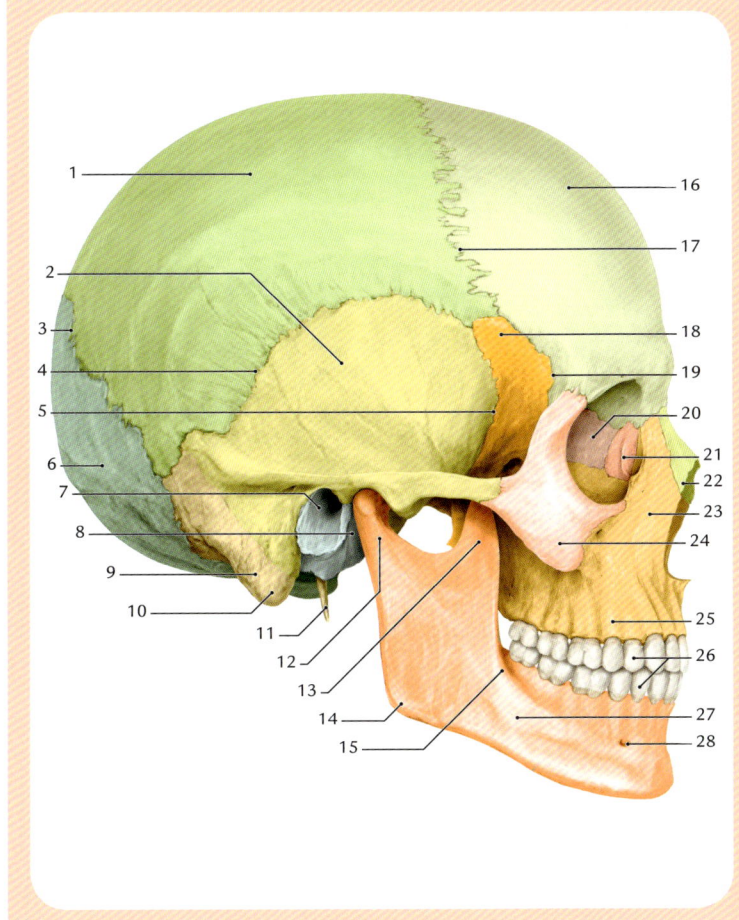

Abb. 5.2

Schädel in der Ansicht von lateral.
Die verschiedenen Knochen sind
farblich hervorgehoben.

1 Os parietale
2 Os temporale, Pars squamosa
3 Sutura lamboidea
4 Sutura squamosa
5 Sutura sphenosquamosa
6 Os occipitale
7 Porus acusticus externus
8 Os temporale, Pars tympanica
9 Os temporale, Pars petrosa
10 Proc. mastoideus
11 Proc. styloideus
12 Proc. condylaris mandibulae
13 Proc. coronoideus mandibulae
14 Angulus mandibulae
15 Linea obliqua
16 Os frontale
17 Sutura coronalis
18 Os sphenoidale, Ala major
19 Sutura sphenofrontalis
20 Os ethmoidale, Lamina orbitalis
21 Os lacrimale
22 Os nasale
23 Maxilla
24 Os zygomaticum
25 Juga alveolaria
26 Dentes
27 Mandibula
28 Foramen mentale

Am Aufbau des Schädels sind mehrere Knochen beteiligt, deren Lage zueinander nicht ganz einfach nachzuvollziehen ist. In den Abb. 5.1–5.4
sind die einzelnen Anteile aus vier verschiedenen Blickwinkeln dargestellt, die einzelnen Knochen sind dabei farblich hervorgehoben.

Am Aufbau des Neurocraniums beteiligen sich das Hinterhauptbein
(Os occipitale), das Scheitelbein (Os parietale), das Schläfenbein (Os
temporale), das Keilbein (Os sphenoidale), das Stirnbein (Os frontale)
sowie das Siebbein (Os ethmoidale).

Am Aufbau des Viscerocraniums beteiligen sich das Stirnbein (Os
frontale), das Jochbein (Os zygomaticum), der Oberkiefer (Maxilla) und
Unterkiefer (Mandibula), das Nasenbein (Os nasale), das Tränenbein (Os
lacrimale), das Gaumenbein (Os palatinum), das Pflugscharbein (Vomer)
und das Siebbein (Os ethmoidale). Maxilla und Mandibula stehen über
das Kiefergelenk miteinander in beweglicher Verbindung.

Um das Innenrelief des Neurocraniums studieren zu können, muss
die Schädelkalotte entfernt werden. Bei den meisten Demonstrations-
modellen kann die Schädelkalotte vom Rest des Präparates abgenommen werden, woraufhin man Einblick in die (innere) Schädelbasis erhält.
Unter dem Begriff Schädelbasis (Basis cranii) versteht man also den unteren Teil des Neurocraniums. Es wird eine innere (Basis cranii interna;

Abb. 5.5) von einer äußeren (Basis cranii externa; Abb. 5.6) Schädelbasis abgegrenzt. Beide Flächen sind durch zahlreiche Öffnungen miteinander verbunden, durch welche eine große Schar an Gefäßen und Nerven in das Schädelinnere hinein oder aus ihm heraus ziehen. Ein Grundverständnis über den allgemeinen Aufbau der Schädelbasis und ihrer Öffnungen ist für das Studium der Hirnnerven besonders wichtig. Deswegen soll im folgenden Kapitel kurz auf die wichtigsten Strukturen der inneren und äußeren Schädelbasis eingegangen werden.

Abb. 5.3

Schädel in der Ansicht von posterior. Die verschiedenen Knochen sind farblich hervorgehoben.

1 Os parietale
2 Os occipitale
3 Linea nuchae suprema
4 Linea nuchae superior
5 Protuberantia occipitalis externa
6 Linea nuchae inferior
7 Maxilla
8 Os sphenoidale, Proc. pterygoideus
9 Os palatinum, Proc. pyramidalis
10 Vomer
11 Maxilla
12 Foramen incisivum
13 Sutura sagittalis
14 Sutura lambdoidea
15 Os temporale, Pars squamosa
16 Os temporale, Pars petrosa
17 Foramen mastoideum
18 Os temporale, Proc. mastoideus
19 Mandibula, Proc. condylaris
20 Mandibula, Proc. coronoideus
21 Ramus mandibulae
22 Foramen mandibulae
23 Concha nasalis inferior
24 Corpus mandibulae

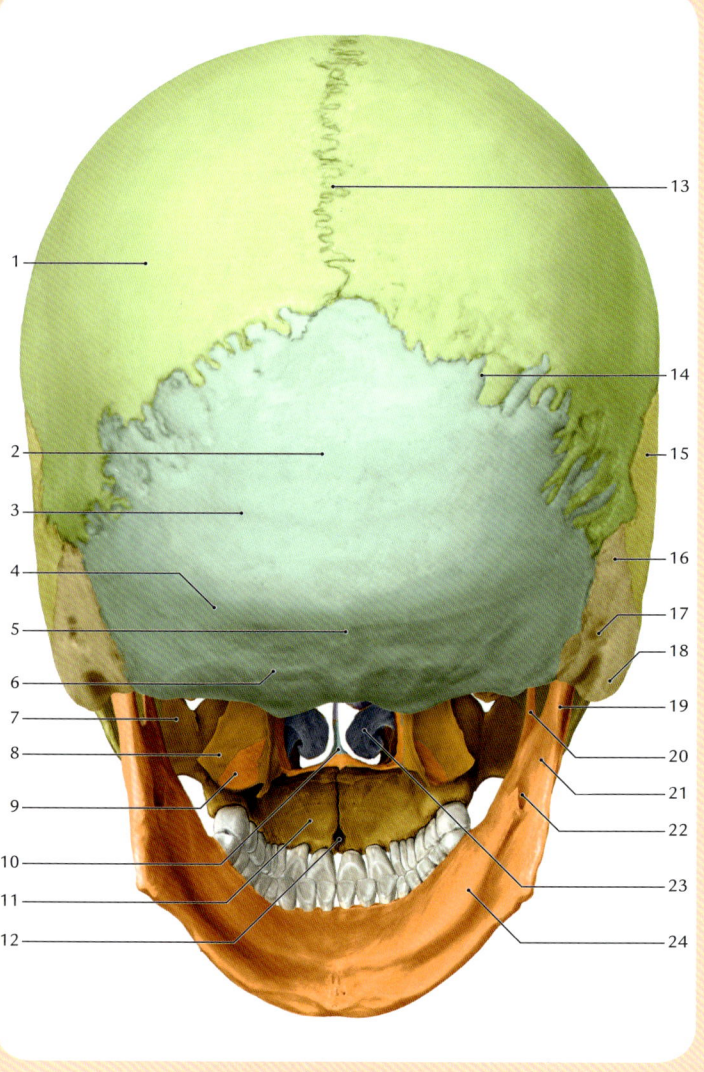

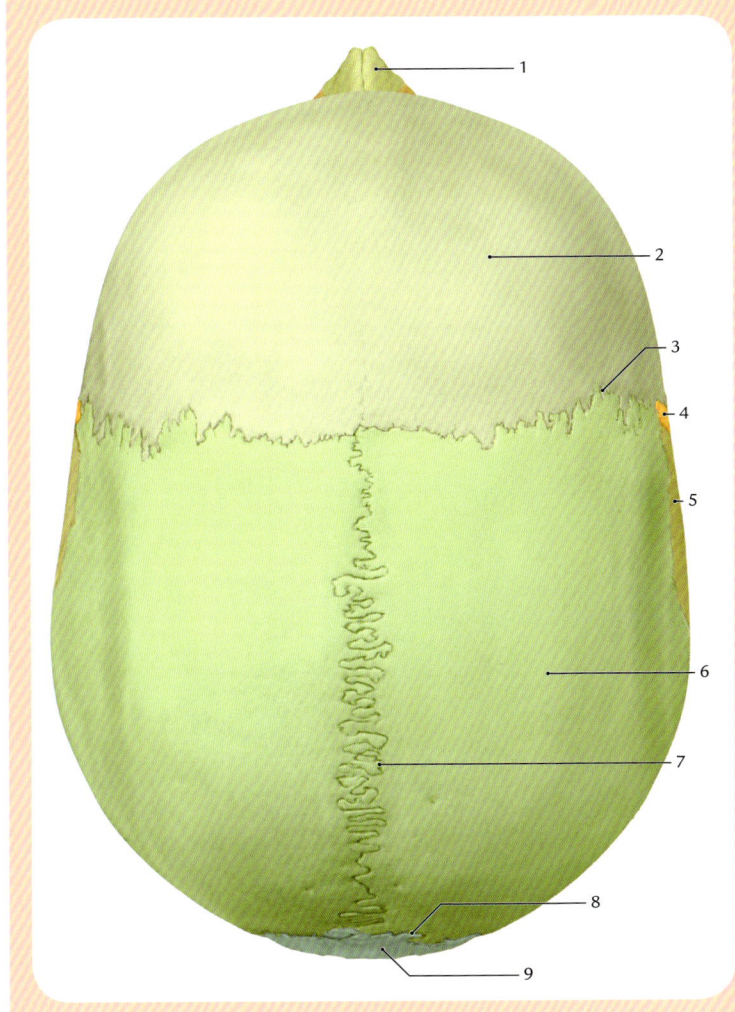

5

Abb. 5.4

Schädel in der Ansicht von oben.
Die verschiedenen Knochen sind
farblich hervorgehoben.

1 Os nasale
2 Os frontale
3 Sutura coronalis
4 Os sphenoidale, Ala major
5 Os temporale
6 Os parietale
7 Sutura sagittalis
8 Sutura lambdoidea
9 Os occipitale

Basis cranii interna

Die innere Schädelbasis wird in eine vordere, mittlere und hintere Schädelgrube (Fossa cranii anterior, media und posterior) unterteilt, die stu-
fenförmig von vorn nach hinten abfallend angeordnet sind. In einem
ersten Schritt empfiehlt es sich, die wichtigsten Landmarken der drei
Schädelgruben kennenzulernen, um sich dann gezielt die einzelnen Löcher und Fissuren, durch welche die Hirnnerven und Gefäße im Einzelnen ziehen, einzuprägen.

Fossa cranii anterior

Die vordere Schädelgrube bildet das Dach der Orbita und der Nasenhöhle. Die Knochen der vorderen Schädelgrube tragen jeweils den Frontallappen des Gehirns. Das Relief der Gyri und Sulci des Frontallappens
zeichnet sich auf ihnen in Form von Impressionen individuell ab. Am
Aufbau der vorderen Schädelgrube beteiligen sich das **Os frontale**, **Os
ethmoidale** und **Os sphenoidale**. Als markante Struktur des Os eth-

5

Abb. 5.5 a)

Blick auf die innere Schädelbasis

Fossa cranii anterior
gebildet durch Os frontale, Os
ethmoidale, Os sphenoidale
1 Os sphenoidale, Ala minor
2 Proc. clinoideus anterior
3 Os ethmoidale, Crista galli
4 Os frontale, Crista frontalis
5 Foramen caecum
6 Os ethmoidale, Lamina cribrosa
7 Os frontale, Pars orbitalis

Fossa cranii media
gebildet durch Os sphenoidale,
Os temporale (Pars squamosa,
Pars tympanica, Pars petrosa)
8 Os sphenoidale, Sella turcica mit
   Fossa hypophysialis
9 Dorsum sellae
10 Os sphenoidale, Ala major
11 Foramen ovale

Fossa cranii posterior
gebildet durch Os occipitale,
Os sphenoidale und Os temporale
12 Porus acusticus internus
13 Os temporale, Pars petrosa,
   Margo superior
14 Os temporale, Pars petrosa,
   Facies posterior
15 Fossa cerebellaris
16 Os occipitale, Crista interna
17 Foramen magnum
18 Foramen jugulare
19 Clivus

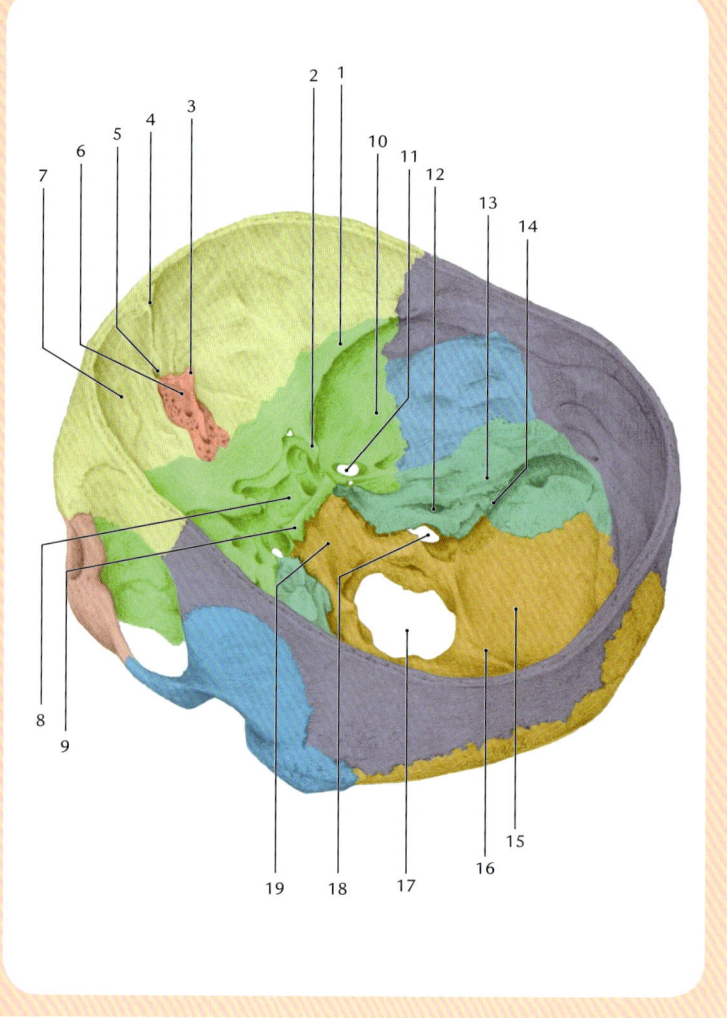

moidale findet man in der Mitte der vorderen Schädelgrube die **Crista galli**, den Hahnenkamm. Dieser glatte, etwa dreieckige Knochenvorsprung des Siebbeins dient der Falx cerebri als rostrale Befestigung. Nach vorne setzt sich die Crista galli in die Crista frontalis des Os frontale fort. Am Übergang zwischen der Crista galli und Crista frontalis befindet sich das **Foramen caecum**. Im Kindesalter zieht hier eine Vena emissaria hindurch, beim Erwachsenen ist das Foramen hingegen meist verschlossen. Beidseits der Crista galli ist das Siebbein durchlöchert, man spricht von der **Lamina cribrosa ossis ethmoidalis** (Siebbeinplatte). Durch die Öffnungen der Lamina cribrosa ziehen unter anderem die Fila olfactoria von der Nasenhöhle zu dem auf der Siebbeinplatte liegenden Bulbus olfactorius. In der Summe bilden die Fila olfactoria den ersten Hirnnerven (Nervus olfactorius). Der Übergang der vorderen zur mittleren Schädelgrube wird durch Ausziehungen des Os sphenoidale gebildet. Seitlich bildet die Ala minor ossis sphenoidalis eine scharfe Grenze zur mittleren Schädelgrube. Mittig befindet sich beidseits der Processus clinoideus anterior, der hakenförmig nach okzipital weist.

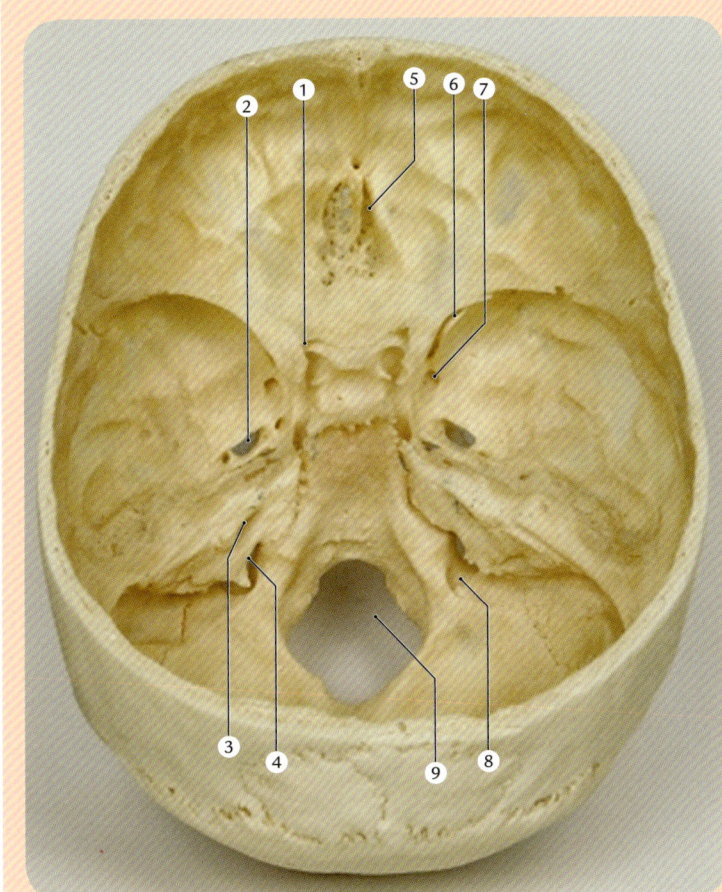

Abb. 5.5 b)

Blick auf die innere Schädelbasis

Auf diesem Foto sind die wichtigsten Durchtrittslöcher der Schädelbasis markiert. Die diese Löcher durchziehenden Hirnnerven sind in der Legende vermerkt.

1 Canalis opticus (N. II)
2 Foramen ovale (N. V3)
3 Porus acusticus internus
  (N. VII, N. VIII)
4 Foramen jugulare
  (N. IX, N. X, N. XI)
5 Lamina cribrosa (N. I)
6 Fissura orbitalis superior
  (N. III, N. IV, N. V1, N. VI)
7 Foramen rotundum
  (N. V2)
8 Canalis nervi hypoglossi (N. XII)
9 Foramen magnum
  (N. XI, Radix spinalis)

5

Fossa cranii media

Die mittlere Schädelgrube trägt vor allem den Temporallappen des Gehirns. Knöcherne Grundlage der mittleren Schädelgrube sind hauptsächlich Teile des **Os sphenoidale** (eher mittig) und des Os temporale (eher seitlich). Das **Os temporale** ist einer der detailreichsten Knochen des menschlichen Körpers und kann in eine **Pars squamosa** (Schläfenbeinschuppe; von außen unter anderem Ursprungsfläche des Musculus temporalis), **Pars tympanica** (beherbergt den äußeren Gehörgang, den Meatus acusticus externus und das Mittelohr) und eine **Pars petrosa** (Felsenbein) unterteilt werden. Die Pars petrosa ossis temporalis ist der härteste Knochen des menschlichen Schädels.

Im Zentrum der mittleren Schädelgrube steht die **Sella turcica** (Türkensattel). Sie wird vorne beidseits vom Processus clinoideus anterior (Teil der vorderen Schädelgrube), hinten vom Processus clinoideus posterior (Teil der mittleren Schädelgrube) flankiert. In der Mitte der Sella befindet sich die **Fossa hypophysialis** als Vertiefung, in der die Hypophyse eingelassen ist. Der Türkensattel wird vom Diaphragma sellae, einem Teil der Dura mater, überspannt. Im Diaphragma verbleibt eine kleine Öffnung, die vom Infundibulum der Hypophyse eingenommen wird. Bei der Herausnahme des Gehirns reißt die Hypophyse für

5

gewöhnlich an dieser Stelle ab und verbleibt in der Sella turcica. Das **Dorsum sellae** (Sattellehne) markiert die Grenze zur hinteren Schädelgrube. Im Bereich der mittleren Schädelgrube befindet sich eine Vielzahl von Öffnungen, die Gefäßen und vor allem den Hirnnerven als Durchtrittsstelle dienen.

Über den Canalis opticus und die Fissura orbitalis superior gelangt man in die Orbita. Durch den **Canalis opticus** treten der Nervus opticus und die Arteria ophthalmica als erster Ast der Arteria carotis interna. Sie versorgt den Augenbulbus und Teile der Orbita mit Blut. Durch die **Fissura orbitalis superior** ziehen der Nervus oculomotorius, der Nervus trochlearis, Nervus ophthalmicus als Ast des Nervus trigeminus, der Nervus abducens und die Vena ophthalmica superior. Bei pathologischen Prozessen im Bereich der Fissura orbitalis superior sind vor allem Störungen in der Augenbewegung feststellbar. In unmittelbarer Nähe zur Fissura orbitalis superior findet man das **Foramen rotundum**. Auch seine Öffnung ist nach vorne gerichtet. Durch das Foramen rotundum zieht der Nervus maxilliaris zur Fossa pterygopalatina (Flügelgaumengrube). Dorsolateral des Foramen rotundum liegt das **Foramen ovale**. Durch das Foramen ovale ziehen der Nervus mandibularis und der Plexus venosus foraminis ovalis in Richtung Fossa infratemporalis. Eine weitere Verbindung zwischen mittlerer Schädelgrube und Fossa infratemporalis wird durch das **Foramen spinosum** hergestellt. Es liegt direkt lateral des Foramen ovale und beherbergt den Ramus meningeus des Nervus mandibularis sowie die Arteria meningea media, ein Gefäßast der Arteria maxillaris.

Klinik

Die Arteria meningea media versorgt einen großen Teil der Dura mater und die Schädelknochen von der Innenseite mit arteriellem Blut. Eine Ruptur dieses Gefäßes führt zum **Epiduralhämatom**.

Über die **Fissura sphenopetrosa**, die, wie der Name sagt, zwischen dem Os sphenoidale und der Pars petrosa des Os temporale zu finden ist, verlässt der Nervus petrosus minor als parasympathischer Ast des Nervus glossopharyngeus die mittlere Schädelhöhle. Er führt präganglionäre, parasymapthische Fasern zur Innervation der ipsilateralen Ohrspeicheldrüse. Unmittelbar unterhalb des Foramens strahlt er in das Ganglion oticum ein. Zwischen der Ala major des Os sphenoidale und der Pars petrosa des Os temporale befindet sich das **Foramen lacerum** (zerrissenes Loch). Es ist durch Faserknorpel verschlossen. Seine Morphologie unterliegt großen Variationen. Durch das Foramen lacerum verlaufen der Nervus petrosus major (Ast des Nervus intermedio-facialis), der Nervus petrosus profundus, die Arteria canalis pterygoidei und kleinere Emissarvenen. Medial des Foramen lacerum findet sich der **Canalis caroticus**. Durch diesen Kanal gelangt die Arteria carotis interna zusammen mit sympathischen Fasern (Plexus caroticus internus) in das Schädelinnere. Der Aufbau der Strukturen um das Foramen lacerum ist komplex und wird später ausführlicher beschrieben.

5

Fossa cranii posterior

Vom Dorsum sellae steigt steil der **Clivus** in Richtung Foramen magnum ab, er wird teilweise vom **Os occipitale**, teilweise vom **Os sphenoidale** gebildet. Zusammen mit den hinteren Flächen der Felsenbeinpyramide bildet der Clivus eine scharfe Grenze zur hinteren Schädelgrube hin. Den Knochen der hinteren Schädelgrube liegen das Cerebellum, der Pons, die Medulla oblongata sowie Teile des Okzipitallappens auf. Zwischen Okzipitallappen und Kleinhirn drängt sich eine Duplikatur der Dura mater, das Kleinhirnzelt (Tentorium cerebelli).

Zentrale Struktur der hinteren Schädelgrube ist das **Foramen magnum**. Von ihm steigt, gegenüber des Clivus, die **Crista occipitalis interna** empor und teilt nach hinten hin die Fossa cranii posterior in zwei Hälften. Durch das Foramen magnum verlaufen nebst dem Übergang des Rückenmarks in die Medulla oblongata unter anderem die aufsteigende Radix spinalis des Nervus accessorius, die Arteriae vertebrales sowie Arterien des Rückenmarks. In der vorderen, seitlichen Begrenzung des Foramen magnum befindet sich der Eingang in den **Canalis nervi hypoglossi**. Durch ihn zieht der Nervus hypoglossus zusammen mit einem venösen Plexus. Seitlich davon befindet sich eine mächtige Öffnung, das **Foramen jugulare** (Drosselloch). Namensgebend für diese Öffnung ist die Vena jugularis interna, welche an der Wandung des Foramen jugulare ihren Ursprung nimmt, um weite Teile venösen Blutes aus dem Schädel über die obere Hohlvene dem rechten Vorhof des Herzens zuzuleiten. Durch das Foramen jugulare ziehen außerdem der Nervus glossopharyngeus, Nervus vagus und der Nervus accessorius. Etwas oberhalb des Foramen jugulare findet man den inneren Gehörgang, den **Porus acusticus internus**. Er verbindet die hintere Schädelgrube mit dem Mittel- und Innenohr. Durch den Porus acusticus internus verlaufen der Nervus intermedio-facialis und der Nervus vestibulocochlearis. Zusammen mit diesen wichtigen Hirnnerven ziehen durch den inneren Gehörgang Gefäße zur Versorgung des Innenohrs.

Basis cranii externa

Etwas komplizierter gestaltet sich der Aufbau der äußeren Schädelbasis, nur die wichtigsten Strukturen sollen hier erwähnt werden.

Vorderer Abschnitt

Der vordere Abschnitt der äußeren Schädelbasis bildet den Boden der Nasenhöhle sowie das Dach der Mundhöhle und ist somit Teil des Viscerocraniums. An der Bildung sind die **Maxilla** und das **Os palatinum** beteiligt, die zusammen den harten Gaumen (**Palatum durum**) formen. Die vorderen ¾ des harten Gaumens werden durch den Processus palatinus der Maxilla und das hintere ¼ von der Lamina horizontalis des Os palatinum gebildet. Die Grenze beider Anteile wird durch die **Sutura palatina transversa** markiert. Der Gaumen endet dorsal an den **Choanen** (im Singular Choane, von griech. χοάνη – „Trichter"). Bei den Choanen handelt es sich um die posterioren Öffnungen der Nasenhöhle (**Cavum**

Abb. 5.6

Blick auf die äußere Schädelbasis

1 Os palatinum, Lamina
  horizontalis
2 Maxilla, Proc. palatinus
3 Choana
4 Vomer
5 Proc. pterygoideus
6 Fossa pterygopalatina
7 Fossa infratemporalis
8 Os temporale, Proc. zygomaticus
9 Porus acusticus externus
10 Foramen mastoideum
11 Squama occipitalis
12 Protuberantia occipitalis externa
13 Os occipitale, Pars basilaris
14 Os occipitale, Pars lateralis
15 Os temporale, Proc. mastoideus
16 Os temporale, Proc. styloideus

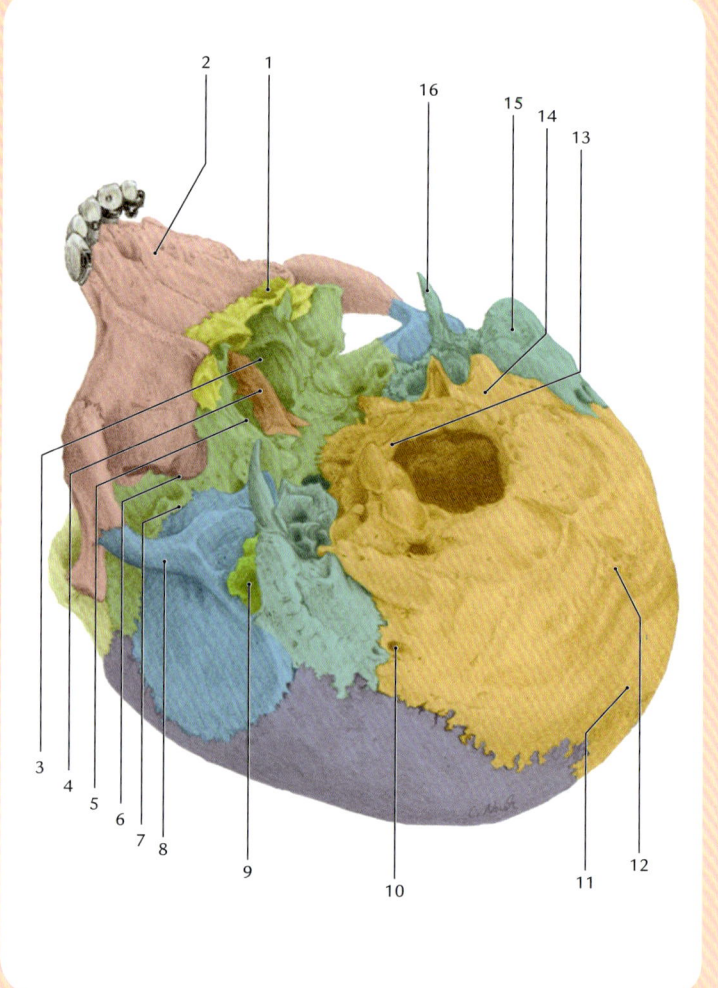

nasi). Der **Vomer** (Pflugscharbein) trennt die rechte und die linke Choane voneinander.

Vorne am Processus palatinus befindet sich das **Foramen incisivum**. Es bildet den Eingang in den **Canalis incisivus**. Dieser verbindet die Mundhöhle mit der Nasenhöhle und enthält den Nervus nasopalatinus, ein Ast des Nervus maxillaris. An der lateralen Kontaktstelle zwischen der Maxilla und dem Os palatinum liegt das **Foramen palatinum majus** und die kleineren Foramina palatina minora. Die Öffnungen verbinden die Mundhöhle mit der Fossa pterygopalatina. Durch das Foramen palatinum majus zieht eine gleichnamige Arterie und ein gleichnamiger Nerv. Der Nervus palatinus major hat seinen Ursprung im Ganglion pterygopalatinum und versorgt die Mundschleimhaut des harten Gaumens sowie die palatinal gelegene Gingiva des Oberkiefers. Durch die **Foramina palatina minora** ziehen ebenfalls gleichnamige Arterien und Nerven. Die Nervi palatini minores entspringen gleichfalls aus dem Ganglion pterygopalatinum und versorgen die Schleimhaut des weichen Gaumens (Pallatum molle).

Mittlerer Abschnitt

Der mittlere Abschnitt der äußeren Schädelbasis wird durch das **Os sphenoidale** und das **Os temporale** gebildet. Am hinteren Ende des harten Gaumens befindet sich jeweils lateral der **Processus pterygoideus** des Keilbeins. Der Processus pterygoideus läuft in zwei dünnen Knochenlamellen aus: die kleinere Lamina medialis und die mächtigere Lamina lateralis. Zwischen ihnen liegt die **Fossa pterygoidea**, Ursprungsort des Musculus pterygoideus medialis, einer der vier wichtigen Kaumuskeln. Dort, wo die Lamina lateralis des Processus pterygoideus an der Schädelbasis ausläuft, befindet sich die äußere Öffnung des **Foramen ovale**, am unteren Ende der Lamina medialis die äußere Öffnung des **Foramen lacerums**. Blickt man seitlich an der Lamina lateralis des Processus pterygoideus vorbei nach frontal, kann man über die **Fissura orbitalis inferior** in die Orbita blicken. Durch sie treten unter anderem der Nervus zygomaticus und Nervus infraorbitalis (Äste des Nervus maxillaris). Medial der Öffnung der Fissura orbitalis inferior findet man eine Grube, die **Fossa pterygopalatina** (Abb. 5.7). Hierbei handelt es sich um eine wichtige Vertiefung an der äußeren Schädelbasis, die zwischen dem Processus palatinus des Oberkiefers (Maxilla) und dem Processus pterygoideus des Keilbeins (Os sphenoidale) liegt.

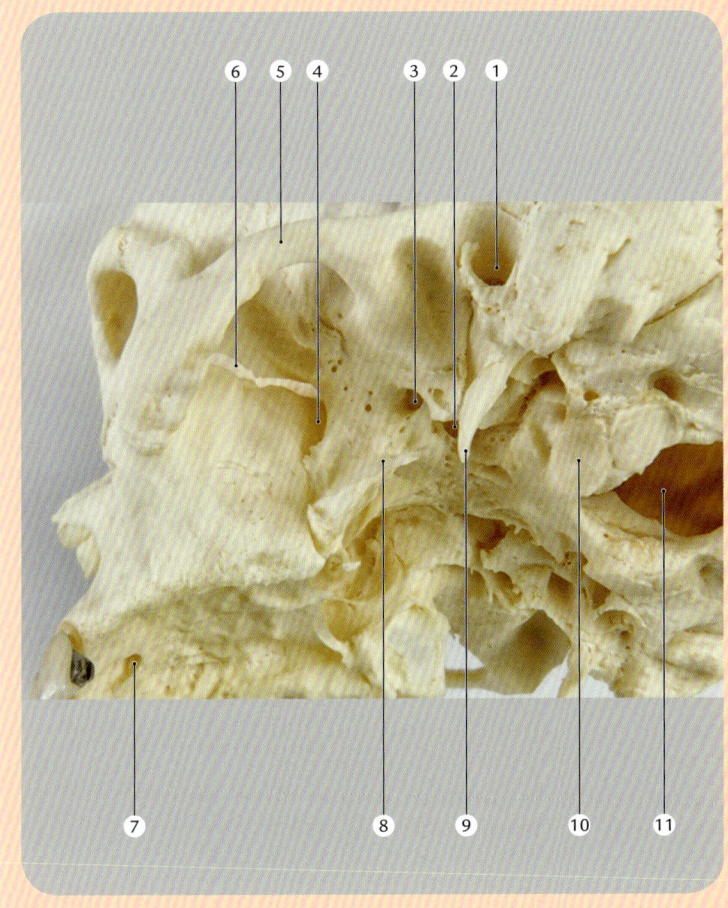

Abb. 5.7

Blick in die Fossa pterygopalatina von lateral

Die Fossa pterygopalatina ist nach lateral hin offen, so dass man wie hier in sie hineinschauen kann.

Sie enthält folgende prominente anatomische Strukturen: Ganglion pterygopalatinum, A. maxillaris, N. maxillaris, N. zygomaticus und N. infraorbitalis.

1 Meatus acusticus externus
2 Canalis caroticus
3 Foramen ovale
4 Fossa pterygopalatina
5 Arcus zygomaticus
6 Fissura orbitalis inferior
7 Canalis incisivus
8 Processus pterygoideus, Lamina lateralis
9 Processus sytloideus
10 Condylus occipitalis
11 Foramen magnum

5

In der Flügelgaumengrube findet man mehrere wichtige anatomische Strukturen, unter anderem das parasympathische **Ganglion pterygopalatinum**, Teile der **Arteria maxillaris**, den **Nervus maxillaris**, den Anfangsabschnitt des **Nervus zygomaticus** sowie den Anfangsabschnitt des **Nervus infraorbitalis**. Wir werden später noch einmal auf diese Vertiefung zurückkommen, deswegen sollte man sich die Lage der Fossa pterygopalatina jetzt schon einmal gut einprägen.

Weitere sehr markante Strukturen des mittleren Abschnittes der äußeren Schädelbasis sind der Processus styloideus und der Processus mastoideus. Der **Processus styloideus** ist ein griffelförmiger Knochenfortsatz an der Pars petrosa des Schläfenbeins. Er stammt aus dem 2. Pharyngealbogen, dem Reichert-Knorpel. Strukturen, die am Processus styloideus entspringen, sind das Ligamentum stylohyoideum, der Musculus stylohyoideus, der Musculus styloglossus und der Musculus stylopharyngeus. Der pneumatisierte **Processus mastoideus** bildet den posterioren Teil des Os temporale und ist bei Männern meist stärker ausgeprägt als bei Frauen. Die Pneumatisationsräume bezeichnet man auch als Mastoidzellen (**Cellulae mastoideae**). Auch er dient verschiedenen Muskeln als Ursprungsort, unter anderem dem mächtigen Musculus sternocleidomastoideus. Zwischen Processus styloideus und Processus mastoideus findet man das **Foramen stylomastoideum**. Durch dieses ziehen der Nervus intermedio-facialis sowie die Arteria stylomastoidea, welche die Paukenhöhle und die Cellulae mastoidea mit Blut versorgt. Medial zum Foramen stylomastoideum liegt zuerst das **Foramen jugulare** (hier beginnt die Vena jugularis interna), noch weiter nach medial liegt die äußere Öffnung des **Canalis nervi hypoglossi**. Diese Öffnung wird für gewöhnlich vom prominenten Condylus occipitalis überlagert. Der **Condylus occipitalis** dient zur Artikulation mit dem ersten Halswirbel, dem Atlas (oberes Kopfgelenk). Ventro-lateral der Öffnung des Canalis nervi hypoglossi liegt der Eingang in den **Canalis caroticus**. Der Eingang in den Canalis caroticus hat einen annähernd kreisförmigen Querschnitt. Neben der Arteria carotis interna enthält er vegetative sympathische Nervenfasern, welche die Arterie als Plexus caroticus internus begleiten. Aus diesen Fasern formt sich unter anderem der Nervus petrosus profundus. Die Arteria carotis interna steigt im Canalis caroticus wenige Zentimeter empor, um dann annähernd rechtwinklig nach vorne, in Richtung mittlere Schädelgrube, abzubiegen (siehe Abb. 5.8). Beim Eintritt in die mittlere Schädelgrube verläuft sie ein Stück weit auf dem Foramen lacerum, um dann in den Sinus cavernosus zu ziehen. Den topographischen Verlauf der Arteria carotis interna sollte man sich am Schädelmodell verdeutlichen.

Hier soll noch kurz auf den nicht leicht verständlichen Aufbau des **Foramen lacerums** eingegangen werden. Wie in Abb. 5.8 dargestellt, ist das Foramen lacerum beim Lebenden durch eine Faserknorpelplatte unvollständig verschlossen. Als eigentliches Loch ist es daher nur am mazerierten Schädel zu erkennen. Durch das Foramen lacerum ziehen unter anderem der Nervus petrosus major und der Nervus petrosus profundus.

5

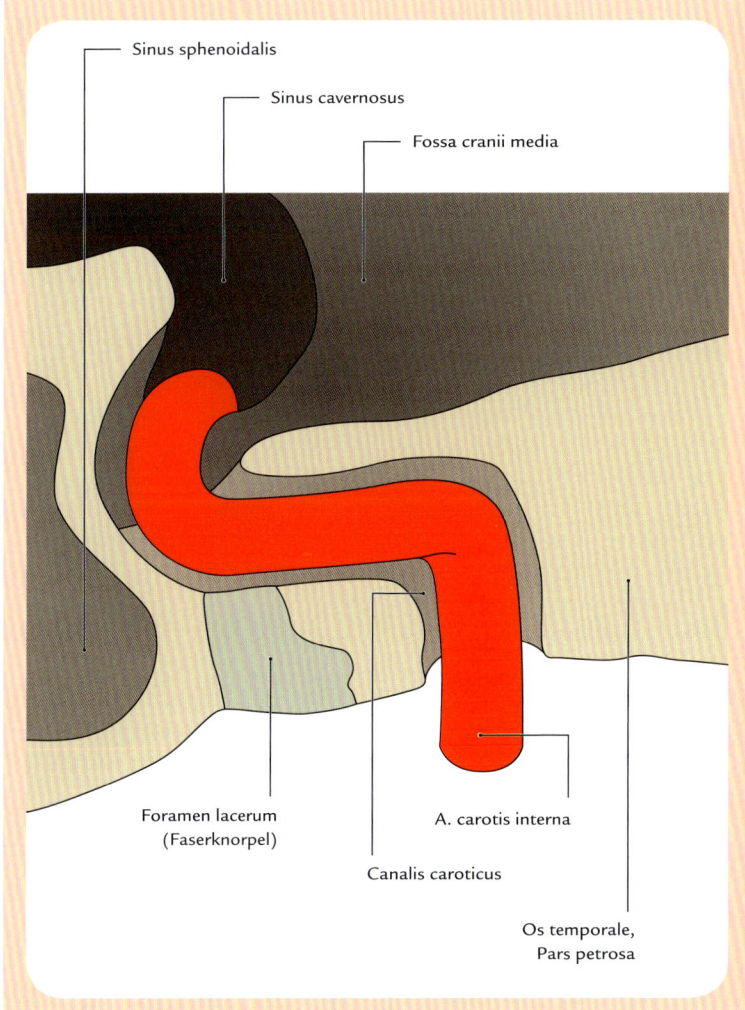

Sinus sphenoidalis

Sinus cavernosus

Fossa cranii media

Foramen lacerum
(Faserknorpel)

A. carotis interna

Canalis caroticus

Os temporale,
Pars petrosa

Abb. 5.8

Verlauf der A. carotis interna im Foramen lacerum

Die A. carotis interna ist ein Ast der A. carotis communis. Sie versorgt nach ihrem Durchtritt durch den Canalis caroticus unter anderem den vorderen und mittleren Teil des Gehirns sowie das Auge und seine Anhänge.

Anhand ihres Verlaufs und der umgebenden anatomischen Strukturen teilt man die A. carotis interna von kaudal nach kranial in vier Abschnitte auf: Pars cervicalis, Pars petrosa, Pars cavernosa und Pars cerebralis.

In ihrer hier dargestellten Pars petrosa tritt die A. carotis interna durch die annähernd kreisrunde Öffnung des Canalis caroticus in das Felsenbein des Os temporale ein und verläuft zunächst steil empor, bevor sie im sogenannten „Karotisknie" beinahe rechtwinklig nach vorn abknickt und direkt auf die mittlere Schädelgrube zuläuft. Hier liegt sie dem Foramen lacerum direkt auf.

Dorsal der Fossa mandibularis, also der Gelenkfläche des Kiefergelenks, befindet sich an der Nahtstelle zwischen der Pars tympanica und Pars petrosa des Os temporale die **Fissura petrotympanica** (Glaser-Spalte). Sie stellt eine Verbindung zwischen Paukenhöhle und der Fossa infratemporalis her. Durch die Fissura petrotympanica zieht unter anderem die Chorda tympani (Ast des Nervus intermedio-facialis) zum Nervus lingualis (Ast des Nervus mandibularis).

Hinterer Abschnitt

Der hintere Abschnitt der äußeren Schädelbasis wird durch das **Os occipitale** gebildet. Die **Pars basilaris**, die paarigen **Partes laterales** mit den **Condyli occipitales** und die **Squama occipitalis** mit der **Protuberantia occipitalis** externa umschließen dabei das **Foramen magnum** als bestimmende Struktur des hinteren Abschnitts der äußeren Schädelbasis. Durch das Foramen magnum geht die Medulla oblongata in das Rückenmark über. Weiterhin treten durch das Foramen magnum die aufsteigende Radix spinalis des Nervus accessorius, die beiden Arte-

5

riae vertebrales, Arteria spinalis anterior sowie Arteriae spinalis posteriores und Vena spinalis. Latero-dorsal des Condylus occipitalis befindet sich der **Canalis condylaris**, durch welchen die Vena emissaria condylaris verläuft. Ventro-lateral des Condylus occipitalis tritt der Nervus hypoglossus und der Plexus venosus canalis n. hypoglossi aus dem Canalis nervi hypoglossi aus.

Das vegetative Nervensystem

Bei der Besprechung der Hirnnerven werden wir immer wieder auf Begriffe wie „präganglionär" oder „verschalten" stoßen. Um diese Begriffe und damit auch die folgenden Ausführungen besser einordnen zu können, möchten wir an dieser Stelle kurz auf die prinzipielle Organisation des vegetativen Nervensystems eingehen.

Wie bereits besprochen, kann man das Nervensystem auf funktioneller Ebene in zwei Anteile untergliedern. Dem **somatischen** (auch animalischen) Nervensystem, das wir bewusst ansteuern können und das motorisch hauptsächlich die quergestreifte Muskulatur innerviert, stellt man das **vegetative** (auch autonome oder viszerale) Nervensystem gegenüber. Die „Autonomie" bezieht sich auf den Umstand, dass über das vegetative Nervensystem biologisch festliegende, automatisch ablaufende innerkörperliche Vorgänge angepasst und reguliert werden, die vom Menschen willentlich nicht direkt, also allenfalls indirekt beeinflusst werden können. Folglich innerviert das vegetative Nervensystem motorisch überwiegend die glatte Muskulatur der Eingeweide und Gefäße sowie exokrine und endokrine Drüsen.

Funktionen des Sympathikus und Parasympathikus

Zu Beginn eine kurze Wiederholung: Man untergliedert das vegetative Nervensystem nach funktionellen und anatomischen Gesichtspunkten in ein sympathisches Nervensystem (**Sympathikus**) und ein parasympathisches Nervensystem (**Parasympathikus**). Der Sympathikus hat in diesem System eine ergotrope Wirkung. Das heißt, er erhöht die nach außen gerichtete Handlungsbereitschaft. Der Parasympathikus wird auch als „Ruhenerv" bezeichnet, da er dem Stoffwechsel, der Regeneration und dem Aufbau körpereigener Reserven dient (trophotrope Wirkung). Er sorgt für Erholung und Schonung. So bewirkt zum Beispiel der Sympathikus am Herzen eine Erhöhung der Schlagfrequenz (positiv chronotrop), der Erregungsleitungsgeschwindigkeit (positiv dromotrop) und der Kontraktionskraft (positiv ionotrop) – all dieses im Sinne einer gesteigerten Herztätigkeit. Der Parasympathikus hingegen bewirkt am Herzen eine Erniedrigung der Schlagfrequenz und eine Verlangsamung der Erregungsüberleitung, was einer herabgesetzten Herztätigkeit entspricht. Umgekehrt bewirkt der Parasympathikus zum Beispiel im Bereich des Gastrointestinaltrakts eine Aktivitätssteigerung im Sinne des Wiederaufbaus der Körperenergien: gesteigerte Peristaltik, erhöhte Sekretion der exokrinen Drüsen wie Gallenblase und Pankreas. Dahingegen hat eine Sympathikusaktivierung im Magen-Darm-Bereich das Gegenteil zur Folge: Herabsetzung der Peristaltik und Drüsentätigkeit.

5

Der Begriff „fight or flight" wird oft mit der Funktion des Sympathikus in Zusammenhang gebracht. Auch wenn diese Vereinfachung nicht immer zutrifft, kann die Fight-or-Flight-These hinsichtlich der Funktion des Sympathikus eine didaktische Hilfe sein: Man muss sich nur klarmachen, welche Organsysteme in welcher Weise bei einer „Kampf- oder Fluchtreaktion" sinnvoll aktiviert oder inhibiert werden müssen, und kann sich so den Einfluss des Sympathikus auf die entsprechenden Organe herleiten.

Das bisher Gesagte gilt für den efferenten (motorischen) Teil des vegetativen Nervensystems. Der afferente (sensible) Teil dagegen wird nicht in einen sympathischen und parasympathischen Anteil untergliedert, sondern als Einheit betrachtet. Die Perikaryen des ersten Neurons der **vegetativen Afferenzen** liegen wie die der somato-sensiblen Afferenzen in einem Spinalganglion bzw. einem **Hirnnervenganglion**. Ihre Morphologie ist **pseudounipolar**.

Aufbau des Sympathikus und Parasympathikus

Wie bei allen Elementen des ZNS und PNS ist es auch beim vegetativen Nervensystem wichtig, sich klar zu machen, welche Strukturen und Nervenzellanteile wo zu finden sind. Nur so ist man in der Lage, Systeme in ihrer Gesamtheit zu begreifen und bestimmte Symptome einer anatomischen Körperregion zuordnen zu können.

Vegetative Integrationszentren des Sympathikus und Parasympathikus finden sich im Hirnstamm und Rückenmark. Die Aktivität dieser vegetativen Zentren wird wiederum von höheren Zentren reguliert, wie etwa dem Hypothalamus. Über den Hypothalamus nehmen andere Regionen wie das limbische System Einfluss auf das vegetative Nervensystem. Des Weiteren finden sich vegetative Zentren in der Formatio reticularis (Kerngebiete im Bereich des Hirnstamms). Der anatomische Aufbau dieser Gebiete wird an anderer Stelle besprochen.

Sympathikus und Parasympathikus weisen eine Reihe von strukturellen Übereinstimmungen aber auch Unterschieden auf, die verstanden werden sollten. In beiden Systemen wird ein erstes efferentes Neuron von einem zweiten efferenten Neuron abgegrenzt. Der **Zellkörper des ersten efferenten Neurons** liegt beim Sympathikus im Seitenhorn (**Cornu laterale**) des thorakalen und oberen lumbalen Rückenmarks (Th1-L2). Die Zellkörper der ersten efferenten Neurone des Parasympathikus liegen gewissermaßen drum herum, nämlich entweder weiter kranial in den vegetativen Kerngebieten des Hirnstamms oder aber im Seitenhorn des sakralen Rückenmarks. Diese anatomische Gegebenheit ist namensgebend für den Para-sympathikus, da die Zellkörper seiner ersten Nervenzellen „para" (griech. παρά – „neben") denen des Sympathikus liegen. Die **Zellkörper der zweiten sympathischen Neurone** befinden sich in der Nähe der Wirbelsäule entweder in den sogenannten **Grenzstrangganglien** (Synonym: paravertebrale Ganglien) oder aber in Ganglien (= Ansammlung von Nervenzellkörpern in der Peripherie), die direkt vor der Wirbelsäule zu finden sind. Man spricht hier von **prävertebralen Ganglien**. Die Nomenklatur der prävertebralen Ganglien richtet sich studentenfreundlich nach den Namen der großen abgehenden Gefäße

5

aus der Bauchaorta, um die sie gelegen sind (Ganglion coeliacum, Ganglion mesentericum superius, Ganglion mesentericum inferius etc.). Die **Zellkörper der zweiten parasympathischen Neurone** befinden sich nahe oder sogar innerhalb des jeweiligen **Erfolgsorgans**. So findet man zum Beispiel einen Plexus cardiacus an der Basis des Herzens.

Entsprechend dem oben Erläuterten ist das Axon des ersten sympathischen Neurons relativ kurz (im sympathischen System liegen die Zellkörper des zweiten Neurons wie angesprochen neben oder direkt vor der Wirbelsäule). Im Gegensatz dazu ist das Axon des ersten parasympathischen Neurons viel länger, denn im parasympathischen System liegen die Zellkörper des zweiten Neurons nahe des Erfolgsorgans und damit relativ weit entfernt vom Zellkörper des ersten parasympathischen Neurons.

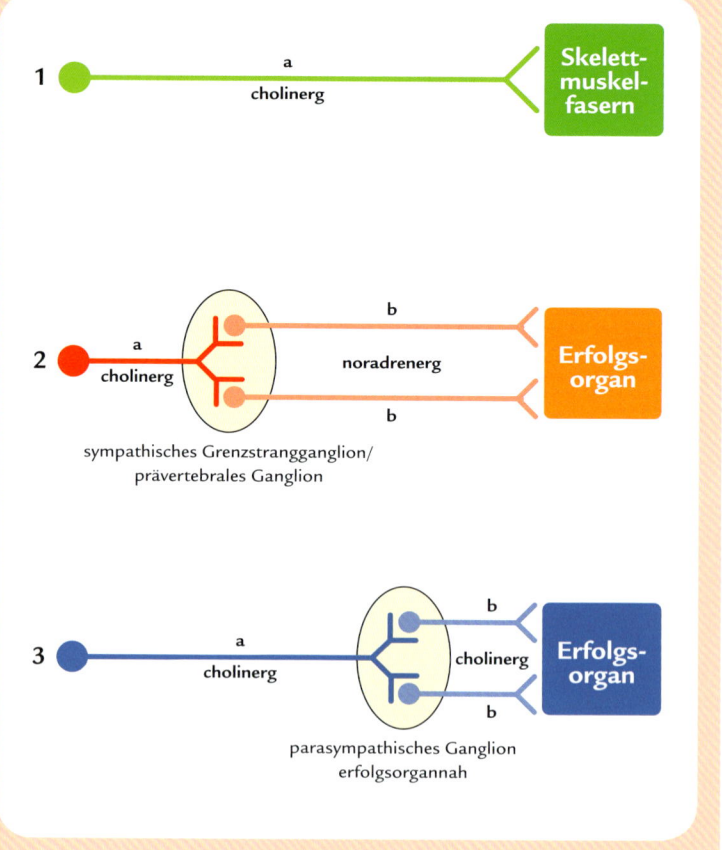

Abb. 5.9

Verschaltungsprinzip som./veg. Nervensystem

1) innerhalb des somato-
motorischen Systems
2) innerhalb des sympathischen
Systems
3) innerhalb des para-
sympathischen Systems

a) präganglionäres Neuron
b) postganglionäres Neuron

An diesem Schema lässt sich zudem erkennen, dass die Axone der ersten sympathischen Neurone im Gegensatz zu denen des parasympathischen Systems ausgesprochen kurz sind: Die Verschaltung im sympathischen System findet in einem Grenzstrangganglion oder in einem prävertebralen Ganglion statt. Von dort verläuft das postganglionäre Neuron auf seinem mitunter langen Weg zum Erfolgsorgan. Die Verschaltung von prä- auf postganglionäres Neuron innerhalb des parasympathischen Systems passiert in einem sich nahe dem oder sogar im Endorgan befindlichen Ganglion.

Der Nervus vagus besteht aus einer Ansammlung eben solcher erster parasympathischer Nervenzellen. Er beginnt im Hirnstamm und zieht bis hinunter in den Bauchraum. An ihm kann man sehr deutlich sehen, dass die Axone der ersten parasympathischen Neurone ausgesprochen lang sind. Umgekehrt verhält es sich mit der Länge des Axons des zweiten Neurons. Dieses ist beim Sympathikus lang, beim Parasympathikus sehr kurz.

> **Merke**
> Der Sympathikus wird nahe des ZNS von prä- auf postganglionär verschaltet. Im Parasympathikus erfolgt diese Umschaltung nahe des Erfolgsorgans.

Auf eine weitere Besonderheit muss im Zusammenhang mit dem vegetativen Nervensystem an dieser Stelle eingegangen werden. Wie bereits erwähnt, wird in beiden Systemen ein erstes efferentes Neuron von einem zweiten efferenten Neuron abgegrenzt. Gemäß dem allgemeinen Fachterminus nennt man die Weitergabe eines Aktionspotenzials von einem auf ein anderes Neuron „**Verschaltung**". Diese Verschaltung findet in jedem Falle innerhalb eines Ganglions statt. Beim Parasympathikus passiert dies in vegetativen Ganglien nahe (oder innerhalb) der Erfolgsorgane, beim Sympathikus in den Grenzstrang- oder prävertebralen Ganglien. Dementsprechend kann, bezogen auf die Lage zum Ganglion, ein prä- von einem postganglionären Neuron unterschieden werden. Das erste Neuron nennt man präganglionär, das zweite postganglionär. Aktionspotenziale werden demnach im vegetativen Nervensystem von prä- auf postganglionär umgeschaltet.

Nachdem nun allgemeine Prinzipien des Sympathikus und Parasympathikus erläutert worden sind, soll im Folgenden die definitive Anatomie beider Systeme erklärt werden.

Die parasympathische Innervation beschränkt sich im Wesentlichen auf die Eingeweide des Kopfes und des Rumpfes (Brust, Abdomen, Becken), während die Verteilung sympathischer Fasern im Körper ubiquitär ist, also auch die Rumpfwand sowie die Extremitäten einschließt. Interessanterweise wirkt die Aktivierung des Parasympathikus sehr selektiv auf einzelne Organsysteme (z. B. selektives Erschlaffen des Harnblasensphinkters, selektive Steigerung der Magenperistaltik etc.), während der Sympathikus häufig „als Ganzes" aktiviert wird („Schreckreaktion" mit kombinierter Vasokonstriktion, gesteigerter Herztätigkeit, erweiterten Pupillen, Verlangsamung der Darmperistaltik etc.).

Sympathikus

Im sympathischen System liegen, wie bereits erwähnt, die zentralnervösen Zentren (Zellkörper des ersten Neurons) in den Seitenhörnern des thorako-lumbalen Rückenmarks (Nucleus intermediolateralis des Cornu laterale). Die Verschaltung der sympathischen präganglionären Fasern geschieht entweder in den paravertebralen Ganglien, die auch Grenzstrang oder Truncus sympathicus genannt werden, oder aber in den prävertebralen Ganglien.

Betrachten wir den **Grenzstrang** einmal ein wenig genauer. Diesen finden wir mehr oder weniger auf der gesamten Höhe der Wirbelsäule. Präganglionäre sympathische Neurone liegen hingegen nur thorako-lumbal im Seitenhorn. Die Verteilung der zentralnervösen Zentren des Sympathikus (in anderen Worten die Verteilung der Zellkörper der ersten, präganglionären Neurone) ist folglich nicht deckungsgleich mit den paravertebralen sympathischen Ganglien (= Grenzstrangganglien,

5

Truncus sympathicus). Die einzige logische Schlussfolgerung ist, dass nicht alle sympathischen präganglionären Fasern auf Segmenthöhe verschaltet werden, sondern dass etliche von ihnen unverschaltet auf- oder absteigen – und genau so verhält es sich auch! Betrachten wir beispielsweise die sympathische Versorgung des Musculus dilatator pupillae: Die Zellkörper der präganglionären sympathischen Neurone liegen im oberen Thorakalmark im Cornu laterale. Deren Axone verlassen mit den Vorderwurzeln den Spinalkanal und verlaufen im Ramus communicans albus zum entsprechenden Grenzstrangganglion. Dort werden die präganglionären Fasern aber nicht verschaltet, sondern steigen vielmehr bis zum Ganglion cervicale superius auf, um dort von prä- auf postganglionär verschaltet zu werden. Jetzt wird auch klar, warum die einzelnen paravertebralen sympathischen Ganglien als **Truncus sympathicus** miteinander verbunden sind. Nur so können die präganglionären Fasern aufsteigen. Vom Ganglion cervicale superius gelangen die postganglionären Fasern mehr oder weniger direkt mit den Gefäßen zu ihrem Erfolgsorgan, in diesem Fall zum Auge.

Alles ein wenig kompliziert mit dem Sympathikus! Wichtig ist es zu verstehen, dass nicht alle präganglionären sympathischen Neurone in Austrittshöhe auf ihr postganglionäres Neuron verschaltet werden. Einige ziehen unverschaltet hindurch, steigen auf bzw. ab zu Hals- oder Bauch/Steiß-Ganglien, um erst dort auf ihr postganglionäres Neuron verschaltet zu werden.

Parasympathikus

Die parasympathische Versorgung des Kopfes wird durch Hirnnerven vermittelt. Zu diesem Zweck verlaufen in **vier Hirnnerven** präganglionäre parasympathische Fasern. Diese finden sich im Nervus oculomotorius (III. Hirnnerv, versorgt parasympathisch den Musculus sphincter pupillae, der für die Verengung der Pupille verantwortlich ist und den Musculus ciliaris, der die Akkommodation reguliert), im Nervus intermedio-facialis (VII. Hirnnerv, der parasympathisch unter anderem die Tränendrüse, Drüsen der Nasenschleimhaut, des Gaumens, des Epipharynx und die Mundspeicheldrüsen innerviert), im Nervus glossopharyngeus (IX. Hirnnerv, der parasympathisch die Ohrspeicheldrüse innerviert) und im Nervus vagus. Letztgenannter beteiligt sich als X. Hirnnerv im Kopfbereich an der parasympathischen Versorgung des Kehlkopfs, Rachens und der oberen Speiseröhre. Darüber hinaus versorgt er einen Teil der Eingeweide. Selbstverständlich müssen all die genannten Verbindungen auf ihr zweites, postganglionäres Neuron verschaltet werden. Dies geschieht im Kopfbereich in sogenannten Kopfganglien. Es handelt sich hierbei um das **Ganglion ciliare** in der Orbita, das **Ganglion pterygopalatinum** in der gleichnamigen Grube (Fossa pterygopalatina), das **Ganglion submandibulare** unterhalb der Mandibula und das **Ganglion oticum**, welches nahe des Foramen ovale der Schädelbasis zu finden ist.

Die zentralnervösen Zentren (Zellkörper des ersten Neurons) des Parasympathikus liegen zum größten Teil im Hirnstamm, ein weiteres Zentrum befindet sich im Seitenhorn des Sakralmarks. Das zentralnervöse

5

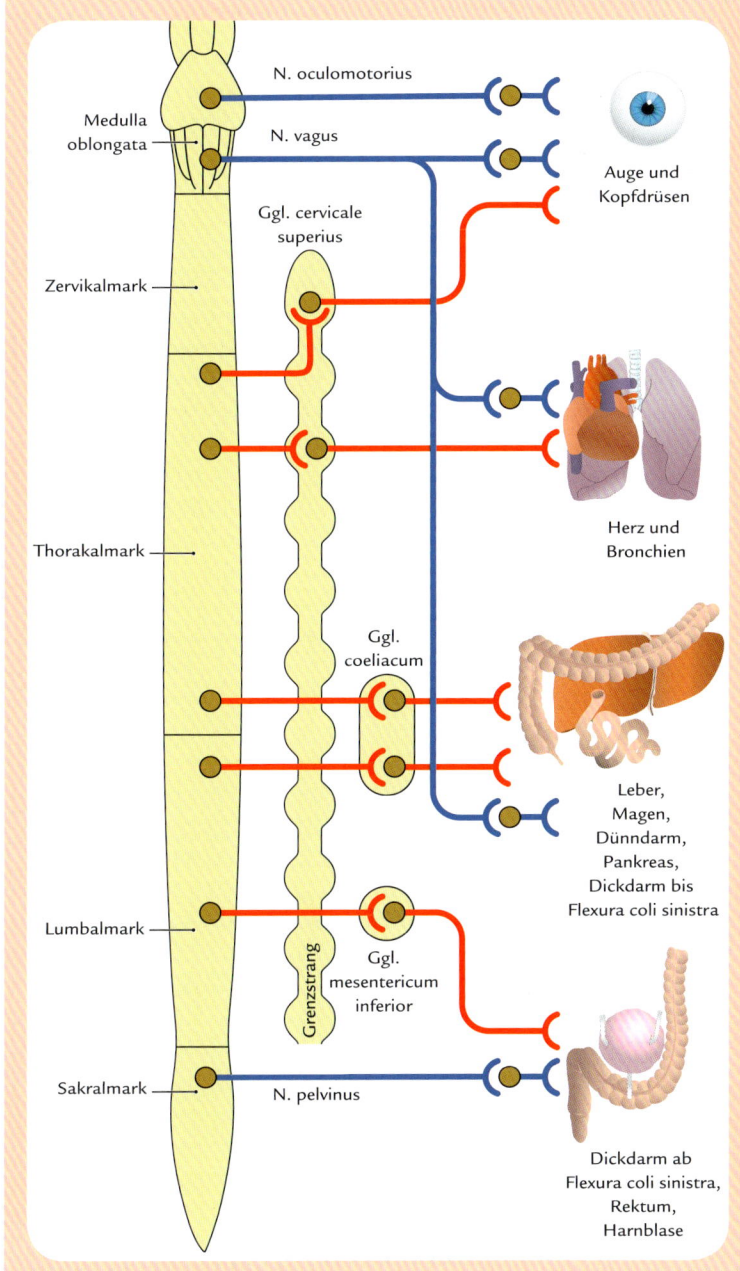

Abb. 5.10

Vegetative Ganglien sowie deren Verschaltungen

Ganz links ist das Rückenmark und der Hirnstamm dargestellt, aus dem die präganglionären vegetativen Nervenfasern entspringen. Blau dargestellt sind die parasympathischen Neurone, deren 1. Zellkörper im Hirnstamm und im Seitenhorn des Sakralmarks liegen. Von dort ziehen die langen präganglionären Fasern zu den Kopfganglien bzw. weiteren parasympathischen Ganglien, die nahe oder sogar innerhalb des jeweiligen Erfolgsorgans liegen. Dort findet die Verschaltung auf die postganglionären Neurone statt.

Die rot dargestellten sympathischen Nervenfasern entspringen dem Seitenhorn des thorako-lumbalen Rückenmarks. Sie ziehen als präganglionäre Neurone zum Grenzstrang, in dem sie entweder verschaltet werden oder unverschaltet zu einem prävertebralen sympathischen Ganglion ziehen, um erst dort auf ein postganglionäres Ganglion zu verschalten. Postganglionäre sympathische Fasern verlaufen mitunter auch durch die Kopfganglien, werden dort aber nicht mehr umgeschaltet.

Beachten Sie, dass die Erfolgsorgane mitunter von beiden Gegenspielern des vegetativen Nervensystems innerviert werden. Nur so kann ein Gleichgewicht zwischen entspannten und aktivierten Zuständen aufrecht erhalten werden.

Zentrum im Hirnstamm versorgt parasympathisch weite Teile des Körpers, nämlich neben dem bereits besprochenen gesamten Kopf-Hals-Bereich auch die inneren Organe des Thorax und den gesamten Gastrointestinaltrakt bis etwa auf Höhe der Flexura coli sinistra. An diesem Punkt, der auch **Cannon-Böhm-Punkt** genannt wird, endet das parasympathische Innervationsgebiet des Nervus vagus und die Nervi splanchnici pelvici übernehmen diese Aufgabe. Sie entstehen aus präganglionären Fasern, die aus den parasympathischen Zentren im Sakralmark (S2–S4) entspringen. Diese verlassen das Rückenmark mit den sakralen Spinal-

5

nerven und treten direkt danach in den **Plexus hypogastricus inferior** (Plexus pelvicus) ein. Von hier aus versorgen sie als **Nervi splanchnici pelvici** Eingeweide die distal des Cannon-Böhm-Punktes liegen, also zum Beispiel das Colon descendens, Rektum, ableitende Harnwege sowie inneres und äußeres Genitale.

Grenzstrang und Nervi splanchnici

Noch kurz eine Anmerkung zum Truncus sympathicus. Die Grenzstrangganglien werden ihrer Lage nach in Halsganglien (**Ganglia cervicalia**), Brustganglien (**Ganglia thoracica**), Bauchganglien (**Ganglia lumbalia**) und Steißganglien (**Ganglia sacralia**) eingeteilt. Beim Menschen gibt es drei Halsganglien: das obere (**Ganglion cervicale superius**), das inkonstante mittlere (**Ganglion cervicale medium**) und das untere Halsganglion (**Ganglion cervicale inferius**). Das Ganglion cervicale inferius und das oberste Brustganglion verschmelzen regelmäßig zum größeren Ganglion cervicothoracicum, auch **Ganglion stellatum** genannt. Vom Ganglion cervicale superius geht, wie in Abb. 5.10 dargestellt, die gesamte sympathische Versorgung des Kopfes aus.

Vergleichbar mit der sympathischen Versorgung des Kopf-Hals-Bereichs steigen präganglionäre sympathische Fasern eine gewisse Wegstrecke nach kaudal ab, um dann in den prävertebralen Ganglien verschaltet zu werden. Aus den 5.–9. Grenzstrangganglien geht beidseits ein großer Eingeweidenerv, der **Nervus splanchnicus major** hervor, der neben viszeralen Afferenzen fast nur präganglionäre sympathische Fasern enthält, die dann in den Ganglien des **Plexus coeliacus** umgeschaltet werden. Direkt unterhalb des Nervus splanchnicus major tritt aus den Grenzstrangganglien 10 und 11 der ebenfalls präganglionäre Fasern enthaltende **Nervus splanchnicus minor** aus, der in der Regel den gleichen Verlauf wie der Nervus splanchnicus major nimmt. Beide Nervi splanchnici versorgen über die prävertebralen Ganglien sympathisch einen Großteil des Gastrointestinaltrakts. Darüber hinaus existieren bis in den sakralen Wirbelsäulenbereich hinein sympathische Grenzstrangganglien. Sie werden alle mit präganglionären Fasern von Neuronen aus dem Seitenhorn des Lumbalmarks versorgt.

Zusammenfassend kann festgehalten werden, dass das vegetative Nervensystem recht kompliziert aufgebaut ist. Bezogen auf die Hirnnerven ist wichtig zu verstehen, was die vier benannten vegetativen Kopfganglien leisten: Sie verschalten parasympathische Fasertrakte von prä- auf postganglionär! Auch sympathische Fasern sind hier zu finden – diese sind jedoch bereits im Grenzstrang von prä- auf postganglionär verschaltet worden und verlaufen lediglich durch das vegetative Ganglion.

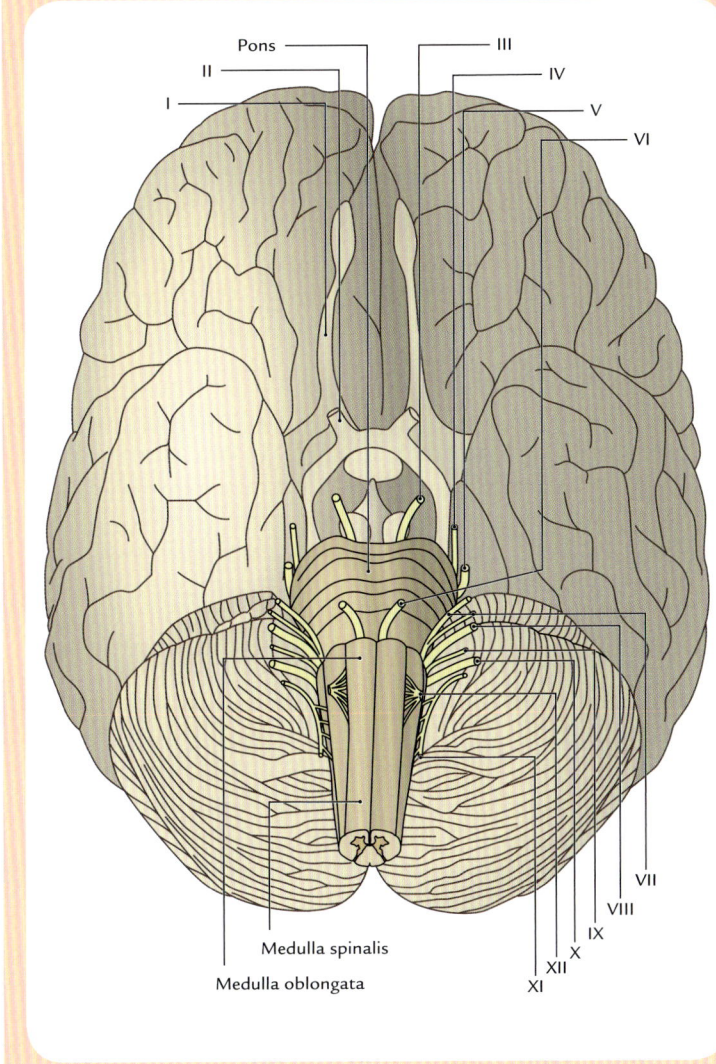

Pons
II
I
III
IV
V
VI

VII
VIII
IX
X
XII
XI

Medulla spinalis
Medulla oblongata

5

Abb. 5.11

Gehirn in der Basalansicht, die
Abgänge der Hirnnerven sind hervorgehoben

I   Tractus olfactoris
II   Nervus opticus
III N. oculomotorius
IV   N. trochlearis
V   N. trigeminus
VI   N. abducens
VII N. intermedio-facialis
VIII N. vestibulocochlearis
IX   N. glossopharyngeus
X   N. vagus
XI   N. accessorius
XII N. hypoglossus

Die Hirnnerven III–XII sind von
einer Myelinscheide umgeben, die
von Schwann-Zellen gebildet wird,
demnach rechnet man sie dem
peripheren Nervensystem zu.

Die Myelinscheide des N. olfactorius (N. I) und die des N. opticus
(N. II) wird von Oligodendrozyten
gebildet. Als Ausstülpung des
Diencephalons betrachtet man den
N. opticus als Teil des Zentralnervensystems.

Der eigentliche I. Hirnnerv, der N.
olfactorius, ist hier nicht zu sehen.
Er setzt sich aus dem Bulbus olfactorius und dem Tractus olfactorius
fort, weshalb diese beiden Strukturen oft als I. Hirnnerv aufgeführt
werden.

Hirnnerven

Die Hirnnerven werden mit römischen Ziffern in der Reihenfolge ihres Austritts aus dem Gehirn von rostral (oral) nach kaudal (okzipital)
durchnummeriert.

Die Klassifikation wurde 1788 von Samuel Thomas von Soemmer-
ring in seiner Schrift „Vom Hirn und Rückenmark" eingeführt. Das
Versorgungsgebiet der Hirnnerven umfasst im Wesentlichen den Kopf-
Hals-Bereich. Eine Ausnahme bildet der X. Hirnnerv, der Nervus vagus.
Als ein Hauptnerv des Parasympathikus versorgt er den Bauchraum bis
zum oben bereits erwähnten Cannon-Böhm-Punkt (etwa auf Höhe des
letzten Drittels des Colon transversum). Alle zwölf Hirnnerven sind paarig angelegt. Man kann funktionell mehrere der Hirnnervenpaare unter
funktionellen Gesichtspunkten zu Gruppen zusammenfassen.

5

Die Gruppe der **Sinnesnerven** umfasst den Nervus olfactorius, Nervus opticus, Nervus vestibulocochlearis und zum Teil den Nervus glossopharyngeus sowie den Nervus intermedio-facialis. Sie informieren das Gehirn über die sensorischen Reize Riechen, Sehen, Hören, Gleichgewicht und Schmecken. Zur Gruppe der **Augenmuskelnerven** zählt man den Nervus oculomotorius, Nervus trochlearis und den Nervus abducens. Sie bewegen den Augenbulbus zu allen Seiten. Eine weitere Gruppe der Hirnnerven lassen sich als **Pharyngealbogennerven** zusammenfassen. Diese Gruppierung beruht auf embryologischen Gesichtspunkten. Zur Gruppe der Pharyngealbogennerven gehören der Nervus trigeminus, Nervus intermedio-facialis, Nervus glossopharyngeus, Nervus vagus und der Nervus accessorius.

Bis auf den Nervus trochlearis entspringen alle Hirnnervenpaare ventral am Gehirn, ihr Aus- bzw. Eintritt in das ZNS sind also in der Basalansicht recht gut zu identifizieren. Die Kerngebiete der Hirnnerven III–XII liegen im Tegmentum (lat. Haube) des Mesencephalons bis zur Medulla oblongata. Aufgrund entwicklungsgeschichtlicher Gegebenheiten liegen die sensiblen Hirnnervenkerne eher lateral, die motorischen eher medial. Die Hirnnerven III-XII werden von einer Myelinscheide umgeben, die von Schwann-Zellen gebildet wird. Demzufolge handelt es sich bei ihnen um Elemente des peripheren Nervensystems. Die beiden ersten Hirnnerven, der Nervus olfactorius (Riechnerv) und der Nervus opticus (Sehnerv), sind hingegen von einer Myelinschicht umgeben, die von Oligodendrozyten gebildet wird. Sie werden demnach dem ZNS und nicht dem PNS zugerechnet. Beim Nervus opticus handelt es sich um eine Ausstülpung des Diencephalons. Die Hauptfunktionen der zwölf Hirnnervenpaare sind in Tabelle 5.1 zusammengefasst.

Tabelle 5.1

Hauptfunktion der Hirnnerven

Nr.	Name	Versorgungsgebiet
I	Nervus olfactorius (Riechnerv)	Leitet Signale von der Nase zum Gehirn.
II	Nervus opticus (Sehnerv)	Leitet die Signale der Netzhaut zum Gehirn.
III	Nervus oculomotorius (Augenbewegungsnerv)	Steuert vier von sechs äußeren Augenmuskeln, den Lidheber, sowie die Akkommodation und die Pupillenverengung.
IV	Nervus trochlearis (Augenrollnerv)	Steuert den schrägen oberen Augenmuskel.
V	Nervus trigeminus (Drillingsnerv)	Untergliedert sich in den Augennerv (N. ophthalmicus), den Oberkiefernerv (N. maxillaris) und den Unterkiefernerv (N. mandibularis). Er leitet sensible Informationen aus dem ganzen Gesicht zum Gehirn und innerviert die Kaumuskulatur.
VI	Nervus abducens (Augenabziehnerv)	Inneviert den lateralen Augenmuskel.
VII	Nervus facialis (Gesichtsnerv)	Steuert die Muskulatur der Mimik und den Musculus stapedius, vermittelt auch die Geschmackswahrnehmung in den vorderen zwei Dritteln der Zunge, innerviert alle Kopfdrüsen außer der Ohrspeicheldrüse.

VIII	Nervus vestibulocochlearis (Hör- und Gleichgewichtsnerv)	Zuständig für die Weiterleitung der Informationen von der Hörschnecke und dem Gleichgewichtsorgan.
IX	Nervus glossopharyngeus (Zungen-Rachen-Nerv)	Leitet die Signale des hinteren Zungenabschnittes zum Gehirn und innerviert die Muskeln des Rachens. Wichtig für den Schluckakt. Innerviert auch die Ohrspeicheldrüse.
X	Nervus vagus („umherschweifender" Nerv)	Innerviert u. a. den Rachen und Teile des Kehlkopfes sowie parasympathisch einen Großteil des Brust- und Bauchbereiches.
XI	Nervus accessorius (Beinerv)	Versorgt motorisch den Musculus trapezius und den Musculus sternocleidomastoideus. Der N. accessorius entspringt eigentlich aus dem Rückenmark. Da er jedoch parallel zum Rückenmark in die Schädelhöhle zieht und diese dann an der Schädelbasis wieder verlässt, wird er zu den Hirnnerven gezählt.
XII	Nervus hypoglossus (Unterzungennerv)	Steuert die Zungenbewegung.

Tabelle 5.1

Hauptfunktion der Hirnnerven

5

Im 2. Kapitel haben wir bereits die Unterteilung von Nervenfasern in Somato-Efferenzen (somatomotorisch), Viszero-Efferenzen (viszeromotorisch), Somato-Afferenzen (somatosensibel) und Viszero-Afferenzen (viszerosensibel) kennengelernt. Bei der Beschreibung der Hirnnerven werden oft weitere Begriffe benutzt, die an dieser Stelle kurz erklärt werden sollen. Viszeromotorische Efferenzen gliedern sich in die **allgemein-viszeromotorischen Efferenze**n für die Eingeweidemuskulatur (glatte Muskulatur) und die **speziell-viszeromotorischen Efferenzen** für die Muskulatur aus den Pharyngealbögen (siehe Lehrbücher der Embryologie). Somatosensible Afferenzen übermitteln Signale von außen, viszerosensible Afferenzen Signale von innen. Während **allgemein-somatosensible Afferenzen** die Exterozeption (Haut) und Propriozeption (Muskeln, Sehnen, Gelenke) übermitteln, dienen die **speziell-somatosensiblen Afferenzen** dazu, Impulse von den „großen" nach außen gerichteten Sinnesorganen (Auge und Ohr) weiterzuleiten. Hier kann man als Synonym auch den Begriff „sensorisch" verwenden. Die **allgemein-viszerosensiblen Afferenzen** leiten Impulse aus den Eingeweiden und den Blutgefäßen, **speziell-viszerosensible Afferenzen** übermitteln Riechen und Schmecken. Einen Überblick zu dieser Einteilung liefert Tabelle 5.2.

Qualität			Innervation
motorisch	somatomotorisch		Skelettmuskulatur
	viszeromotorisch	allgemein	Eingeweidemuskulatur
		speziell	Pharyngealbogenmuskulatur
sensibel	somatosensibel	allgemein	Extero- und Propriozeption
		speziell	Auge und Ohr
	viszerosensibel	allgemein	Eingeweide
		speziell	Riechen, Schmecken

Tabelle 5.2

Faserqualitäten der Hirnnerven

5

I. Hirnnerv: Nervus olfactorius

Der erste Hirnnerv ist an der Weiterleitung von Riecheindrücken aus der Riechschleimhaut der Nase zur primären Riechrinde des Telencephalons beteiligt. Im Bereich der Riechschleimhaut lassen sich histologisch Sinneszellen von Stützzellen und undifferenzierten Basalzellen abgrenzen. Basalzellen sind dazu in der Lage, Sinneszellen zu ersetzen. Bei den Sinneszellen handelt es sich um primäre Sinneszellen, d. h. sie selbst generieren Aktionspotenziale. Die Axone dieser primären Sinneszellen bilden den Riechnerv. Der Riechnerv war in embryonaler Zeit ein einheitlicher Nervenstamm, ein echter Nervus olfactorius, der später mit der Ausbildung der **Lamina cribrosa** des Siebbeins (Os ethmoidale) in 15-20 kleine Bündel, die sogenannten Riechfäden (Nn. olfactorii, **Fila olfactoria**), zerlegt wurde. Die feinen Fasern des Nervus olfactorius entsprechen also den Axonen der Zellen der Riechschleimhaut der oberen Nasenmuschel (Concha nasalis superior).

Im **Bulbus olfactorius**, einer Auftreibung im Bereich des basalen Vorderhirns, erfolgt die Umschaltung auf das zweite sensorische Neuron (Mitralzellen und Pinselzellen). Die Riechbahn setzt sich von dort als **Tractus olfactorius** nach hinten fort. Er teilt sich auf Höhe der Arteria cerebri anterior am Trigonum olfactorium in zwei Stränge, in die **Stria olfactoria medialis et lateralis**. Die verbreiterte Basis dieser Teilungsstelle wird Trigonum olfactorium genannt. Vermutlich leiten beide Striae

Abb. 5.12

Olfaktorisches System

Die Sinneszellen des olfaktorischen Systems besitzen an ihrer Oberfläche lange Ausläufer (Zilien), die in einem sogenannten Riechschleim liegen. Auf der Membran dieser Zilien befinden sich etwa 350 verschiedene Rezeptoren, die jeweils spezifisch einen bestimmten Geruchsstoff (Odorant) binden. Als Folge bilden die Zellen als primäre Sinneszellen ein Aktionspotenzial aus, das über ihre Axone in Richtung ZNS geleitet wird. Mehrere Axone werden dabei zu ca. 20 Fila olfactoria zusammengefasst, die die Lamina cribrosa des Os ethmoidale durchstoßen und im Bulbus olfactorius auf das zweite Neuron verschaltet werden. Von dort zieht die Riechinformation im Tractus olfactorius zum Riechhirn.

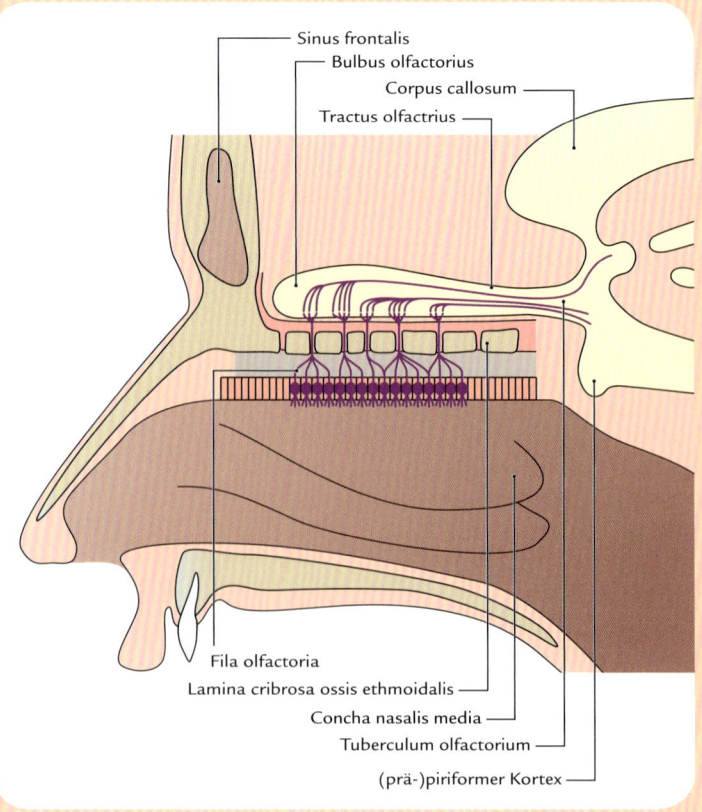

Sinus frontalis
Bulbus olfactorius
Corpus callosum
Tractus olfactrius

Fila olfactoria
Lamina cribrosa ossis ethmoidalis
Concha nasalis media
Tuberculum olfactorium
(prä-)piriformer Kortex

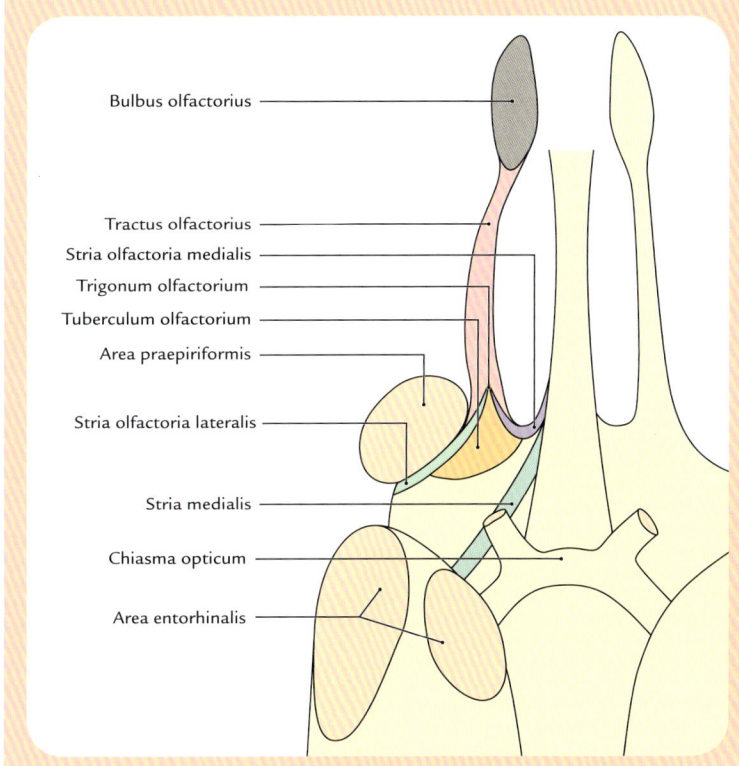

Abb. 5.13

Olfaktorische Zentren des Gehirns

Im Bulbus olfactorius erfolgt die erste Verschaltung der Riechinformation. Von dort ziehen die Riechimpulse über den Tractus olfactorius und das Trigonum olfactorium, bevor sie sich aufspalten und entweder in der Stria olfactoria medialis oder lateralis weiterlaufen. Von dort gelangen sie zu höheren olfaktorischen Zentren, beispielsweise zur Inselrinde, Area piriformis oder Amygdala. Der Thalamus wird dabei interessanterweise nicht passiert.

Bulbus olfactorius

Tractus olfactorius
Stria olfactoria medialis
Trigonum olfactorium
Tuberculum olfactorium
Area praepiriformis

Stria olfactoria lateralis

Stria medialis

Chiasma opticum

Area entorhinalis

Riechimpulse zu höheren olfaktorischen Zentren wie zur Inselrinde, zur Area (prae-)piriformis, zu Teilen des Corpus amygdaloideum (Mandelkörper) und zu Teilen des Hippocampus.[1]

Interessanterweise passieren diese Riechimpulse nicht den Thalamus, bevor sie den Cortex cerebri erreichen. Alle anderen Sinnesmodalitäten tun dies.

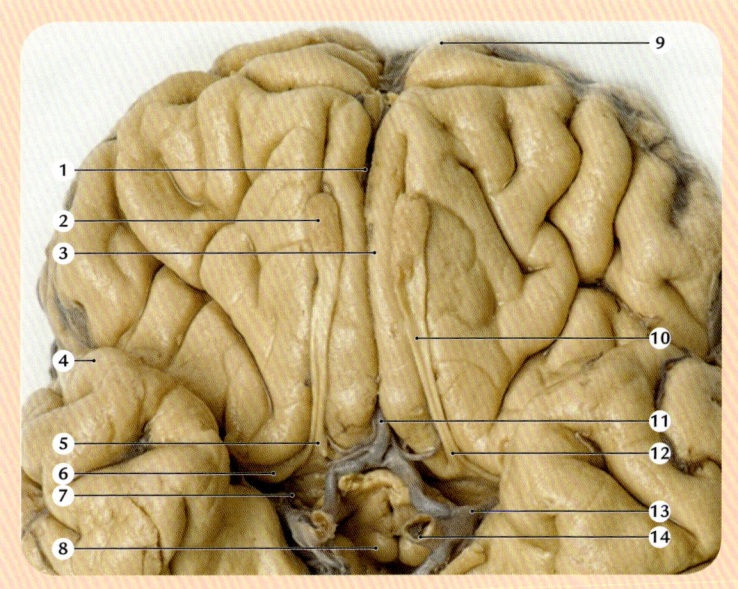

Abb. 5.14

Basalansicht auf das Frontalhirn

1 Fissura longitudinalis cerebri
2 Bulbus olfactorius
3 Gyrus rectus
4 Polus temporalis
5 Stria olfactoria medialis
6 Stria olfactoria lateralis
7 Substantia perforata anterior
8 Corpora mammillaria
9 Polus frontalis
10 Tractus olfactorius
11 A. cerebri anterior
12 Trigonum olfactorium
13 A. cerebri media
14 A. carotis interna

5

Klinik

Die Unfähigkeit zu Riechen wird **Anosmie**, eine Riechminderung **Hyposmie** genannt. Differenzialdiagnostisch kommen vor allem ein Schädel-Hirn-Trauma, tumoröse Prozesse (z. B. Olfaktoriusmeningeom), aber auch eine banale Grippe in Betracht. Raumforderungen im Bereich der Sella turcica, wie etwa ein Hypophysenadenom, können ebenfalls zur Anosmie oder Hyposmie führen. Aufgrund der topographischen Lagebeziehung zum Nervus opticus sind oft begleitende Sehstörungen zu erwarten.

In den letzten Jahren wurden in der Hals-Nasen-Ohren-Heilkunde einfache und zuverlässige Methoden zur Untersuchung des Riechvermögens etabliert. Speziell im Bereich der Neurologie haben Riechtests einen neuen Stellenwert erlangt, vor allem wegen des häufigen und frühen Auftretens von Riechstörungen bei Patienten mit neurodegenerativen Erkrankungen (beispielsweise Morbus Parkinson und Morbus Alzheimer). Besondere Bedeutung erlangt dieses Symptom aktuell in der Frühdiagnose solcher neurodegenerativer Erkrankungen, da es den typischen motorischen Symptomen der Parkinson-Erkrankung und den kognitiven Einschränkungen bei Morbus Alzheimer um viele Jahre vorausgehen kann.[2]

II. Hirnnerv: Nervus opticus

Das visuelle System beginnt mit den Stäbchenzellen und Zapfenzellen in der Retina. Bei diesen Sinneszellen handelt es sich, im Gegensatz zu den Sinneszellen der Riechschleimhaut, um **sekundäre Sinneszellen**, d. h. sie bilden selbst keine Aktionspotenziale aus, die in das Zentralnervensystem weitergeleitet würden. **Stäbchenzellen** sind auf die Lichtwahr-

Abb. 5.15

Aufbau des Auges

Sagittaler Schnitt etwas medial von der Mitte der Augenregion.

1 Retina
2 Choroidea
3 Sklera
4 N. opticus (N. III)
5 Blinder Fleck
6 Corpus vitreum
7 Corpus ciliare
8 Fornix conjunctivae inferior
9 Fibrae zonulares
10 Iris
11 Kornea
12 Camera anterior bulbi
13 Linse
14 Camera posterior bulbi
15 Tarsus inferior
16 Ora serrata

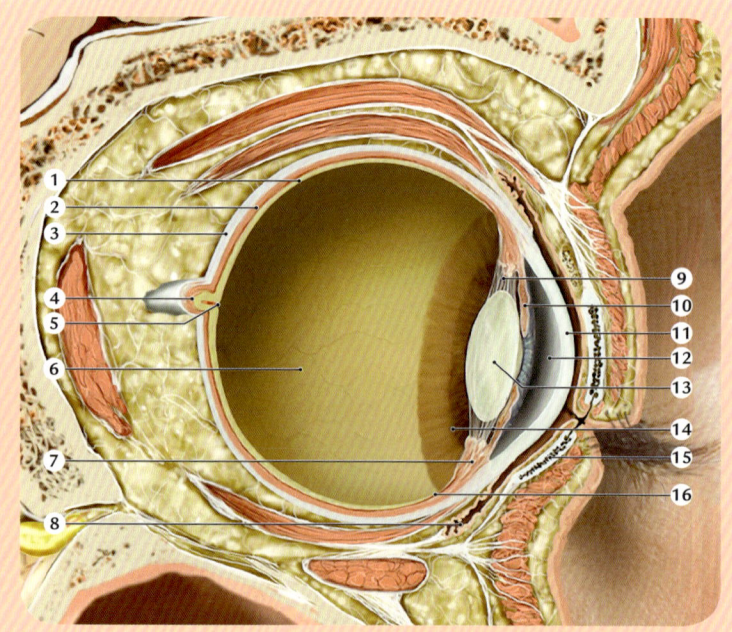

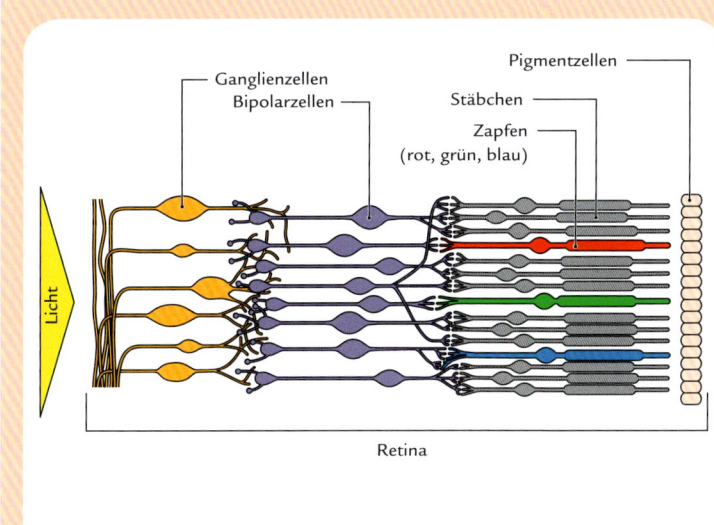

Abb. 5.16

Aufbau der Retina

Das einfallende Licht muss den gesamten Bulbus samt aller retinalen Schichten durchqueren, bevor es detektiert wird. Die Retina enthält bereits die ersten drei Neurone der Sehbahn:

1. Neuron: Photorezeptorzellen (Stäbchen- und Zapfenzellen)

2. Neuron: Bipolarzellen

3. Neuron: Ganglienzellen (Sehnervenzellen)

nehmung spezialisierte Sinneszellen und dienen dabei vornehmlich der Hell-Dunkel-Wahrnehmung. **Zapfenzellen** sind hingegen für das chromatische (Farbwahrnehmung) und das scharfe Sehen besonders wichtig. Einfallende Lichtsignale werden von den Stäbchenzellen und Zapfenzellen auf **bipolare Zellen** und dann auf **Ganglienzellen** weitergegeben. Beide Zelltypen sitzen mit ihrem Zellkörper innerhalb der Retina (siehe Lehrbücher der Histologie). Die Axone der Ganglienzellen verlassen den Augapfel gebündelt in der Sehnervenpapille (**Papilla nervi optici** = blinder Fleck) und bilden ab dort den **Nervus opticus**. Dieser zieht durch den Canalis opticus (zusammen mit der Arteria opthalmica) in die mittlere Schädelhöhle ein. Dort vereinigt sich der Nervus opticus im Bereich des Türkensattels (Sella turcica) vor der Hypophyse mit dem der anderen Seite zur Sehnervenkreuzung (**Chiasma opticum**). Im Chiasma opticum kreuzen die medialen Fasern beider Nervi optici, die lateralen passieren die Sehnervenkreuzung ungekreuzt. Nach hinten schließt sich dem Chiasma opticum der **Tractus opticus** an, in dem nun visuelle Informationen aus beiden Augen verlaufen. Der rechte Tractus opticus leitet Signale des linken Gesichtsfeldes, für den linken Tractus gilt entsprechendes für die gegenüberliegende Seite. Der Tractus opticus zieht von der Sehnervenkreuzung seitlich um den Hypophysenstiel, umgreift dann den vorderen Abschnitt der Hirnschenkel (Crura cerebri) und zieht okzipitalwärts, zum **Corpus geniculatum laterale** des Thalamus.

Dort werden die optischen Signale noch einmal verschaltet, bevor sie als **Radiatio optica** (Gratiolet-Sehstrahlung) zur primären Sehrinde des Okzipitallappens (**Area striata**) ziehen.

Nicht alle Fasern des Tractus opticus ziehen zum Corpus geniculatum laterale. Einige ziehen zum **Hypothalamus** (wichtig für Tag-Nacht-Rhythmus), zu den **Colliculi superiores** der Lamina quadrigemina des Mittelhirns oder zur **Area praetectalis** am Übergang des Mittelhirns zum Zwischenhirn (wichtig für den Pupillenreflex).

5

Abb. 5.17 a)

Basalansicht auf die Sehbahn

Der Stern markiert Fasern, die vom Tractus opticus in Richtung Area praetectalis abzweigen. Diese Fasern sind für die Verschaltung des Pupillenreflexes wichtig. Sie entspringen von photosensitiven retinalen Ganglienzellen.

1 Chiasma opticum
2 Area perforata anterior
3 Tuber cinerum
4 Tractus opticus
5 Crura cerebri
6 Corpus geniculatum laterale
7 N. abducens (N. VI)
8 Stria olfactoria medialis
9 Stria olfactoria lateralis
10 N. oculomotorius (N. III)
11 Corpora mamillaria
12 Area perforata posterior
13 N. trochlearis (N. IV)
14 Pons

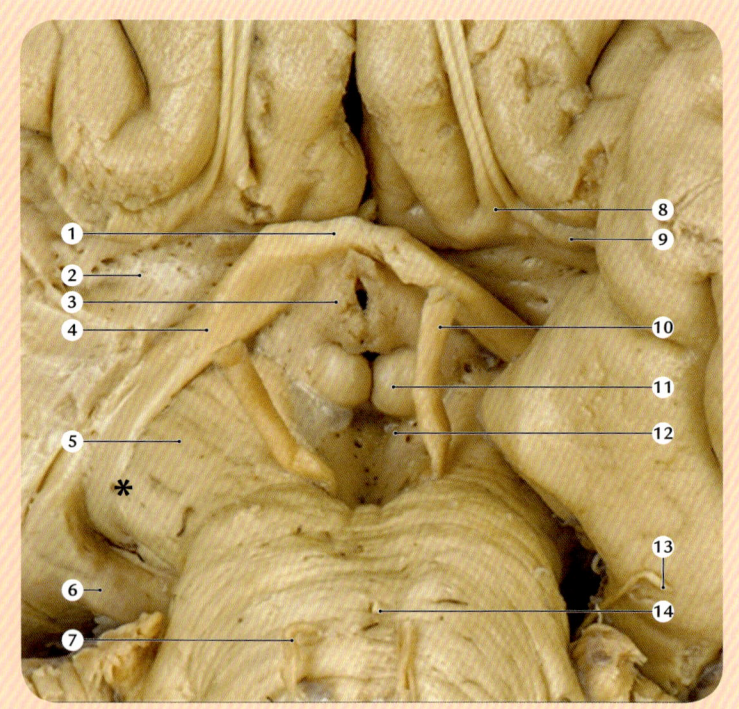

Abb. 5.17 b)

Schematische Darstellung der Sehbahn

Horizontalschnitt durch das Gehirn, Ansicht von unten.

Das jeweils rechte Gesichtsfeld (blau) wird auf der jeweils linken Retinahälfte abgebildet, das jeweils linke Gesichtsfeld (rot) auf der jeweils rechten Retinahälfte. Jeder N. opticus trägt die von einem Auge aufgenommenen Informationen aus beiden Gesichtfeldern. Im Chiasma opticum kreuzen nur die Fasern der medialen Retinahälften, also der lateralen Gesichtsfelder. Im rechten Tractus opticus (rot) verlaufen danach Informationen aus den jeweils linken Gesichtsfeldern beider Augen, im linken Tractus opticus (blau) die Informationen aus den jeweils rechten Gesichtsfeldern beider Augen.

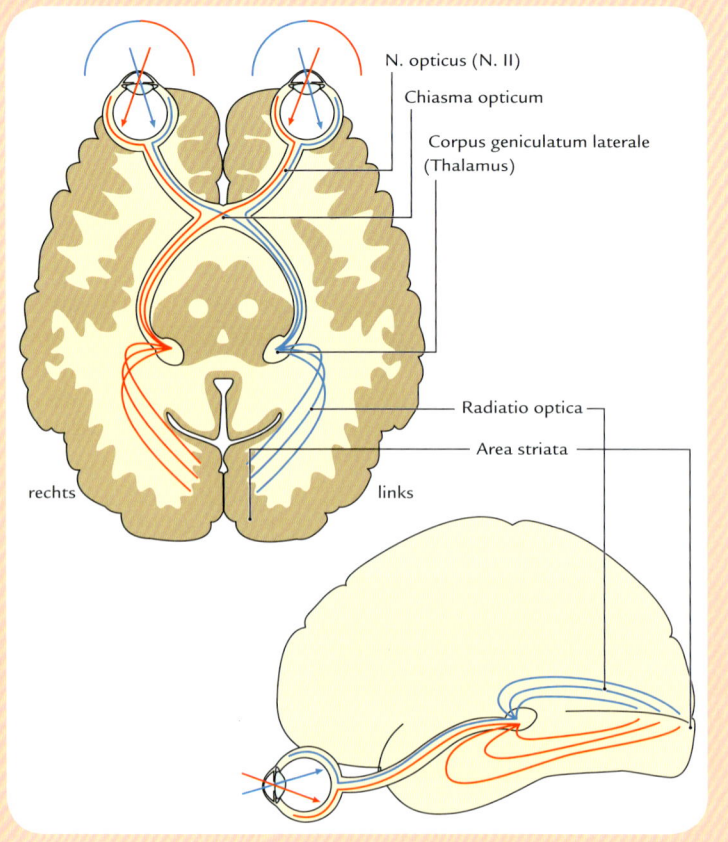

Ein wichtiger Schritt in der neurologischen Begutachtung ist die Untersuchung des Pupillenreflexes. Er dient zur Regelung des Lichteintritts in das Auge. Dabei werden beide Augen gemeinsam gesteuert. Durch Lichteinfall, z. B. wenn wir in helles Sonnenlicht blicken, kontrahiert sich schlagartig der Musculus sphincter pupillae und lässt somit weniger Licht auf die Retina, um eine Blendung zu vermeiden. Dieser Reflex läuft unbewusst ab und wird vom Parasympathikus gesteuert, wobei drei Neurone beteiligt sind. In Abb. 5.18 erkennt man den Verlauf der Nervenbahnen, die an diesem Reflex beteiligt sind: Die Reizaufnahme geschieht in der Retina; die Information wird über den Sehnerv zur Area praetectalis (Übergang Di- zu Mesencephalon) geleitet. Interneurone der Area praetectalis leiten die Information zu den Edinger-Westphal-Kernen des Mittelhirns weiter. Dort liegen die Zellkörper präganglionärer parasympathischer Nervenzellen, die für die parasympathische Versorgung des Auges verantwortlich sind. Axone der Edinger-Westphal-Kerne lagern sich dem III. Hirnnerven, dem Nervus oculomotorius, an und ziehen mit ihm durch die Fissura orbitalis superior zum Ganglion ciliare. Dort findet die Umschaltung von prä- auf postganglionär statt. Vom Ganglion ciliare ziehen die postganglionären Fasern u. a. zum Musculus sphincter pupillae, die Pupille wird verengt (Miosis). Im Gehirn wird die Koordination beider Pupillen durch Querverbindungen sichergestellt. Das bedeutet, wenn nur ein Auge beleuchtet wird, zum Beispiel im Rahmen der opthalmologischen Untersuchung, verengen sich beide Pupillen; man spricht von einer **konsensuellen Pupillenreaktion**. Die Pupillenerweiterung bei Abdunklung wird von einem anderen Muskel (Musculus dilatator pupillae) über den Sympathikus gesteuert.

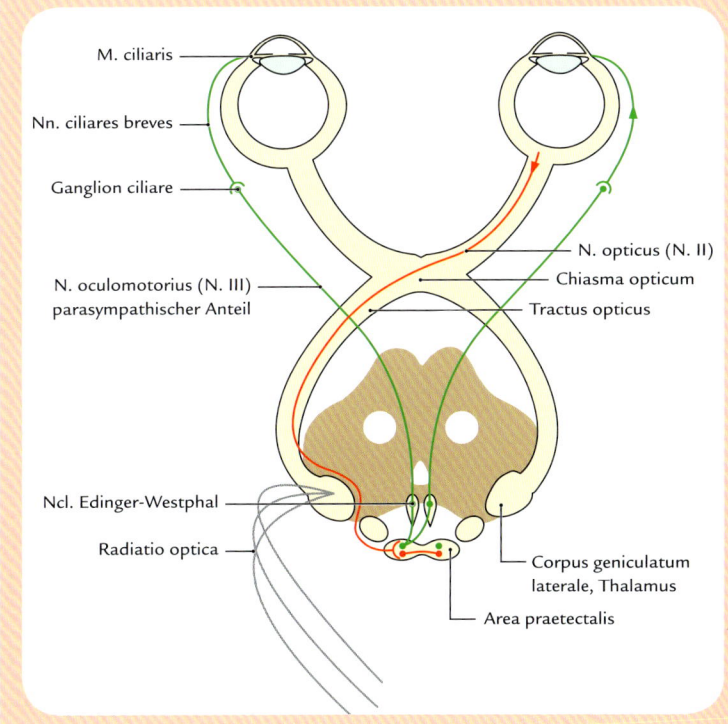

Abb. 5.18

Regulation des Pupillenreflexes

Hier ist der Verlauf der am Pupillenreflex beiteiligten Nervenbahnen dargestellt.

Es handelt sich um eine vom Parasympathikus regulierte Reaktion (Miosis). Eine Weitstellung der Pupille (Mydriasis) wird über den Sympathikus gesteuert.

Über Querverbindungen wird sichergestellt, dass auch eine Reizaufnahme in nur einem Auge stets zu einer Reaktion in beiden Augen führt. Man spricht von der konsensuellen Pupillenreaktion.

5

Klinik

Ganz generell kann eine Schädigung des Nervus opticus entzündliche, toxische, ischämische, metabolische, traumatische oder raumfordernde Ursachen haben. Bei der **Retrobulbärneuritis** (Neuritis nervi optici), einer entzündlichen Erkrankung des Sehnervs, kommt es innerhalb von Tagen zum Visusverlust, typischerweise mit retrobulbärem Schmerz bei Augenbulbusbewegungen. Im Extremfall kann es bis zum völligen Erblinden des Auges kommen. Augenärztliche Untersuchungen sind häufig ohne pathologischen Befund, der Augenhintergrund erscheint bei der Ophthalmoskopie unauffällig („der Arzt sieht nichts und der Patient sieht nichts"). Differenzialdiagnostisch muss vor allem bei jungen, weiblichen Patienten eine Multiple Sklerose ausgeschlossen werden. Der Nervus opticus wird als Ausstülpung des Zwischenhirns wie alle Axone des ZNS von Oligodendrozyten myelinisiert. Diese histologische Besonderheit erklärt, warum er im Gegensatz zu anderen Hirnnerven, die Elemente des PNS sind, bei Multipler Sklerose (demyelinisierende Erkrankung des ZNS) recht häufig betroffen ist. Eine Schädigung des Nervs führt abhängig von der Lokalisation und der Art der Schädigung zu akutem oder chronisch-progredientem Visusverlust (Verlust der Sehschärfe) und Gesichtsfeldausfällen. Des Weiteren ist der Pupillenreflex gestört (afferente Pupillenstörung).

III. Hirnnerv: Nervus oculomotorius

Bei der Augenmuskulatur muss zwischen inneren und äußeren Augenmuskeln strikt unterschieden werden. Die innere (glatte) Augenmuskulatur, die dem vegetativen Nervensystem unterliegt, akkommodiert die Augenlinse von Nahsicht auf Fernsicht (Musculus ciliaris) und passt die Pupillenweite an die entsprechenden Lichtverhältnisse an (Musculi sphincter und dilatator pupillae). Die äußeren Augenmuskeln dienen in erster Linie dazu, die Augen synchron und parallel in die beiden Richtungen auf-ab und rechts-links zu drehen. Um räumliches Sehen zu ermöglichen, richten die äußeren Augenmuskeln die Augen so aus, dass das Objekt, das wir anschauen möchten, jeweils in der Fovea centralis beider Augen, dem Punkt schärfsten Sehens auf der Netzhaut, abgebildet wird. Dort ist die Dichte an Zapfenzellen am höchsten. Die Dichte an Stäbchenzellen, die ja für das Hell-Dunkel-Sehen verantwortlich sind, ist in der Fovea centralis deutlich geringer.

Von den sechs äußeren, quergestreiften Augenmuskeln werden vier vom III. Hirnnerven versorgt. Hierbei handelt es sich um den **Musculus rectus superior** (Hebung des Augapfels), **Musculus rectus inferior** (Senkung des Augapfels), **Musculus rectus medialis** (Adduktion des Augapfels) und den **Musculus obliquus inferior** (Rollung des Auges nach oben-außen).

Es soll darauf hingewiesen werden, dass es sich bei den angegebenen Funktionen der Muskeln um Hauptfunktionen handelt, die je nach Stellung des Augapfels abweichen können. Als weiteren quergestreiften

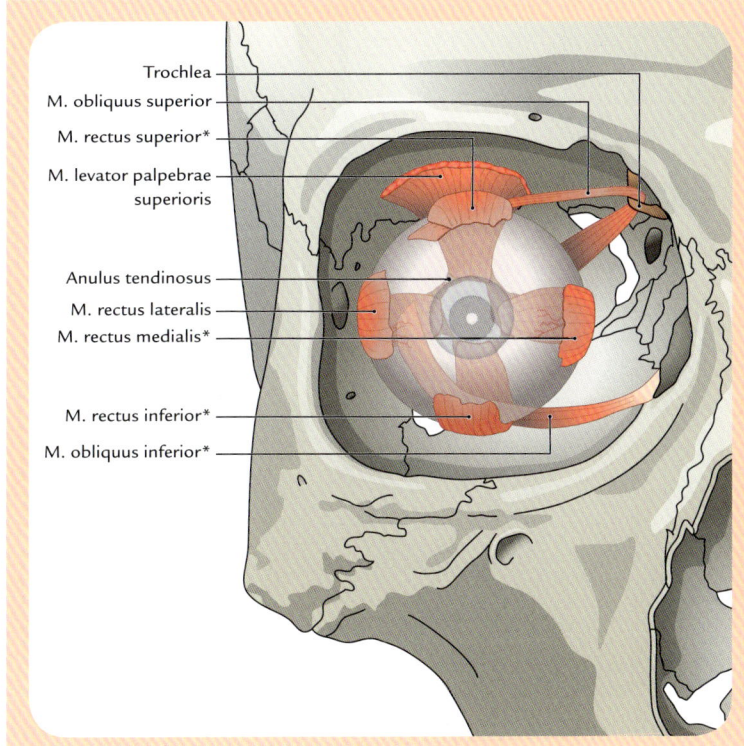

Trochlea
M. obliquus superior
M. rectus superior*
M. levator palpebrae superioris

Anulus tendinosus
M. rectus lateralis
M. rectus medialis*

M. rectus inferior*
M. obliquus inferior*

Abb. 5.19

Orbita mit äußeren, quergestreiften Augenmuskeln

Die mit * gekennzeichneten Muskeln werdem vom N. oculomotorius (N. III) innerviert. Zudem innerviert er den M. levator palpebrae superioris.

Seitens der inneren, glatten Augenmuskulatur innerviert der N. oculomotorius den M. ciliaris zur Akkomodation und den M. sphincter pupillae für die oben bereits besprochene Miosis.

5

Muskel innerviert der Nervus oculomotorius den **Musculus levator palpebrae superioris** (Heber des Oberlides). Die gleichzeitige Innervation des Musculus levator palpebrae superioris und des Musculus rectus superior durch den III. Hirnnerv macht Sinn: Das Oberlid hebt sich beim Aufblick und senkt sich beim Blick nach unten. Ein Funktionsverlust des Musculus levator palpebrae superioris führt zu einem teilweisen oder vollständigen Herabhängen des Oberlides (Ptosis). In seiner Funktion als Lidheber ist der Musculus levator palpebrae superioris direkter Antagonist des Musculus orbicularis oculi. Letzterer wird aber nicht vom Nervus oculomotorius, sondern vom Nervus intermedio-facialis innerviert.

Der Nervus oculomotorius innerviert außerdem teilweise die innere, glatte Augenmuskulatur und zwar parasympathisch den **Musculus ciliaris** (Akkommodation; Scharfsehen in der Nähe) sowie den **Musculus sphincter pupillae** (Miosis; siehe Ausführungen zum Pupillenreflex). Der dritte glatte Augenmuskel, der Musculus dilatator pupillae wird vom Sympathikus aktiviert. Diese Fasern stammen aus dem Grenzstrang.

Der Nervus oculomotorius tritt in der Tiefe der Fossa interpeduncularis an der medialen Seite der Hirnschenkel aus. An der Hirnbasis steckt der Nerv zwischen der Arteria cerebri posterior und der Arteria cerebelli superior.

Er zieht durch den lateralen Rand des Sinus cavernosus und gelangt durch die Fissura orbitalis superior in die Orbita. Dort teilt er sich in einen oberen Ast, **Ramus superior**, und in einen unteren Ast, **Ramus**

Abb. 5.20

Chiasma opticum
und umliegende Strukturen

Der N. oculomotorius tritt an der
Fossa interpeduncularis aus und
verläuft auf zwischen der A. cerebri
posterior und der A. cerebelli
superior.

1 Trigonum olfactorium
2 A. cerebri media
3 A. communicans posterior
4 Tractus olfactorius
5 N. opticus (N. II)
6 Chiasma opticum
7 Infundibulum
8 N. oculomotorius (N. III)
9 A. cerebri posterior
10 A. cerebelli superior

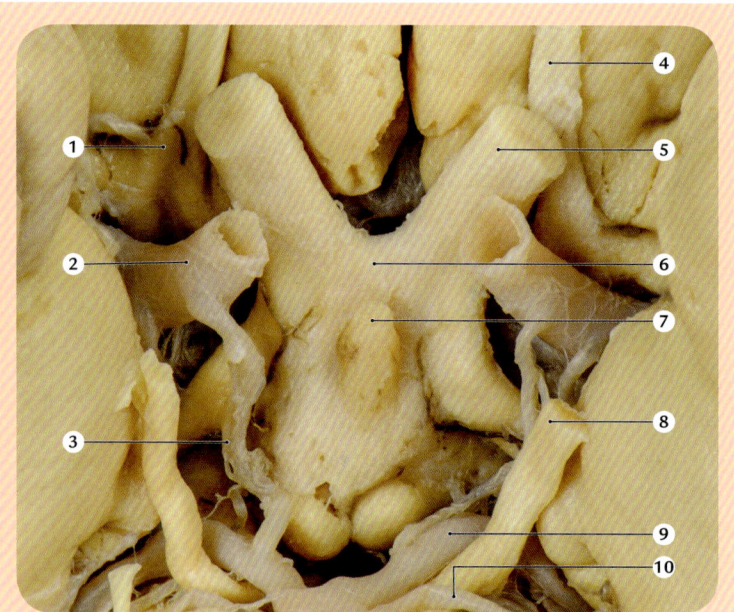

5

inferior. Der obere Ast versorgt den Musculus levator palpebrae superioris und den Musculus rectus superior. Der stärkere untere Ast innerviert den Musculus rectus medialis, den Musculus rectus inferior und
den Musculus obliquus inferior. Vom unteren Ast zweigt außerdem eine
kurze Wurzel, die **Radix oculomotoria**, zum Ganglion ciliare ab. In ihr
verlaufen die präganglionären, parasympathischen Fasern zur Versorgung des Musculus sphincter pupillae und Musculus ciliaris.

Klinik

Als **Okulomotoriusparese** wird eine Läsion des Nervus oculomotorius bezeichnet. Sie ist die häufigste aller isolierten Augenmuskelläh-
mungen. Klinisch zeigen die Patienten eine Bulbusabweichung nach
außen-unten (Überwiegen der Funktion des M. rectus lateralis und
M. obliquus superior bei Ausfall der restlichen quergestreiften Augenmuskeln), eine Ptosis (Ausfall des M. levator palpebrae superioris) und eine erweiterte Pupille (Mydriasis; Überwiegen des M. dilatator pupillae bei Ausfall des M. sphincter pupillae). Außerdem ist
der Pupillenreflex gestört. Prinzipiell kann eine Okulomotoriusparese
auf einer Schädigung der Kerngebiete oder aber auf einer Schädigung
der Nerven beruhen. Bei nukleären Läsionen stehen zu Beginn meist
Lähmungen der Augenmuskeln klinisch im Vordergrund, erst später
kommt es zur Ptosis („zuletzt fällt der Vorhang").

Die Arteria communicans posterior ist eine nicht so seltene
Lokalisation von Aneurysmen der Hirngefäße. Aufgrund der Nähe
zum Nervus oculomotorius (siehe Abb. 5.20) kann sich ein „Arteria-
communicans-posterior-Aneurysma" klinisch mitunter durch eine
Okulomotoriusparese bemerkbar machen.

IV. Hirnnerv: Nervus trochlearis

Der Nervus trochlearis gehört wie der Nervus oculomotorius und der Nervus abducens zu der Gruppe der Augenmuskelnerven. Es handelt sich um einen sehr dünnen Nerv. Zudem ist er der einzige, der **dorsal des Hirnstamms** entspringt und zwar am Unterrand der Lamina tecti des Mesencephalons.

Auch er erreicht die Orbita über den lateralen Rand des Sinus cavernosus und die Fissura orbitalis superior. Dort zieht er über den Musculus levator palpebrae superioris schräg hinweg und senkt sich von oben in den **Musculus obliquus superior**, den er motorisch innerviert (Senkung und Rollung des Augapfels nach innen). Die Sehne des Musculus obliquus superior wird am medialen Rand der Orbita am Rollknorpel (**Trochlea**) im spitzen Winkel nach hinten umgelenkt. Diese topographische Besonderheit des Muskels ist namensgebend für den innervierenden Nervus trochlearis.

5

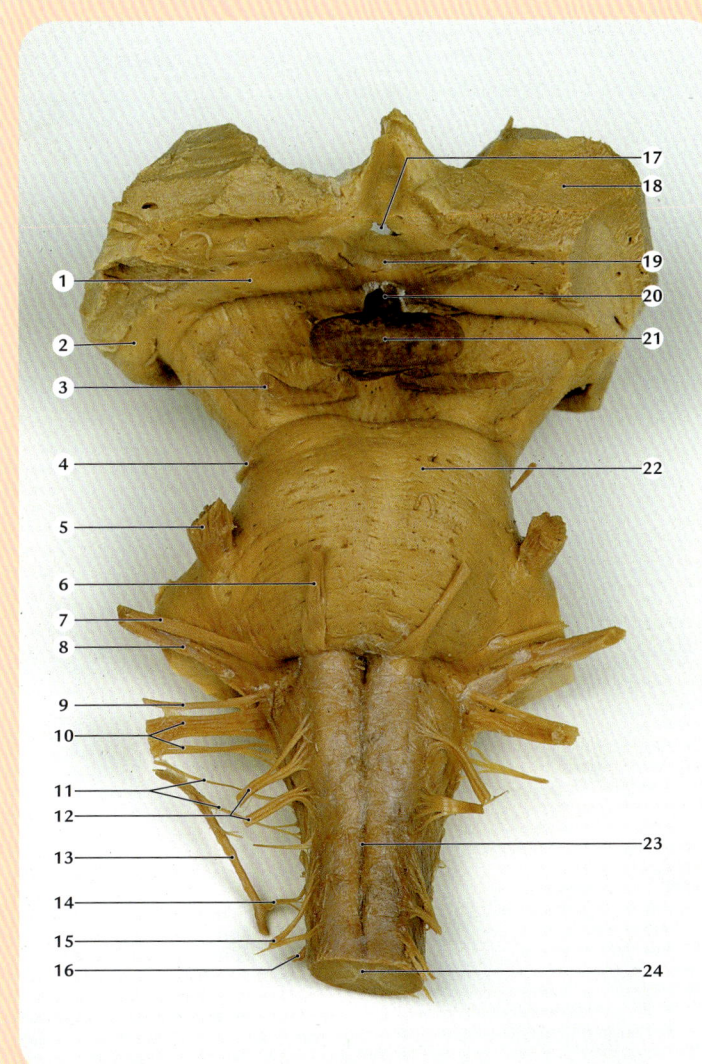

Abb. 5.21 a)

Freipräpariertes Stammhirn von anterior

Hirnhäute, Telencephalon und Cerebellum entfernt; Hirnnerven erhalten; Hypophyse freipräpariert; von unten.

1 Tractus opticus
2 Corpus geniculatum laterale (Thalamus)
3 N. oculomotorius (N. III)
4 N. trochlearis (N. IV)
5 N. trigeminus (N. V)
6 N abducens (N. VI)
7 N. facialis (N. VII)
8 N. vestibulocochlearis (N. VIII)
9 N. glossopharyngeus (N. IX)
10 N. vagus (N. X)
11 N. accessorius (N. XI), Radix cranialis
12 N. hypoglossus (N. XII)
13 N. accessorius (N. XI), Radix spinalis
14 N. accessorius (N. XI), Ursprungsfasern der Radix spinalis
15 N. spinalis C1, Radix dorsalis
16 N. spinalis C2, Radix ventralis
17 Perforation in der Lamina terminalis (Artefakt)
18 Thalamus
19 Chiasma opticum
20 Hypophysenstiel
21 Hypophyse
22 Pons
23 Medulla spinalis, Fissura mediana anterior
24 Medulla spinalis, Anschnitt

Abb. 5.21 b)

Freipräpariertes Stammhirn
von lateral

Hirnhäute, Telencephalon und
Cerebellum entfernt; Hirnnerven
erhalten; Hypophyse freipräpariert; von links.

1 Tractus opticus
2 N. opticus (N. II)
3 Corpora mammillaria
4 N. oculomotorius (N. III)
5 Hypophyse
6 N. trochlearis (N. IV)
7 N. trigeminus (N. V)
8 N. abducens (N. VI)
9 N. facialis (N. VII) und
  N. vestibulocochlearis (N. VIII)
10 N. glossopharyngeus (N. IX)
11 N. vagus (N. X)
12 N. accessorius (N. XI),
   Radix cranialis
13 N. hypoglossus (N. XII)
14 N. accessorius (N. XI),
   Radix spinalis
15 N. spinalis C1

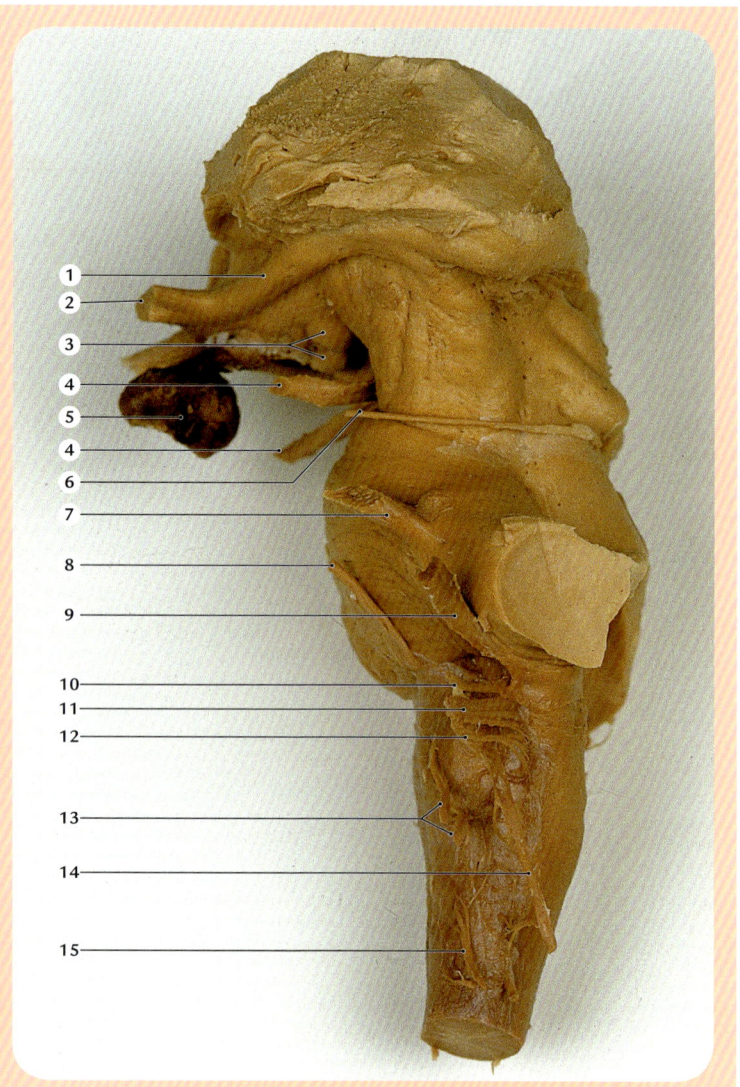

V. Hirnnerv: Nervus trigeminus

Der Nervus trigeminus ist der Nerv des 1. Pharyngealbogens, auch Man-
dibularbogen genannt. Er besteht zum größeren Teil aus afferenten,
sensiblen Fasern (**Radix sensoria**), zum kleineren Teil aus efferenten,
motorischen Fasern (**Radix motoria**). Seine peripheren Äste führen außerdem noch sympathische und parasympathische Fasern anderer Hirnnerven. Der Nervus trigeminus versorgt sensibel Haut und Schleimhäu-
te im Gesichtsbereich, die Kornea und die Bindehaut (Konjunktiva), die
vorderen $^2/_3$ der Zunge, die Zähne mit ihrem Zahnhalteapparat (Para-
dontium) und einen Großteil der Meningen. Motorisch versorgt er mit
einem seiner drei Äste (dem Nervus mandibularis) die **Kaumuskulatur**
sowie teilweise Muskeln des Zungenbeins und des Gaumens.

Der Nervus trigeminus tritt am Seitenrand des Pons mit einer dickeren
Radix sensoria und einer dünneren Radix motoria aus dem Hirnstamm

aus. Die sensiblen Fasern haben ihre Zellkörper im **Ganglion trigeminale** (Ganglion Gasseri; unter Ausnahme der propriozeptiven Fasern). Aber was ist das Ganglion trigeminale eigentlich genau? Um das zu verstehen, muss man sich vor Augen halten, dass sensible Informationen dem ZNS durch pseudounipolare Nervenzellen zugeleitet werden. Der Nervenzellfortsatz einer pseudounipolaren Nervenzelle spaltet sich unweit seines Zellkörpers in einen Dendriten und ein Axon auf. Der Dendrit zieht in die Peripherie und nimmt sensible Signale auf. Das Axon zieht in das ZNS (siehe auch Kapitel 1 und 2). Im Ganglion trigeminale liegen nun die Zellkörper der sensiblen, pseudounipolaren Nervenzellen des Gesichtsbereiches. Sie sind den sensiblen Ganglienzellen eines Spinalganglions gleichzusetzten. Das Ganglion trigeminale liegt in einem Durabeutel in einer Höhle der mittleren Schädelgrube, dem Cavum trigeminale. Diese befindet sich unmittelbar vor der Spitze der Felsenbeinpyramide des Schläfenbeins (siehe Abb. 5.5). Die zentralen Fortsätze der Ganglienzellen des Ganglion trigeminale bilden in ihrer Gesamtheit die Radix sensoria des Nervus trigeminus.

Die Zellkörper der motorischen Äste des Nervus trigeminus sitzen im Hirnstamm (Pons). Man fasst sie als Nucleus motorius nervi trigemini zusammen. Von dort ziehen sie am Ganglion trigeminale vorbei, ohne sich mit ihm zu verbinden und lagern sich dann dem Nervus mandibularis an.

Aus dem vorderen Rand des Ganglion trigeminale gehen fächerförmig die drei großen Äste des Nervus trigeminus hervor: der Nervus ophthalmicus (V1), der Nervus maxillaris (V2) und der Nervus mandibularis (V3). Allen drei Ästen ist gemein, dass sie einen Teil der **Gesichtshaut** und der **Meningen** sensibel versorgen. Nur N. V3, der Nervus mandibularis, führt zusätzliche motorische Fasern u. a. für die Kaumuskulatur.

Die Durchtrittsstellen der drei Äste durch die knöcherne Schädelbasis sind Standardwissen der Neuroanatomie und sollten gut eingeprägt werden. Der Nervus ophthalmicus verlässt die Schädelbasis durch die Fissura orbitalis superior, der Nervus maxillaris durch das Foramen rotundum, der Nervus mandibularis durch das Foramen ovale.

> **Merke**
> Ovale Mandeln
> Der N. mandibularis tritt durch das Foramen ovale.

Eine topographische Besonderheit des Nervus mandibularis ist, dass sein Anteil zur Versorgung der Meningen mit ihm durch das Foramen ovale tritt, diese Fasern dann aber wieder rückläufig durch das Foramen spinosum in die mittlere Schädelgrube zurückziehen. Durch das Foramen spinosum zieht außerdem die Arteria meningea media sowie begleitende sympathische Nervenfasern. Im Folgenden sollen die drei großen Anteile des Nervus trigeminus etwas genauer besprochen werden.

5

N. V1. Nervus ophthalmicus

Nach Verlassen des Ganglion trigeminale verläuft der rein sensible Nervus ophthalmicus am Seitenrand des Sinus cavernosus und tritt über die **Fissura orbitalis superior** in die Orbita ein.

Abb. 5.22

Anatomie der Orbita
nach Entfernung des Auges

1 R. lateralis n. supraorbitalis
2 A. ophthalmica
3 N. lacrimalis (aus N. V1)
4 V. ophthalmica superior
5 N. nasociliaris (aus N. V1)
6 M. rectus lateralis
7 R. communicans n. lacrimalis
  cum n. zygomatico
8 N. abducens (N. V1)
9 V. ophthalmica inferior
10 N. infraorbitalis (aus N. V2)
11 N. zygomaticofacialis
12 N. infraorbitalis (aus N. V2)
13 N. frontalis (aus N. V1)
14 R. medialis n. supraorbitalis
  (aus N. VI)
15 M. levator palpebrae
16 M. rectus superior
17 M. obliquus superior
18 N. supratrochlearis (aus N. V1)
19 N. oculomotorius superior
  (N. III)
20 M. rectus medialis
21 N. opticus (N. II)
22 N. oculomotorius inferior (N. III)
23 M. obliquus inferior
24 M. rectus inferior

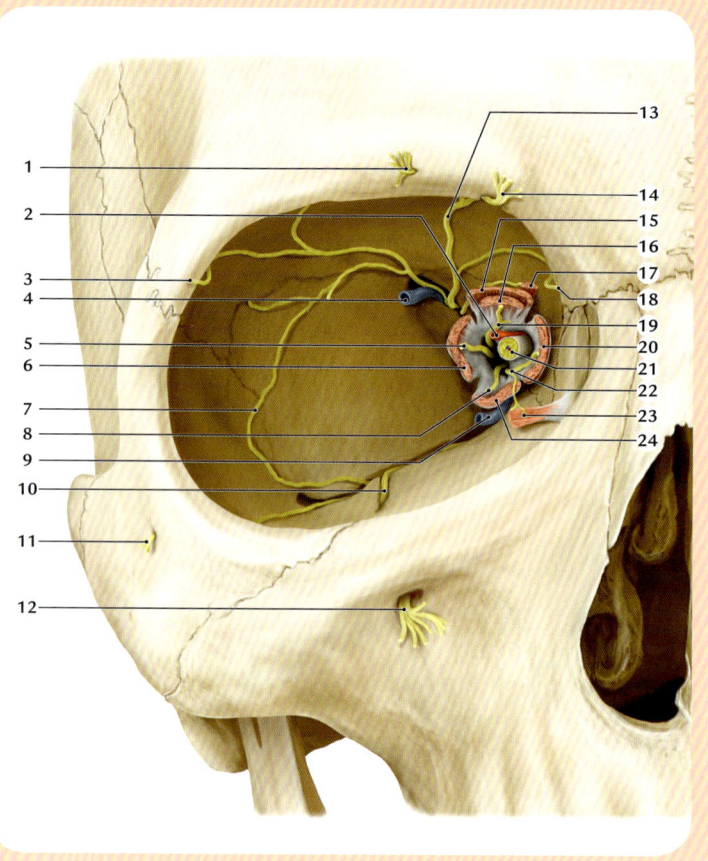

Noch in der Wand des Sinus cavernosus gibt der Nervus ophthalmicus einen Ramus tentorius zur sensiblen Versorgung vorderer Meningenanteile sowie des Sinus selbst ab. Meist noch vor der Orbita zweigt sich der Nervus ophthalmicus von medial nach lateral in drei Äste, einen Nervus nasociliaris, Nervus frontalis, und einen Nervus lacrimalis auf.

Wie in Abb. 5.22 dargestellt, tritt der **Nervus nasociliaris** als einziger Ast des Nervus ophthalmicus durch den **Anulus tendineus** der Augenhöhle. Vorne läuft der Nervus nasociliaris als Nervus infratrochlearis zur Versorgung des medialen oberen und unteren Augenlids (Nervus palpebrae superioris et inferioris), des Tränensackes und des Tränenkarunkels (Caruncula lacrimalis) aus. Er versorgt des Weiteren sensibel die Konjunktiva und ist somit afferent in den Kornealreflex eingebettet.

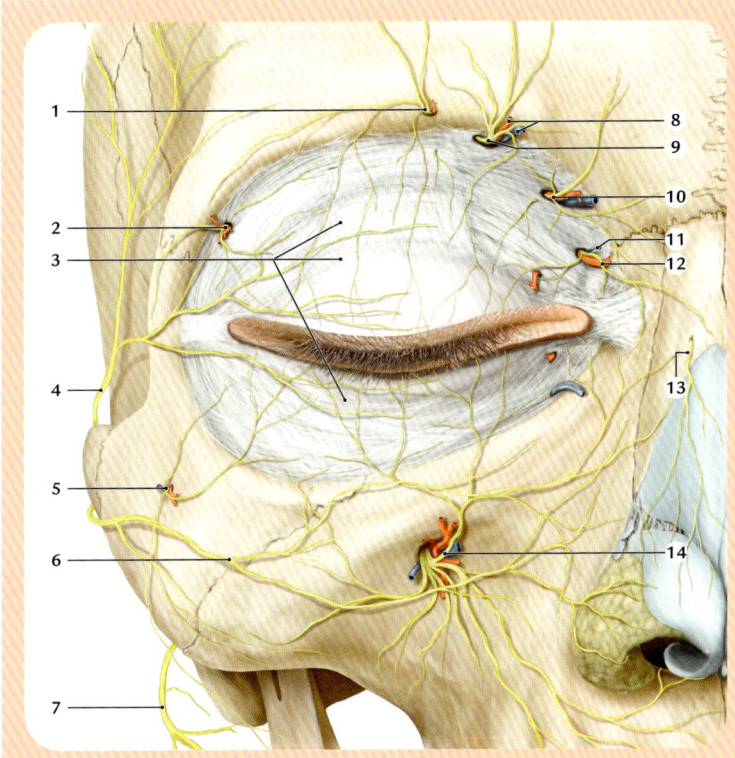

Abb. 5.23

Durchtritt der Nerven durch das Septum orbitale und durch die Foramina

1 R. lateralis n. supraorbitalis
2 A. und N. lacrimalis (aus N. V1)
3 Septum orbitale
4 N. auriculotemporalis
   (aus N. V3)
5 A., V. und N. zygomaticofacialis
   (aus N. V2)
6 Rr. zygomatici (aus N. V2)
7 R. buccalis (aus N. V2)
8 A. und V. supraorbitalis
9 R. medialis n. supraorbitalis
   (aus N. V1)
10 A. und N. supratrochlearis
   (aus N. V1)
11 Vv. palpebrales superiores
12 A. und N. infratrochlearis
   (aus N. V1)
13 R. nasalis externus (aus N. V1)
14 A., V. und N. infraorbitalis
   (aus N. V2)

5

Merke !
Der afferente Schenkel des Kornealreflexes wird vom N. nasociliaris (aus dem N. ophthalmicus des N. trigeminus) gebildet, die Efferenzen laufen über den N. facialis zum M. orbicularis oculi.

Der **Nervus frontalis** ist der stärkste der drei Ophthalmikusäste und liegt mittig. Er verläuft am Dach der Orbita auf dem Musculus levator palpebrae superioris nach vorne. Er teilt sich in seinem Verlauf in einen **Nervus supratrochlearis** und einen **Nervus supraorbitalis**. Der dünne Nervus supratrochlearis zieht über die Trochlea (namensgebend) nach vorne. Er innerviert das obere Augenlid, die Nasenwurzel sowie Haut und Konjunktiva des medialen Augenwinkels. Der Nervus supraorbitalis teilt sich in zwei weitere Äste (Ramus lateralis und medialis). Der Ramus medialis zieht durch die Incisura frontalis (Foramen frontale), der Ramus lateralis durch das Foramen supraorbitale. Sie versorgen Stirn- und Kopfhaut bis zur Scheitelgegend, Konjunktiva des Augapfels (Bulbus oculi) und die Schleimhaut der Stirnhöhle (Sinus frontalis).

Der **Nervus lacrimalis** ist am weitesten lateral gelegen und verläuft am oberen lateralen Rand der Orbita auf dem Musculus rectus lateralis zur Glandula lacrimalis. Auch dieser Ast des Nervus ophthalmicus teilt sich in zwei weitere Äste auf. Ein oberer Ast zieht durch die Tränendrüse und versorgt mit seinen Endästen den lateralen Bereich des Augenwinkels sowie Haut und Konjunktiva des Oberlides. Ein unterer Zweig (Ramus communicans cum nervo zygomatico) zieht an der seitlichen Wand der Orbita abwärts und nimmt dort postganglionäre, parasympathische Fasern vom Nervus zygomaticus zur Innervation der Tränendrüse auf. Von dieser Verbindung ziehen dann mehrere kleine Äste in die Tränendrüse hinein.

N. V2. Nervus maxillaris

Der **Nervus maxillaris** gelangt über das **Foramen rotundum** in die Fossa pterygopalatina und teilt sich dort in seine drei Anteile: die Rami ganglionares, den Nervus zygomaticus und den Nervus infraorbitalis. Auch er gibt einen Ramus meningeus zur sensiblen Versorgung der Hirnhäute ab.

Der **Nervus infraorbitalis** zieht als unmittelbare Fortsetzung des Nervus maxillaris am Boden der Orbita nach vorne, verläuft eine gewisse Wegstrecke in einem knöchernen Canalis infraorbitalis am Boden der Orbita, bevor er dann am **Foramen infraorbitale** des Schädels am unteren Rand der Orbita wieder austritt (siehe Abb. 5.22 und 5.23). Dort versorgt er sensibel Haut und Konjunktiva des Unterlids, die Oberlippe und die angrenzende Gesichtshaut. In seinem Verlauf gibt er die Rami alveolares superiores zur Versorgung des Oberkiefers ab.

> **(!) Merke**
>
> Der Verlauf der Fasern zur parasympathischen Versorgung der Glandula lacrimalis ist kompliziert, es sind Äste mehrerer verschiedener Hirnnerven beteiligt. Das Kerngebiet liegt im Intermediusanteil des Nervus intermedio-facialis (Nucleus salivatorius superior). Die präganglionären Fasern verlaufen zunächst im Nervus intermedio-facialis, trennen sich dann als Nervus petrosus major von diesem ab und ziehen eigenständig zur Fossa pterygopalatina, um im gleichnamigen Ganglion umgeschaltet zu werden. Der weitere Verlauf zur Tränendrüse ist, wie oben beschrieben, über den Nervus zygomaticus (Ast des Nervus maxillaris) weiter zum Nervus lacrimalis (Ast des Nervus ophthalmicus) zum Erfolgsorgan. Es empfiehlt sich, die genaue Lage der einzelnen Strukturen direkt am Schädelmodell zu verfolgen.

Die **Rami ganglionares** (Nervi pterygopalatini) zweigen vom unteren Rand des Nervus maxillaris ab und gehen nach einem kurzen Verlauf in das Ganglion pterygopalatinum über. Die sensiblen Fasern werden im Ganglion pterygopalatinum nicht verschaltet, sondern formieren sich vielmehr zu mehreren eigenständigen, sensiblen Nerven. Diese versorgen Teile der Nasenhöhlen, der Mundhöhle, sowie den harten und weichen Gaumen.

Der **Nervus zygomaticus** zieht in topographischer Beziehung zum Nervus infraorbitalis am Boden der Orbita nach vorne. In seinem Verlauf gibt er einen Verbindungsast zum Nervus lacrimalis (Ast des Nervus ophtalmicus) ab (siehe Abb. 5.22). Dieser Verbindungsast leitet dem Nervus lacrimalis postganglionäre, parasympathische Fasern zur Innervation der Glandula lacrimalis zu. Die postganglionären, parasym-

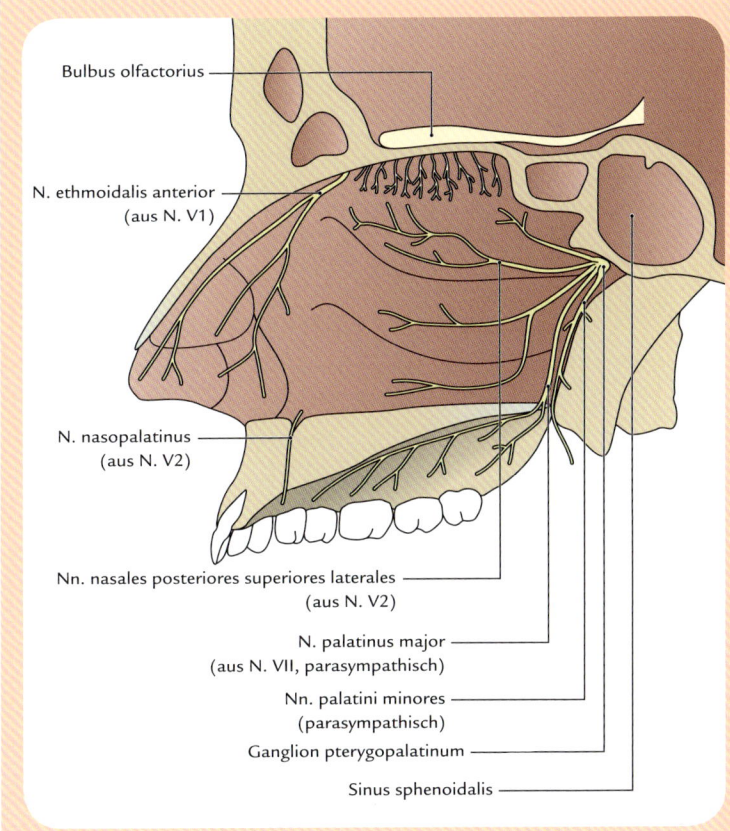

Bulbus olfactorius

N. ethmoidalis anterior
(aus N. V1)

N. nasopalatinus
(aus N. V2)

Nn. nasales posteriores superiores laterales
(aus N. V2)

N. palatinus major
(aus N. VII, parasympathisch)

Nn. palatini minores
(parasympathisch)

Ganglion pterygopalatinum

Sinus sphenoidalis

Abb. 5.24

Nervale Versorgung der lateralen Nasenwand

Durch die Lamina cribrosa des Os ethmoidale entlässt der N. olfactorius (Bulbus olfactorius, N. I) seine vielzähligen Fila olfactoria in die Nasenhöhle, wo sie sich in der Schleimhaut ausbreiten.

Die sensible Innervation erfolgt aus dem N. ethmoidalis anterior des N. ophthalmicus (N. V1) und aus dem Ganglion pterygopalatinum. Dieses enthält sensible, parasympathische und sympathische Fasern.

Die parasympathischen Fasern entspringen dem Ncl. salivatorius superior und ziehen als N. palatinus major und Nn. palatini minores zur Gaumen- und Nasenschleimhaut. Sensible Fasern gehören zum N. maxillaris, die sympathischen sind bereits postganglionär und passieren das Ganglion nur auf ihrem Weg zur Tränendrüse.

pathischen Fasern werden dem Ganglion pterygopalatinum über den Nervus intermedio-facialis zugeleitet. Nach Abgabe des parasympathischen Verbindungsastes zieht der Nervus zygomaticus weiter durch das knöcherne Jochbein und versorgt mit zwei Ästen die Haut im Bereich der Schläfe und der oberen Wangenregion (**Nervus zygomaticofacialis**; siehe Abb. 5.23).

N. V3. Nervus mandibularis

Der **Nervus mandibularis** ist der mächtigste aller drei Äste des Nervus trigeminus und führt nebst sensiblen Fasern sämtliche motorischen Fasern des Nervus trigeminus, unter anderem für die Kaumuskulatur. Der Nervus mandibularis gelangt über das **Foramen ovale** in die Fossa infratemporalis. Dort gibt er rückläufig einen **Ramus meningeus** zur Versorgung der Hirnhäute ab (dieser gelangt über das Foramen spinosum zusammen mit der Arteria meningea media zurück in die mittlere Schädelgrube). Sein sensibler Anteil teilt sich in den Nervus auriculotemporalis, Nervus alveolaris inferior, Nervus lingualis und den dünnen Nervus buccalis. Die motorischen Äste des Nervus mandibularis sind nach den innervierten Muskeln benannt (N. massetericus, Nn. temporales profundi, Nn. pterygoidei, N. mylohyoideus).

Der **Nervus lingualis** liegt am weitesten innen und zieht zur Zunge. Während seines Verlaufs nimmt er die **Chorda tympani** auf (siehe Abb. 5.32). Die Chorda tympani (Paukensaite) ist ein Ast des siebten

Abb. 5.25

Ansicht der rechten Kiefergelenks-
region von lateral nach Entfernung
des Ramus mandibulae und eines
Teils des Arcus zygomaticus;
Darstellung des Verlaufs der Nerven
in der Region.

1 N. temporalis profundus
2 N. auriculotemporalis (N. V3)
3 N. mandibularis (aus N. V3)
4 N. massetericus (aus N. V3)
5 N. facialis (N. VII)
6 N. pterygoideus lateralis
  (aus N. V3)
7 N. lingualis (aus N. V3)
8 N. alveolaris inf. (aus N. V3)
9 N. buccalis (aus N. V3)
10 Ganglion pterygopalatinum
11 N. zygomaticofacialis (aus N. V2)
12 N. infraorbitalis (aus N. V2)
13 N. mentalis (aus N. V3)

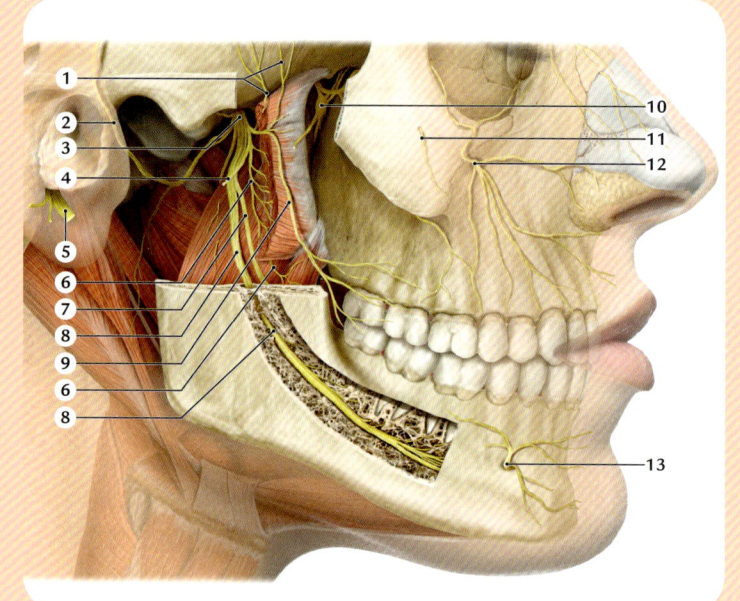

Hirnnervs (Nervus intermedio-facialis), besitzt sensorische und parasympathische Fasern und verlässt den Nervus intermdio-facialis während seines Verlaufs im knöchernen Felsenbein. Von dort zieht er eigenständig zurück zum Mittelohr (Paukenhöhle), danach abwärts durch die
Fissura petrotympanica, um sich nunmehr dem Nervus lingualis anzula-
gern. Die sensorischen Fasern der Chorda tympani leiten Geschmacksin-
formationen der vorderen $^2/_3$ der Zunge. Die parasympathischen Fasern
der Chorda tympani regen die Sekretion der Glandula sublingualis und
Glandula submandibularis sowie der Zungendrüsen an. Diese Fasern
werden vor dem Eintritt in ihre Zielorgane im Ganglion submandibulare
auf postganglionäre Fasern umgeschaltet. Wichtig ist zu verinnerlichen,
dass diese Fasern der Chorda tympani nichts mit der eigentlichen Funktion des Nervus mandibularis zu tun haben. Sie lagern sich lediglich an
den Nervus lingualis an, um mit ihm zu ihrem Innervationsgebiet zu
gelangen.

Der Nervus lingualis selber innerviert sensibel die Tonsillengegend
und Abschnitte des Mundhöhlenbodens sowie von der Zungenspitze bis
zum Sulcus terminalis die vorderen $^2/_3$ der Zunge.

Der **Nervus alveolaris inferior** verläuft parallel zum Nervus lingualis bis zum Foramen mandibulae und tritt dort in den Canalis mandibulae (Alveolarkanal) ein (siehe Abb. 5.25). In seinem Verlauf im Canalis
mandibulae bildet der Nervus alveolaris inferior ein weit ausgedehntes
Zahngeflecht (**Plexus dentalis inferior**) zur sensiblen Versorgung der
Zähne des Unterkiefers. Er tritt als **Nervus mentalis** aus dem Alveolarkanal des Unterkiefers durch das Foramen mentale aus und versorgt
dort sensibel die Haut im Bereich des Kinns und die Unterlippe.

5

Klinik

Die Betäubung der Zähne spielt in der Zahnheilkunde eine wichtige Rolle. Prinzipiell können drei Arten von örtlichen Betäubungen (Lokalanästhesie) unterschieden werden: Bei der **Oberflächenanästhesie** wird nur die Schleimhaut betäubt, bei der **Infiltrationsanästhesie** wird eine bestimmte Stelle unempfindlich gemacht, bei der **Leitungsanästhesie** wird ein ganzer Nervenbereich betäubt. Vom Zahnarzt werden verschiedene Techniken der Lokalanästhesie angewendet. Die einfache Injektion in der Nähe des Zahnes mit der Spritze wird als Infiltrationsanästhesie bezeichnet. Das Betäubungsmittel gelangt durch den Kieferknochen bis zur Wurzelspitze und betäubt die Nervenfasern vom Zahn. Die Infiltrationsanästhesie wird nur im Oberkiefer eingesetzt, denn das Knochengewebe ist im Gegensatz zum Unterkiefer, dessen Knochen stärker ausgeprägt sind, weniger dicht und damit durchlässiger für das Anästhetikum. Bei Eingriffen im Bereich des Unterkiefers wird im Normalfall eine Leitungsanästhesie durchgeführt. Das Betäubungsmittel wird hierfür an die Stelle, an der der Nervus alveolaris inferior in den Canalis mandibulae eintritt, appliziert. Im Unterschied zur Infiltrationsanästhesie wird dabei nicht nur der entsprechende Zahn, sondern das ganze nachfolgende Versorgungsgebiet entlang des Verlaufs des Nervus alveolaris inferior betäubt.

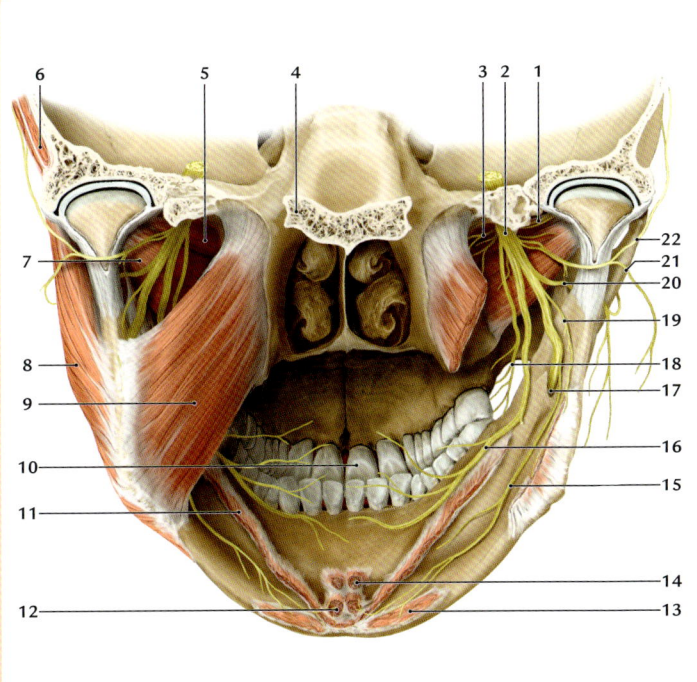

Abb. 5.26

Blick von dorsal auf die Aufspaltung des N. mandibularis (N. V3) in der Fossa infratemporalis

1 N. temporalis profundus
2 N. mandibularis
3 N. pterygoideus lateralis
4 Os occipitale, Pars basilaris
5 M. pterygoideus lateralis, Venter superior
6 M. temporalis
7 M. pterygoideus lateralis, Venter inferior
8 M. masseter
9 M. pterygoideus medialis
10 Dentes
11 M. mylohyoideus
12 M. geniohyoideus
13 M. digastricus, Venter anterior
14 M. genioglossus
15 N. mylohyoideus
16 N. lingualis
17 N. alveolaris inferior
18 N. buccalis
19 N. pterygoideus medialis
20 N. massetericus
21 Rr. parotidei
22 N. auriculotemporalis

5

> **!** **Merke**
> Der N. mandibularis (N. V3) teilt sich in sechs Äste bzw. Astgruppen auf: R. meningeus, Äste zur motorischen Innervation der Kaumuskulatur, N. buccalis, N. auriculotemporalis, N. lingualis und N. alveolaris inferior.

Der **Nervus auriculotemporalis** zweigt vom Mandibularis-Hauptstamm regelmäßig mit zwei getrennten Wurzeln ab, die wie eine Schlinge die Arteria meningea media umfassen. Er zieht unterhalb der Ohrspeicheldrüse ventral des Meatus acusticus externus nach oben zur Schläfengegend. Der Nervus auriculotemporalis versorgt mit Rami articulares sensibel das Kiefergelenk, Teile des äußeren Gehörganges und das äußere Trommelfell, die Haut vorderer Ohrmuschelanteile und mit Rami temporales superficiales die Haut der Schläfengegend. Außerdem gehen vom Nervus auriculotemporalis noch sogenannte **Rami parotidei** ab. Diese Äste führen der Parotis postganglionäre Fasern zur parasymapthischen Versorgung zu. Diese Fasern stammen ursprünglich vom Nervus glossopharyngeus und wurden im Ganglion oticum umgeschaltet (Jacobson-Anastomose).

Der **Nervus buccalis** als letzter sensibler Ast des Nervus mandibularis versorgt sensibel die Wangengegend.

Sensible Ausfallerscheinungen bei Trigeminusläsionen sind nicht selten. Das Verteilungsmuster der Sensibilitätsstörungen bei einer Trigeminusläsion hängt jedoch von der Höhe des Schädigungsortes ab. Bei einer Läsion distal des Ganglion Gasseri finden sich oft Ausfälle nur im Versorgungsgebiet eines Astes. Ist zum Beispiel der Nervus mandibularis im Bereich des Foramen ovale geschädigt, sind u. a. Sensibilitätsstörungen im Bereich des Unterkiefers und der Kinnregion zu erwarten.

Läsionen im Bereich des Ganglions oder aber **proximal** davon führen zu Sensibilitätsstörungen einer gesamten Gesichtshälfte. In al-

Abb. 5.27

Regionen der sensiblen Innervation des Gesichts in schematischer Darstellung

Ansicht von anterior und lateral.

1 N. ophthalmicus (N. V1)
2 N. maxillaris (N. V2)
3 N. mandibularis (N. V3)
4 N. transversus colli
5 N. auriculotemporalis (aus N. V3)
6 R. auricularis (aus N. X)
7 N. occipitalis minor
8 N. auricularis magnus, R. anterior
9 N. occipitalis major
10 N. auricularis magnus, R. posterior
11 Nn. supraclaviculares

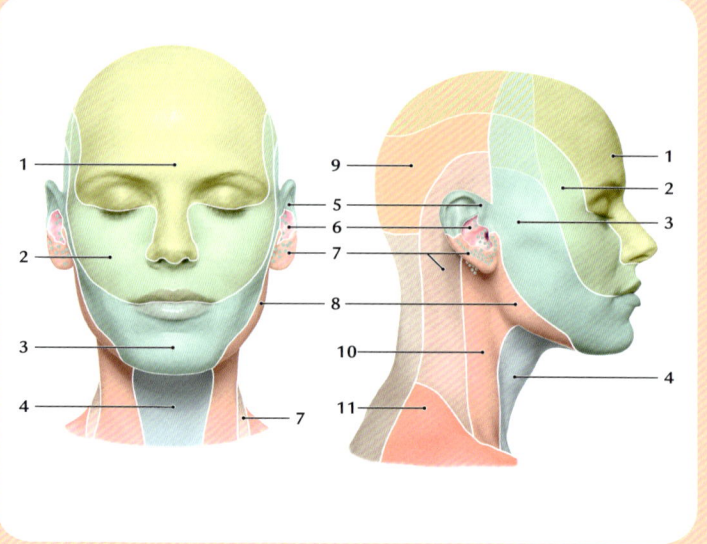

len drei Fällen spricht man von einer **peripheren Trigeminusläsion**. Kenntnis über die peripheren sensiblen Versorgungsgebiete der drei Äste des Nervus trigeminus helfen dabei, den genauen Ort der Pathologie einzugrenzen (siehe Abb. 5.27).

Klinik

Häufiges Symptom einer Trigeminusschädigung sind Schmerzen im entsprechenden Innervationsgebiet. Oft sind vor allem bei der **Trigeminusneuralgie** sogenannte Triggerpunkte bzw. Triggerzonen identifizierbar. Das bedeutet, dass sich die typischen Symptome der Trigeminusneuralgie einstellen, wenn der Nerv in seinem peripheren Verlauf, zum Beispiel durch Kompression, gereizt wird. Triggerpunkte sind für den Nervus ophthalmicus die **Incisura supraorbitalis** (N. frontalis), für den Nervus maxillaris das **Foramen infraorbitale** (N. infraorbitalis) und für den Nervus mandibularis das **Foramen mentale** (N. mentalis). Die Testung eben dieser Triggerpunkte ist bei jeder orientierenden neurologisch-klinischen Untersuchung durchzuführen, die anatomische Lage der Testpunkte deswegen von elementarer Bedeutung.

Läsionen im Kerngebiet des Nervus trigeminus, wir sprechen in diesem Fall von einer **zentralen Läsion**, sind klinisch relativ einfach von peripheren Läsionen zu unterschieden. Hierfür muss man sich zwei Dinge vor Augen halten: Zum einen können drei verschiedene Qualitäten der Sensibilität unterschieden werden, zum anderen ist die somatotopische Ordnung der Fasern von entscheidender Bedeutung. Betrachten wir jedoch zunächst die drei verschiedenen Qualitäten der Sensibilität, die unterschieden werden können: epikritische Sensibilität (Berührung), protopathische Sensibilität (Schmerz und Temperatur) sowie die Propriozeption (Stellung der Gelenke, Spannung der Muskulatur). Gemäß den drei verschiedenen Sensibilitätsqualitäten können drei verschiedene sensible **Trigeminuskerngebiete** unterschieden werden.

Der **Nucleus mesencephalicus nervi trigemini** verarbeitet hierbei Informationen der Propriozeption, der **Nucleus principalis nervi trigemini** erhält epikritische Informationen, der **Nucleus spinalis nervi trigemini** empfängt Fasern der protopathischen Sensibilität. Diese drei Kerngebiete durchziehen beinahe den gesamten Hirnstamm. Zentrale Läsionen betreffen so gut wie nie alle drei sensiblen Trigeminuskerngebiete auf einmal. Durch eine getrennte Prüfung der epikritischen und der protopathischen Sensibilität (die propriozeptive ist schwierig zu testen) können erste Rückschlüsse auf die Lage der zentralen Schädigung gezogen werden. In dem peripheren Nerven laufen alle drei Sensibilitätsqualitäten gemeinsam, ein selektiver Verlust ist bei einer peripheren Schädigung nicht möglich.

Wichtig ist außerdem, dass die Fasern für jede Sensibilitätsqualität somatotopisch geordnet enden. Dies ist in Abb. 5.28 für den protopathischen Nucleus spinalis nervi trigemini dargestellt. Oben im Kerngebiet enden die perioralen Fasern, unten die peripheren. Die Trennlinien,

5

die sich auf der Haut ergeben, werden **Sölder-Linien** genannt. Ist nun zum Beispiel durch eine kleine zentrale Läsion nur der obere Anteil des Nucleus spinalis nervi trigemini im Pons geschädigt, würde man einen selektiven Verlust der Schmerz- und Temperaturempfindung der perioralen Region erwarten. Auch ein solches Schädigungsmuster ist bei einer peripheren Läsion nicht vorstellbar.

Abb. 5.28

Somatotopische Anordnung der protopathischen Fasern des Ncl. spinalis n. trigemini

Unter Somatotopie versteht man die Abbildung der relativen Lage von Körperregionen bzw. –strukturen auf bestimmte Nervenzellareale des Gehirns. Das bedeutet, dass die sensiblen Fasern aus dem Gesicht sich in ihrem Verlauf in Richtung ZNS derart nebeneinander anlagern, dass letzten Endes im Trigeminuskern jene Fasern benachbart enden, die im Gesicht benachbart entsprangen. Diese zwiebelschalenartig um Mund- und Nasenöffnung angeordneten Begrenzungslinien der Versorgungsbereiche des Ncl. spinalis n. trigemini nennt man Sölder-Linien.

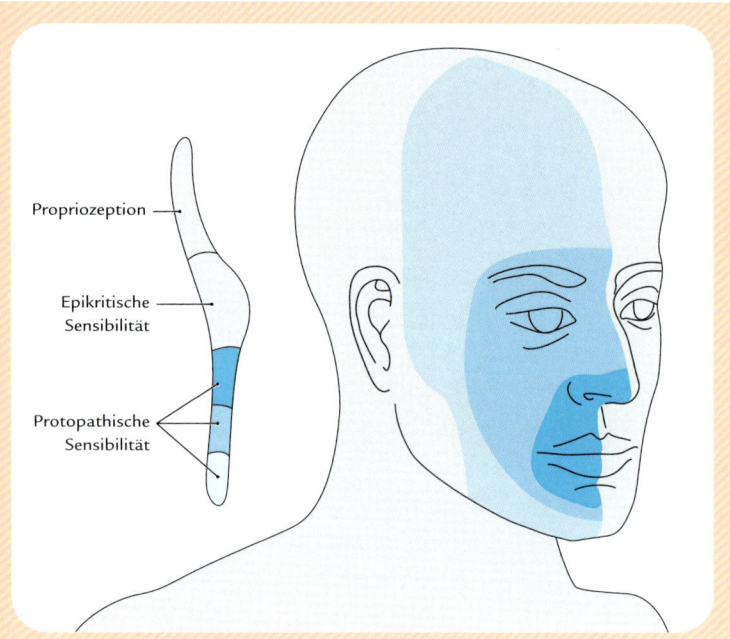

VI. Hirnnerv: Nervus abducens

Der **Nervus abducens** tritt zwischen Pons und Pyramide der Medulla oblongata aus dem Hirnstamm aus und verläuft in unmittelbarer Nachbarschaft zur Arteria carotis interna im Sinus cavernosus, um dann durch die Fissura orbitalis superior in die Orbita zu gelangen. Er versorgt den **Musculus rectus lateralis** (Abduktion des Augapfels).

Wir haben jetzt alle Hirnnerven kennengelernt, die durch den **Sinus cavernosus** ziehen. Beim Sinus cavernosus handelt es sich um ein schwammiges Gebilde aus erweiterten Venenräumen und Bindegewebssträngen beidseits auf dem großen Keilbeinflügel. Mittig sind beide Seiten miteinander verbunden. Er gehört zu den Hirnblutleitern (Sinus durae matris), über die das Blut aus dem Gehirn abfließt. Seine Wandung besteht aus Dura mater und Endothel.

Wie in Abb. 5.29 dargestellt, verlaufen an der Wand des Sinus cavernosus vier Hirnnerven: Nervus oculomotorius, Nervus trochlearis, Nervus ophthalmicus und Nervus maxillaris. Der Nervus abducens zieht zusammen mit der Arteria carotis interna mitten durch das Maschenwerk des Sinus cavernosus.

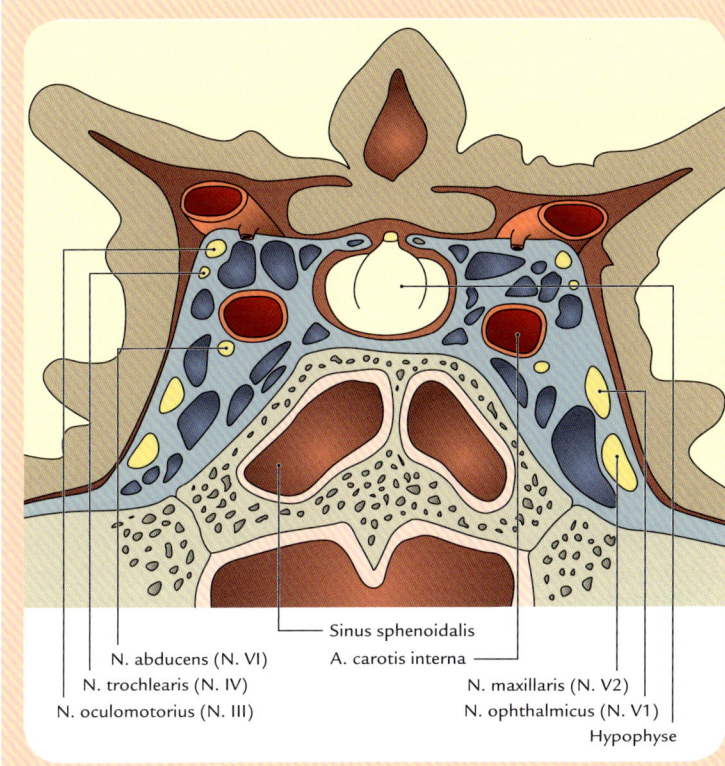

Abb. 5.29

Blick von hinten in den eröffneten Sinus cavernosus

Der Sinus cavernosus zählt zu den venösen Blutleitern des Gehirns (Sinus durae matris). Er umspült die Hypophyse und stellt eine unmittelbare Verbindung zwischen Viscero- und Neurocranium dar.

In seiner Wand verlaufen N. oculomotorius (N. III), N. trochlearis (N. IV), N. ophthalmicus (N. V1) und N. maxillaris (N. V2), mitten durch sein Lumen ziehen der N. abducens (N. VI) sowie die A. carotis interna.

Sinus sphenoidalis
A. carotis interna
N. abducens (N. VI)
N. trochlearis (N. IV)
N. oculomotorius (N. III)
N. maxillaris (N. V2)
N. ophthalmicus (N. V1)
Hypophyse

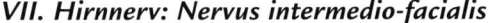

Klinik

Eine Erhöhung des Drucks im Sinus cavernosus beispielsweise durch ein Aneurysma der Arteria carotis interna oder eine Thrombose führt zur Kompression der im Sinus cavernosus verlaufenden Nerven. Man spricht vom **Sinus-Cavernosus-Syndrom**. Auffälligste Symptomatik ist die gleichzeitige Lähmung der durch die drei okulomotorischen Hirnnerven innervierten Augenmuskeln mit entsprechenden Bewegungsstörungen, Schielstellung und Doppelbildern, was letztlich zu einer totalen Ophthalmoplegie führt. Die Störungen können je nach Umfang und Lokalisation dabei ein- oder beidseitig auftreten. Ist der Nervus trigeminus betroffen, kann wegen einer Läsion seiner beiden Äste Nervus ophthalmicus und Nervus maxillaris die Sensibilität der Hornhaut und der oberen Gesichtspartien herabgesetzt sein.

VII. Hirnnerv: Nervus intermedio-facialis

Der Nervus intermedio-facialis hat mit seinen einzelnen Anteilen einen recht komplizierten Verlauf. Er enthält sensible, sensorische, motorische und parasympathische Fasern. Motorisch innerviert er die Gesichtsmuskulatur (dieser Teil wird als **Nervus facialis** im engeren Sinne bezeichnet), führt aber außerdem noch präganglionäre Fasern zur parasympathischen Innervation der Tränendrüse, der Nasenschleimhaut mit den Glandulae nasales, der beiden Speicheldrüsen Glandula sub-

5

lingualis und submandibularis sowie motorische Fasern zur Innervation des Musculus stapedius. Außerdem führt er die Geschmacksfasern aus den vorderen $^2/_3$ der Zunge (all diese Teile werden dem N. facialis als **N. intermedius** gegenübergestellt). Den sensiblen/sensorischen und parasympathischen Anteil nennt man demnach Nervus intermedius, den gesamten siebten Hirnnerven dann Nervus intermedio-facialis.

Der Nervus intermedio-facialis tritt zusammen mit dem Nervus vestibulocochlearis am Kleinhirnbrückenwinkel an die Gehirnoberfläche und zieht über den **Porus acusticus internus** in das Felsenbein, einem Teil des Schläfenbeins, in dem auch Innen- und Mittelohr beheimatet sind. Dort verläuft er in einem eigenen Kanal, dem **Canalis facialis**. An der Schädelbasis verlässt der Nerv seinen Knochenkanal durch das **Foramen stylomastoideum**. Dort enthält der Nerv im Wesentlichen nur noch Fasern zur motorischen Versorgung der mimischen Muskulatur. Alle anderen Fasertypen gibt der Nerv während seines Verlaufes im Canalis facialis ab. Diese sind (i) der **Nervus petrosus major** (führt präganglionäre parasympathische Fasern für die Tränendrüse, Nasendrüsen, Gaumendrüsen und Pharyngealdrüsen), (ii) der **Nervus stapedius** zur Versorgung des gleichnamigen Muskels des Mittelohrs, und (iii) die **Chorda tympani** (Paukensaite; führt sensorische Geschmacksfasern

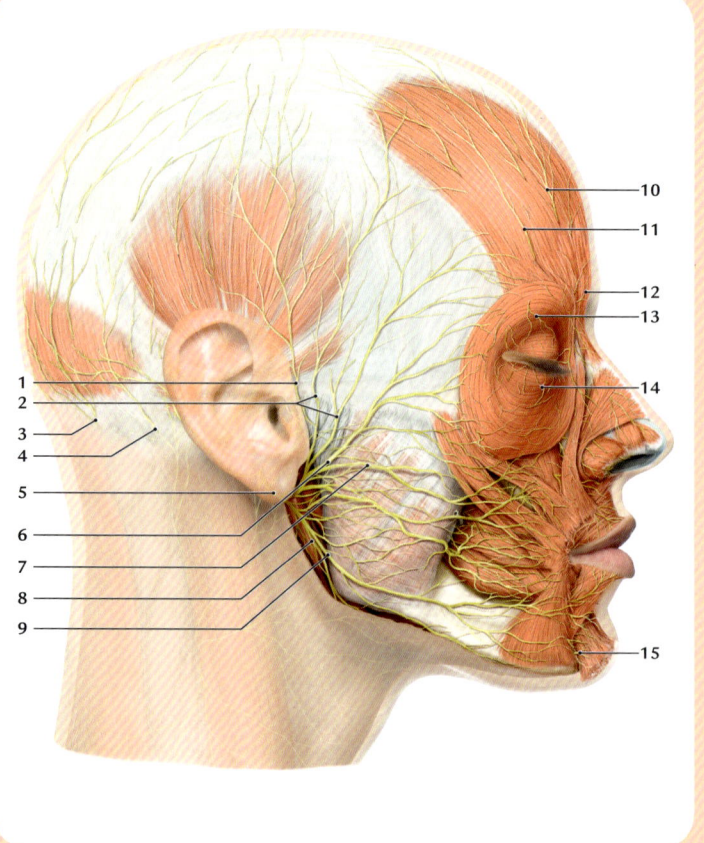

Abb. 5.30

Nerven in Relation zur Lage der Gesichtsmuskulatur

1 N. auriculotemporalis (aus N. V3)
2 Rr. temporales (aus N. VII)
3 N. occipitalis major
4 N. occipitalis minor
5 N. facialis (N. VII)
6 Rr. zygomatici (aus N. VII)
7 Rr. buccales (aus N. VII)
8 R. colli (aus N. VII)
9 R. marginalis mandibulae
  (aus N. VII)
10 R. medialis n. supraorbitalis
  (aus N. V1)
11 R. lateralis n. supraorbitalis
  (aus N. V1)
12 N. supratrochlearis (aus N. V1)
13 R. palpebralis superior
  (aus N. V1)
14 R. palpebralis inferior
  (aus N. V1)
15 Rr. mentales (aus N. V3)

sowie präganglionäre parasympathische Fasern für die Submandibular- und Sublingualdrüse). Im Verlauf durch den Canalis facialis vollzieht der Nerv eine scharfe Wendung von vorn nach hinten. Dieser Knick wird als „**äußeres Fazialisknie**" bezeichnet (der Begriff „inneres Fazialisknie" bezeichnet eine in der Medulla oblongata befindliche Biegung der Fasern des Nervus intermedio-facialis um das Kerngebiet des Nervus abducens). An dieser Stelle, etwa auf Höhe des Abgangs des Nervus petrosus major, ist ein Ganglion eingeschaltet (**Ganglion geniculatum** bzw. Ganglion geniculi). In ihm liegen die sensiblen und sensorischen pseudounipolaren Nervenzellkörper des Nervus intermedio-facialis. Es ist somit dem Spinalganglion eines Spinalnervs vergleichbar. Die Chorda tympani verlässt den Hauptstamm des siebten Hirnnervs kurz vor seinem Austritt durch das Foramen stylomastoideum.

Der „Rest" des Nervus intermedio-facialis tritt durch das Foramen stylomastoideum aus der Schädelbasis aus und verzweigt sich in drei Richtungen (siehe Abb. 5.29). Nach hinten zieht der **Nervus auricularis posterior** zur Innervation der äußeren Muskeln des Ohres und des Musculus occipitalis. Er enthält außerdem einige Fasern zur sensiblen Innervation von Teilen der Ohrmuschel. Nach unten zieht der **Ramus stylohyoideus** und **Ramus digastricus** zur Innervation des Musculus stylohyoideus (hebt das Zungenbein an) und des hinteren Bauches des Musculus digastricus (Mundöffner). Nach vorne gerichtet bildet der Nerv einen Plexus intraparotideus innerhalb der Ohrspeicheldrüse. Von diesem Plexus gehen wichtige Äste zur Versorgung der mimischen Muskulatur ab, die hier aber nicht im Einzelnen benannt werden sollen.

> **Merke** !
> Die Perikaryen der Geschmacksfasern der vorderen $^2/_3$ der Zunge liegen im Ganglion geniculatum.

Betrachten wir nun ein wenig genauer die einzelnen Äste des Nervus intermedio-facialis, die vom Nerven während seines Verlaufes durch das **knöcherne Felsenbein** abgehen (siehe Abb. 5.30). Der Nervus petrosus major enthält präganglionäre, parasympathische Fasern zur Innervation der Drüsen der Schleimhaut des Gaumens und der Nase sowie der Tränendrüse. Wenn Sie weinen, ist demnach dieser Teil des Nervus intermedio-facialis aktiv. Der Weg zur Glandula lacrimalis hin, also zum lateralen Augenwinkel, ist komplex. Auf Höhe des Ganglion geniculatum (befindet sich im Felsenbein nahe des Innenohrs, wo der Nervus facialis eine deutliche Krümmung beschreibt) verlässt der Nervus petrosus major den Hauptstamm des siebten Hirnnerven und zieht von dort zurück zur mittleren Schädelgrube. Hier verläuft er im Sulcus nervi petrosi majoris auf das **Foramen lacerum** zu und verlässt die mittlere Schädelgrube über selbiges. Von dort gelangt er durch einen knöchernen Kanal des Os sphenoidale (Canalis pterygoideus) zur **Fossa pterygopalatina**. Hier, im gleichnamigen **Ganglion pterygopalatinum**, werden nun die präganglionären parasympathischen Fasern verschaltet. Diese lagern sich zuerst dem Nervus zygomaticus (Ast des Nervus maxillaris),

5

Abb. 5.31

Plexus intraparotideus des N. facialis in Relation zur Lage der Gesichtsmuskulatur

1 N. auriculotemporalis (aus N. V3)
2 Rr. temporales (aus N. VII)
3 Rr. zygomatici (aus N. VII)
4 Rr. buccales (aus N. VII)
5 Glandula parotidea
6 N. auricularis posterior
   (aus N. VII)
7 R. colli (aus N. VII)
8 R. marginalis mandibulae
   (aus N. VII)
9 N. auricularis magnus
   (aus C2/C3)
10 M. zygomaticus major
11 M. zygomaticus minor

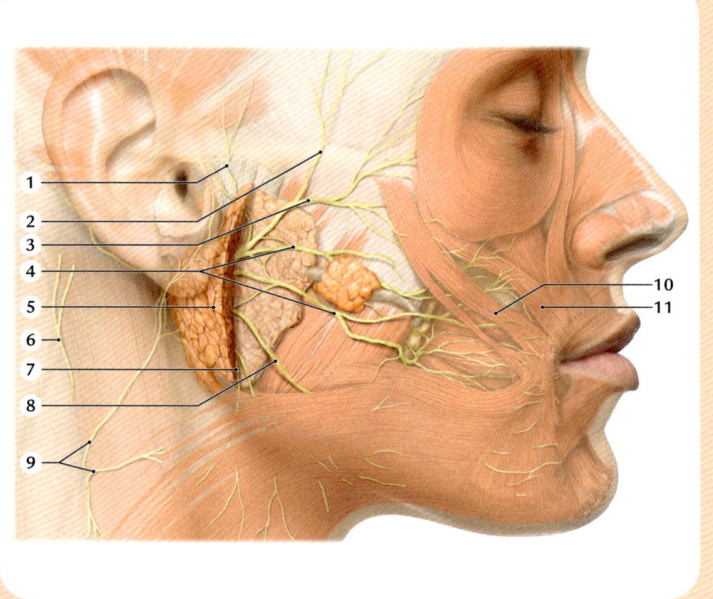

dann über eine Nervenanastomose dem Nervus lacrimalis (Ast des Nervus ophthalmicus) an, um zur Tränendrüse zu gelangen.

> **(!) Merke**
>
> Durch die parasympathische Innervation der Glandula lacrimalis und die Innervation der mimischen Muskulatur (Augenschluss) kommt dem Nervus intermedio-facialis eine doppelte Bedeutung bei der Befeuchtung der Kornea und Konjunktiva des Auges zu. Ist er gelähmt, muss das Auge durch eine Klappe und Augentropfen vor Austrocknung geschützt werden.

Um die Funktion des Musculus stapedius verstehen zu können, müssen wir uns zuerst kurz mit dem Aufbau des Ohres beschäftigen.

Das Gehörsystem umfasst das äußere Ohr, das Mittelohr (Paukenhöhle) und das Innenohr, die Hörbahnen sowie die im Großhirn und im Stammhirn liegenden Reizverarbeitungszentren. Das **Außenohr** (äußeres Ohr, Auris externa) besteht aus der Ohrmuschel (Auricula auris) sowie dem äußeren Gehörgang (Meatus acusticus externus). Das **Mittelohr** befindet sich zwischen Trommelfell und Innenohr. Zum Mittelohr gehören Trommelfell (Membrana tympani), Paukenhöhle (Cavum tympani) mit den Gehörknöchelchen (Hammer, Amboss und Steigbügel bzw. Malleus, Incus und Stapes) sowie die Ohrtrompete (Tuba auditiva). Im **Innenohr** befinden sich unter anderem die Schnecke (Cochlea) und das Gleichgewichtsorgan. Damit Schallwellen von uns wahrgenommen werden können, muss der Raum der Cochlea in Schwingung versetzt werden (siehe Lehrbücher der Physiologie). Die Weiterleitung

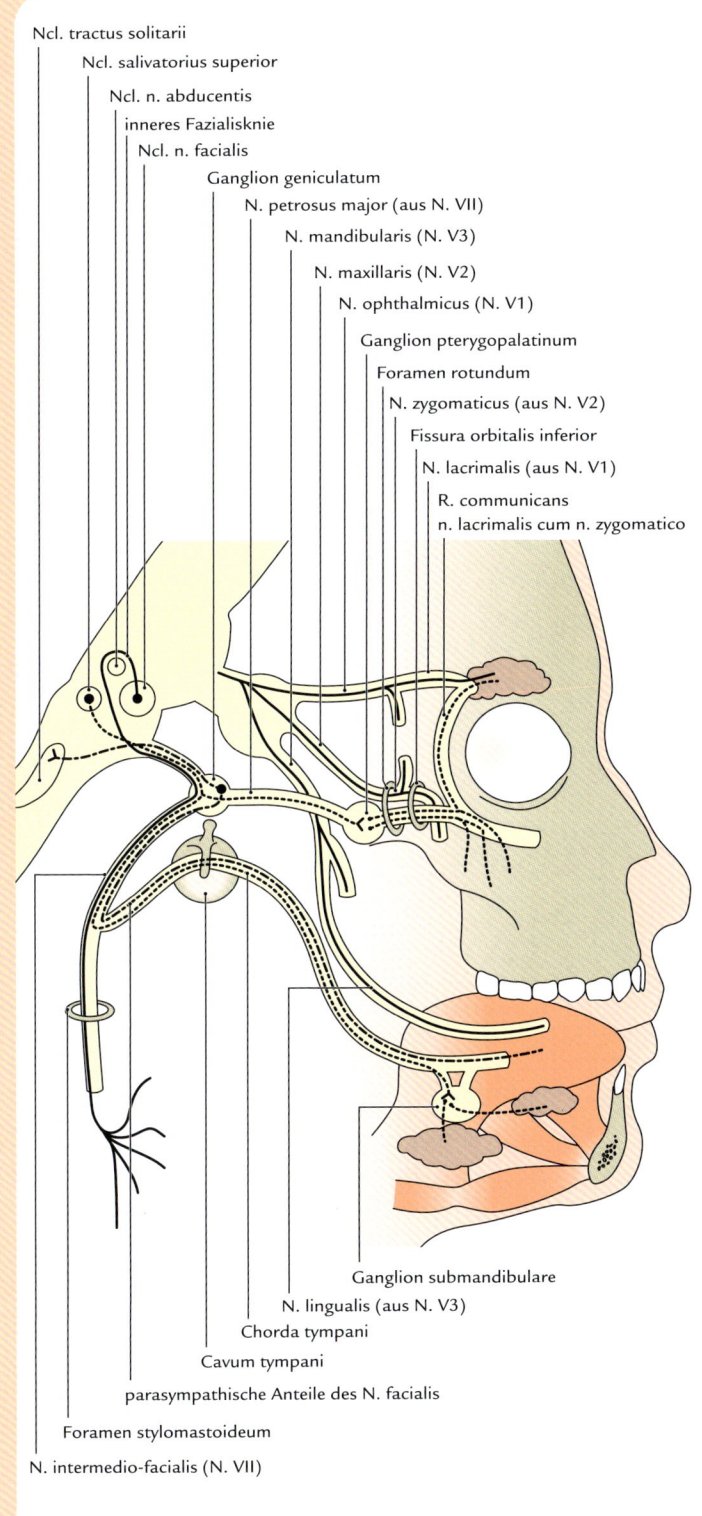

Ncl. tractus solitarii
Ncl. salivatorius superior
Ncl. n. abducentis
inneres Fazialisknie
Ncl. n. facialis
Ganglion geniculatum
N. petrosus major (aus N. VII)
N. mandibularis (N. V3)
N. maxillaris (N. V2)
N. ophthalmicus (N. V1)
Ganglion pterygopalatinum
Foramen rotundum
N. zygomaticus (aus N. V2)
Fissura orbitalis inferior
N. lacrimalis (aus N. V1)
R. communicans
n. lacrimalis cum n. zygomatico

Ganglion submandibulare
N. lingualis (aus N. V3)
Chorda tympani
Cavum tympani
parasympathische Anteile des N. facialis
Foramen stylomastoideum
N. intermedio-facialis (N. VII)

Abb. 5.32

Schematische Darstellung der Innervationswege der Tränendrüse und der Chorda tympani

Die parasympathische Innervation der Tränendrüse nimmt ihren Ursprung im Ncl. salivatorius superior. Die dem N. intermedio-facialis zugehörigen Fasern ziehen zunächst durch den Meatus acusticus internus in das Felsenbein. Auf Höhe des Ganglion geniculatum spaltet sich der N. petrosus major ab, der zum Ggl. pterygopalatinum zieht. Hier erfolgt die Verschaltung von prä- auf postganglionär. Das Axon des postganglionären Neurons lagert sich dem N. zygomaticus an und zieht von dort über eine Anastomose (Ramus communicans n. lacrimalis cum n. zygomatico) zum Nervus lacrimalis, und mit ihm in die Tränendrüse.

Die Chorda tympani ist ein Ast des N. intermedio-facialis und enthält präganglionäre parasympathische Fasern und sensorische Fasern. Eine einseitige Schädigung der Chorda tympani zieht einen ipsilateralen Verlust des Geschmackssinnes in den vorderen $^2/_3$ der Zunge nach sich. Eine beidseitige Schädigung (selten) führt zum Verlust des Geschmackssinnes in den vorderen $^2/_3$ der Zunge. Es tritt jedoch kein kompletter Verlust der Geschmackswahrnehmung auf, da das hintere Zungendrittel sensorisch vom N. glossopharyngeus versorgt wird.

5

5

Abb. 5.33 a)

Blick auf die Gehörknöchelchenkette des Mittelohrs

Am Hören beteiligen sich drei Funktionssysteme: Außenohr, Mittelohr
und Innenohr.
Der Schall passiert die Auricula und
den äußeren Gehörgang (Meatus
acusticus externus) und gelangt
dann zum Trommelfell (Membrana
tympani).
An dessen Innenseite beginnt das
Mittelohr, das aus einem Hohlraum, der Paukenhöhle (Cavitas
tympani) besteht. An der Innenseite des Trommelfells setzt die
Gehörknöchelchenkette in der
Reihenfolge Hammer – Amboss –
Steigbügel an. Der am Trommelfell
ankommende Schall wird durch
oszillierende Bewegungen der
Gehörknöchelchenkette verstärkt
und über den Steigbügel (Stapes),
der am Foramen ovale inseriert, ins
Innenohr geleitet.
Das Innenohr liegt in einer Aussparung des Felsenbeins und beinhaltet
neben dem Gleichgewichtsorgan
die Schnecke samt Corti-Organ als
Hörorgane.

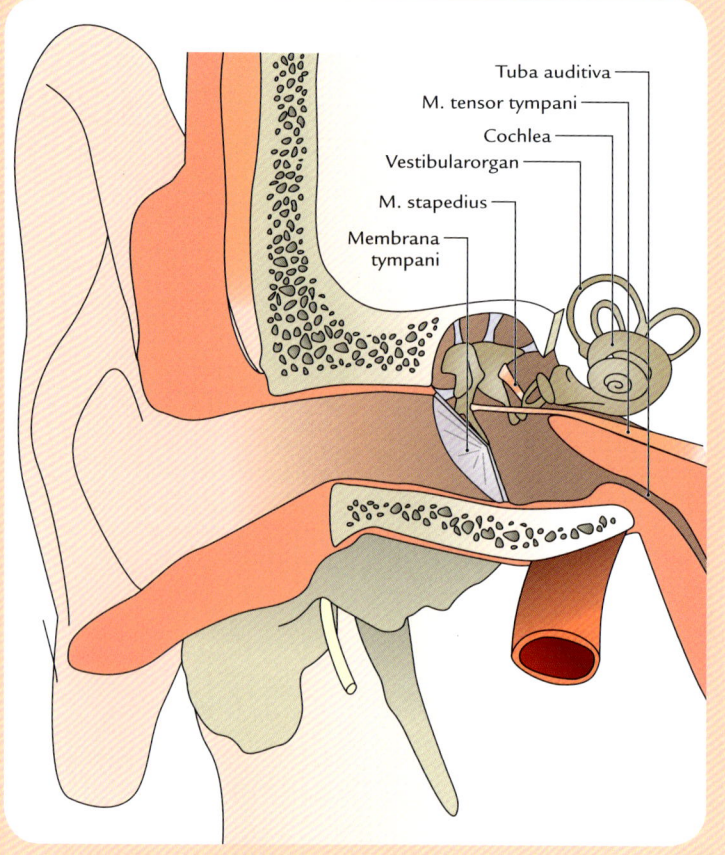

Tuba auditiva
M. tensor tympani
Cochlea
Vestibularorgan
M. stapedius
Membrana
tympani

der Schallwellen durch die Paukenhöhle wird durch die Gehörknöchelchen vermittelt. Da der Hammer mit dem Trommelfell fest verwachsen
ist übertragen sich die Schallwellen vom Trommelfell auf die Kette der
Gehörknöchelchen. Der Steigbügel seinerseits versetzt die Flüssigkeit
des Innenohrs über seine Fixation an der Fenestra vestibuli in Schwingung. In Abb. 5.33 a) sind zwei Muskeln abgebildet, die an der Kette der
Gehörknöchelchen ansetzen: Der **Musculus tensor tympani** setzt am
Hammer, der **Musculus stapedius** am Steigbügel an. Wenn sich der
Musculus stapedius kontrahiert, verkeilt sich der Steigbügel und kann
als Folge den Schall nicht mehr so gut an das Innenohr weiterleiten. Die
Kontraktion des Muskels erfolgt durch einen Reflex (**Stapediusreflex**),
der durch lauten Schall ausgelöst wird. Funktioniert dieser Reflex nicht
mehr, ist man gegenüber lautem Schall besonders empfindlich (Hyperakusis).

Als letzte Struktur zweigt die **Chorda tympani** aus dem Hauptstamm
des Nervus intermedio-facialis ab und zwar kurz bevor jener die Schädelhöhle durch das Foramen stylomastoideum verlässt (siehe Abb. 5.32). In
einem eigenen Knochenkanälchen kehrt sie zurück in die Paukenhöhle
(Cavum tympani) und verläuft dort zwischen Malleus (Hammer) und
Incus (Amboss). Die Chorda tympani ist manchmal durch das Trommel-

5

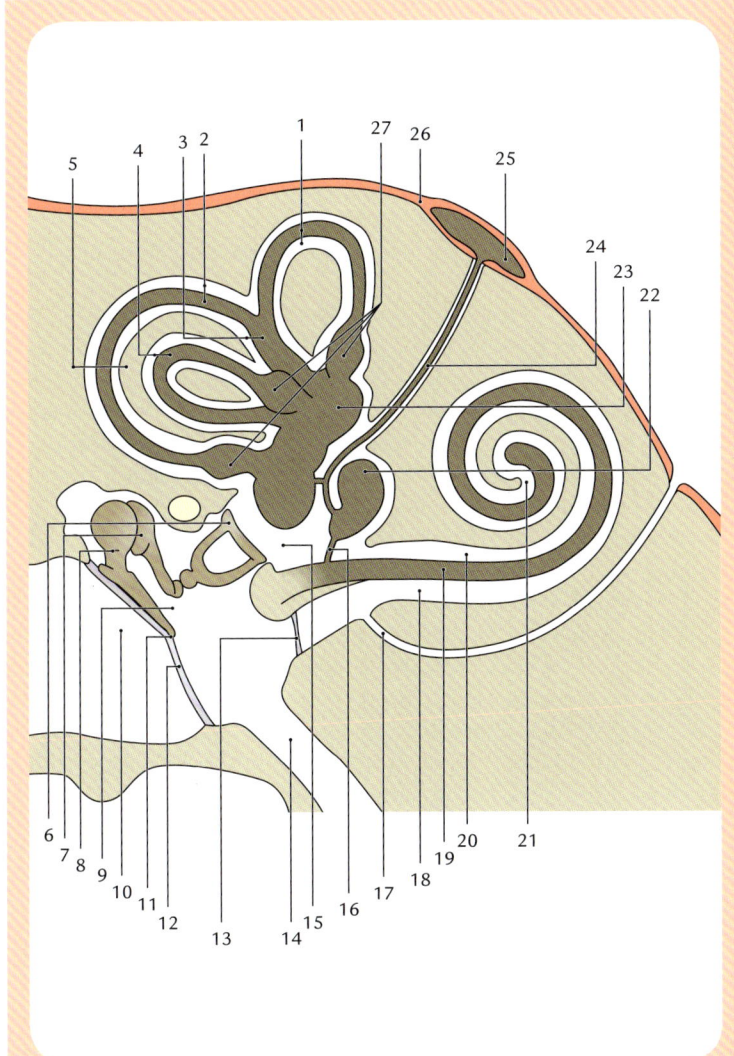

Abb. 5.33 b)

Schematischer Aufbau des Innenohrs mit dem auditiven und vestibulären Apparat

1 Canalis et Ductus semicircularis anterior
2 Canalis et Ductus semicircularis posterior
3 Crus commune
4 Canalis et Ductus semicircularis lateralis
5 Knöchernes Labyrinth
6 Stapes in Fenestra vestibuli
7 Incus
8 Malleus
9 Cavum tympani
10 Meatus acusticus externus
11 Umbo
12 Membrana tympanica
13 Fenestra cochleae mit Membrana tympanica secundaria
14 Tuba auditiva (Eustach'sche Röhre)
15 Vestibulum
16 Ductus reuniens
17 Canaliculus cochleae
18 Scala tympani
19 Ductus cochlearis
20 Scala vestibuli
21 Helicotrema
22 Sacculus
23 Utriculus
24 Ductus endolymphaticus im Aquaeductus vestibuli
25 Saccus endolymphaticus
26 Dura mater
27 Ampullae

fell bei der Untersuchung mit einem Otoskop als zarter Strang sichtbar, was zu ihrer Benennung führte. Vom Mittelohr zieht sie abwärts zur äußeren Schädelbasis und tritt dort durch die Glaser'sche Spalte (**Fissura petrotympanica**) aus dem Felsenbein. Ihre Fasern schließen sich dem **Nervus lingualis** (Ast des Nervus mandibularis, N. V3) an. Einerseits enthält die Chorda tympani sensorische Fasern zur Geschmackswahrnehmung der vorderen $^2/_3$ der Zunge. Andererseits verlaufen in ihr präganglionäre parasympathische Fasern für die Unterkieferspeicheldrüse (Glandula submandibularis) und die Unterzungenspeicheldrüse (Glandula sublingualis). Diese Fasern werden, bevor sie in die Drüsen einziehen, im **Ganglion submandibulare** verschaltet.

Klinik

Die klinische Symptomatik einer **peripheren Fazialisparese** ist entsprechend des Versorgungsgebiets des Nervus facialis vielgestaltig und umfasst unter anderem Xerophthalmie (trockenes Auge; Ausfall N. petrosus major), Hyperakusis (krankhafte Empfindlichkeit gegenüber Schall; Ausfall N. stapedius), Geschmacksstörungen (Ausfall der Chorda tympani), sowie Lähmungen der Gesichtsmuskulatur und Lagophthalmus (aufgehobener Lidschluss; Ausfall der motorischen Äste).

Eine klinisch wichtige anatomische Besonderheit liegt beim Kerngebiet des Nervus intermedio-facialis vor (siehe Abb. 5.34).

Der Teil des Fazialiskerns, welcher die Stirn und Lidmuskulatur versorgt (rot), wird von der ipsi- (blaue Linie) und kontralateralen (gelbe Linie) Großhirnhemisphäre innerviert (Tractus corticonuclearis der gleichen Seite und der Gegenseite). Der Teil des Fazialiskerns, welcher die restliche mimische Muskulatur versorgt (grün), wird lediglich von der kontralateralen Großhirnhemisphäre innerviert. Bei einer einseitigen Schädigung des motorischen Kortex bzw. des Tractus corticonuclearis (man spricht von einer **zentralen Fazialisparese**) kann die Stirnmuskulatur noch bewegt werden, denn es erreichen sie weiterhin Impulse von der nicht geschädigten Seite. Im Gegensatz dazu kann die restliche mimische Muskulatur unterhalb des Auges nicht mehr bewegt werden. Liegt die Schädigung hingegen im peripheren Verlauf des Nervs (man spricht entsprechend von einer **peripheren Fazialisparese**), fällt die gesamte mimische Muskulatur aus. Weitere Zusatzsymptome einer peripheren Fazialisparese (Xerophthalmie, Hyperakusis, Geschmacksstörungen etc.) hängen von der Läsionshöhe, und damit der Mitbeteiligung der aufgeführten Fazialisäste ab.

Abb. 5.34

Anatomie der Fazialisparese

Die Schädigungsstellen bei zentraler und peripherer Fazialisparese sind jeweils mit Kreuzen markiert. Die daraus resultierenden Bahnenschädigungen sind getrichelt hervorgehoben.
Klinisch lassen sich Patienten mit einer peripheren Fazialisparese mitunter auf den ersten Blick erkennen: Da durch die periphere Schädigung kein Lidschluss mehr möglich ist, tragen betroffene Patienten häufig eine Augenklappe, um ihr Auge vor einem Austrocknen zu schützen.

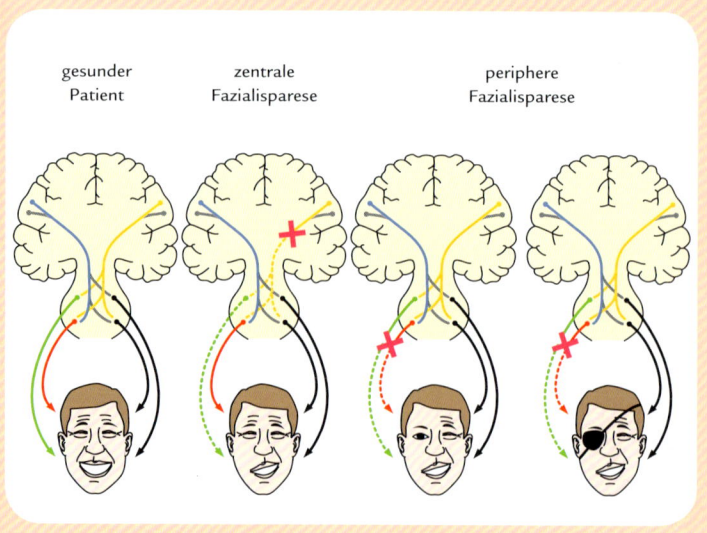

gesunder Patient · zentrale Fazialisparese · periphere Fazialisparese

5

Klinik

Häufigste Ursache einer peripheren Fazialisparese ist die idiopathische Fazialisparese (sog. **Bell-Lähmung**). Die Schädigung liegt im knöchernen Canalis facialis, proximal des Ganglion geniculatum. Die Ursache der Erkrankung ist unklar, vermutlich ist eine Kompression des Nervs im engen Canalis facialis aufgrund entzündlicher Prozesse die Ursache. Wegen des engen Raums im Canalis facialis kommt bei der idiopathischen Fazialisparese im Frühstadium eine abschwellende Therapie mit Kortison in Betracht.

Beim **Zoster oticus** handelt es sich um eine virale Herpes-Zoster-Infektion unter Beteiligung des Ganglion geniculi. Diagnostisch entscheidend ist der Nachweis von Herpes-Bläschen im Meatus acusticus externus und/oder hinter dem Ohr (sensibles Versorgungsgebiet des N. facialis). Ebenso können Tumore im Kleinhirnbrückenwinkel zu peripheren Fazialisparesen führen. Prozesse in dieser Region führen jedoch meist auch zu Läsionen des Nervus vestibulocochlearis.

VIII. Hirnnerv: Nervus vestibulocochlearis

Der Nervus vestibulocochlearis ist der Sinnesnerv für die beiden im Innenohr lokalisierten Sinnesorgane: das Vestibularorgan (Gleichgewichtsorgan) und das Hörorgan. Demnach setzt sich der VIII. Hirnnerv eigentlich aus zwei verschiedenen Nerven zusammen, dem **Nervus vestibularis** (Gleichgewichtsnerv) und dem **Nervus cochlearis** (Hörnerv). Da beides afferente Nerven sind, liegen ihre Zellkörper in der Peripherie. Die Zellkörper der bipolaren Nervenzellen des Nervus vestibularis liegen im **Ganglion vestibulare** (Scarpa-Ganglion) am Boden des Meatus acusticus internus. Sie empfangen ihre Signale von den Gleichgewichtsorganen des Innenohrs (drei Bogengänge, Utrikulus und Sakkulus; siehe Abb. 5.33 b). Die Nervenzellkörper der bipolaren Nervenzellen des Nervus cochlearis liegen im **Ganglion cochleare** (Ganglion spirale). Dieses Ganglion liegt in einem Hohlraum im Zentrum der Schneckenwindungen des Innenohrs. Der Nervus cochlearis empfängt Impulse von den inneren Haarzellen des Corti-Organs im Innenohr. Der Nervus vestibulocochlearis verlässt den Hirnstamm zusammen mit dem Nervus intermedio-facialis im Kleinhirnbrückenwinkel und zieht über den Porus acusticus internus in das Felsenbein zum Innenohr.

IX. Hirnnerv: Nervus glossopharyngeus

Der **Nervus glossopharyngeus** versorgt sensibel das Mittelohr, die Tuba auditiva, hinteres $1/3$ der Zunge (Bereiche hinter der dem Sulcus terminalis), Teile des Pharynx und ein kleines Hautgebiet vor dem Tragus des Ohres. Motorisch versorgt er einen Teil des Pharynx. Außerdem führt er präganglionäre Fasern zur parasympathischen Versorgung der Glandula parotidea und Geschmacksfasern für das hintere Zungendrittel.

Er tritt dorsal von der Olive an der Seitenfläche der Medulla oblongata im Sulcus retroolivaris aus dem Gehirn aus und verlässt den Schädel zusammen mit dem Nervus vagus durch das **Foramen jugulare**. In sei-

5

nem Verlauf bildet er zwei Ganglien aus. Im meist noch innerhalb der Schädelhöhle gelegenen **Ganglion superius** liegen die Nervenzellkörper der afferenten Fasern für Berührungs-, Schmerz- und Temperaturreize, im außerhalb der Schädelhöhle gelegenen **Ganglion inferius** die der Geschmacksfasern. Beide entsprechen damit systematisch dem Spinalganglion eines Spinalnerven. Ihre Morphologie ist pseudounipolar. Von dort verläuft er weiter zum Zungengrund. Der Nerv zieht in seinem peripheren Verlauf zwischen der Arteria carotis interna und dem Musculus stylopharyngeus (Leitmuskel zum Aufsuchen des Nervus glossopharyngeus).

Abb. 5.35

Blick von lateral auf die Innervation des Kopf-Hals-Bereichs

1 Nn. temporales profundi (N. V3)
2 N. mandibularis (N. V3)
3 Ganglion oticum
4 N. buccalis (N. V3)
5 N. lingualis (N. V3)
6 N. alveolaris inferior (N. V3)
7 N. mentalis (N. V3)
8 Ganglion submandibulare
9 N. glossopharyngeus (N. IX)
10 N. hypoglossus (N. XII)
11 A. carotis communis
12 N. auriculotemporalis (N. V3)
13 A. meningea media
14 A. temporalis superficialis
   (teilweise entfernt)
15 N. facialis (N. VII)
   (teilweise entfernt)
16 A. maxillaris
17 A. carotis interna
18 A. carotis externa
19 N. vagus (N. X)
20 A. subclavia

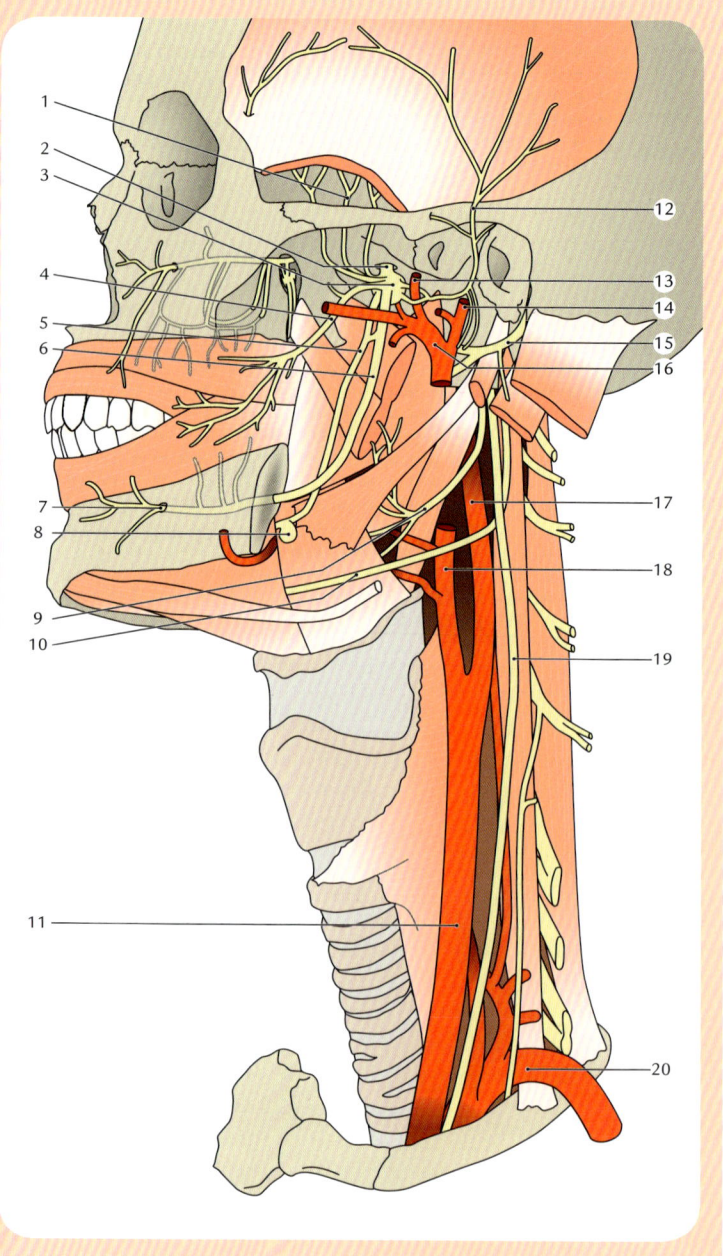

Vom Nervus glossopharyngeus gehen unter anderem (i) der **Nervus tympanicus** für die sensible Versorgung des Mittelohrs, (ii) der **Ramus pharyngeus** zur motorischen und sensiblen Versorgung des Rachens (als Plexus pharyngeus zusammen mit dem Nervus vagus), (iii) der **Ramus stylopharyngeus** zur Versorgung des gleichnamigen Muskels, (iv) mehrere **Rami linguales** zur sensiblen und sensorischen (Geschmack) Versorgung des hinteren Zungendrittels (v) sowie weitere Äste zum **Sinus caroticus** und zum **Glomus caroticum** ab. Vom Nervus tympanicus zweigen sich außerdem Fasern als **Nervus petrosus minor** zur parasympathischen Versorgung der Parotis ab.

Betrachten wir auch hier den Verlauf der **parasympathischen Innervation der Glandula parotidea** etwas genauer. Die präganglionären Fasern verlaufen zuerst im Nervus glossopharyngeus, bis dieser durch das Foramen jugulare getreten ist. Dort verlassen die präganglionären parasympathischen Fasern als Nervus tympanicus den Hauptstamm und ziehen zur Paukenhöhle und von dort weiter als Nervus petrosus minor in die mittlere Schädelgrube. Lateral vom Nervus petrosus major verläuft der Nervus petrosus minor dann im Sulcus nervi petrosi minoris nach vorne und verlässt die Schädelhöhle durch die Fissura sphenopetrosa, einer seitlichen Ausziehung des Foramen lacerum. Unmittelbar unterhalb des Foramens strahlt er in das Ganglion oticum ein (siehe Abb. 5.26). Dieses liegt dem Nervus mandibularis mehr oder weniger direkt an, befindet sich also nahe dem Foramen ovale. Im **Ganglion oticum** werden die präganglionären parasympathischen Fasern verschaltet und lagern sich dann dem Nervus auriculotemporalis an. Dieser entspringt mit zwei Faserbündeln, welche die Arteria meningea media umschlingen, aus dem Nervus mandibularis und vereinigt sich dann zu einem Nervenstrang (siehe Abb. 5.35). Mit ihm gelangen die postganglionären parasympathischen Fasern zu ihrem Zielorgan, der Ohrspeicheldrüse.

Klinik

Eine isolierte Läsion des Nervus glossopharyngeus ist selten, meist liegt eine kombinierte Läsion mit dem Nervus vagus vor. Möglich ist eine Parese des ipsilateralen Gaumensegels. Beim Gaumensegel (Velum palatinum) handelt es sich um einen Ausläufer des weichen Gaumens (Palatum molle), der sich dem harten Gaumen anschließt. Es grenzt die Mundhöhle teilweise gegen den Rachen ab und dient somit der Trennung zwischen Luft- und Speiseweg. Bewegt wird das Gaumensegel hauptsächlich durch den Musculus tensor veli palatini und den Musculus levator veli palatini. Ersterer wird durch N. V3 (N. mandibularis) versorgt, letzterer durch den Plexus pharyngeus (ein Nervengeflecht, das Fasern vom N. vagus und N. glossopharyngeus enthält). Beim Schlucken zieht normalerweise der linke Musculus levator veli palatini das Gaumensegel nach links, der rechte nach rechts. Da beide Anteile die gleiche Zugkraft ausüben, steht das Gaumensegel normalerweise mittig. Bei einer Schädigung des IX. und/oder X. Hirnnervs überwiegt jedoch die Zugrichtung der kontralateralen (gesunden) Seite, das Gaumensegel weicht beim Schlucken auf die gesunde, sprich kontralaterale Seite ab (**Kulissenphänomen**).

5

X. Hirnnerv: Nervus vagus

Der **Nervus vagus** versorgt nicht nur den Kopf-Hals-Bereich, sondern innerviert auch weite Teile des Thorakal- und Abdominalraums. Er ist der größte Nerv des **Parasympathikus** und an der Regulation fast aller inneren Organe beteiligt. Sein großes Verbreitungsgebiet war auch namensgebend: Der Name leitet sich vom lateinischen Begriff vagari („umherschweifen") ab, wörtlich übersetzt heißt er also „der umherschweifende Nerv". Neben seiner parasympathischen Funktion ist er unter anderem an der motorischen Steuerung von Larynx, Pharynx und der oberen Speiseröhre beteiligt und vermittelt Geschmacksempfindungen vom Zungengrund. Außerdem leitet er Berührungsempfindungen aus dem gesamten Larynx, Teilen des Pharynx, Epiglottis, Teilen der Meningen, der Haut im äußeren Gehörgang und der hinteren Ohrmuschel. Es soll an dieser Stelle darauf hingewiesen werden, dass auch die inneren Organe sensibel versorgt sind, und ein Großteil dieser sensiblen Versorgung (sogenannte Viszeroafferenzen) läuft über den Nervus vagus. Tatsächlich überwiegen im Nervus vagus die sensiblen Fasern.

Der Nervus vagus tritt mit mehreren kleinen Wurzelbündeln direkt kaudal des Nervus glossopharyngeus im **Sulcus retroolivaris** der Medulla oblongata aus. Er verlässt den Schädel über das **Foramen jugulare** und liegt an der Schädelbasis direkt vor der Vena jugularis interna. Am Hals (siehe Abb. 5.35) verläuft der Nervus vagus zwischen der Vena jugularis interna und Arteria carotis communis abwärts und tritt durch die obere Thoraxapertur in die Brusthöhle ein. Dort liegt der rechte Nervus vagus vor der Arteria subclavia, der linke vor dem Aortenbogen. Im Mediastinum verlaufen beide Nervi vagi dorsal der Lungenwurzel, lagern sich dem Ösophagus an und gelangen mit ihm durch eine Öffnung des Zwerchfells, dem **Hiatus oesophageus**, in die Bauchhöhle. Entsprechend diesem Verlauf teilt man den Nervus vagus in einen Kopf-, Hals-, Brust- und Bauchteil ein.

Im Kopfteil gibt der Nervus vagus einen **Ramus meningeus** zur sensiblen Versorgung der Hirnhaut der hinteren Schädelgrube ab. Bei starker Reizung der Meningen, wie sie unter anderem im Rahmen einer Meningitis zu beobachten ist, kommt es zu reflektorischem Erbrechen (vgl. vegetative Funktion des Nervus vagus). Ebenfalls im Kopfteil gibt der Nervus vagus einen **Ramus auricularis** zur sensiblen Versorgung von Teilen des äußeren Gehörganges und der Hinterfläche der Ohrmuschel ab.

Im Halsteil gibt der Nervus vagus mehrere **Rami pharyngei** ab. Diese bilden zusammen mit Ästen des Nervus glossopharyngeus (und dem Sympathikus) einen **Plexus pharyngeus**, dessen Äste unter anderem motorische Fasern für die Schlundmuskulatur und sensible Fasern für die Mukosa des Pharynx enthalten. Ein weiterer wichtiger Ast ist der **Nervus laryngeus superior**. Der äußere Ast (Ramus externus) des Nervus laryngeus superior ist motorisch und versorgt einen der Stimmritzenverenger (Musculus cricothyroideus). Sein innerer Ast (Ramus internus) innerviert sensibel die Schleimhaut des Kehlkopfs oberhalb der

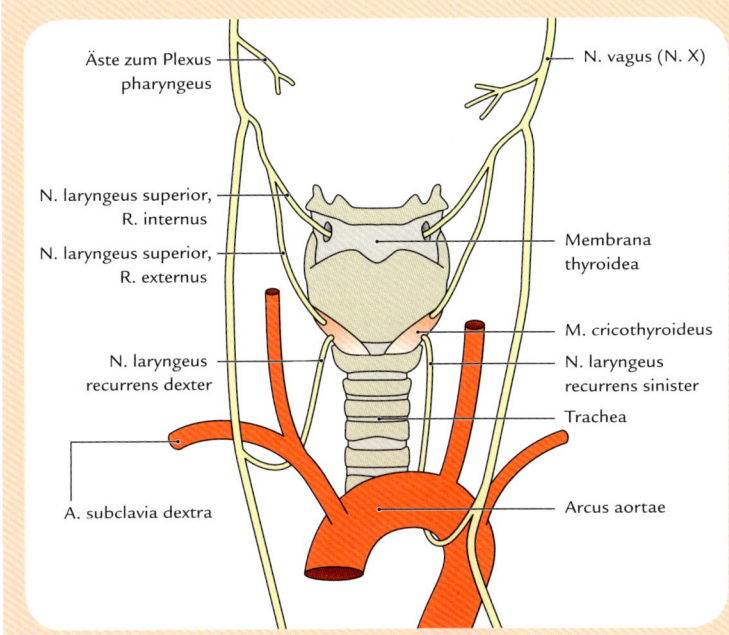

Äste zum Plexus pharyngeus

N. vagus (N. X)

N. laryngeus superior, R. internus

N. laryngeus superior, R. externus

Membrana thyroidea

M. cricothyroideus

N. laryngeus recurrens dexter

N. laryngeus recurrens sinister

Trachea

A. subclavia dextra

Arcus aortae

Abb. 5.36

Halsteil des des Nervus vagus

Der N. vagus (N. X) lässt sich in einen Kopf-, Hals-, Brust- und einen Bauchteil untergliedern. In seinem Halsteil gibt er zunächst einige Rr. pharyngei ab, die mit Ästen des N. glossopharyngeus (N. IX) den Plexus pharyngeus bilden. Wichtig ist auch der N. laryngeus superior. Sein R. externus versorgt motorisch den M. cricothyroideus, sein R. internus ist sensibel. Zudem dargestellt ist der N. laryngeus recurrens, der neben sensiblen Aufgaben motorisch alle übrigen Kehlkopfmuskeln versorgt. Wird er beispielsweise im Rahmen einer Schilddrüsen-OP verletzt, kommt es zur sogenannten Recurrensparese, die sich in einer Heiserkeit äußert.

Stimmlippen und leitet Geschmacksfasern von Rezeptoren der Epiglottis. Im Brustteil gibt der Nervus vagus den wichtigen **Nervus laryngeus recurrens** ab. Der Nervus laryngeus recurrens beschreibt links eine Schlinge um den Aortenbogen und rechts um die Arteria subclavia und zieht an der Luftröhre zurück zum Kehlkopf. Er versorgt motorisch alle Kehlkopfmuskeln mit Ausnahme des Musculus cricothyroideus (dieser wird vom N. laryngeus superior versorgt) und sensibel die Schleimhaut des Larynx bis zur Stimmlippe. Als kleinere Äste gehen im Brustteil des Nervus vagus die (i) **Rami cardiaci**, (ii) **Rami oesophagei**, (iii) **Rami bronchiales** und (iv) **Rami pericardiaci** ab.

Merke

An der sensiblen Versorgung der Ohrmuschel und des äußeren Gehörgangs sind mehrere Nerven beteiligt (siehe Abb. 5.37). Vor dem Ohr übernimmt die Innervation der Nervus auriculotemporalis (Ast des N. V3), hinter und unterhalb des Ohrs der Nervus auricularis magnus und Nervus occipitalis minor (Äste des Plexus cervicalis). An der sensiblen Versorgung der Ohrmuschel ist auch der Nervus intermedio-facialis beteiligt. Der Eingang zum Meatus acusticus externus wird zudem vom Nervus vagus sensibel innerviert. Das Trommelfell am Übergang des Meatus acusticus internus zum Mittelohr wird außen vom Nervus vagus und Nervus auriculotemporalis sensibel versorgt, innen vom Plexus tympanicus (aus dem N. glossopharyngeus). Vor allem die Beteiligung des Nervus vagus erklärt, warum manche Menschen beim Ohrenputzen ausgeprägte vegetative Symptome wie etwa Übelkeit und Erbrechen zeigen.

Abb. 5.37

Sensible Versorgung der Ohrregion

An der sensiblen Versorgung der Ohrregion beteiligen sich im Wesentlichen der N. auriculotemporalis (aus N. V3), der R. auricularis (aus N. X) sowie der Plexus cervicalis mit seinem N. auricularis magnus und dem N. occipitalis minor.

Das Trommelfell, der äußere Gehörgang sowie ein Bereich der Ohrmuschel werden zusätzlich vom N. facialis innerviert (gepunktet).

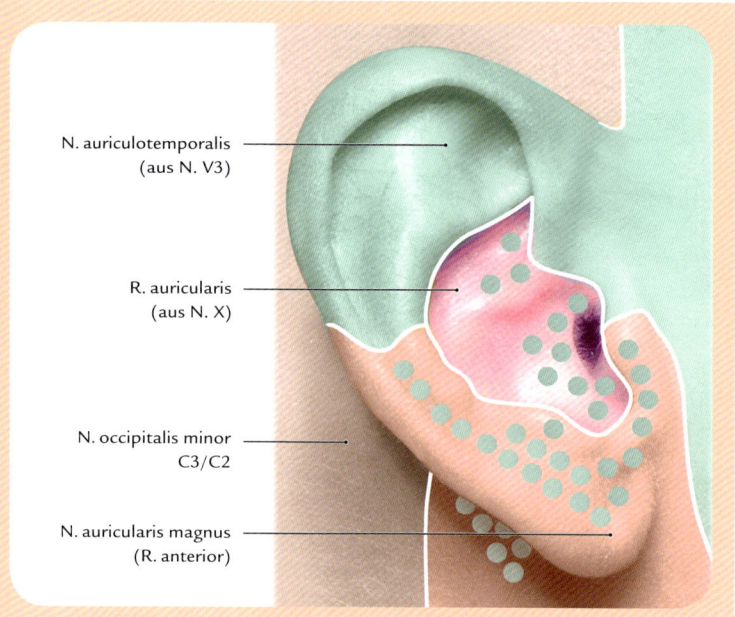

N. auriculotemporalis
(aus N. V3)

R. auricularis
(aus N. X)

N. occipitalis minor
C3/C2

N. auricularis magnus
(R. anterior)

Im Bauchteil gehen aus dem genannten Plexus oesophageus ein **Truncus vagalis anterior** und **Truncus vagalis posterior** hervor. Aufgrund der Magendrehung während der Embryonalentwicklung gelangen linke Anteile des Plexus auf die Vorderfläche, rechte Anteile auf die Hinterfläche der Speiseröhre (siehe entsprechende Lehrbücher der Embryologie). Der Nervus vagus versorgt die Eingeweide beinahe bis zur Flexura coli sinistra (**Cannon-Böhm-Punkt**). Weiter distal gelegene Teile des Verdauungstraktes werden vom sakralen Parasympathikus autonom versorgt.

XI. Hirnnerv: Nervus accessorius

Der **Nervus accessorius**, auch Beinerv genannt, setzt sich aus einer Radix spinalis und einer Radix cranialis zusammen. Die **Radix spinalis** tritt aus der Lateralfläche des zervikalen Rückenmarks aus und zieht zusammen mit dem Rückenmark durch das **Foramen magnum**. Die **Radix cranialis** tritt unterhalb des Nervus vagus aus einer Rinne (**Sulcus posterolateralis**) der Medulla oblongata aus und schließt sich der Radix spinalis an. Er ist damit kein typischer Hirnnerv, da viele seiner Wurzelfasern aus dem Halsmark entspringen. Er ist aber auch kein typischer Spinalnerv, da seine Zellkörper nicht im Vorderhorn liegen. Beide zusammen verlassen die Schädelgrube durch das **Foramen jugulare.** Funktionell haben die beiden Anteile wenig gemeinsam. Die Radix spinalis versorgt motorisch den Musculus sternocleidomastoideus (ipsilaterale Neigung des Kopfes und kontralaterale Rotation) und den Musculus trapezius (u. a. Bewegung des Schulterblattes, damit der Arm über die Horizontale gehoben werden kann). Die Radix cranialis entstammt dem Nucleus ambiguus und versorgt somit zusammen mit dem Nervus vagus und dem Nervus glossopharyngeus motorisch die Pharyngealbogenmuskulatur. Zumindest die Radix cranialis kann als ein selbständig gewordener Teil des Nervus vagus betrachtet werden (Nervus accessorius vagi). Die Fasern der Radix cranialis treten auf Höhe des Foramen jugulare als Ramus internus vom Nervus accessorius auf den Nervus vagus über.

5

Klinik

Obwohl der Nervus accessorius ein rein motorischer Nerv ist, werden von Patienten bei einer Läsion oft auch Schmerzen im Bereich der Schulter und des Arms angegeben. Man geht davon aus, dass aufgrund einer Fehlhaltung des Armes (Ausfall M. trapezius und M. sternocleidomastoideus) eine Irritation des Armplexus und damit Schmerzen entstehen. Häufigste Ursache einer **Accessoriusparese** ist eine iatrogene Schädigung im lateralen Halsdreieck z. B. im Rahmen einer Lymphknotenexstirpation.

XII. Hirnnerv: Nervus hypoglossus

Der **Nervus hypoglossus** ist ein rein motorischer Nerv. Er innerviert neben der Binnenmuskulatur der Zunge auch Außenmuskeln der Zunge, nämlich den Musculus genioglossus (als Kinn-Zungenmuskel zieht er die Zunge nach vorne und unten), den Musculus hyoglossus (zieht die Zunge nach unten und hinten) und den Musculus styloglossus (zieht die Zunge nach hinten und oben). Seine Fasern treten aus der Medulla oblongata zwischen Olive und Pyramide aus, verlassen die Schädelhöhle durch den **Canalis nervi hypoglossi** und ziehen zur Zunge.

Merke

Die Innervation der Zunge ist komplex und erfolgt über mehrere Nerven. Für die motorische Innervation der Binnenmuskulatur der Zunge ist der Nervus hypoglossus verantwortlich. An der sensiblen Innervation beteiligen sich der Nervus trigeminus (N. V3; vordere $^2/_3$) und der Nervus glossopharyngeus (hinteres $^1/_3$ der Zunge). Sensorisch (Geschmack) wird die Zunge vom Nervus intermedio-facialis (vordere $^2/_3$; Chorda tympani) und Nervus glossopharyngeus (hinteres $^1/_3$ der Zunge) versorgt.

Klinik

Beim Herausstrecken weicht bei einer **Hypoglossusparese** die Zunge zur geschädigten Seite ab. Der rechte Teil der Zungenmuskulatur schiebt die Zunge beim Herausstrecken nach links, der linke Teil nach rechts. Somit steht sie beim Gesunden mittig. Bei einer beispielsweise rechtsseitigen Hypoglossusparese überwiegt der linke Anteil der Zungenmuskulatur, die Zunge weicht nach ipsilateral (rechts) ab.

5

Zusammenfassung

Am knöchernen Schädel unterscheidet man den Gesichtsschädel (**Viscerocranium**) vom Hirnschädel (**Neurocranium**). In der Neuroanatomie interessieren wir uns vor allem für die Schädelbasis (Basis cranii), die den kaudalen Teil des Neurocraniums darstellt. Sie lässt sich von innen (**Basis cranii interna**) und von außen (**Basis cranii externa**) betrachten. Es treten eine Vielzahl an Nerven und Gefäßen durch sie hindurch.

Das **vegetative Nervensystem** besteht aus dem Sympathikus und dem Parasympathikus.

Der Zellkörper des ersten efferenten Neurons liegt beim Sympathikus im Seitenhorn des thorakalen und oberen lumbalen Rückenmarks. Die parasympathischen Zellkörper des ersten efferenten Neurons gruppieren sich gewissermaßen um die sympathischen herum – nämlich in den vegetativen Kerngebieten des Hirnstamms und des Sakralmarks.

Die Zellkörper des zweiten efferenten Neurons liegen beim Sympathikus entweder im sogenannten Grenzstrang (Synonym: Truncus sympathicus), einer paravertebral liegenden Struktur, oder in prävertebralen Ganglien. Das Axon des ersten sympathischen Neurons ist also in der Regel recht kurz. Die Zellkörper des parasympathischen zweiten efferenten Neurons liegen erfolgsorgannah. Das Axon des ersten parasympathischen Neurons ist demnach sehr lang, da es sich vom Hirnstamm bzw. Sakralmark bis zum mitunter weit entfernten Erfolgsorgan erstreckt.

Eine Weitergabe eines Aktionspotenzials vom ersten auf das zweite Neuron nennt man „**Verschaltung**". Da eine Verschaltung stets in einem Ganglion stattfindet, spricht man von einem prä- (ersten) und einem postganglionären (zweiten) Neuron.

Im Kopfbereich befinden sich vier **Kopfganglien**, in denen die parasympathischen Fasern umgeschaltet werden (Ganglion ciliare, Ganglion pterygopalatinum, Ganglion submandibulare und Ganglion oticum). Die **sympathischen Grenzstrangganglien** unterscheidet man in Ganglia cervicalia, Ganglia thoracica, Ganglia lumbalia und Ganglia sacralia.

Die **zwölf Hirnnervenpaare** treten basal aus dem Gehirn aus und werden mit römischen Ziffern in der Reihenfolge ihres Austritts von rostral nach okzipital nummeriert.

I   N. olfactorius
II   N. opticus
III   N. oculomotorius
IV   N. trochlearis
V   N. trigeminus
VI   N. abducens
VII   N. intermedio-facialis
VIII   N. vestibulocochlearis
IX   N. glossopharyngeus

X   N. vagus

XI   N. accessorius

XII   N. hypoglossus

Mit Ausnahme des X. Hirnnerven innervieren sie den Kopf-Hals-Bereich. Ferner lassen sich Sinnesnerven (I, II, VIII sowie Teile von VII und IX), Augenmuskelnerven (III, IV, VI) als auch Pharyngealbogennerven (V, VII, IX, X und XI) voneinander unterscheiden.

Bezüglich der Faserqualitäten addieren die Hirnnerven eine weitere Dimension: Bei den viszeromotorischen Efferenzen unterscheidet man hier **allgemein-viszeromotorische Efferenzen** für die Eingeweidemuskulatur von **speziell-viszeromotorischen Efferenzen** für die Muskulatur, die den Pharyngealbögen entstammt. Somatosensible Afferenzen unterteilt man in **allgemein-somatosensible Afferenzen** aus Exterozeption (Haut) und Propriozeption (Muskeln, Sehnen und Gelenke) und **speziell-somatosensible** (Synonym: sensorische) **Afferenzen** aus den „großen" nach außen gerichteten Sinnesorganen (Auge und Ohr). **Allgemein-viszerosensible Afferenzen** übermitteln Sinneseindrücke aus Eingeweiden und Blutgefäßen, **speziell-viszerosensible Afferenzen** Riechen und Schmecken.

5

5

Was das IMPP wissen möchte

Die Kerngebiete der einzelnen Hirnnerven waren beim IMPP in der Vergangenheit ein sehr beliebtes Thema und werden es sicher auch in Zukunft bleiben. In Tabelle 5.3 sind die einzelnen Kerngebiete mit ihren Funktionen aufgelistet. Abb. 5.38 zeigt deren Lage im Hirnstamm. Auf einige wichtige soll hier kurz eingegangen werden.

Tabelle 5.3

Hirnnervenkerngebiete

Hirnnervenkern	peripherer Hirnnerv	wichtigste Funktionen
Ncl. n. oculomotorii (somatomotorisch)	N. oculomotorius (III)	Innervation von Mm. recti inferior, superior, medialis und M. obliquus inferior, M. levator palpebrae
Ncl. n. trochlearis (somatomotorisch)	N. trochlearis (IV)	Innervation von M. obliquus superior
Ncl. n. abducentis (somatomotorisch)	N. abducens (VI)	Innervation von M. rectus lateralis
Ncl. n. hypoglossi (somatomotorisch)	N. hypoglossus (XII)	Innervation der Zungenmuskulatur
Ncl. motorius n. trigemini (speziell viszeromotorisch)	N. trigeminus (V)	Innervation der Kaumuskulatur
Ncl. n. facialis (speziell viszeromotorisch)	N. facialis (VII)	Innervation der mimischen Muskulatur
Ncl. ambiguus (speziell viszeromotorisch)	N. glossopharyngeus (IX), N. vagus (X)	Innervation der Pharynx- und Kehlkopfmuskulatur
Ncl. n. accessorii (speziell viszeromotorisch)	N. accessorius (XI)	Innervation Mm. sternocleidomastoideus und trapezius
Ncl. accessorius n. oculomotorii (allgemein viszeromotorisch)	N. oculomotorius (III)	parasympathische Innervation M. ciliaris und M. sphincter pupillae
Ncl. salivatorius superior (allgemein viszeromotorisch)	N. facialis (VII)	parasympathische Innervation der Tränen-, Schleim- und Speicheldrüsen
Ncl. salivatorius inferior (allgemein viszeromotorisch)	N. glossopharyngeus (IX)	parasympathische Innervation der Parotis
Ncl. dorsalis n. vagi (allgemein viszeromotorisch)	N. vagus (X)	parasympathische Innervation bis Cannon-Böhm-Punkt
Ncll. tractus solitarii (speziell [Geschmack] und allgemein viszerosensibel)	N. facialis (VII), N. glossopharyngeus (IX), N. vagus (X)	viszerale Afferenzen u. a. aus Chemorezeptoren, Barorezeptoren, Geschmack
Ncl. mesencephalicus n. trigemini (allgemein somatosensibel)	N. trigeminus (V)	propriozeptive Impulse aus Kauapparat

Ncl. principalis n. trigemini (allgemein somatosensibel)	N. trigeminus (V)	somatosensible epikritische Impulse aus Kopfregion, Berührung
Ncl. spinalis n. trigemini (allgemein somatosensibel)	N. trigeminus (V), N. glossopharyngeus (IX), N. vagus (X)	Schmerz- und Temperatur-Impulse aus Kopfregion und Pharynx
Ncll. cochleares (speziell somatosensibel)	N. vestibulocochlearis (VIII)	Verarbeitung von Hörimpulsen
Ncll. vestibulares (speziell somatosensibel)	N. vestibulocochlearis (VIII)	Verarbeitung von Gleichgewichtsimpulsen

5

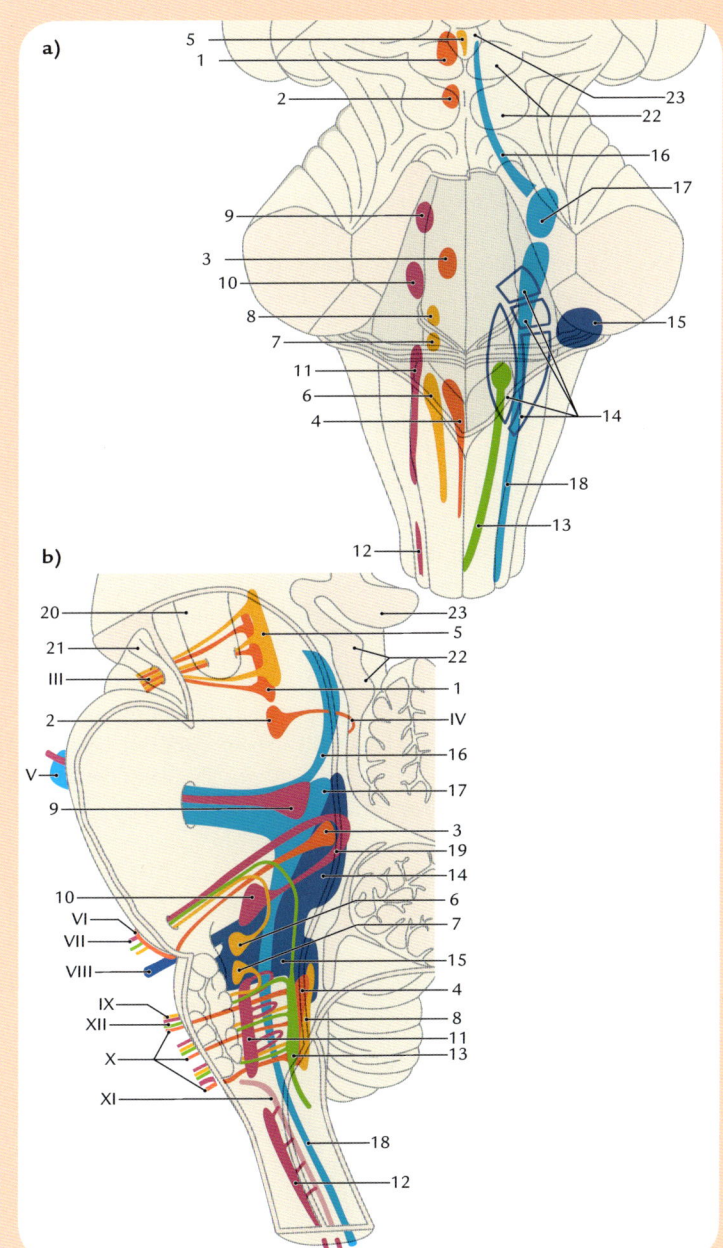

Abb. 5.38

Hirnnervenkerne im Hirnstamm und im oberen Zervikalmark

a) Ansicht von dorsal
Die motorischen Kerne sind links, die sensiblen Kerne rechts dargestellt.
b) Ansicht von mediosagittal
Beachten Sie, dass ein Hirnnerv mehrere Kerne haben kann, dass aber z. T. auch mehrere Hirnnerven einen Kern gemeinsam benutzen.
Somatomotorische Kerne:
1 Ncl. n. oculomotorii (III)
2 Ncl. n. trochlearis (IV)
3 Ncl. n. abducentis (VI)
4 Ncl. n. hypoglossi (XII)
Allgemein-viszeromotorische Kerne:
5 Ncl. accessorius n. oculomotorii (Ncl. Edinger-Westphal, III)
6 Ncl. dorsalis n. vagi (X)
7 Ncl. salivatorius inferior (IX)
8 Ncl. salivatorius superior (VII)
Speziell-viszeromotorische Kerne:
9 Ncl. motorius n. trigemini (V)
10 Ncl. n. facialis (VII)
11 Ncl. ambiguus (IX, X)
12 Ncl. n. accessorii (XI)
Allgemein- und speziell-viszerosensible Kerne:
13 Ncll. tractus solitarii (VII, IX, X)
Speziell-somatosensible Kerne:
14 Ncll. vestibulares (VIII)
15 Ncll. cochleares (VIII)
Allgemein-somatosensible Kerne:
16 Ncl. mesencephalicus n. trigemini (V)
17 Ncl. principalis n. trigemini = Ncl. pontinus n. trigemini (V)
18 Ncl. spinals n. trigemini (V, IX, X)
Weitere Strukturen:
19 inneres Fazialisknie
20 Ncl. ruber
21 Crus cerebri
22 Lamina tecti
23 Glandula pinealis

5

Der Nervus oculomotorius hat zwei eigenständige Kerngebiete. Der **Nucleus nervi oculomotorii** steuert die quergestreiften Augenmuskeln, der **Nucleus accessorius nervi oculomotorii** (Nucleus Edinger-Westphal) innerviert die inneren Augenmuskeln zur Verengung der Pupille und zur Akkommodation.

Der Nervus trigeminus kennt vier Kerngebiete, auf die zum Teil schon weiter oben eingegangen wurde. Gemäß der drei verschiedenen Sensibilitätsqualitäten können drei verschiedene sensible Trigeminuskerngebiete unterschieden werden. Der **Nucleus mesencephalicus nervi trigemini** verarbeitet hierbei Informationen der Propriozeption. Er liegt teilweise im Mesencephalon (namensgebend), zieht aber hinab bis in den Pons. Eigentlich ist diese Ansammlung von neuronalen Zellkörpern gar kein Kern, sondern ein in den Hirnstamm verlagertes sensibles Ganglion. Sprich, die Zellkörper der propriozeptiven Fasern des Nervus trigeminus liegen nicht im Ganglion trigeminale sondern im Nucleus mesencephalicus nervi trigemini. Das ist jetzt aber schon Spezialwissen!

Der **Nucleus principalis nervi trigemini** erhält epikritische Informationen. Er ist relativ klein und liegt im Pons. Eine isolierte Schädigung dieses Kerns ist aufgrund seiner geringen Größe selten.

Der **Nucleus spinalis nervi trigemini** empfängt Fasern der protopathischen Sensibilität. Er zieht beginnend von der Pons bis hinunter in das Rückenmark (namensgebend!). Alle drei dieser Kerngebiete durchziehen beinahe den gesamten Hirnstamm.

Als letztes Kerngebiet liegt der **Nucleus motorius nervi trigemini** neben dem Nucleus principalis nervi trigemini und enthält die Zellkörper der motorischen Fasern, die mit dem Nervus mandibularis u. a. zur Kaumuskulatur ziehen.

Zur Innervation der exokrinen Drüsen stellt der Hirnstamm zwei Kerngebiete zur Verfügung. Der **Nucleus salivatorius superior** liegt als allgemein-viszeromotorischer Hirnnervenkern am Übergang des Pons in die Medulla oblongata. Er entsendet über den Nervus intermedio-facialis präganglionäre parasympathische Fasern zum Ganglion submandibulare und zum Ganglion pterygopalatinum. Der erste Teil der parasympathischen Fasern verlässt den Nervus facialis auf Höhe des Ganglion geniculatum als Nervus petrosus major und zieht zum Ganglion pterygopalatinum. Er wird dort verschaltet und zieht zunächst mit dem Nervus zygomaticus, dann mit dem Nervus lacrimalis weiter zur Glandula lacrimalis. Der zweite Teil der parasympathischen Fasern spaltet sich als Chorda tympani im Canalis nervi facialis ab. Diese Fasern schließen sich, nachdem sie durch die Paukenhöhle gezogen sind, extrakraniell dem Nervus lingualis an und ziehen mit ihm zum Ganglion submandibulare. Dort werden sie auf das postganglionäre Neuron verschaltet, dessen Fasern zur Glandula submandibularis und zur Glandula sublingualis ziehen.

Ein wenig unterhalb des Nucleus salivatorius superior liegt der **Nucleus salivatorius inferior**. Dieser ist nunmehr vollkommen in der Medulla oblongata gelegen. Der Nucleus salivatorius inferior steuert die Sekretion der Ohrspeicheldrüse (Glandula parotidea) über allgemein-visceromotorische Fasern. Im Ganglion oticum werden die präganglionären Fasern auf das zweite Neuron verschaltet, bevor sie als Anhängsel des Nervus auriculotemporalis die Parotis erreichen (Jacobson-Anastomose). Beide Speichelkerne erhalten Afferenzen vom Fasciculus longitudinalis posterior des Hypothalamus. Somit kann einem beim Anblick eines leckeren Essens das Wasser im Munde zusammenlaufen. Merken sollte man sich, dass der Nucleus salivatorius superior dem VII. Hirnnerven, der Nucleus salivatorius inferior dem IX. Hirnnerven zugerechnet werden kann.

Der **Nucleus ambiguus** ist ein langgestreckter Kern innerhalb der Medulla oblongata. Seine Nervenzellen steuern die Muskeln des Pharynx und Gaumens sowie des Kehlkopfs. Daraus lässt sich schließen, dass sich die einzelnen Fasern des Nucleus ambiguus drei Nerven anlagern: Nervus vagus, Nervus glossopharyngeus und Nervus accessorius (Pars cranialis). Seine Nervenzellen sind unter anderem wichtig zum Sprechen und Schlucken.

Der **Nucleus dorsalis nervi vagi** ist ein allgemein visceromotorischer Kern in der Medulla oblongata. Im Nucleus dorsalis nervi vagi liegen die präganglionären parasympathischen Nervenzellen, welche dann mit dem Nervus vagus in die Peripherie ziehen.

Der **Nucleus tractus solitarii** ist ein viscerosensorischer (speziell-viscerosensibler) Hirnnervenkern in der Rautengrube (Fossa rhomboidea) des Hirnstammes. Er ist zuständig für Geschmackswahrnehmung („Geschmackskern"), für die Verarbeitung von visceralen Afferenzen aus den Chemorezeptoren in der Arteria carotis und Aorta, für die Verarbeitung von Informationen der Barorezeptoren (Dehnungsrezeptoren) in Karotis und Aorta (Karotis-Sinus-Reflex) und ist beteiligt am Atemreflex, Würgereflex sowie Brechreflex. Seine Informationen erhält er vom Nervus intermedio-facialis, Nervus glossopharyngeus und Nervus vagus.

Nucleus dorsalis nervi vagi und Nucleus tractus solitarii bilden zusammen ein **parasympathisches Steuerzentrum** in der Medulla oblongata. Nehmen wir an, Sie fahren mit der Seilbahn auf den Teyde auf Teneriffa. Innerhalb weniger Minuten befinden sie sich auf ca. 3800 m über dem Meeresspiegel. Dort oben ist die Luft deutlich dünner, sie enthält weniger Sauerstoff. Dies wird von Chemorezeptoren im Glomus caroticum wahrgenommen und an den Nucleus tractus solitarii via Nervus glossopharyngeus weitergeleitet. Dieser wiederum aktiviert respiratorische Neurone mit dem Ziel der verstärkten Inspiration. Darüber hinaus wird der Nucleus dorsalis nervi vagi inhibiert, was zu einer Steigerung des Blutdrucks und der Herzaktivität führen kann. Dies geschieht über den Sympathikus.

5

Im Herbst 1998 wurde nach dem **sensiblen Versorgungsgebiet des Nervus glossopharyngeus** gefragt. Die sensible Versorgung aus dem Nervus glossopharyngeus umfasst folgende Gebiete: hinteres Zungendrittel, Schleimhaut der Paukenhöhle als Plexus tympanicus, Gaumenmandelbucht, Pharynxschleimhaut sowie der proximale Teil der Tuba auditiva. Der gefragte Recessus piriformis als Schleimhautbucht des Hypopharynx wird vom Nervus vagus sensibel innerviert, so weit herunter reicht der Nervus glossopharyngeus nicht. Eine ähnliche Frage wurde im Herbst 1999 gestellt, auch hier musste man wieder wissen, dass die sensible Versorgung des Larynx nicht zu den Versorgungsgebieten des Nervus glossopharyngeus gehört. Und im Frühjahr 2001 auch ... also, man sollte es sich einprägen.

Ebenfalls im Herbst 1999 wollte das IMPP wissen, wie die Arteria vertebralis sympathisch versorgt wird. Dies übernimmt das Ganglion cervicale inferius ... hier geht das IMPP aber doch sehr ins Detail!

Im Frühjahr 2000 fragte das IMPP erstmals nach der sogenannten „**Stellatumblockade**". Das Ganglion stellatum entsteht durch die Verschmelzung des unteren Halsganglions mit dem obersten Brustganglion des Grenzstrangs. Wie alle sympathischen Zervikalganglien gibt auch dieses Ganglion sympathische und sensible Fasern zum Herzen ab. Zusätzlich ziehen Fasern zum Arm und zur Lunge. Unter einer Stellatumblockade versteht man nunmehr die gezielte therapeutische Lokalanästhesie (Nervenblockade) des Ganglion stellatum. Durch die Stellatumblockade wird die Wirkung des Sympathikus im gesamten Versorgungsgebiet des Ganglions herabgesetzt. Auch durchziehende präganglionäre Fasern werden zerstört. Es kommt zu einer Vasodilatation und einer verminderten Schweißsekretion (Anhidrose). Ferner tritt ein Horner-Syndrom (Miosis, Ptosis und Enophthalmus) als Zeichen der fehlenden sympathischen Innervation auf, was ein Indikator für die erfolgreiche Durchführung der Blockade ist. Die Stellatumblockade wird therapeutisch zur Lösung arteriovenöser Krämpfe (Gefäßspasmen) angewendet.

(?) MC-Fragen

1. Welche der nachstehend genannten anatomischen Strukturen zieht direkt neben der Arteria carotis interna durch den Sinus cavernosus?
   (A) A. ophthalmica
   (B) N. abducens
   (C) A. meningea media
   (D) N. trochlearis
   (E) N. ophthalmicus

2. Geschmacksrezeptoren im vorderen Teil der Zunge werden vom
Nervus intermedio-facialis sensorisch innerviert.
In welchem Kerngebiet enden diese Impulse?
(A) Nucleus dorsalis nervi vagi
(B) Nucleus tractus solitarii
(C) Nucleus sensorius nervi trigemini
(D) Nucleus salivatorius superior
(E) Nucleus ambiguus

5

3. Eine Geschmacksstörung des hinteren Drittels einer Zungensei-
te ist am ehesten zurückzuführen auf eine Schädigung welches
Hirnnerven?
(A) N. trigeminus im Bereich des Felsenbeines
(B) N. intermedio-facialis
(C) N. glossopharyngeus
(D) N. hypoglossus
(E) N. vagus

4. Welche Aussage trifft **nicht** zu? Nach Durchtrennung des III.
Hirnnervs (N. oculomotorius) findet man Lähmungen bzw.
Ausfallerscheinungen welchen Muskels?
(A) M. rectus medialis
(B) M. obliquus inferior
(C) M. levator palpebrae superioris
(D) M. rectus lateralis
(E) M. rectus inferior

5. Welche Aussage zur Innervation der inneren (glatten) Augenmuskulatur trifft **nicht** zu?
(A) Die Perikaryen der präganglionären Neurone für die Weitstellung (Mydriasis) der Pupille liegen im Seitenhorn des
Rückenmarks.
(B) Die Perikaryen der präganglionären Neurone für die Akkommodation liegen im Tegmentum des Mesencephalons.
(C) Die Perikaryen der postganglionären Neurone für die Engstellung der Pupille liegen im Ganglion cervicale superius.
(D) Die postganglionären sympathischen Axone für den M.
dilatator pupillae verlaufen teilweise mit der Arteria carotis
interna.
(E) Vom Ganglion ciliare zum Augapfel ziehenden Nerven
enthalten sowohl postganglionäre sympathische als auch
parasympathische Nervenfasern.

5

6. Welche Aussage trifft nicht zu?

(A) Eine Schädigung des Nervus intermedio-facialis führt am ehesten zur Hypakusis.

(B) Fasern des Nervus trigeminus entspringen vier verschiedenen Kerngebieten.

(C) Die Sehstrahlung nimmt ihren Ursprung im Corpus geniculatum laterale.

(D) Die Lamina cribrosa ist Teil der vorderen Schädelgrube.

(E) Im Ganglion oticum werden vegetative Fasern zur Innervation der Parotis verschaltet.

7. Die Chorda tympani innerviert

(A) sekretorisch die Ohrspeicheldrüse.

(B) sensorisch die vorderen Geschmacksknospen des Zungenrückens.

(C) sensibel die Mechanorezeptoren des harten und weichen Gaumens.

(D) sensibel die Paukenhöhle.

(E) motorisch den Musculus tensor tympani.

8. Welche Aussage zu Öffnungen der Schädelbasis trifft zu?
Die Orbita steht in Verbindung

(A) über den Canalis opticus mit der vorderen Schädelgrube.

(B) über die Fissura orbitalis superior mit der mittleren Schädelgrube.

(C) über die Fissura orbitalis inferior mit dem Spatium retropharyngeum.

(D) über die Fissura petrotympanica mit der Fossa retromandibularis.

(E) über Foramina ethmoidalia mit der mittleren Schädelgrube.

9. Vom Ganglion oticum aus wird viszeromotorisch welche exokrine Drüse versorgt:

(A) Glandula parotidea

(B) Glandula submandibularis

(C) Glandula sublingualis

(D) Glandula lacrimalis

(E) Glandulae palatinae

10. Bei fehlendem Lidschlag und ständig geöffnetem Auge kann es zur Schädigung der Kornea durch Austrocknungsprozesse kommen. Eine Schädigung welches Nerven bzw. welcher Struktur kann dies am ehesten hervorrufen?

(A) N. oculomotorius

(B) N. vagus

(C) N. maxillaris

(D) N. intermedio-facialis

(E) N. glossopharyngeus

Index

5

5

5

Weiterführende Literatur

1   Doty RL, Kamath V (2014) The influences of age on olfaction: a review. *Front Psychol 5:20*

2   Mollenhauer B, Sixel-Doring F, Storch A, et al. (2013) Early recognition of Parkinson's disease. Objectifiable non-motor symptoms and biomarkers. *Nervenarzt 84(8): 918-26*

3   Frangos E, Ellrich J, Komisaruk BR (2015) Non-invasive access to the vagus nerve central projections via electrical stimulation of the external ear: fMRI evidence in humans. *Brain Stimul 8(3): 624-36*

5

Subkortikale Strukturen und Diencephalon

Subkortikale Strukturen und Diencephalon

Vorbemerkung

Im Bereich des Endhirns finden sich nicht nur in der Hirnrinde Ansammlungen von Nervenzellen, sondern auch in tiefer gelegenen Kerngebieten, den sogenannten subkortikalen Kerngebieten (**Endhirnkerne**). Da diese funktionell eng mit Teilen des Diencephalons verknüpft sind, sollen sie in diesem Kapitel gemeinsam behandelt werden. Subkortikale Kerne des Endhirns sind der Nucleus caudatus, das Putamen, das Claustrum und das Corpus amygdaloideum, kurz Amygdala (Mandelkern). Zwei **Kerngebiete des Zwischenhirns**, die zusammen mit diesen Endhirnkernen besprochen werden, sind der Globus pallidus (Pallidum) und der Nucleus subthalamicus. Nucleus caudatus, Putamen, Globus pallidus und Nucleus subthalamicus bilden zusammen mit der Substantia nigra, welche im Mittelhirn gelegen ist, die Basalganglien. Gemeinsam stellen die genannten Kerngebiete einen wichtigen neuronalen Regelkreis dar, der entscheidend in die Regulation der Motorik eingreift.

Weitere Gebiete des Diencephalons stehen nicht im Dienste der Motorik, sondern regulieren die innere Körperhomöostase. Diese sind der Hypothalamus, die Epiphyse, die Habenulae, sowie die Neurohypophyse (Hypohysenhinterlappen). Auch die Adenohypophyse (Hypophysenvorderlappen) werden wir besprechen, wenngleich dieser Teil der Hypophyse eigentlich gar nicht dem Gehirn angehört.

Topographische Betrachtung

In den Abb. 6.1 – 6.3 werden Frontalschnitte durch das Gehirn auf verschiedenen Ebenen gezeigt. An diesen Frontalschnitten lassen sich die verschiedenen Anteile der Endhirnkerne sowie weiterer Elemente der Basalganglien gut nachvollziehen. Die dreidimensionale Ausbreitung der einzelnen Kerngebiete und deren relative Lage zueinander ist nicht ganz einfach zu verstehen. Am besten schaut man sich eine der zahlreichen Animationen an, die heutzutage im Internet zu finden sind.

Betrachten wir als Erstes einen Frontalschnitt im Bereich des vorderen Septum pellucidum (Abb. 6.1). Unterhalb des Corpus callosum öffnen sich die beiden Seitenventrikel, welche durch das Septum pellucidum voneinander getrennt werden. Von seitlich stülpt sich der Schweifkern (**Nucleus caudatus**) gegen das Lumen der beiden Seitenventrikel vor. Der Nucleus caudatus hat die Form einer gekrümmten Keule. Sein vorderes Ende ist verdickt und heißt Kopf (Caput nuclei caudati). Nach hinten verjüngt er sich zunehmend zum Schweif oder Schwanz (Cauda nuclei caudati). Der Bereich dazwischen wird Corpus genannt. Ganz ähnlich wie der Seitenventrikel wird auch der Nucleus caudatus in die Hemisphärenrotation im Rahmen der Gehirnentwicklung mit einbezogen (siehe entsprechende Kapitel der Lehrbücher für Embryologie). Somit folgt er weitestgehend dem Verlauf des Seitenventrikels. Sein Kopf liegt vor, der Schwanz lateral vom Thalamus (siehe Abb. 6.4).

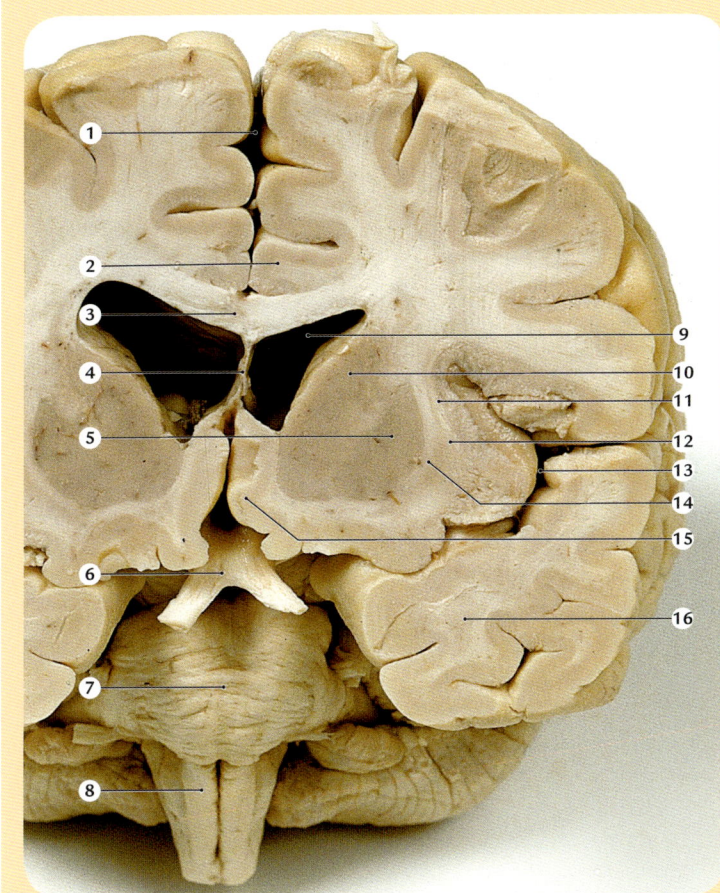

Abb. 6.1

Frontalschnitt im Bereich des vorderen Septum pellucidum

Schnitt durch den Lobus frontalis und den Lobus temporalis; Blickrichtung von vorne nach hinten.

1 Fissura longitudinalis cerebri
2 Gyrus cinguli
3 Corpus callosum, Truncus
4 Septum pellucidum
5 Ncl. lentiformis, Putamen
6 Chiasma opticum,
   nicht angeschnitten
7 Pons, nicht angeschnitten
8 Pyramis, nicht angeschnitten
9 Ventriculus lateralis, Cornu
   frontale
10 Ncl. caudatus, Caput
11 Capsula extrema
12 Claustrum
13 Sulcus lateralis cerebri
14 Capsula externa
15 Lobus frontalis,
   Gyrus paraterminalis
16 Lobus temporalis

Auf Höhe des Caput nuclei caudati schmiegt sich dem Nucleus caudatus von lateral das **Putamen** an. Beide subkortikale Kerngebiete entstammen einer gemeinsamen (telenzephalen) Anlage. Im Zuge des Auswachsens der Capsula interna werden der Nucleus caudatus und das Putamen durch selbige voneinander getrennt, was besonders gut in frontalen Schnittführungen auf Höhe des Corpus nuclei caudati gesehen werden kann (siehe Abb. 6.2). Auf dieser Ebene sind Nucleus caudatus und Putamen deutlich durch die innere Kapsel getrennt. Diese Trennung ist jedoch nicht vollständig. Einzelne Brücken grauer Substanz bleiben bestehen, wodurch makroskopisch ein streifiger Aspekt entsteht. Aufgrund dieser makroskopischen Besonderheit werden beide Kerngebiete zum **Striatum** zusammengefasst. Medio-basal des Putamens befindet sich der Globus pallidus, welcher in ein internes und in ein externes Segment untergliedert werden kann. Der **Globus pallidus** gehört entwicklungsgeschichtlich zum Diencephalon. In Abb. 6.1 und 6.2 ist lateral des Putamens ein weiteres Gebiet grauer Substanz erkennbar, die Vormauer (**Claustrum**). Das Claustrum ist eine dünne, graue Platte, die zwischen der Außenfläche des Putamen und der Inselregion liegt. Sie wird vom Putamen durch die Capsula externa, von der Insel durch die Capsula extrema getrennt.

6

Abb. 6.2

Frontalschnitt im Bereich des mittleren Septum pellucidum und der Corpora mammillaria

Blickrichtung von vorne nach hinten.

1 Fissura longitudinalis cerebri
2 Corpus callosum, Truncus
3 Septum pellucidum
4 Capsula interna
5 Fornix, Columna
6 Hypothalamus
7 Corpus mammillare
8 Uncus
9 Pons
10 Cerebellum, nicht angeschnitten
11 Pyramis, nicht angeschnitten
12 Lobus frontalis, Substantia alba
13 Gyrus cinguli
14 Ventriculus lateralis, Cornu frontale
15 Ncl. caudatus, Corpus
16 Ncl. lentiformis, Putamen
17 Capsula extrema
18 Claustrum
19 Capsula externa
20 Inselrinde, Substantia grisea
21 Ncl. lentiformis, Globus pallidus
22 Tractus opticus
23 Alveus
24 Ventriculus lateralis, Cornu temporale
25 Pes hippocampi
26 Corpus amygdaloideum
27 Gyrus parahippocampalis

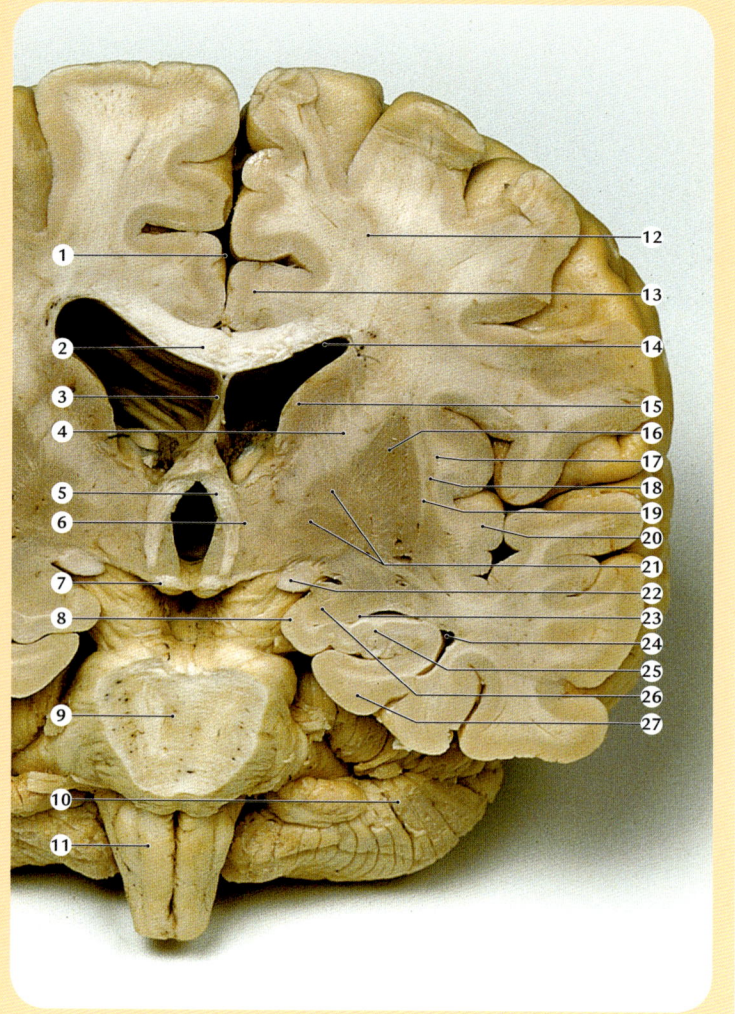

Beim Frontalschnitt auf Höhe durch den Corpus nuclei caudati öffnet sich mittig, quasi unterhalb des basalen Endes des Septum pellucidum, der dritte Ventrikel. Direkt lateral der vordersten Anteile des dritten Ventrikels befindet sich der **Hypothalamus**, welcher wie der Globus pallidus zum Zwischenhirn gehört. Die Lage des Hypothalamus ist nicht ganz einfach zu verstehen, vergleichen Sie hierfür am besten Abb. 6.2 und Abb. 6.7, sowie Abb. 2.6 und 2.8. Ferner haben wir in Kapitel 2 bereits das Infundibulum als Teil des Diencephalons kennengelernt (Abb. 2.8). Fasertrakte, die sich innerhalb des Infundibulums befinden, nehmen ihren Ursprung aus dem Hypothalamus. Mithilfe der genannten Abbildungen sollten Sie nun in der Lage sein, den Hypothalamus mit seinem Bezug zum dritten Ventrikel einordnen zu können. In Abb. 6.2 ist basal des Globus pallidus, etwas lateral vom Tractus opticus, die Amygdala (**Corpus amygdaloideum**) zu sehen. Sie liegt in der Nähe der Spitze des Schläfenlappens, quasi vor dem Ende des Unterhorns der Seitenventrikel. Die Bedeutung der Amygdala ist noch nicht restlos geklärt: Eine Funktion als tertiäres Riechzentrum wird genauso diskutiert wie

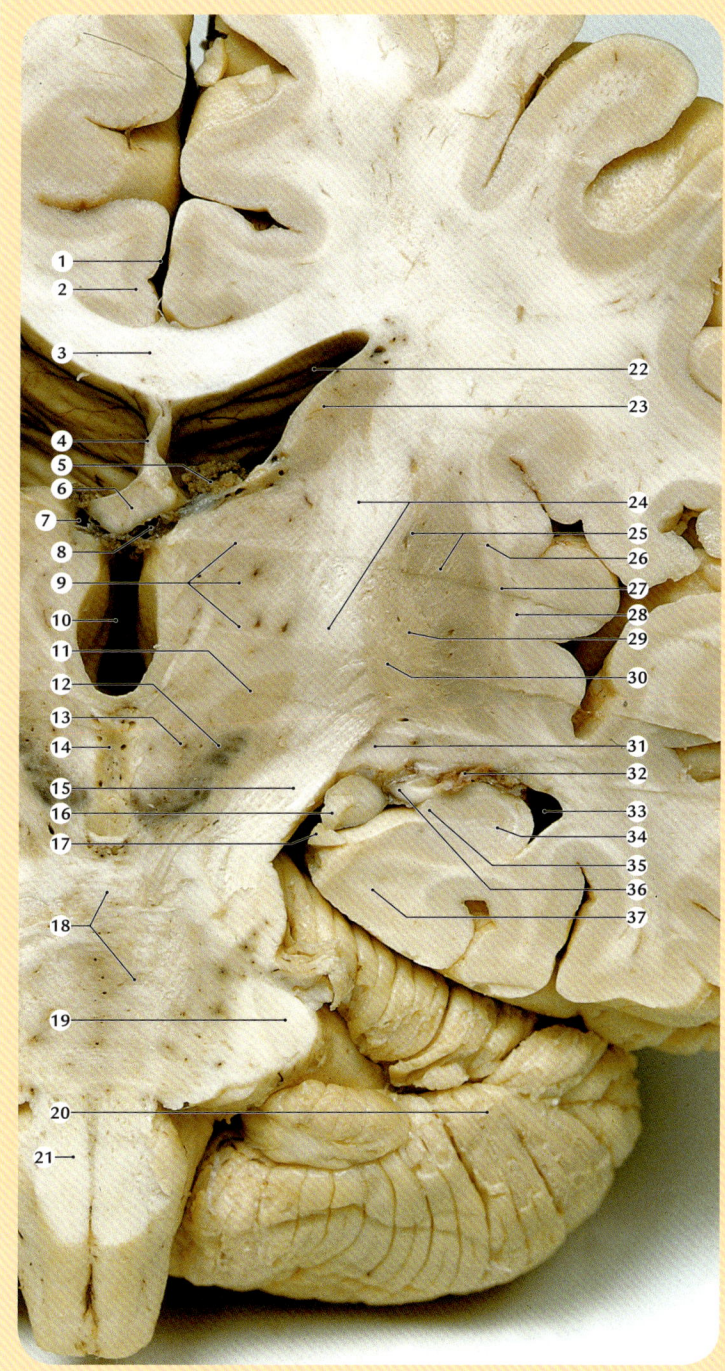

Abb. 6.3

Frontalschnitt im Bereich des hinteren Septum pellucidum und des vorderen Thalamus

Blickrichtung von vorne nach hinten.

1 Fissura longitudinalis cerebri
2 Gyrus cinguli
3 Corpus callosum, Truncus
4 Septum pellucidum
5 Ventriculus lateralis,
   Plexus choroideus
6 Fornix
7 Vena thalamostriata superior
8 Foramen interventriculare
9 Thalamus
10 Ventriculus tertius
11 Ncl. subthalamicus
12 Substantia nigra
13 Ncl. ruber
14 Substantia grisea centralis
15 Crus cerebri
16 Gyrus uncinatus
17 Gyrus ambiens
18 Pons
19 Pedunculus cerebellaris medius
20 Cerebellum, nicht angeschnitten
21 Pyramis
22 Ventriculus lateralis,
   Pars centralis
23 Ncl.caudatus, Corpus
24 Capsula interna
25 Ncl.lentiformis, Putamen
26 Capsula externa
27 Claustrum
28 Capsula extrema
29 Ncl.lentiformis,
   Globus pallidus ext.
30 Ncl.lentiformis,
   Globus pallidus int.
31 Tractus opticus
32 Ventriculus lateralis, Plexus choroideus im Cornu temporale
33 Ventriculus lateralis,
   Cornu temporale
34 Pes hippocampi
35 Gyrus dentatus
36 Fimbria hippocampi
37 Gyrus parahippocampalis

die Vermittlung von Angst und Furcht. Auf einem Frontalschnitt im Bereich des hinteren Septum pellucidum (siehe Abb. 6.3) wird ein Großteil der Wand des dritten Ventrikels vom Thalamus gebildet, welcher große Anteile des Zwischenhirns einnimmt. Unterhalb des Thalamus ist auf dieser Schnittebene der **Nucleus subthalamicus** zu erkennen. Auch dieser Kern gehört entwicklungsgeschichtlich zum Diencephalon und wird

6

funktionell den Basalganglien zugerechnet. Noch weiter basal sticht die **Substantia nigra** durch ihre dunkle Färbung hervor, medial von ihr befindet sich der **Nucleus ruber**. Diese beiden Kerngebiete liegen im Mittelhirn.

Funktionelle Betrachtung der Basalganglien

Unter dem Begriff „**Basalganglien**" versteht man unterhalb der Großhirnrinde (subkortikal) gelegene Kerngebiete, die vor allem für die Steuerung und Modulation der Motorik verantwortlich sind. Aus neuroanatomischer Sicht bilden die Basalganglien einen wesentlichen Bestandteil des sogenannten extrapyramidalmotorischen Systems (kurz EPMS).

Die Basalganglien setzen sich innerhalb der beiden Hirnhälften aus verschiedenen Strukturen zusammen, die einen regen Informationsaustausch untereinander vollziehen. Den Basalganglien werden folgende Strukturen zugerechnet:
• Nucleus caudatus (Telencephalon)
• Putamen (Telencephalon)
• Globus pallidus (Synonym: Pallidum; Diencephalon)
• Nucleus subthalamicus (Diencephalon)
• Substantia nigra (Mesencephalon)

Anatomisch beteiligen sich demnach Kerngebiete des Tel-, Di-, und Mesencephalons am Aufbau des funktionellen Konstruktes „Basalganglien". Eine wichtige Funktion der Basalganglien besteht in der Modulation

Abb. 6.4

Graphische Darstellung der topographischen Lagebeziehung der Basalganglien

Zu den Basalganglien zählt man Strukturen aus Tel-, Di- und Mesencephalon, die funktionell eng zusammenarbeiten. Eine ihrer Hauptaufgaben besteht in der Modulation von Bewegungsabläufen.

Die dreidimensionale Anordnung der Basalganglien lässt sich am besten in einer Animation nachvollziehen, wie sie zahlreich im Internet zu finden sind.

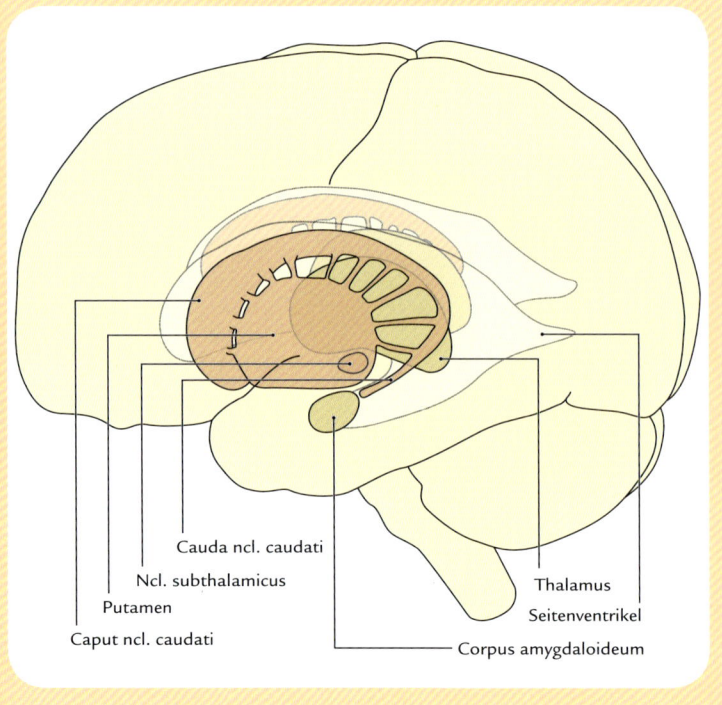

Cauda ncl. caudati
Ncl. subthalamicus
Putamen
Caput ncl. caudati
Thalamus
Seitenventrikel
Corpus amygdaloideum

6

von Bewegungsimpulsen. Um die recht komplexe Funktion der Basalganglien und ihren jeweils unterschiedlichen Einfluss auf die Motorik zu verstehen, betrachten wir zuerst einmal die klinische Symptomatik von drei verschiedenen Erkrankungen der Basalganglien.

Klinik

Morbus Parkinson (Synonym: Idiopathisches Parkinson-Syndrom) ist eine chronische Erkrankung des Gehirns, bei der durch einen Mangel des Botenstoffes Dopamin zahlreiche Störungen der normalen Körperbewegung auftreten. Die Hauptsymptome sind Bewegungsarmut (Hypokinese), Muskelsteifheit (Rigor) und ein Muskelzittern in Ruhe (Tremor). Typischerweise wird der Morbus Parkinson zwischen dem 50. und 60. Lebensjahr diagnostiziert. Zu Grunde liegt eine Degeneration dopaminerger Zellen der Substantia nigra, Pars compacta des Mittelhirns. Diese ziehen mit ihren Axonen in das Striatum und setzen dort das Dopamin frei. Man spricht von einer nigro-striatalen Projektion. Beim Morbus Parkinson kommt es durch Degeneration eben dieser Projektionen zu einem Mangel an Dopamin im Striatum. Erste Krankheitszeichen fallen erst auf, wenn ca. 55–60 % der dopaminergen Zellen abgestorben sind.[1, 2] Das klinische Bild wird durch Bewegungsarmut dominiert, wir sprechen von einer Hypokinese.

Klinik

Im Gegensatz zum Morbus Parkinson ist die **Chorea Huntington** eine durch Hyperkinesen gekennzeichnete neurologische Erkrankung. Es liegt also ein „Zuviel" an Bewegungsimpulsen vor. Die Chorea Huntington wird autosomal-dominant vererbt. Der krankheitsverursachende Gendefekt befindet sich im Huntingtin-Gen auf Chromosom 4. Es kommt zu einer Amplifikation sogenannter Triplett-Repeats (CAG), die zu einer Instabilität des kodierten Genprodukts führt. Eine Korrelation zwischen der Anzahl der Triplett-Repeats sowie dem Manifestationsalter und der Schwere der Chorea Huntington konnte nachgewiesen werden. Pathologischen Untersuchungen zufolge ist eine Degeneration GABAerger Neurone im Striatum und assoziierten Hirnarealen festzustellen. Der hyperkinetische Aspekt der Erkrankung trifft jedoch nur für frühe Stadien zu, in späteren Stadien sind die Patienten bettlägerig, es dominiert eine Hypokinese.

Klinik

Der **Ballismus** ist eine seltene, ebenfalls mit Hyperkinesen einhergehende neurologische Erkrankung. Meistens ist nur eine Körperhälfte vom Ballismus betroffen, man spricht von einem Hemiballismus. Ein Ballismus entsteht aufgrund von Schädigungen des Nucleus subthalamicus oder dessen Verbindungen zum (inneren) Globus pallidus. Ursache der Schädigung sind vor allem Hirninfarkte, intrazerebrale Blutungen oder aber primäre Hirntumore bzw. Metastasen.

6

> **!** **Merke**
>
> Parkinson = Hypokinesen
> Hemiballismus = Hyperkinesen
> Chorea Huntington = Hypo- und Hyperkinesen

Von der Symptomatik der Erkrankungen kann abgeleitet werden, welche Hauptfunktion die drei genannten Gebiete der Basalganglien im Gesunden auf die Bewegung ausüben. Die Substantia nigra fördert Bewegungsimpulse, der Nucleus subthalamicus hemmt sie. Das Striatum besitzt beides, sowohl bewegungsfördernde als auch bewegungshemmende Anteile. Betrachten wir nun, wie die verschiedenen Komponenten der Basalganglien miteinander verschaltet sind.

Regelkreis der Basalganglien

Hier soll nur kurz auf die Verschaltung der Basalganglien eingegangen werden, im Kapitel 11 über die Motorik ist sie ausführlicher beschrieben. Vereinfacht betrachtet wird der Eingangsstruktur der Basalganglien, dem Striatum, ein „unreifes" Bewegungsmuster zugeleitet, welches noch angepasst werden muss, bevor es über die Pyramidenbahn zur Ausführung gebracht werden kann (siehe Abb. 6.5). Dieses Bewegungsmuster entsteht in Bereichen vor dem Gyrus praecentralis, dem sekundärmotorischen Kortex (setzt sich zusammen aus prämotorischem und supplementärmotorischem Kortex). Kortiko-striatale Projektionen geben diesen noch unreifen Bewegungsimpuls an das Striatum weiter, die Zellen dort werden via Glutamatfreisetzung erregt. In einem **direkten Weg** führt diese Erregung zu einer via GABA vermittelten Hemmung der Pars interna des Globus pallidus (Synonym: Globus pallidus internus, GPi). Da die **Pars interna** des Globus pallidus ihrerseits den motorischen Thalamus inhibiert, resultiert über diesen direkten Weg eine Disinhibition des motorischen Thalamus. Der motorische Teil des Thalamus projiziert seiner-

Abb. 6.5

Verschaltung der Basalganglien

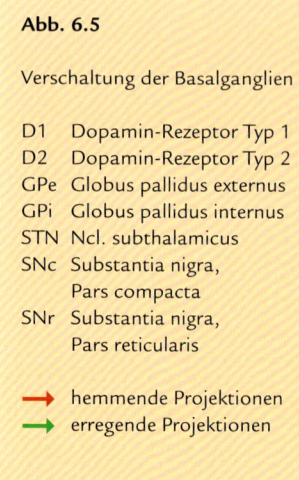

D1   Dopamin-Rezeptor Typ 1
D2   Dopamin-Rezeptor Typ 2
GPe   Globus pallidus externus
GPi   Globus pallidus internus
STN   Ncl. subthalamicus
SNc   Substantia nigra,
       Pars compacta
SNr   Substantia nigra,
       Pars reticularis

→   hemmende Projektionen
→   erregende Projektionen

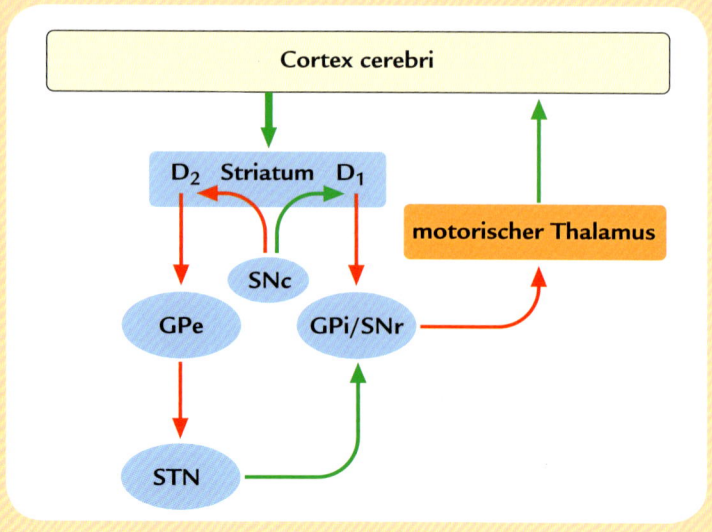

seits erregend auf den motorischen Kortex und ermöglicht somit Bewegung. Der hier beschriebene direkte Weg ist also **bewegungsfördernd**. Klinisch resultiert bei einem Ausfall eine Hypokinese.

In einer parallelen Schleife, dem sogenannten **indirekten Weg**, inhibiert das Striatum über die Freisetzung von GABA die **Pars externa** des Globus pallidus (Synonym: Globus pallidus externus, GPe). Dadurch verringert sich der hemmende Einfluss der Pars externa des Globus pallidus auf den Nucleus subthalamicus. Der kann dadurch die Pars interna des Globus pallidus aktivieren und so deren hemmenden Einfluss auf die Motorik stärken. Der Nucleus subthalamicus selber wirkt also **hemmend auf Bewegungsimpulse**. Dieser hemmende Effekt wird durch die indirekte Schleife verstärkt. Über diesen Weg kann das Striatum demnach auch motorikhemmend sein. Klinisch resultiert eine Hyperkinese. Hier sollte jetzt deutlich werden, warum das klinische Bild des Ballismus, der ja auf einem Ausfall des Nucleus subthalamicus beruht, durch Hyperkinesen gekennzeichnet ist. Auch die Kombination von initialen Hyperkinesen mit späteren Hypokinesen bei der Chorea Huntington ist somit erklärbar.

Zum Schluss noch kurz ein Wort zum Einfluss der **Substantia nigra** auf diese Schleifen. Sie hemmt im Wesentlichen über Dopaminfreisetzung den indirekten Weg, fördert den direkten Weg, ist selber also bewegungsfördernd. Eine genauere Betrachtung dieses komplizierten Regelmechanismus wird im 11. Kapitel folgen.

Abschließend soll noch erwähnt werden, dass eine parallele Schleife zur Bewegungsmodulation über das **Kleinhirn** führt (siehe Abb. 6.6). In dieser Schleife werden Bewegungsmuster über die Brücke dem Kleinhirn zugeleitet. Nach erfolgter Modifikation der Bewegungsimpulse treffen sie sich im (motorischen) Thalamus mit den modifizierten Impulsen der Basalganglienschleife und aktivieren den motorischen Kortex. Mehr

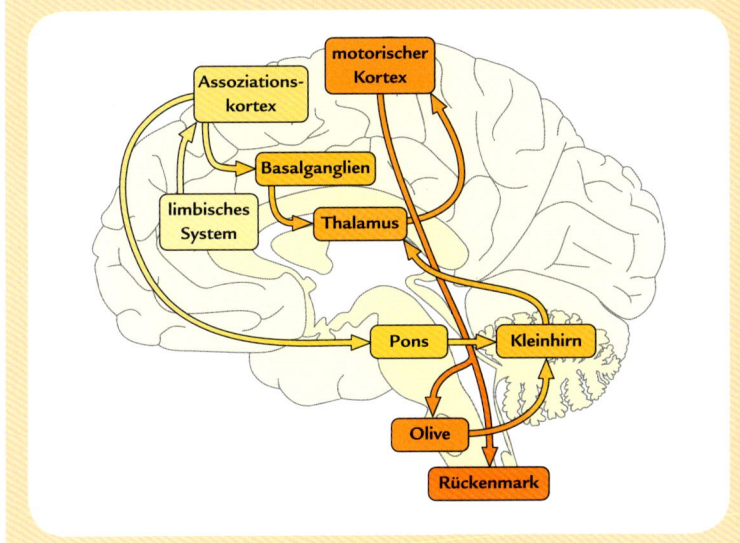

Abb. 6.6

Modulation von Bewegungsimpulsen

Eine willkürliche Bewegung nimmt ihren Ursprung im limbischen System, wo der Wunsch nach ihr zum ersten Mal gedacht wird. Im Assoziationskortex entsteht ein grobes Bewegungsprogramm, welches von Basalganglien und Kleinhirn moduliert wird. Über den motorischen Thalamus erreichen die Impulse wieder den motorischen Kortex. Auch die (untere) Olive ist in den Schaltkreis eingebettet. Die feinmodulierte Bewegungsanleitung wird schlussendlich über das Rückenmark zur ausführenden Muskulatur weitergeleitet.

6

Abb. 6.7

Frontalschnitt im hintersten Bereich des Septum pellucidum knapp hinter der Adhaesio interthalamica

Blickrichtung von vorne nach hinten

1 Fissura longitudinalis cerebri
2 Gyrus cinguli
3 Corpus callosum, Truncus
4 Septum pellucidum
5 Fornix
6 Capsula interna
7 Thalamus
8 Ventriculus tertius
9 Commissura posterior, nicht angeschnitten
10 Corpus geniculatum mediale
11 Pes hippocampi
12 Alveus
13 Fossa rhomboidea, Sulcus medianus
14 Pedunculus cerebellaris medius
15 Ventriculus lateralis, Cornu frontale
16 Ncl. caudatus, Corpus
17 Inselrinde
18 Ncl. lentiformis, Putamen
19 Corpus geniculatum laterale
20 Gyri temporales transversi
21 Ncl. caudatus, Cauda
22 Ventriculus lateralis, Plexus choroideus
23 Gyrus parahippocampalis
24 Cerebellum

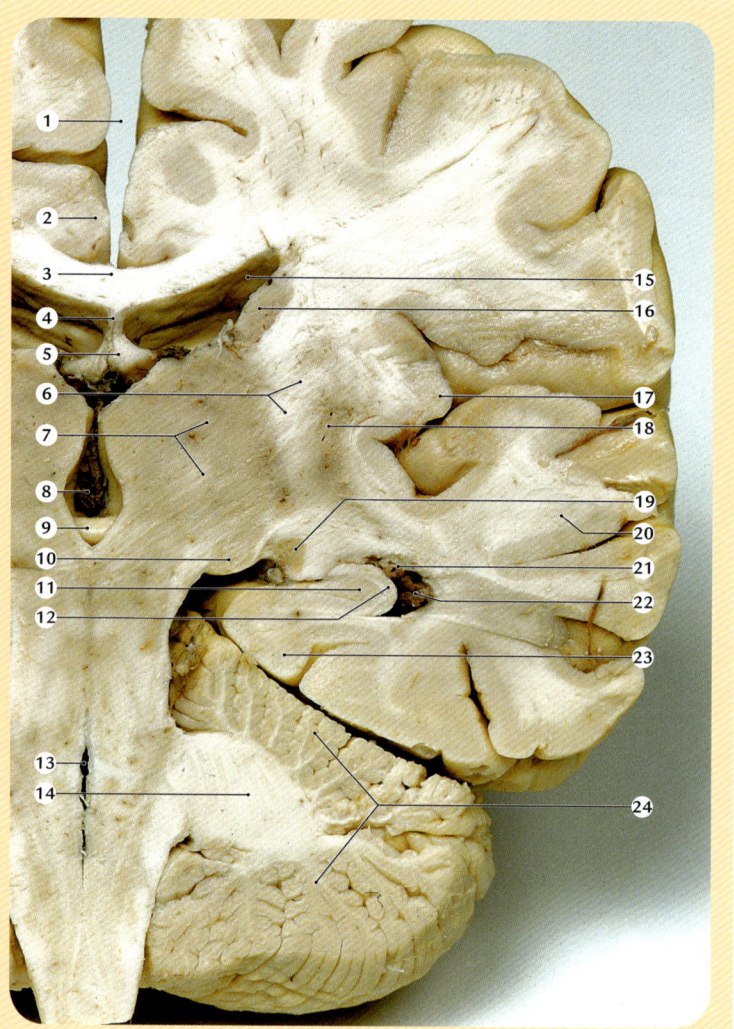

dazu können Sie im Kapitel über das Kleinhirn nachlesen.

Thalamus

Als makroskopisches Zentrum des Diencephalons kann der **Thalamus** angesehen werden: Epithalamus, Hypothalamus, Nucleus subthalamicus – all diese dienzephalen Regionen werden nach ihrer Lage relativ zum Thalamus benannt. Der Thalamus setzt sich aus vielen verschiedenen Kerngebieten zusammen, die teilweise eine besonders ausgeprägte Verbindung zur Großhirnrinde aufweisen. Seine mediale Fläche bildet jeweils die Seitenwand des dritten Ventrikels, seine laterale Fläche grenzt an die Capsula interna. Bei einem Frontalschnitt im hintersten Bereich des Septum pellucidum wölbt sich beidseits die Wand der Thalami derart weit in das Lumen des dritten Ventrikels, dass sich die Thalami beider Seiten berühren können. Diesen Berührungspunkt nennt man **Adhaesio interthalamica**. Sie ist eine wichtige Landmarke im Innenrelief des dritten Ventrikels.

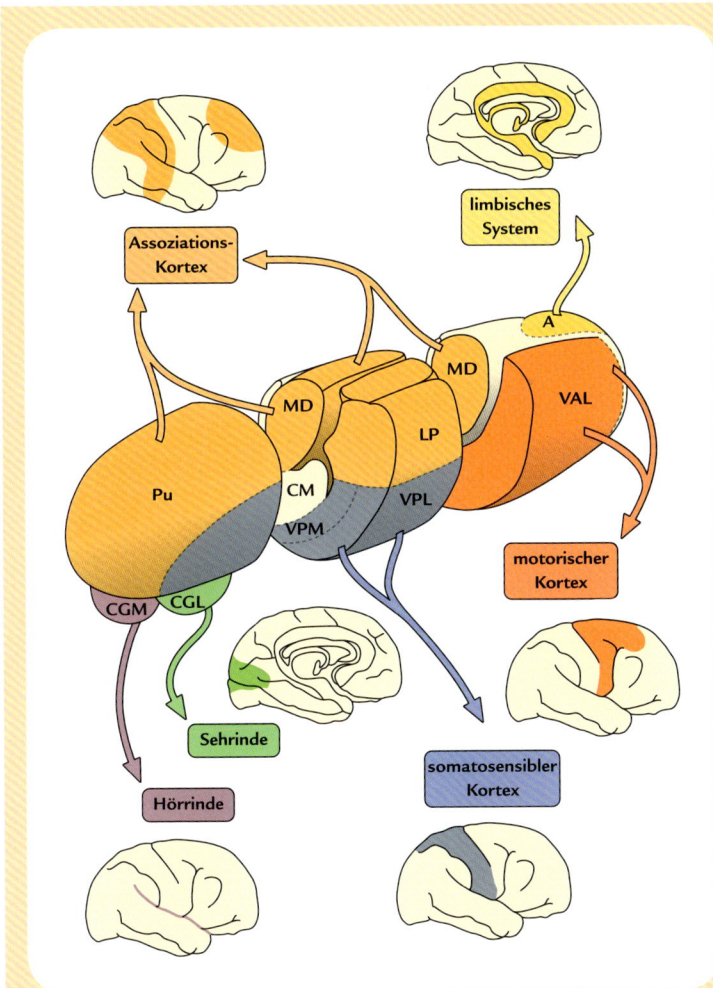

6

Abb. 6.8

Lage und Interaktion der wichtigsten spezifischen Thalamuskerne

Pu   Pulvinar (dorsale Kerngruppe, Verbindungen zu visuellen kortikalen Zentren)

CGM Corpus geniculatum mediale (Verbindungen zur Hörrinde)

CGL Corpus geniculatum laterale (Verbindungen zur Sehrinde)

MD   Ncl. mediodorsalis (mediale Kerngruppe, Verbindungen zum präfrontalen Kortex)

LP   Ncl. lateralis posterior (dorsale Kerngruppe)

CM   Ncl. centromedianus (unspezifischer Thalamuskern)

VPM Ncl. ventralis posteromedialis (ventrale Kerngruppe)

VPL Ncl. ventralis posterolateralis (ventrale Kerngruppe, gemeinsam mit VPM Projektion zum somatosensiblen Kortex)

A   anteriore Kerngruppe (Faserverbindungen zu limbischen Kortexarealen, v. a. Gyrus cinguli und Hippocampus)

VAL Ncl. ventralis anterolateralis (ventrale Kerngruppe, Verbindungen zum motorischen und prämotorischen Kortex)

Der Thalamus setzt sich aus vielen verschiedenen Kerngebieten zusammen, die teilweise vollständig durch weiße Substanz voneinander getrennt sind. Zur Benennung der Thalamuskerne sollte man sich noch einmal die Bezeichnungen der Forel-Achse vor Augen halten (siehe Abb. 2.14). Der Thalamus ist annähernd eierförmig. Sein vorderes Ende wird „anterior", sein hinteres „posterior" genannt. Die Seite, die dem dritten Ventrikel zugewandt ist, heißt „medial", die entgegengesetzte „lateral". Die Seite des Thalamus, die der Schädelbasis zugewandt ist, nennt man „ventral", die entgegengesetzte „dorsal". So ergeben sich dann die Bezeichnungen der verschiedenen Thalamuskerne. Der Nucleus ventralis anterolateralis liegt also basal-vorne-seitlich.

Wichtigste Funktion der Thalamuskerne ist eine Verschaltung sensibler (auch motorischer) Impulse, bevor diese an den Kortex weitergegeben werden. Egal ob es sich um epikritische, protopathische, visuelle, auditive oder gustatorische Impulse handelt, alle werden vor Erreichen der entsprechenden Rindenareale im Thalamus verschaltet. Somit hat der

6

Thalamus eine wichtige Funktion in der Kontrolle unseres Bewusstseins inne, denn sensible Impulse werden uns erst bewusst, wenn sie den Kortex erreichen. Unterdrückt der Thalamus ihre Weiterleitung, werden sie uns nicht bewusst. Hierbei scheint der Thalamus die Impulse nicht einfach weiterzuleiten, sondern entscheidet vielmehr, was wichtig ist und was nicht (gerichtete Aufmerksamkeit). So werden bei einer Mutter beispielsweise viele auditorische Impulse vom Thalamus unterdrückt, das Schreien des eigenen Kindes aber der Hörrinde stets zugeleitet.

Betrachten wir die Kerne des Thalamus ein wenig genauer. Nach der Art und Weise der kortiko-thalamischen Verbindungen können funktionell zwei Kategorien von Thalamuskernen voneinander abgegrenzt werden: Spezifische und unspezifische Thalamuskerne. Die **spezifischen Thalamuskerne** sind jeweils mit gut abgrenzbaren funktionellen Bereichen der Großhirnrinde verbunden und werden deshalb als spezifisch bezeichnet. Sie erhalten sensible (Tasten, Vibration, Schmerz) und sensorische (Sehen, Hören, Schmecken) Impulse aus der Peripherie (Sinnesorgane) und leiten diese nach Umschaltung an die zuständigen Bezirke in der Großhirnrinde weiter. Außerdem werden Informationen aus motorischen Zentren (Kleinhirn, Basalganglien) an die motorischen Areale der Großhirnrinde geleitet.

Die **unspezifischen Thalamuskerne** haben nur wenige direkte Verbindungen zur Großhirnrinde. Diese sind, im Gegensatz zu denen der spezifischen Thalamuskerne, nicht auf bestimmte Bereiche eingrenzbar, sondern eher diffus, also unspezifisch. Sie sind efferent vor allem mit den spezifischen Thalamuskernen verbunden, steuern diese also an. Hierdurch kommt es bei Erregung der unspezifischen Thalamuskerne zu einer unspezifischen, globalen Aktivierung der gesamten Großhirnrinde. Ein Beispiel für unspezifische Anteile des Thalamus sind die intralaminären Kerngruppen, die zwischen den myelinisierten Fasertrakten liegen, die den Thalamus durchziehen. Ihr größter Vertreter ist der Nucleus centromedianus, dem große Bedeutung bei der unspezifischen Erregung der Großhirnrinde durch das aufsteigende retikuläre Aktivierungssystem (Teil der Formatio reticularis) zukommt.

Um dies besser nachvollziehen zu können, hier ein kurzes Beispiel: Nehmen wir an, Sie dösen abends auf Ihrer Couch vor dem Fernseher. Plötzlich verspüren Sie einen stechenden Schmerz im Fuß, womöglich durch einen Bienenstich! Schlagartig sind Sie wach. Doch wie funktioniert das? Das Schmerzsignal wird unter anderem dem ARAS (aufsteigendem retikulären Aktivierungssystem) der Formatio reticularis im oberen Hirnstamm zugeleitet. Fasern vom ARAS projizieren nun auf die unspezifischen Thalamuskerne. Diese erregen direkt und indirekt den gesamten Kortex und sorgen auf diese Weise dafür, dass all Ihre Sinne in Alarmbereitschaft versetzt werden.

Spezifische Thalamuskerne
Bei den Thalamuskernen mit Faserbeziehungen zu umschriebenen Kortexarealen kann man wiederum verschiedene Gruppen von Kernen unter-

scheiden, die meist rein topographische Bezeichnungen tragen. Man unterscheidet eine anteriore, mediale, ventrale, posteriore und dorsale Kerngruppe. Des Weiteren zählt man das Corpus geniculatum laterale und das Corpus geniculatum mediale zu den spezifischen Thalamuskerngebieten. Die aufgezählten Kerngruppen können zum Teil noch weiter unterteilt werden, wichtig ist in diesem Zusammenhang insbesondere die zusätzliche Aufteilung der ventralen Kerngruppe (siehe Abb. 6.8).

6

Beim **Nucleus ventralis anterolateralis** (besteht aus den beiden Kernen Nucleus ventralis anterior und lateralis) handelt es sich um einen spezifischen Kern des Thalamus, der eine Verbindung zwischen den motorischen Zentren Kleinhirn und Basalganglien sowie den motorischen Bezirken der Großhirnrinde herstellt. Afferenzen erhält dieser Kern unter anderem von den Kernen des Kleinhirns, von der Pars interna des Globus pallidus und von der Substantia nigra (Pars reticularis). Diese Zentren spielen eine große Rolle bei der Modulierung und Feinabstimmung von Bewegungen. Efferenzen des Nucleus ventralis anterolateralis leiten zum primärmotorischen und zum prämotorischen Kortex des Großhirns. Dort werden die Bewegungen letztlich ausgelöst. Wenn Sie noch einmal Abb. 6.5 betrachten, werden Sie feststellen, dass Sie diesen spezifischen Thalamuskern bereits bei der Besprechung der Basalganglienschleife kennengelernt haben.

Der **Nucleus ventralis posterior** ist in die somatosensible Verschaltung eingebettet. Auch dieses Kerngebiet besteht eigentlich aus zwei kleineren Kerngebieten: dem Nucleus ventralis posteromedialis und dem Nucleus ventralis posterolateralis. Ersterer verarbeitet im Wesentlichen sensible Informationen aus dem Gesicht, letzterer aus den Extremitäten und dem Rumpf. Es besteht also eine somatotopische Gliederung. Über den Tractus spinothalamicus werden dem Nucleus ventralis posterolateralis vor allem Schmerz und Temperatursinn (protopathische Sensibilität) aus dem Rumpf sowie aus den Extremitäten zugeleitet. Über den Lemniscus medialis werden vorwiegend der Tastsinn und Empfindungen über die Gelenkstellung aus Rumpf und Extremitäten (Propriozeption) zugeleitet (epikritische Sensibilität). Dem Nucleus ventralis posteromedialis werden über den Lemniscus trigeminalis Schmerz, Temperatursinn, Tastsinn und Propriozeption aus dem Gesicht (über den V. Hirnnerven) übermittelt. Im Kern werden die eingehenden Informationen auf neue Bahnen umgeschaltet. Diese ziehen dann als sogenannter oberer Thalamusstiel zur Großhirnrinde, insbesondere zu den Rindenarealen, die für die bewusste Wahrnehmung von Schmerz, Tastsinn und Temperatur zuständig sind (Gyrus postcentralis). Sie enden dort in Lamina IV des Isokortex.

Das **Corpus geniculatum laterale** erhält wichtige Afferenzen über den Tractus opticus und ist somit Teil der Sehbahn. In ihm werden die Sehinformationen verschaltet und ziehen von dort aus weiter als Gratiolet-Sehstrahlung (Radiatio optica) in Richtung primäre Sehrinde des Okzipitallappens.

6

Das **Corpus geniculatum mediale** ist Teil der Hörbahn, steht als solches mit dem Colliculus inferior in doppelseitiger Verbindung und leitet seine Fasern über die Radiatio acustica zu den Heschl'schen Querwindungen des Temorallappens weiter.

Die **Nuclei anteriores thalami** sind ein wichtiger Bestandteil in der Verschaltung des limbischen Systems (Papez-Neuronenkreis). Sie erhalten über den Fasciculus mammillothalamicus (Viqu-d'Azyr-Bündel) Afferenzen von den Corpora mammillaria und stehen efferent mit dem Gyrus cinguli in direkter Verbindung.

Das **Pulvinar** (lat. pulvinus – „Polster") liegt am posterioren Ende des Thalamus. Unterhalb des Pulvinars liegen die Corpora geniculata mediale et laterale. Unter anderem ist dieses Kerngebiet des Thalamus in visuelle Bahnen eingebettet. Da diese aus der Retina stammenden Impulse nicht im Corpus geniculatum laterale verschaltet werden, spricht man auch vom extragenikulären Anteil der Sehbahn.[3] Bei einer Schädigung des Pulvinars kann ein sogenannter Neglect auftreten. Hier fehlt dem Betroffenen das Bewusstsein für einen Teil seines Körpers.

Weitere Namen und die genaue Lage der einzelnen Thalamuskerne sind anatomisch nicht prüfungsrelevant.

Epithalamus

Der Epithalamus als dorsaler Teil des Diencephalons besteht aus Epiphyse (Synonyme: Glandula pinealis; Corpus pineale; Zirbeldrüse), Habenulae (Zügel), Subkommissuralorgan (Organum subcommissurale) und der Area praetectalis.

Die **Epiphyse** nimmt bezüglich Zentralnervensystem und endokrinen Organen eine Zwischenstellung ein. Sie spielt unter anderem eine wichtige Rolle bei der Steuerung von zirkadianen sowie jahreszeitlichen Rhythmen und wird daher auch zum photoneuroendokrinen System gezählt. Ihr wichtiges Produkt ist das Melatonin. Die Melatoninsynthese der Epiphyse wird im Gehirn durch Licht gehemmt. Bei Dunkelheit wird diese Hemmung aufgehoben, die Produktion steigt an und mit ihr auch die Sekretion des Melatonins. Melatonin wird deswegen auch als Schlafhormon bezeichnet. Die Lichtinformation erreicht die Epiphyse über einen polysynaptischen Weg, der in der Retina beginnt und über den Nucleus suprachiasmaticus (Kerngebiet des Hypothalamus) der Epiphyse zugeleitet wird. Bei Fischen, Amphibien, Reptilien und vielen Vögeln ist die Epiphyse noch selbst lichtempfindlich. Womöglich kann die Epiphyse auch bei uns Menschen prinzipiell noch auf Licht reagieren.

Bei den **Habenulae**, auch Epiphysenstiele genannt, handelt es sich um zwei dünne Markbündel, welche die Zirbeldrüse mit dem Thalamus verbinden (daher der Name „Epiphysenstiel"). Die Funktion der Habenulae ist nicht abschließend geklärt. Vermutlich sind sie Umschaltstation für olfaktorische Bahnen, die zwischen Riechhirn und den autonomen Zentren im Hirnstamm verkehren. So wird beispielsweise vermittelt, dass Ihnen das Wasser im Munde zusammenläuft (Aktivierung der Speicheldrüsen), wenn Sie etwas leckeres riechen.

Die **Area praetectalis** grenzt unmittelbar an die Colliculi superiores im Dach des Mittelhirns, dem sie gelegentlich zugerechnet wird. Sie ist unter anderem funktionell in den Pupillenreflex eingebettet (siehe Kapitel 5).

Das **Subkommissuralorgan** liegt in unmittelbarer Nachbarschaft zum Eingang in das Aquädukt des Mittelhirns, über seine Funktion ist jedoch wenig bekannt.

Hypophyse und Hypothalamus

Die **Hypophyse** sitzt im Türkensattel (Sella turcica), einer knöchernen Vertiefung der mittleren Schädelgrube am Übergang zur hinteren Schädelgrube. Sie ist eine Art Schnittstelle, mit der das Gehirn über die Freisetzung von Hormonen Vorgänge wie Wachstum, Fortpflanzung und Stoffwechsel reguliert. Eine geläufige deutsche Bezeichnung ist Hirnanhangsdrüse, die lateinisch-anatomische Bezeichnung ist Glandula pituitaria. Die Hypophyse ist mit dem Hypothalamus über den Hypophysenstiel (Infundibulum) verbunden und wird in einen Hypophysenvorderlappen (Adenohypophyse) und einen Hypophysenhinterlappen (Neurohypophyse) unterteilt.

Entwicklungsgeschichtlich und funktionell unterscheiden sich beide Hypophysenlappen grundsätzlich voneinander. Während die **Adenohypophyse** aus einer Ausstülpung des Rachendaches, der sogenannten Rathke-Tasche, hervorgeht und sich der **Neurohypophyse** anlagert, ist die Neurohypophyse eine Ausstülpung des Zwischenhirns. Dieser Unterschied ist histologisch zu erkennen, denn während in der Adenohypophyse verschiedene in Ballen angeordnete endokrine Drüsenzellen vorkommen (also Epithelzellen), dominieren in der Neurohypophyse vor allem Axone, deren Zellkörper im Hypothalamus liegen. Die Adenohypophyse bildet unter der strengen Kontrolle des Hypothalamus selbst Hormone, die Neurohypophyse ist hingegen als Speicher- und Sekretionsorgan für die im Hypothalamus gebildeten Hormone zuständig. Wie genau das funktioniert, betrachten wir gleich.

Klinik

Aufgrund topographischer Lagebeziehungen können gutartige Tumore der Hypophyse von medial auf das Chiasma opticum drücken und so zu charakteristischen Gesichtsfeldausfällen führen (sogenannte **bitemporale Hemianopsie**). Klinisch spricht man auch von einem Scheuklappen-Phänomen, abgeleitet vom eingeschränkten

Gesichtsfeld bei Pferden.

Eine weitere wichtige Struktur des Zwischenhirns ist der **Hypothalamus**. Er bildet mit dem Chiasma opticum, dem Tuber cinerum, das trichterförmig in das Infundibulum als Hypophysenstiel übergeht, und den Corpora mammillaria die unterste Etage und den Boden des Zwischenhirns. Eine weitere wichtige Region des Hypothalamus ist die Eminentia mediana. Teile dieser Strukturen sind in der Basalansicht, andere in der medio-sagittalen Schnittführung gut zu erkennen.

Der Hypothalamus ist der zentrale Regulator der Körperhomöostase. Für so gut wie alle Körperparameter gibt es physiologische Referenzbereiche. Solche Bereiche gibt es beispielsweise für den Sauerstoffpartialdruck, den Blutdruck, die Natriumkonzentration im Blut, die Herzfrequenz, die Körpertemperatur etc. Wann immer dieser physiologische Referenzbereich über- oder unterschritten wird, greift der Hypothalamus ein und steuert gegen. Hierfür bekommt der Hypothalamus von Rezeptoren, die überall im Körper verteilt liegen, direkt oder indirekt sensorische Informationen zugeleitet. Durch seine Efferenzen versucht er Maßnahmen in Gang zu setzen, welche die innere Homöostase wiederherstellen. Um dies zu bewerkstelligen, stehen ihm verschiedene Möglichkeiten zur Verfügung:

Erstens reguliert er die sympathischen und parasympathischen Zentren des Hirnstamms und Rückenmarks.

Zweitens setzt er direkt Effektorhormone in den Blutkreislauf frei, die an den Zielorganen dann ihre Wirkung entfalten (z.B. ADH und Oxytozin aus dem Hypophysenhinterlappen).

Drittens reguliert er über Inhibiting- und Releasing-Hormone indirekt die Abgabe von Steuerhormonen aus dem Hypophysenvorderlappen. Diese Steuerhormone regulieren ihrerseits die Aktivität peripherer endokriner Drüsen. TRH (thyreotropes Releasing-Hormon) wird beispielsweise im Hypothalamus produziert und stimuliert die Freisetzung von TSH (thyreoideastimulierendes Hormon) aus der Adenohypophyse. TSH seinerseits stimuliert die Aktivität der Schilddrüse und steigert so unter anderem die metabolische Aktivität vieler verschiedener Zellen.

Im Speziellen wird die Ausschüttung folgender Hormone aus der Adenohypophyse durch den Hypothalamus reguliert:

Glandotrope Hormone (wirken auf endokrine Drüsen):
· TSH (thyreoideastimulierendes Hormon)
· ACTH (adrenokortikotropes Hormon)
· FSH (follikelstimulierendes Hormon)
· LH (luteinisierendes Hormon)

Nicht-glandotrope Hormone (wirken direkt auf Erfolgsorgane):
· STH (somatotropes Hormon)
· MSH (melanozytenstimulierendes Hormon)
· Prolaktin

Zusammenfassend lässt sich festhalten, dass der Hypothalamus also über Releasing- und Inhibiting-Hormone (auch Liberine und Statine genannt) die Hormonabgabe des Hypophysenvorderlappens (Adenohypophyse) steuert bzw. selbst Hormone produziert, die im Hypophysenhinterlappen (Neurohypophyse) ins Blut abgegeben werden. Für weitere Einzelheiten siehe Lehrbücher der allgemeinen Anatomie und Physiologie und Endokrinologie.

Viertens beeinflusst der Hypothalamus über Verbindungen mit dem limbischen System unser Verhalten und kann auch auf diese Weise nachhaltig auf die Körperhomöostase Einfluss nehmen (siehe Papez-Neuronenkreis).

Fünftens nimmt der Hypothalamus über die Regulation der Glukokortikoid-Freisetzung in der Nebennierenrinde indirekten Einfluss auf unser Immunsystem.

Sechstens reguliert er mit seinem Nucleus suprachiasmaticus, der mit der Epiphyse verbunden ist, den Schlaf und übt auf diese Weise entscheidenden Einfluss auf die innere Homöostase aus.

Es soll an dieser Stelle auch darauf hingewiesen werden, dass enge Verbindungen zwischen den zirkumventrikulären Organen und Kerngebieten des Hypothalamus bestehen. Über sensorische zirkumventrikuläre Organe werden ihm Informationen zugeleitet (z. B. eine durch das Organum vasculosum laminae terminalis vermittelte Fieberreaktion), über sekretorische zirkumventrikuläre Organe vermag er Stoffe ins Blut ab-

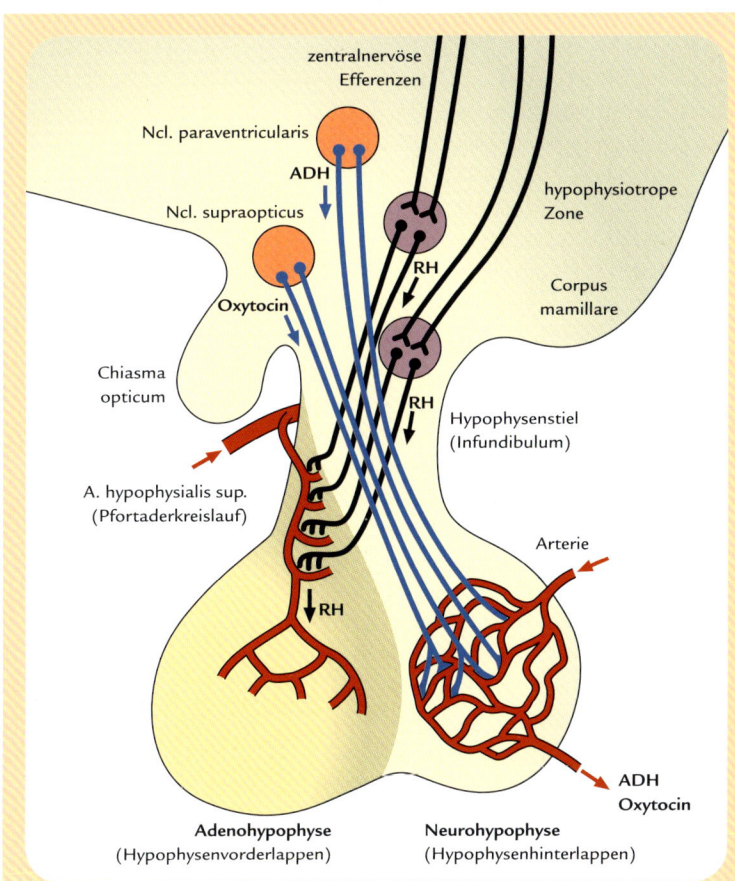

Abb. 6.9

Funktioneller Aufbau der Hypophyse

Damit im **Hypophysenhinterlappen** bei Bedarf die Effektorhormone ADH und Oxytocin von den axonalen Endigungen ins Blut übertreten können, muss die Blut-Hirn-Schranke lokal aufgelockert sein. Wir sprechen von einem sekretorischen zirkumventrikulären Organ.

Im Bereich der Eminentia mediana des **Hypophysenvorderlappens** geben hypothalamische Neurone ihre Releasing- und Inhibiting-Hormone in das venöse Blut ab (auch hier ist die Blut-Hirn-Schranke aufgelockert). Ohne vorher zum Herzen zu gelangen, durchläuft dieses Blut ein zweites Kapillarbett. Dort wird die Ausschüttung der Steuerhormone reguliert. Die Hintereinanderschaltung dieser beiden Kapillarbetten wird als Hypophysen-Pfortader-System bezeichnet.

zusondern.

Kerne des Hypothalamus

Der Hypothalamus lässt sich in eine vordere, mittlere und eine hintere Kerngruppe einteilen. Im vorderen Bereich (siehe Abb. 6.10; hier grün hervorgehoben) des Hypothalamus befindet sich der **Nucleus supraopticus** direkt über dem Chiasma opticum bzw. dem Tractus opticus, weiter dorsal der **Nucleus paraventricularis**. Deren Neurone produzieren überwiegend das Vasopressin (Synonym: **ADH** = antidiuretisches Hormon) und das Wehenhormon Oxytocin. Die Funktion des Vasopressins besteht vor allem darin, in der Niere die Wasserrückresorption zu fördern. Darüber hinaus besteht eine gewisse gefäßverengende Wirkung (daher der Name Vasopressin). Dementsprechend sind adäquate Reize für die Vasopressin-Ausschüttung u. a. eine Hyperosmolarität des Blutplasmas (zu hohe Konzentration von Elektrolyten) und eine verminderte Dehnung der Vorhofrezeptoren (bei zu geringem Blutvolumen).

Oxytocin bewirkt eine Kontraktion der Gebärmuttermuskulatur (Myometrium) und löst damit die Wehen während der Geburt aus. Es wird im Rahmen der klinischen Geburtshilfe als Medikament in Tablettenform, als Nasenspray oder intravenös (sog. „Wehentropf") eingesetzt. Darüber hinaus verursacht es die Milchejektion durch Stimulation der myoepithelialen Zellen der Milchdrüse.

Vasopressin und Oxytocin werden über Axone (anterograder axonaler Transport) zum Hinterlappen der Hypophyse (Neurohypophyse) transportiert, zwischengespeichert und bei Bedarf abgegeben. Da die Neurone, die das ADH und das Oxytocin bilden, mit ihren Zellkörpern im Hypothalamus sitzen, findet man in der Neurohypophyse keine neuronalen Zellkörper, sondern nur deren axonalen Ausläufer.

Weitere Kerne der anterioren Kerngruppe sind der **Nucleus suprachiasmaticus** (wichtige Funktion in der zirkadianen Rhythmik; in Abb. 6.10 nicht dargestellt) und die **Nuclei praeoptici** (Regulation der Körpertemperatur, des Sexualverhaltens und gonadotroper Hormone). Der Nucleus suprachiasmaticus ist der Zeitgeber unseres Organismus. Spontan zeigt er in seiner Feuerungsrate eine Rhythmik von ca. 25 Stunden. Diese ist intrinsisch, bleibt also sogar erhalten, wenn man Zellen des Nucleus suprachiasmaticus aus dem Gehirn entnimmt und in einer Zellkulturschale kultiviert. Über retinale Verbindungen, ausgehend von lichtempfindlichen retinalen Ganglienzellen, wird diese Rhythmik den äußeren Anforderungen angepasst. Von hier aus ziehen Fasertrakte zur Epiphyse und regulieren dort die Ausschüttung von Melatonin.

Im mittleren Bereich des Hypothalamus (Abb. 6.10; blau hervorgehoben) befinden sich Kerngruppen, welche funktionell unter anderem im Dienst der Produktion von Releasing- und Inhibiting-Hormonen für die Adenohypophyse stehen. Diese Hormone werden in den Zellkörpern der mittleren Kerngruppe hergestellt, über deren Axone zur Eminentia mediana (Region im Hypohysenstiel) transportiert und dort in den hypophysären Pfortaderkreislauf ausgeschüttet. Inhibiting- und Releasing-Hormone erreichen dann über das Hypophysen-Pfortader-System den drüsigen Anteil der Hypophyse, die Adenohypophyse (Vorderlap-

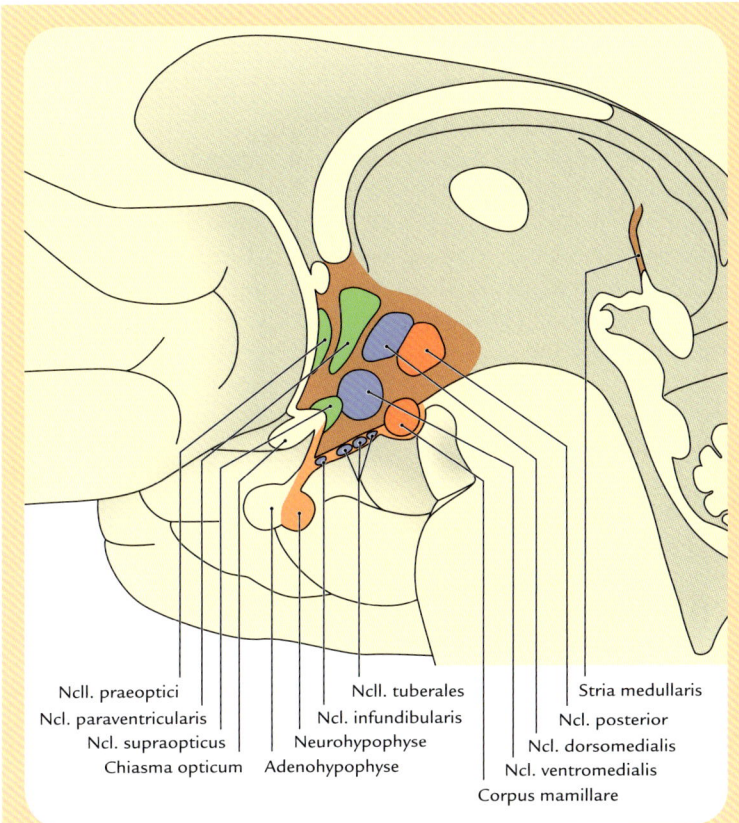

Abb. 6.10

Lage der anterioren, medialen und posterioren Kerngruppen des Hypothalamus

grün:
vordere Kerngruppe (ADH- und oxytocinproduzierende Kerne)

blau:
mittlere Kerngruppe (Kerne im Dienste der Produktion von Releasing- und Inhibiting-Hormonen)

rot:
hintere Kerngruppe (Corpora mammillaria, Ncl. posterior)

6

Ncll. praeoptici
Ncl. paraventricularis
Ncl. supraopticus
Chiasma opticum

Ncll. tuberales
Ncl. infundibularis
Neurohypophyse
Adenohypophyse

Stria medullaris
Ncl. posterior
Ncl. dorsomedialis
Ncl. ventromedialis
Corpus mamillare

pen), und werden hier als Releasing- oder Inhibiting-Hormone wirksam. Mit anderen Worten fördern oder hemmen sie die Hormonproduktion und Hormonfreisetzung der Adenohypophyse. Um noch einmal das Beispiel der Schilddrüse aufzunehmen, führt das Releasing-Hormon TRH zu einer Ausschüttung von TSH aus der Adenohypophyse. TSH wiederum bewirkt, dass Schilddrüsenhormone in der Schilddrüse vermehrt produziert und/oder ausgeschüttet werden. Die mittlere Kerngruppe des Hypothalamus kann somit vereinfacht als die wichtigste „Steuerzentrale" der Adenohypophyse betrachtet werden.

Die **Eminentia mediana** wird übrigens den Neurohämalorganen* zugerechnet. Das bedeutet, dass dort eine enge Kommunikation zwischen Nervenzellen bzw. deren Produkten und Blutgefäßen (Kapillaren der Arteria hypophysialis superior) besteht. Nur so können die Gefäße der Eminentia mediana die Releasing/Inhibiting-Hormone des Hypothalamus effektiv aufnehmen und weiter zur Adenohypophyse transportieren.

Zur hinteren Kerngruppe (in Abb. 6.10 rot hervorgehoben) zählt man die **Corpora mammillaria** (auch Mammillarkörper genannt). Die Mammillarkörper sind eine bei Primaten paarige, bei anderen Säugetieren

---

*   Die Begriffe Neurohämalorgan und zirkumventrikuläres Organ werden uneinheitlich synonym verwendet.

unpaarige Erhebung an der Unterseite des Gehirns zwischen den Groß-hirnschenkeln (Crura cerebri). Sie liegen am Vorderende des Fornix und gehören funktionell zum limbischen System. Sie sind eingebettet in eine funktionelle Neuronenschleife, die eine wichtige Rolle bei der Gedächt-nisbildung spielt (sog. **Papez-Neuronenkreis**). Seinen Ursprung (so-fern man bei einem Kreislauf überhaupt von einem Ursprung sprechen kann) nimmt der Papez-Kreislauf im Hippocampus. Zunächst zieht er über den Fornix zu den Corpora mammillaria. Von dort geht es über die anteriore Kerngruppe des Thalamus weiter zum zingulären Kortex und sodann zurück zum Hippocampus. Den Papez-Neuronenkreis werden wir in Kapitel 9 über das Telencephalon noch genauer betrachten.

Zusammenfassung

In diesem Kapitel wurden die subkortikalen Strukturen und das Dien-cephalon gemeinsam betrachtet. Folgende subkortikale und dienzepha-le Kerne werden als **Basalganglien** zusammengefasst: Putamen und Nucleus caudatus (gemeinsam auch Striatum genannt), die dienzepha-len Kerngebiete Globus pallidus und Nucleus subthalamicus sowie die Substantia nigra des Mittelhirns. Die Basalganglien bilden einen we-sentlichen Bestandteil des extrapyramidalmotorischen Systems, einer Art Modulationssystem zur Koordination und Feinabstimmung von Bewegungsabläufen.

Vereinfacht kann man zusammenfassen, dass die einzelnen Anteile der Basalganglien durch erregende und hemmende Einflüsse unreife Be-wegungsmuster aus dem sekundärmotorischen Kortex ausfeilen. Auch das Kleinhirn ist in diese Bewegungsmodulation eingebunden.

Der **Thalamus** spielt eine Schlüsselrolle in unserem Bewusstsein. Jegli-che Impulse (mit Ausnahme olfaktorischer Informationen) aus der Pe-ripherie werden unterschiedlichen Thalamuskernen zugeleitet, wo ent-schieden wird, ob diese Reize zum sensiblen Kortex weitergeleitet und uns damit bewusst werden. Man spricht von gerichteter Aufmerksam-keit. Über den Thalamus erreichen auch modifizierte Bewegungspro-gramme den Kortex.

Unterschieden werden spezifische Thalamuskerne, die mit jeweils abgrenzbaren funktionellen Bereichen der Großhirnrinde in Kontakt stehen, von unspezifischen Thalamuskernen, die zu einer umfassenden, aber recht unspezifischen Aktivierung des gesamten Kortex führen.

Wichtigste Struktur des Epithalamus ist die **Epiphyse**. Sie ist aufgrund ihrer Melatoninsynthese Teil des photoneuroendokrinen Systems. Da-neben zählt man die Habenulae, die Area praetectalis und das Subkom-missuralorgan zum **Epithalamus**.

Die **Hypophyse** besteht aus zwei sowohl hinsichtlich embryologischer als auch funktioneller Sichtweise komplett unterschiedlichen Anteilen: Der Hypophysenvorderlappen (**Adenohypophyse**) ist eine endokri-ne Drüse. Er produziert glandotrope (TSH, ACTH, FSH und LH) und nicht-glandotrope Hormone (STH, MSH und Prolaktin), die unter Rückkopplung mit dem Hypothalamus in einem Regelkreis stehen. So steuert der Hypothalamus über Inhibiting- und Releasing-Hormone die Freisetzung dieser Effektorhormone/Steuerhormone aus der Adenohypophyse. Beim Hypophysenhinterlappen (**Neurohypophyse**) handelt es sich um eine Ausstülpung des Diencephalons. Über ihn werden die im Nucleus supraopticus und Nucleus paraventricularis gebildeten Effektorhormone ADH und Oxytocin in die Blutbahn abgegeben.

Der **Hypothalamus** selbst kann als zentraler Regulator der Körperhomöostase angesehen werden. Diese Funktion übt er über fünf Wege aus:
1. Regulation der vegetativen Integrationszentren des Hirnstamms und Rückenmarks
2. Produktion der Effektorhormone ADH und Oxytocin
3. Produktion von Inhibiting- und Releasing-Hormonen, über die er die Freisetzung der Effektorhormone aus der Adenohypophyse reguliert
4. Eingriff in Lernprozesse über Verbindungen zum limbischen System
5. Regulation der Glukokortikoid-Freisetzung in der Nebennierenrinde
6. Regulation von Schlaf und somit Erholung

Die Kerne des Hypothalamus lassen sich in eine vordere, mittlere und eine hintere Kerngruppe einteilen. Zum vorderen Bereich zählt man den Nucleus supraopticus und Nucleus paraventricularis zur Produktion von ADH und Oxytocin sowie den Nucleus suprachiasmaticus, der eine wichtige Funktion in der zirkadianen Rhythmik einnimmt. In der mittleren Kerngruppe befinden sich die Kerne, die über die Synthese von Inhibiting- und Releasing-Hormonen die Funktion der Adenohypophyse kontrollieren. Zur hinteren Kerngruppe gehören die Corpora mammillaria, die im Papez-Neuronenkreis eingebettet sind und eine wichtige Rolle bei der Gedächtnisbildung spielen.

6

Was das IMPP wissen möchte

Im Herbst 1998 wurde der **Nucleus infundibularis (arcuatus)** erwähnt. Hierbei handelt es sich um einen Kern der mittleren Kerngruppe des Hypothalamus. Als solcher ist er an der Produktion von Inhibiting- und Releasing-Hormonen beteiligt. Diese Hormone gelangen über Blutgefäße zur Adenohypophyse und beeinflussen dort die Synthese und Freisetzung von Steuerhormonen (TSH, ACTH etc.). Die Axone der anterioren Kerngruppe (Nucleus supraopticus und paraventricularis) reichen wie erwähnt bis in die Neurohypophyse und schütten dort die Effektorhormone Oxytocin und Vasopressin (ADH) aus. Das IMPP nennt diese beiden „**neurosekretorische Kerne**"! Ganz allgemein sollte man sich die hier genannten Kerngebiete des Hypothalamus mit ihrer Funktion genau einprägen. Selbiges gilt auch für die spezifischen Thalamuskerngebiete.

Auch nicht vergessen werden sollte, dass die **Epiphyse** entwicklungsgeschichtlich ein modifiziertes Photorezeptororgan ist. Sie produziert Melatonin und man diskutiert eine Funktion innerhalb der Steuerung des Tag-Nacht-Rhythmus. Nach evolutionärem wissenschaftlichen Verständnis über die Zirbeldrüse existierte dieses Organ als ein ungeordnetes System aus Nervenfasern, das sich an der Oberfläche des Schädels befand. Es spezialisierte sich darauf, über Lichtrezeptoren Lichtveränderungen zu erfassen. Laut diesem Verständnis hatte die Zirbeldrüse eine Funktion ähnlich der eines Auges. Der einzige Unterschied besteht darin, dass es sich seltsamerweise innerhalb des Schädels befindet. Obwohl heutzutage die Zirbeldrüse als Organ zur Sekretion von Hormonen verstanden wird, ist gesichert, dass sie wichtige photosensorische Fähigkeiten besitzt. Lichtimpulse der Retina werden ihr indirekt über den Hypothalamus zugeleitet.

Im Frühjahr 2001 wurde eine detaillierte Frage zur topographischen Lage der **Hypophyse** gestellt. Vergegenwärtigen Sie sich die Lage der Hypophyse in der knöchernen Sella turcica, zudem, dass das Infundibulum das Diaphragma sellae durchbohrt und dass seitlich der Hypophyse der Sinus cavernosus liegt. Ganz allgemein ist alles um die Hypophyse herum für das IMPP hoch spannend.

Im Frühjahr 2007 wurde nach der **Stria terminalis** gefragt. Die Stria terminalis ist ein kleiner Faserstrang im Gehirn und verbindet Corpus amygdaloideum mit dem markarmen (grauen) Hypothalamus. Über ihre Funktion ist wenig bekannt. Wieder einmal eine sehr spitzfindige IMPP-Frage – und deswegen gleich nochmal im Frühjahr 2010 sowie im Frühjahr 2011. Ok, die muss man jetzt aber kennen!

Im Herbst 2010 wollte das IMPP etwas zur **Stria medullaris thalami** wissen. Die Stria medullaris thalami ist ein Markstreifen des Thalamus und besteht aus einem Faserbündel, das u. a. in die Zügelkerne (Nuclei habenulares) zieht. Über die Stria medullaris thalami gelangen so olfaktorische Afferenzen zu den Habenulakernen. Nach Umschaltung werden die olfaktorischen Informationen zu den salivatorischen und motorischen Kernen (für Speichelproduktion und Kauen) des Hirnstamms weitergeleitet. Auch wenn die Frage sicher schwer ist, relevant für unser Wohlbefinden ist die Stria medullaris thalami allemal! Die Stria medullaris thalami ist in Abb. 6.3 beim Blick in den dritten Ventrikel und schematisch in Abb. 6.10 sehr gut zu sehen.

Im Frühjahr 2013 musste man auf einem makroskopischen Präparat die **Corpora mammillaria** erkennen. Das sollte kein Problem für den geübten Studenten darstellen. Die paarigen Corpora mammillaria gehören zum Hypothalamus und damit zum Diencephalon. Funktionell sind sie Teil des limbischen Systems und in Gedächtnisprozesse involviert. Bei einer Läsion sind daher Gedächtnisstörungen zu erwarten.

Ebenfalls im Frühjahr 2013 fragte das IMPP das erste Mal nach einem der **nicht spezifischen Thalamuskerne**. Der Thalamus wird durch eine Schicht von markhaltigen Fasern, die Lamina medullaris, in mehrere Kerngruppen unterteilt. Innerhalb dieser Marklamelle liegen ebenfalls Kerne (Nuclei intralaminares), der größte von ihnen ist der Nucleus centromedianus. Dieser zählt zu den sogenannten unspezifischen Kernen des Thalamus, d. h. zu Kernen, deren Aktivierung eine „unspezifische" Veränderung der elektrischen Aktivität des gesamten Kortex bewirkt. Der Kern erhält Afferenzen aus der Formatio reticularis und scheint an der Steuerung von Wachheit und Aufmerksamkeit beteiligt zu sein.

Wie oben erwähnt, ist der Hypothalamus unter anderem der Regulator des viszeralen Nervensystems. Sympathische und parasympathische Zentren befinden sich einerseits im Hirnstamm, andererseits in den Seitenhörnern des Rückenmarks. Der **Fasciculus longitudinalis dorsalis** (Synonym: Schütz-Bündel) verbindet den Hypothalmaus mit eben diesen autonomen präganglionären Zentren. Eine gern gefragte Verbindung, die man sich gut einprägen sollte.

6

6

(?) MC-Fragen

1. Welches der genannten Kerngebiete befindet sich **nicht** im Diencephalon?
   - (A) Ncl. paraventricularis
   - (B) Ncl. supraopticus
   - (C) Ncl. suprachiasmaticus
   - (D) Ncl. caudatus
   - (E) Ncl. infundibularis (arcuatus)

2. Welche der folgenden Strukturen ist entwicklungsgeschichtlich dienzephaler Herkunft?
   - (A) Nucleus caudatus
   - (B) Putamen
   - (C) Globus pallidus
   - (D) Claustrum
   - (E) Corpus amygdaloideum

3. Welche der genannten Strukturen reguliert vor allem die Melatonin-Freisetzung der Glandula pinealis?
   - (A) Ncl. supraopticus
   - (B) Ncl. paraventricularis
   - (C) Ncl. suprachiasmaticus
   - (D) Ncll. habenulares
   - (E) Ncl. hypothalamicus ventromedialis

4. Welche der genannten Strukturen grenzt **nicht** an den dritten Ventrikel?
   - (A) Thalamus
   - (B) Hypothalamus
   - (C) Lamina terminalis
   - (D) Tuber cinereum
   - (E) Ncl. caudatus

5. Welche Aussage über Afferenzen bzw. Efferenzen des Ncl. ventralis posterior des Thalamus trifft zu?
   - (A) Hier enden vorwiegend Afferenzen aus dem Striatum.
   - (B) Hier enden vorwiegend somatosensible Afferenzen.
   - (C) Hier endet die Mehrzahl der Afferenzen aus dem Cerebellum.
   - (D) Die Neurone dieses Kerns projizieren vorwiegend in den Gyrus cinguli.
   - (E) Die Neurone dieses Kerns projizieren vorwiegend in die Sehrinde.

Weiterführende Literatur

1   Lucas RJ, Freedman MS, Munoz M, et al. (1999) Regulation of the mammalian pineal by non-rod, non-cone, ocular photoreceptors. *Science 284(5413): 505-07*

2   Barker RA, Drouin-Ouellet J, Parmar M (2015) Cell-based therapies for Parkinson disease-past insights and future potential. *Nat Rev Neurol 11(9): 492-503*

3   Berman RA, Wurtz RH (2008) Exploring the pulvinar path to visual cortex. Prog *Brain Res 171: 467-73*

Hirnstamm

Hirnstamm

Vorbemerkung

Der Hirnstamm ist der älteste sowie am tiefsten liegende Teil des menschlichen Gehirns und hat sich bereits vor ca. 500 Millionen Jahren im Laufe der Evolution entwickelt. Er enthält die Hirnnervenkerne und Zentren für alle lebenswichtigen Funktionen wie die Koordination der Atmung und die Regulation der Herztätigkeit, Nahrungsaufnahme und Darmtätigkeit. Da dies Grundvoraussetzungen für das Leben eines jeden Wirbeltieres sind, existiert dieser Gehirnteil bei allen Wirbeltieren und ist bei allen vergleichbar aufgebaut. Bei niederen (Nicht-Säugetier-) Wirbeltieren wie den Reptilien macht dieser Bereich sogar fast das gesamte Gehirn aus, man nennt es deswegen auch „Reptiliengehirn".

Wir haben den Hirnstamm bereits als eine Struktur kennengelernt, die wie ein Baumstamm die höher gelegenen Abschnitte des Zentralnervensystems (Diencephalon und Telencephalon) trägt. Zum Hirnstamm zählen wir Medulla oblongata, Pons und Mesencephalon. Hinten sitzt dem Hirnstamm das Kleinhirn auf. Ähnlich wie ein echter Baumstamm den Ästen, Zweigen und Blättern wichtige Nährstoffe und Wasser von den Wurzeln zuleitet, verlaufen im Hirnstamm bedeutsame aufsteigende und absteigende Bahnen, welche die Funktion des Nervensystems, insbesondere des Telencephalons überhaupt erst ermöglichen. Sensible aufsteigende Bahnen nehmen beispielweise im Rückenmark ihren Ursprung und ziehen durch den Hirnstamm, um die sensible Information dem Cortex cerebri – unter Zwischenschaltung des Thalamus – zuzuleiten. Ein Beispiel hierfür ist die Vorderseitenstrangbahn (Tractus spinothalamicus anterior und lateralis). Sie „transportiert" Informationen der protopathischen Sensibilität. Andere aufsteigende Bahnen durchlaufen den Hirnstamm nicht in Gänze, sondern verlassen ihn nach einer gewissen Wegstrecke, um ihr Zielgebiet zu erreichen. Ein Beispiel hierfür ist der Tractus spinocerebellaris anterior und posterior. Beide Fasertrakte leiten dem Kleinhirn Informationen über die Stellung und Lage der Gelenke sowie über den Spannungszustand der Muskulatur zu (Propriozeption). Motorische absteigende Bahnen nehmen ihren Ursprung unter anderem im Kortex, um im Vorderhorn des Rückenmarks synaptische Kontakte auszubilden. Hierzu zählt die Pyramidenbahn (Tractus corticospinalis). Vergleichbar mit den aufsteigenden Bahnen verlaufen auch nicht alle absteigenden Bahnen komplett durch die verschiedenen Etagen des Hirnstamms – einige enden in ihm. Als wichtiges Beispiel ist hier der Tractus corticonuclearis zu nennen. Er nimmt seinen Ursprung im motorischen Kortex und innerviert die motorischen Hirnnervenkerne. Wenn Sie beispielsweise lachen, benötigen Sie hierfür Ihre mimische Muskulatur. Diese wird von Kerngebieten des Nervus intermedio-facialis, des VII. Hirnnervs, motorisch innerviert. Um nun zu lachen, werden im motorischen Kortex Nervenzellen aktiviert, die über den Tractus corticonuclearis die entsprechenden Kerngebiete des VII. Hirnnervs aktivieren. Dessen Axone ziehen als Nervus intermedio-facialis in die Peripherie zur mimischen Muskulatur und lösen dort die erforderlichen Kontraktionen aus.

Zu guter Letzt entspringen auch Fasertrakte aus dem Hirnstamm, um nach unten in Richtung des Rückenmarks oder aber nach oben in Richtung des Diencephalons bzw. des Kortex zu ziehen. Von der Formatio reticularis zieht beispielsweise ein Fasertrakt als ARAS (aufsteigendes retikuläres Aktivierungssystem) zum Thalamus, um diesen bei Gefahrensituation schlagartig zu aktivieren. Von anderen Kerngebieten des Hirnstamms steigen Fasern in Richtung des Hinterhorns des Rückenmarks ab, um die Schmerzweiterleitung zu hemmen.

Zusammenfassend kann Folgendes festgehalten werden: Durch den Hirnstamm steigen Fasern ab und auf, um motorische Impulse zur Ausführung bzw. sensible Impulse zum Bewusstsein zu bringen. Er ist auch Zielort auf- und absteigender Bahnen. Andere Fasertrakte entspringen im Hirnstamm und steigen von dort ab oder auf. Der Hirnstamm enthält darüber hinaus wichtige Kerngebiete mit teilweise überlebenswichtigen Funktionen. Auf alle drei Aspekte und auf den topographischen Aufbau des Hirnstamms soll in diesem Kapitel eingegangen werden.

Topographischer Hirnstamm

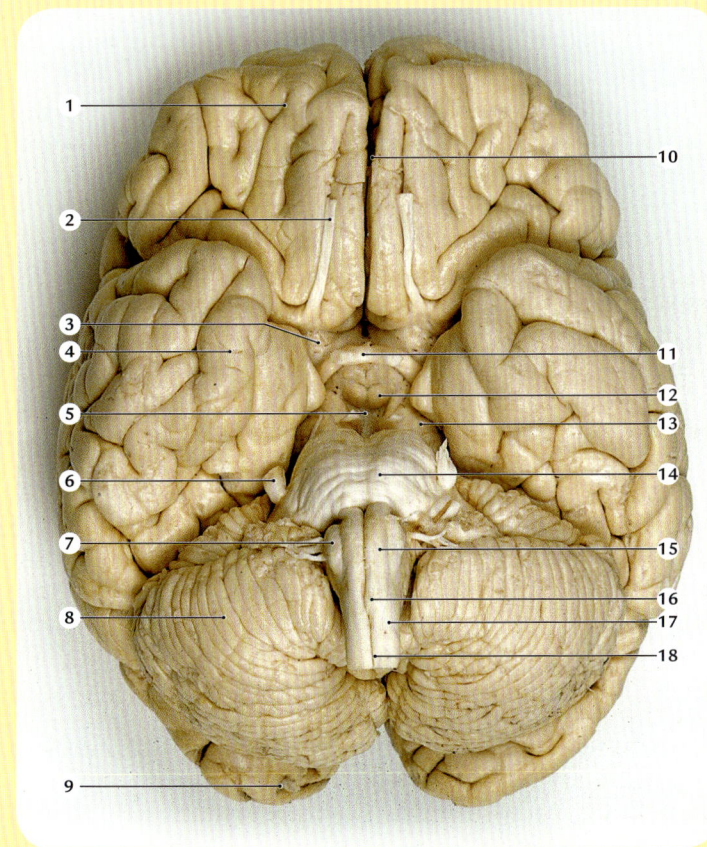

Abb. 7.1

Gehirn von unten

Hirnhäute vollständig entfernt;
Hirnnerven nur teilweise erhalten

1 Lobus frontalis
2 Tractus olfactorius
3 Substantia perforata anterior
4 Lobus temporalis
5 Fossa interpeduncularis
6 N. trigeminus (N. V)
7 Oliva
8 Cerebellum
9 Lobus occipitalis
10 Fissura longitudinalis cerebri
11 Chiasma opticum
12 Corpus mammillare
13 Crus cerebri
14 Pons
15 Pyramis
16 Decussatio pyramiduum
17 Medulla oblongata
18 Fissura mediana anterior

7

Beginnen wollen wir mit einer topographischen Betrachtung des Hirnstamms.

Auf Abb. 7.1 (Gehirn **von unten**) sind die Medulla oblongata und der Pons recht einfach zu identifizieren. Relativ wenig sieht man in dieser Ansicht vom Mittelhirn als kranialsten Teil des Hirnstamms, von ihm sind nur die beiden Schenkel (Crura cerebri) deutlich zu erkennen. Beginnen wir mit der Medulla oblongata. Sie ist in der Mitte durch die Fissura mediana anterior in zwei Hälften geteilt. Auf halber Höhe zum Pons ist diese Trennlinie durch kreuzende Fasern der Pyramidenbahn (Decussatio pyramidum) unterbrochen. Hier liegt also die morphologische Grundlage für die Tatsache, dass bei Aktivierung des linken motorischen Kortex die rechte Körperseite bewegt werden kann (und vice versa). Etwas kranial der Pyramidenkreuzung finden wir die Pyramide (Pyramis medullae oblongatae). Dieser beidseitige Wulst an der Ventralfläche der Medulla oblongata wird von der absteigenden Pyramidenbahn aufgeworfen. Direkt lateral der Pyramiden entspringt der Nervus hypoglossus (XII. Hirnnerv; siehe dort). Weiter lateral jeder Pyramide liegt jeweils eine zweite Vorwölbung, die Oliven. Die Oliven enthalten den Nucleus olivaris inferior. Dieser hat unter anderem die Aufgabe, wichtige motorische Zentren mit dem Cerebellum zu verbinden (Tractus olivocerebellaris). Fasern des Nucleus olivaris inferior enden als Kletterfasern in der Rinde des Kleinhirns. Hinter der Olive, im Sulcus postolivaris, entspringen die Wurzelfasern des IX. und des X. Hirnnervs (Nervus glossopharyngeus und Nervus vagus). Kaudal davon entspringen die kranialen Fasern des Nervus accessorius (N. XI).

Die Grenze zwischen Medulla oblongata und Pons ist in der Basalansicht des Gehirns einfach abzugrenzen, wird aber noch einmal durch den Austritt des VI. Hirnnervs (Nervus abducens) hervorgehoben. Wenig spektakulär gestaltet sich die Basalansicht des Pons. Seine ventralen Abschnitte werden Brückenfuß genannt. Am wichtigsten ist der Austritt des V. Hirnnervs (Nervus trigeminus) an der lateralen Seit des Pons. Kranial schließen sich die Crura cerebri des Mittelhirns an. Die Grenze zwischen Mittelhirn und Pons wird hier durch den Austritt des III. Hirnnervs (Nervus oculomotorius) markiert (vergleiche auch mit Abb. 7.3).

Eine weitere gute Sichtweise um die Topographie des Hirnstamms zu studieren, ist die **medio-sagittale** Sicht auf das mittig halbierte Gehirn (Abb. 7.2). Der Hirnstamm wird entlang der gesamten Länge in seinen dorsalen Anteilen von den inneren Liquorräumen durchzogen. Auf Höhe des Mittelhirns ist dies der Aquaeductus mesencephali, auf Höhe von Pons und Medulla oblongata der vierte Ventrikel. Dorsal des Aquaeductus mesencephali findet man die Vierhügelplatte (Lamina quadrigemina) mit den beiden Colliculi superiores und inferiores. Dorsal des vierten Ventrikels liegt das Kleinhirn.

In Abb. 7.3 ist ein Stammhirnpräparat (Hirnstamm und Diencephalon) dargestellt. Kranial wurde das gesamte Telencephalon abgesetzt, dorsal das Kleinhirn, kaudal das Rückenmark. Am auffälligsten sind hier die vielen „Fäden", die aus dem Hirnstamm herausragen. Es handelt sich

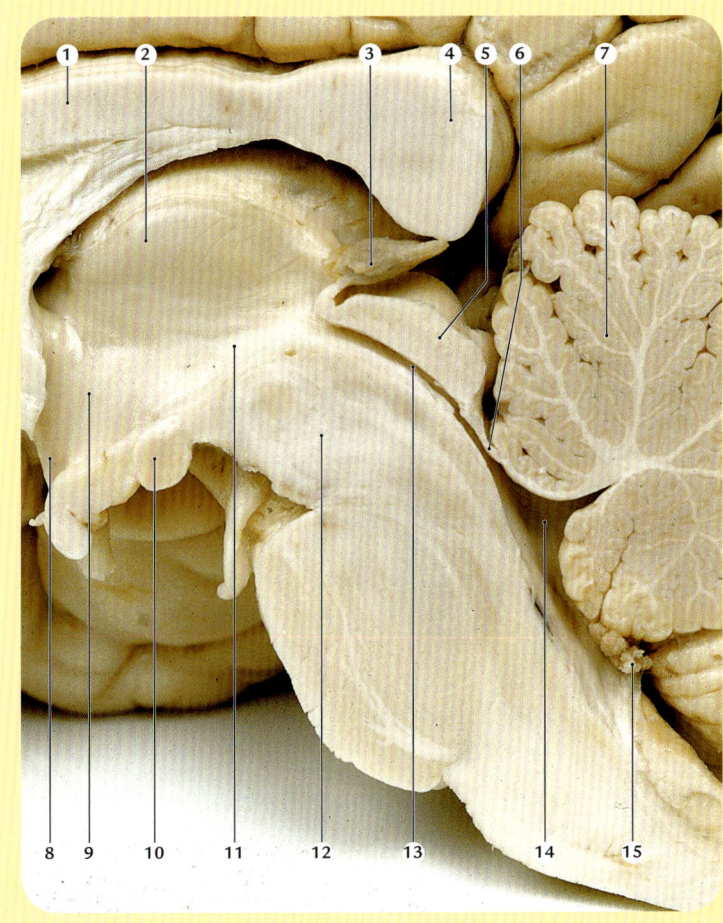

Abb. 7.2

Medio-sagittal geteiltes Gehirn

Alle Hirnhäute entfernt; Hirnnerven nur teilweise erhalten; okzipitaler Teil des Gehirns mit Cerebellum; von medial.

1 Corpus callosum, Truncus, Anschnitt
2 Thalamus
3 Glandula pinealis
4 Corpus callosum, Splenium, Anschnitt
5 Tectum mesencephali, Lamina quadrigemina, Anschnitt
6 Velum medullare superius, Anschnitt
7 Vermis cerebelli, Anschnitt
8 Lamina terminalis, Anschnitt
9 Hypothalamus
10 Corpus mammillare, Anschnitt
11 Sulcus hypothalamicus
12 Tegmentum mesencephali, Anschnitt
13 Aquaeductus mesencephali, Anschnitt
14 Ventriculus quartus, Anschnitt
15 Plexus choroideus des vierten Ventrikels

7

um die Austrittstellen bzw. Eintrittsstellen der Hirnnerven. Mit Ausnahme des I. Hirnnervs (Nervus olfactorius) sind in diesem Präparat alle Hirnnerven zu sehen. Bis auf den IV. Hirnnerven, den Nervus trochlearis, treten alle ventral aus dem Hirnstamm aus. Die Hirnnerven wurden zusammen mit ihrem peripheren Verlauf im 5. Kapitel besprochen. Hier soll jedoch noch einmal darauf hingewiesen werden, dass so gut wie alle Kerngebiete der Hirnnerven im Bereich des Hirnstamms liegen. Ausnahmen bilden nur der I. und der II. Hirnnerv. Kerngebiete des Nervus olfactorius liegen im Telencephalon, das Kerngebiet des Nervus opticus im Diencephalon, und zwar im Corpus geniculatum laterale. Ebenfalls erhalten ist in diesem Präparat die Hypophyse. Zumindest ihr hinterer Anteil, die Neurohypohyse, gehört zum Diencephalon.

Die Inspektion des Hirnstamms **von dorsal** ist nur möglich, wenn das Kleinhirn, welches dem Hirnstamm dorsal aufsitzt, zuvor entfernt wird (Abb. 7.4). In diesem Präparat wurde das Kleinhirn auf Höhe der drei Kleinhirnschenkel abgesetzt. Vom Mittelhirn ist deutlich die Vierhügelplatte zu erkennen. Direkt unterhalb der Vierhügelplatte tritt der IV. Hirnnerv, der Nervus trochlearis, aus dem Hirnstamm aus. Da das Kleinhirn entfernt wurde, erhält man einen Einblick in den vierten Ven-

Abb. 7.3

Freipräpariertes Stammhirn

Hirnhäute, Telencephalon und Cerebellum entfernt; Hirnnerven erhalten; Hypophyse freipräpariert; von vorne und unten.

1 N. oculomotorius (N. III)
2 N. trochlearis (N. IV)
3 N. trigeminus (N. V)
4 N abducens (N. VI)
5 N. facialis (N. VII)
6 N. vestibulocochlearis (N. VIII)
7 N. glossopharyngeus (N. IX)
8 N. vagus (N. X)
9 N. accessorius (N. XI), Radix cranialis
10 N. hypoglossus (N. XII)
11 N. accessorius (N. XI), Radix spinalis
12 N. accessorius (N. XI), Ursprungsfasern der Radix spinalis
13 N. spinalis C1, Radix dorsalis
14 N. spinalis C2, Radix ventralis
15 Perforation in der Lamina terminalis (Artefakt)
16 Thalamus
17 Chiasma opticum
18 Hypophyse
19 Pons
20 Medulla spinalis, Fissura mediana anterior

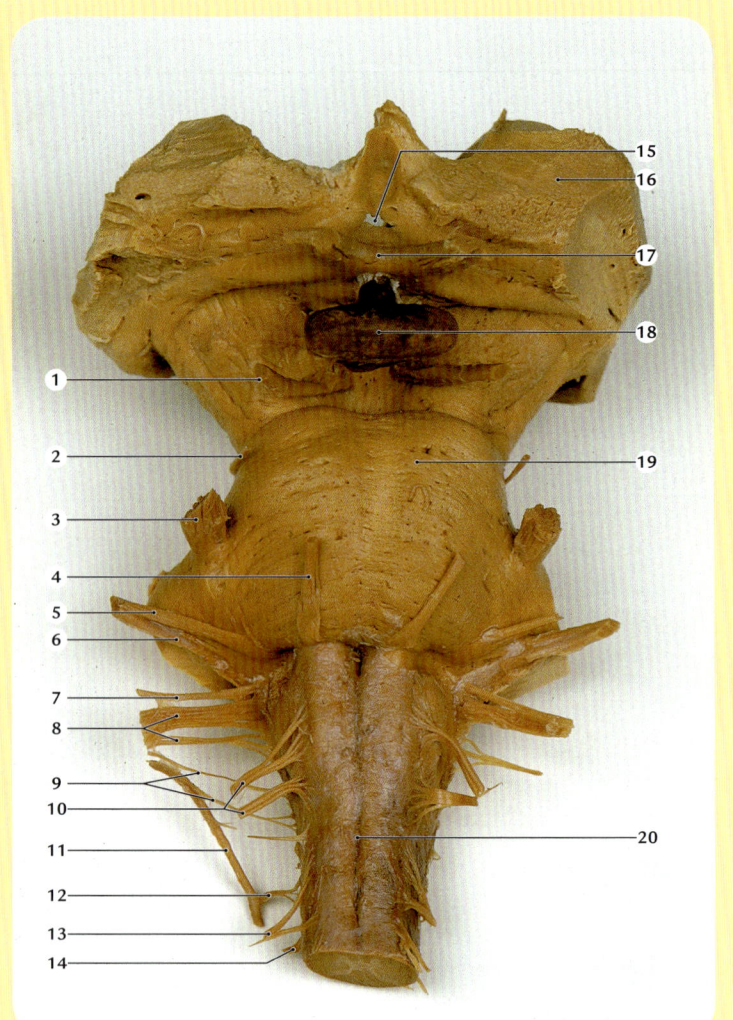

trikel. Man schaut von dorsal auf seinen ventral gelegenen Boden, der aufgrund seiner Morphologie auch Rautengrube (Fossa rhomboidea) genannt wird. An seinem kaudalen Ende geht der vierte Ventrikel in den inneren Liquorraum des Rückenmarks (Spinalkanal) über. Dieser Punkt wird Obex genannt. Das Relief der Rautengrube wird im Wesentlichen von Vorwölbungen der Hirnnerven bzw. von deren Kerngebieten geprägt. Hervorzuheben ist der Colliculus facialis, welcher sich durch den intrazerebralen Verlauf des VII. Hirnnervs ausbildet, der sich in diesem Bereich um den Hirnnervenkern des Nervus abducens schlingt. Man spricht vom inneren Faszialisknie.

Graue Substanz des Hirnstamms

Nachdem wir äußere topographische Landmarken des Hirnstamms kennengelernt haben, wollen wir uns nun seinem Innenleben zuwenden. Im gesamten Hirnstamm, also in der Medulla oblongata, Pons und im

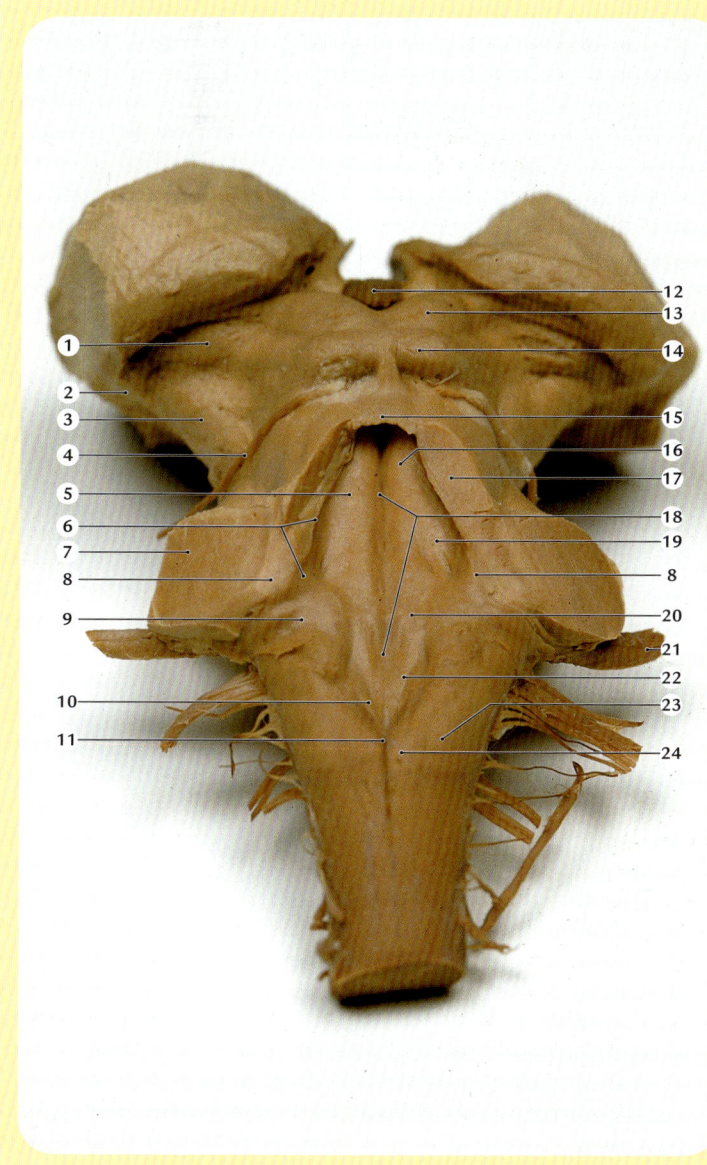

Abb. 7.4

Fossa rhomboidea

Hirnhäute, Telencephalon und Cerebellum entfernt; vierter Ventrikel durch Entfernung der Tela choroidea eröffnet; Hirnnerven erhalten; von hinten und unten.

1 Corpus geniculatum mediale
2 Corpus geniculatum laterale, teilweise erhalten
3 Crus cerebri
4 N. trochlearis (N. IV)
5 Fossa rhomboidea, Eminentia medialis
6 Sulcus limitans
7 Pedunculus cerebellaris medius
8 Pedunculus cerebellaris inferior
9 Fossa rhomboidea, Area vestibularis
10 Fossa rhomboidea, Trigonum n. vagi
11 Obex
12 Glandula pinealis
13 Colliculus superior
14 Colliculus inferior
15 Velum medullare superius
16 Fossa rhomboidea, Locus caeruleus
17 Pedunculus cerebellaris superior
18 Fossa rhomboidea, Sulcus medianus
19 Fossa rhomboidea, Colliculus facialis
20 Fossa rhombidea, Striae medullares ventriculi quarti
21 N. trigeminus (N. V)
22 Fossa rhomboidea, Trigonum n. hypoglossi
23 Tuberculum cuneatum
24 Tuberculum gracile

Mesencephalon, lassen sich im Querschnitt drei Etagen voneinander abgrenzen, die in ventro-dorsaler Richtung angeordnet sind. Die ventralen Anteile des Hirnstamms nennt man Basis, dahinter liegt das Tegmentum (lat. Haube). Dorsal wird der Hirnstamm vom Tectum, seinem Dach, abgeschlossen. Dieser allgemeine Aufbau ist im Mittelhirn am deutlichsten zu erkennen (siehe genauere Beschreibung dort).

Der Hirnstamm besteht zu einem nicht unbeträchtlichen Teil aus myelinisierten Fasertrakten, die durch ihn hindurchziehen, also aus weißer Substanz (siehe auch Abb. 2.7). Neben den auf- und absteigenden Bahnsystemen findet man im Hirnstamm reichlich graue Substanz, d. h. Ansammlungen von Nervenzellkörpern. Wie wir sehen werden, bilden diese oft gut gegeneinander abgrenzbare Kerngebiete. Mitunter sind sie jedoch auch relativ locker im Hirnstamms verstreut. Diese graue Substanz fasst man als Formatio reticularis zusammen.

Graue Substanz der Medulla oblongata

Abgrenzbare Kerngebiete der Medulla oblongata sind die Oliven sowie der Nucleus gracilis und der Nucleus cuneatus.

Abb. 7.5

Myelencephalon, Querschnitt

Schnitt durch die Olive unmittelbar unterhalb des Pons; von oben.

1 Bereich der Ncll. vestibulares
2 Hilum des unteren Olivenkernkomplexes
3 Tractus tegmentalis centralis
4 Ncll. olivares inferiores
5 Pyramis
6 Ncl. cochlearis posterior
7 Sulcus medianus
8 Pedunculus cerebellaris inferior
9 Fasciculus longitudinalis medialis
10 Tractus spinocerebellaris anterior
11 Lemniscus medialis
12 Fissura mediana anterior

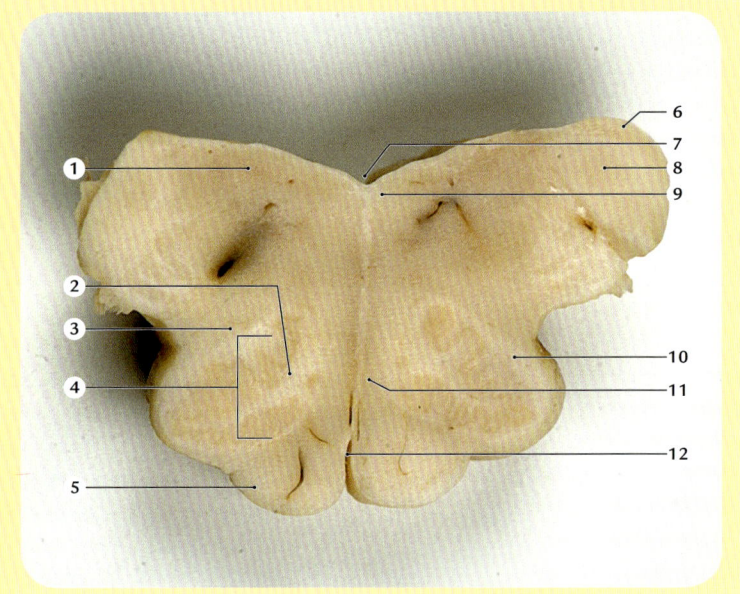

Olive

Diese Vorwölbung entsteht durch den unteren Olivenkernkomplex (**Nuclei olivares inferiores**), der für die Koordination von Bewegung große Bedeutung hat. Im Horizontalschnitt (Abb. 7.5) ist er an seiner charakteristischen Morphologie gut zu erkennen. Er bildet eine Art offenen Sack, dessen Öffnung (Hilum) nach medial zeigt. Weiterhin liegt direkt kranial zum unteren Olivenkernkomplexes der obere Olivenkernkomplex. Seine Kerne haben aber mit dem unteren funktionell nichts gemein, denn sie sind eine Umschaltstation der Hörbahn. Der obere Olivenkernkomplex hat eine wichtige Bedeutung für das Richtungshören.

Nucleus gracilis und cuneatus

Auf der entgegengesetzten (dorsalen) Seite sehen wir unmittelbar seitlich des Obex, dem kranialen Eingang in den Zentralkanal des Rückenmarks, beidseits je ein **Tuberculum gracile**, und weiter lateral je ein **Tuberculum cuneatum** (siehe Abb. 7.4; in Abb. 7.5 nicht angeschnitten). Diese beiden Unebenheiten werden durch die gleichnamigen **Nuclei gracilis et cuneatus** aufgeworfen. In beiden Kerngebieten werden sensible Impulse der epikritischen Sensibilität verschaltet und ziehen von dort als Lemniscus medialis zum sensiblen Teil des Thalamus. Der Nucleus gracilis verschaltet hierbei epikritische Impulse der unteren Extremität, der Nucleus cuneatus epikritische Impulse der oberen Extremität und des Rumpfes.

Wenngleich der Verlauf der sensiblen Bahnen später noch genauer besprochen wird, sollen wichtige Grundlagen an dieser Stelle schon einmal aufgegriffen werden. Im Wesentlichen können drei verschiedene Qualitäten von Sensibilität unterschieden werden: epikritische (Feinwahrnehmung), protopathische (Grobwahrnehmung) und propriozeptive Sensibilität (Wahrnehmung der Körperlage). Alle drei Fasersysteme erreichen das Rückenmark über die Hinterwurzeln, verlaufen dann aber getrennt voneinander.

Die **epikritischen** Fasern ziehen nicht in das sensible Hinterhorn hinein, werden also nicht auf Segmentebene verschaltet, sondern steigen in den Hintersträngen (Fasciculus cuneatus und gracilis) auf. Erst im Nucleus cuneatus bzw. gracilis wird die Information auf das zweite sensible Neuron verschaltet, kreuzt zur Gegenseite und steigt als **Lemniscus medialis** durch den Hirnstamm auf zum Thalamus (dort ist der Sitz der dritten sensiblen Neurone).

Die **protopathischen** Informationen werden dem Rückenmark ebenfalls über das Spinalganglion zugeleitet. Die Verschaltung auf das zweite sensible Neuron geschieht hier jedoch direkt auf Segmentebene im sensiblen Hinterhorn. Nach Verschaltung kreuzt die Bahn, um dann als Tractus spinothalamicus durch das Rückenmark und durch den Hirnstamm zum Thalamus zu gelangen. Da diese Bahn nicht im Lemniscus medialis durch den Hirnstamm zieht, spricht man bei der protopathischen Sensibilität auch vom **extralemniskalen System**. Bei den Nuclei gracilis und cuneatus handelt es sich demnach um einen Teil des Hinterhorns des Rückenmarks, welches in den Hirnstamm verlagert worden ist.

Weitere wichtige Gebiete grauer Substanz in der Medulla oblongata sind die verschiedenen Kerne der Hirnnerven, die jedoch hier nicht weiter besprochen werden sollen (siehe Kapitel 5).

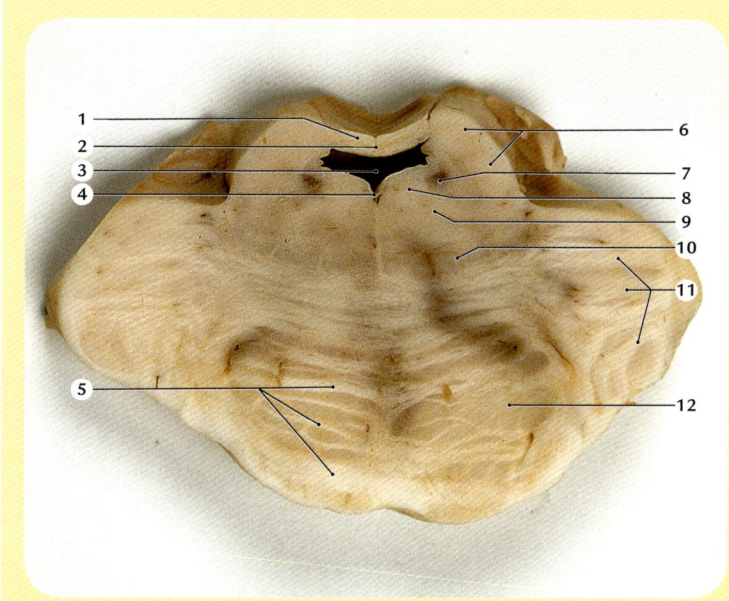

Abb. 7.6

Myelencephalon, Querschnitt

Schnitt durch den hinteren Pons im Bereich der vorderen Rautengrube; von oben.

1 Lingula cerebelli
2 Velum medullare superius
3 Ventriculus quartus, Lumen
4 Sulcus medianus
5 Fibrae pontocerebellares
6 Pedunculus cerebellaris superior
7 Locus caeruleus
8 Fasciculus longitudinalis medialis
9 Tractus tegmentalis centralis
10 Lemniscus medialis
11 Pedunculus cerebellaris medius
12 Tractus pyramidalis

7

Graue Substanz des Pons
Pontine Kerne

In der massiven Basis pontis liegen zahlreiche Inseln von Nervenzellen, die **Nuclei pontis**. Die Funktion dieser pontinen Kerne werden Sie erst nach Bearbeitung des nächsten Kapitels über das Kleinhirn so richtig verstehen können. Vorab soll angemerkt werden, dass der prämotorische Kortex dem Kleinhirn Bewegungsimpulse zur weiteren Modulation und Anpassung zuleitet. Diese Bahn zieht jedoch nicht direkt vom prämotorischen Kortex in das Kleinhirn, sondern wird in den pontinen Kernen noch einmal verschaltet. An den pontinen Kernen enden demnach kortikopontine Fasern, die nach erfolgter Umschaltung als Tractus pontocerebellaris durch den Pedunculus cerebellaris medius ins Kleinhirn ziehen. Die pontinen Kerne sind also eine Schaltstation für unreife motorische Impulse.

Weitere wichtige Gebiete grauer Substanz in der Brücke sind die verschiedenen Kerne der Hirnnerven, die jedoch bereits im Kapitel 5 eingehend besprochen wurden.

Graue Substanz des Mesencephalon

Beim Schnitt durch das Mittelhirn wird die prinzipielle Organisation des Hirnstamms am deutlichsten ersichtlich (Abb. 7.7 und 7.8). Wie oben erwähnt, kann der Hirnstamm von ventral nach dorsal in drei Abteilungen unterteilt werden: Basis, Tegmentum (Haube) und Tectum (Dach).

Abb. 7.7

Mesencephalon, Querschnitt

Schnitt durch die Colliculi inferiores; von oben.

1 Frenulum veli medullaris superioris
2 Lamina quadrigemina, Colliculus inferior
3 Aquaeductus mesencephali
4 Substantia grisea centralis
5 Fasciculus longitudinalis medialis
6 Tractus tegmentalis centralis
7 Pedunculi cerebellares superiores, Decussatio
8 Ncl. ruber, unterer Teil
9 Substantia nigra
10 N. oculomotorius (N. III), hinterster Anteil
11 Fossa interpeduncularis, dahinter der Vorderrand des Pons
12 degenerative Veränderung
13 Lemniscus medialis
14 Brachium colliculi inferioris
15 Fibrae parietopontinae, Fibrae temporopontinae
16 Tractus pyramidalis
17 Fibrae frontopontinae

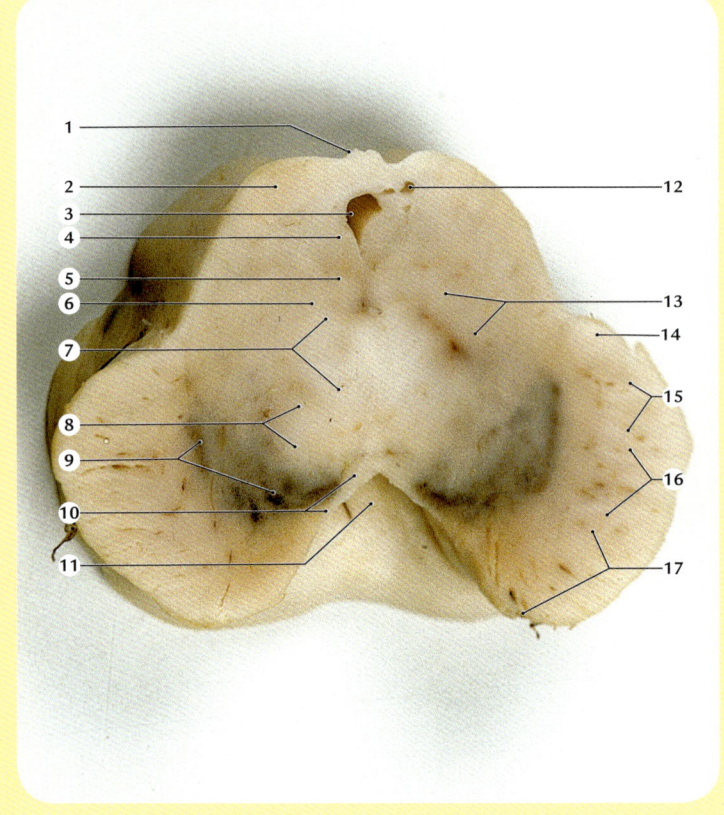

Hierbei stellt der innere Liquorraum, also der Aquaeductus mesencephali, die Grenze zwischen Tegmentum und Tectum des Hirnstamms dar. Die Crura cerebri liegen ganz ventral und enthalten nach kaudal laufende kortikospinale, kortikonukleäre und kortikopontine Fasern. Hierbei liegen die kortikospinalen Bahnen lateral der kortikonukleären. Grund hierfür ist, dass die kortikonukleären noch auf die Gegenseite kreuzen müssen, bevor sie ihr Zielgebiet, die motorischen Hirnnervenkerne erreichen.

> **Merke** (!)
>
> Den Crura cerebri des Mittelhirns entsprechen im Pons der Brückenfuß und in der Medulla oblongata die Pyramiden.

7

Die Grube zwischen den beiden Crura cerebri wird Fossa interpeduncularis genannt. In ihrer Tiefe tritt der Nervus oculomotorius aus dem Mittelhirn aus. Im Bereich des Tegmentums befindet sich auf Höhe des Mittelhirns eine Mixtur aus Kerngebieten und vor allem aufsteigenden Fasersystemen.

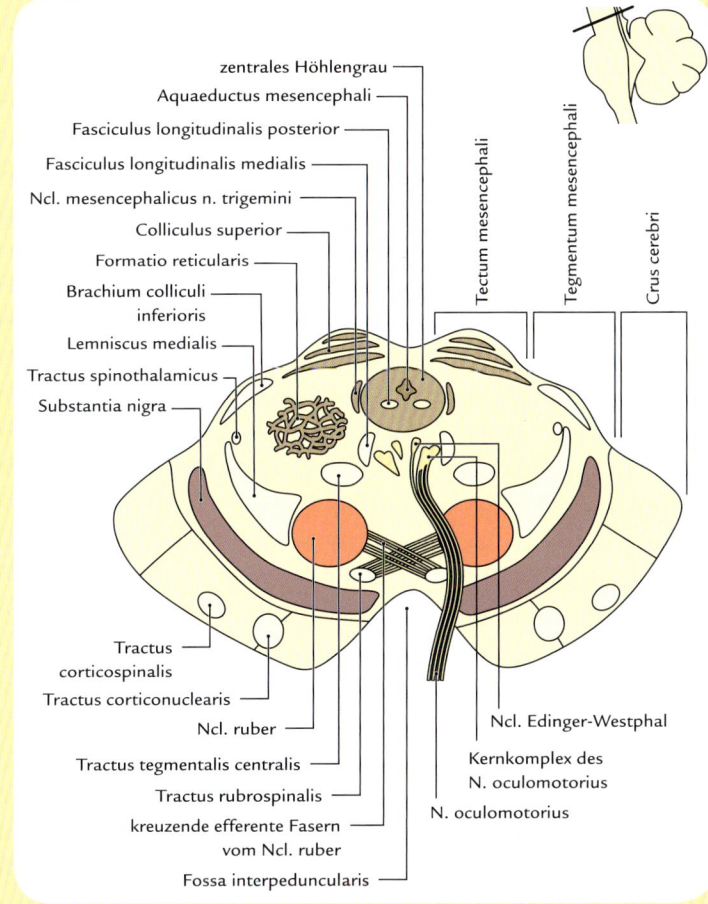

zentrales Höhlengrau
Aquaeductus mesencephali
Fasciculus longitudinalis posterior
Fasciculus longitudinalis medialis
Ncl. mesencephalicus n. trigemini
Colliculus superior
Formatio reticularis
Brachium colliculi inferioris
Lemniscus medialis
Tractus spinothalamicus
Substantia nigra

Tectum mesencephali
Tegmentum mesencephali
Crus cerebri

Tractus corticospinalis
Tractus corticonuclearis
Ncl. ruber
Tractus tegmentalis centralis
Tractus rubrospinalis
kreuzende efferente Fasern vom Ncl. ruber
Fossa interpeduncularis

Ncl. Edinger-Westphal
Kernkomplex des N. oculomotorius
N. oculomotorius

Abb. 7.8

Schematischer Querschnitt durch das Mittelhirn auf Höhe der Colliculi superiores

Ventral liegen die Hirnschenkel (Crura cerebri), gefolgt vom Tegmentum. Den dorsalen Abschluss des Mittelhirns bildet die Lamina tecti (Tectum), welche durch die Colliculi superiores et inferiores geprägt ist. Zusammen werden beide Hügelpaare auch als Lamina quadrigemina bezeichnet (Vierhügelplatte).

In der Tiefe zwischen den Hirnschenkeln verlässt der N. oculomotorius das Mittelhirn (N. III).

Im Mittelhirn befinden sich verschiedene Fasertrakte und graue Kerngebiete.

7

Substantia nigra

Direkt an die Crura cerebri grenzt nach dorsal die mächtige **Substantia nigra**, welche eine wichtige Rolle bei der Bewegungseinleitung spielt. Sie ist aufgrund ihres hohen Melaningehaltes dunkel gefärbt. Man unterscheidet morphologisch und histologisch eine dunkle **Pars compacta** mit dicht gelagerten, melaninhaltigen Nervenzellen und eine **Pars reticularis**, deren Nervenzellen weniger dicht verstreut liegen. (Haupt-)Neurotransmitter der Pars compacta ist das Dopamin. Ihre Neurone stehen mit dem Putamen und dem Nucleus caudatus (Striatum) über nigrostriatale Fasern in Verbindung. Ein Ausfall führt zu Symptomen des Morbus Parkinson (Parkinson-Krankheit). Zellen der Pars reticularis bilden vor allem GABA, sie projizieren auf motorische Kerngebiete des Thalamus (siehe Kapitel 11 über Motorik für die funktionelle Relevanz dieser Zellen).

Obwohl die Pars compacta und Pars reticularis der Substantia nigra beide in das System der Basalganglien eingebettet sind, unterscheiden sie sich in ihrem Aufbau und ihren Projektionen grundlegend. Das wird allein schon durch eine Betrachtung ihrer Hauptneurotransmitter deutlich (Dopamin vs. GABA).

Nucleus ruber

Nahe der Medianlinie, dorsal der Substantia nigra, befindet sich der Nucleus ruber. Dieser Kern bekam seinen Namen aufgrund des hohen Eisengehalts seiner Zellen und gilt als wichtige Schaltzentrale der Extrapyramidalmotorik. Über einen Tractus rubrospinalis, der ins Rückenmark gerichtet ist, aktiviert er vor allem die Beugemuskulatur der oberen Extremitäten. Ein Tractus rubroreticularis kommuniziert mit motorischen Anteilen der Formatio reticularis. Darüber hinaus steht der Nucleus ruber über die zentrale Haubenbahn (Tractus tegmentalis centralis) in direkter Verbindung mit dem unteren Anteil der Olive (Tractus rubroolivaris). Wie wir im nächsten Kapitel sehen werden, ermöglicht dieser Fasertrakt dem Kleinhirn zu kontrollieren, welche motorischen Impulse momentan zur Ausführung gebracht werden. Afferenzen erhält der Nucleus ruber von vielen motorischen Zentren, unter anderem aus dem Spinocerebellum.

Klinik

Als Folge einer intrazerebralen Druckerhöhung (z. B. durch eine Blutung) können Gehirnanteile verlagert und an knöcherne Strukturen gepresst werden. Man unterscheidet je nach Lage eine untere (siehe später in diesem Kapitel) von einer oberen Einklemmung. Bei einer Druckerhöhung in der mittleren Schädelgrube verlagert sich der Temporallappen durch einen Schlitz des Kleinhirnzeltes und drückt auf das Mittelhirn – man spricht von einer **oberen Einklemmung**. Bei schwerwiegendem Verlauf ist der Patient komatös (sein ARAS ist beeinträchtigt), hat lichtstarre Pupillen (Ausfall der Funktion des III. Hirnnerven), eine Hyperreflexie (Ausfall der Pyramidenbahn) und Strecksynergismen (Dezerebrationsstarre).

Bei der **Dezerebrationsstarre** sind die Extremitäten in Streckstellung fixiert. Dies liegt daran, dass der Nucleus ruber, dessen Tractus rubrospinalis hier mit geschädigt ist, vor allem die Beuger der Extremitätenmuskulatur ansteuert. Der Nucleus vestibularis lateralis (Deiters-Kern), der etwas tiefer im Hirnstamm liegt (siehe Kapitel 5 und 11), aktiviert vor allem die Streckmuskulatur. Somit entsteht ein Ungleichgewicht zwischen Extensoren und Flexoren zugunsten der Extensoren. Eine Dezerebrationsstarre der Muskulatur kann aber nur eintreten, wenn sich die Unterbrechung im Hirnstamm unterhalb des Nucleus ruber, jedoch oberhalb des Nucleus vestibularis lateralis befindet. Liegt der Schaden tiefer als der Nucleus vestibularis lateralis, kann es nicht zu einer Dezerebrationsstarre kommen, da die überwiegende Aktivierung der Streckmuskeln nun ebenfalls wegfällt.

7

Vierhügelplatte – Lamina quadrigemina

Die **Lamina quadrigemina** (Synonym: Lamina tecti) besteht aus zwei oberen und zwei unteren Hügeln, den Colliculi superiores und Colliculi inferiores. Sie liegt direkt hinter dem Aquaeductus mesencephali im Tectum des Mittelhirns und wird deswegen auch Lamina tecti genannt. Die oberen beiden Hügel sind in optische Reflexe verschaltet, die unteren beiden sind Teil der Hörbahn.

Die **Colliculi superiores** sind besonders wichtig für die Verschaltung von visuellen Reflexen und spielen mitunter eine wichtige Rolle bei der Entstehung von sogenannten Sakkaden. Hierbei handelt es sich um schnelle, ruckartige Bewegungen der Bulbi nach einer Augenbewegung, bei der ein Gegenstand neu fixiert wird. Beim Fahren in einem Zug beispielsweise wird ein Haus fixiert. Sobald man dieses aus den Augen verliert, schnellen die Augen automatisch in Fahrtrichtung, um einen neuen Gegenstand zu fixieren. Diese Rückbewegung stellt eine Sakkade dar. Um dies leisten zu können, stehen die Colliculi superiores in Verbindung mit dem Corpus geniculatum laterale (über das Brachium colliculi superioris).

In den **Colliculi inferiores** werden die Fasern der Hörbahn verschaltet. Von dort ziehen sie über das Brachium colliculi inferioris zum Corpus geniculatum mediale.

Beide, Colliculi superiores et inferiores, sind auch untereinander verschaltet und ermöglichen auf diese Weise eine schnelle Blickwendung hin zu einem lauten Geräusch.

7

Abb. 7.9

Lage wichtiger Anteile der Formatio reticularis

Den Hirnstamm durchzieht auf ganzer Länge ein Netz aus markhaltigen Nervenfasern und diffus verteilten Nervennzellsomata. Aufgrund ihrer charakteristischen Anordnung spricht man von der Formatio reticularis. In bestimmten Bereichen ballen sich die Zellkerne und bilden unscharf begrenzte Funktionszentren.

Die Formatio reticularis ermöglicht u. a. die Vermittlung lebenswichtiger Reflexe, die Steuerung vegetativer Funktionen und die Koordination von Bewegungsabläufen.

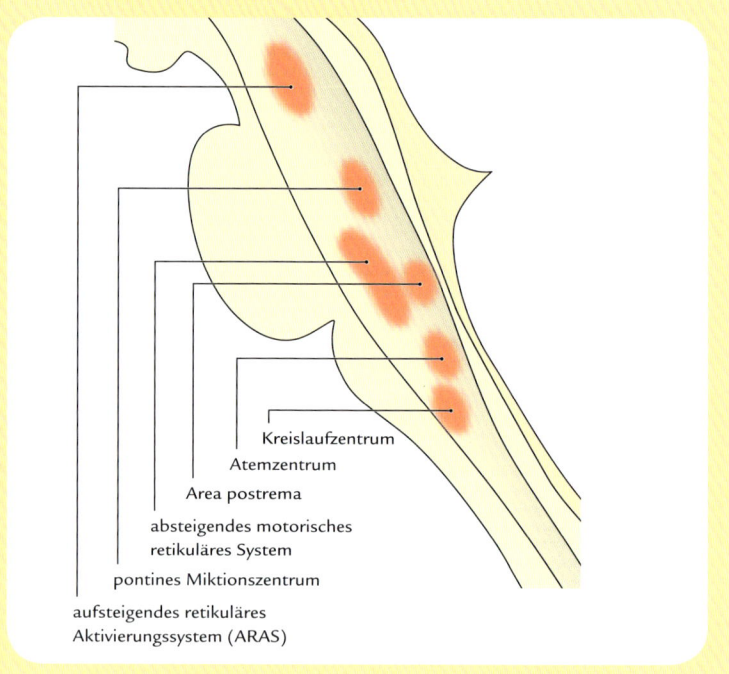

Kreislaufzentrum
Atemzentrum
Area postrema
absteigendes motorisches retikuläres System
pontines Miktionszentrum
aufsteigendes retikuläres Aktivierungssystem (ARAS)

Formatio reticularis

Auf der gesamten Höhe des Hirnstamms befinden sich diffus verteilte Gruppen von Nervenzellen, die man als Formatio reticularis zusammenfasst. Aber was ist die **Formatio reticularis** überhaupt? Die bisher besprochenen Gebiete grauer Substanz des Hirnstamms (Hirnnervenkerne, Nucleus gracilis und cuneatus, Olivenkernkomplexe, Substantia nigra etc.) zeigen insofern einen vergleichbaren Aufbau, als ihre Nervenzellkörper relativ dicht zusammen liegen. Anatomisch nennt man sie deswegen Kerne (Nuclei). Im Bereich des Hirnstamms findet man jedoch noch weitere Nervenzellkörper. Diese bilden allerdings keine echten Kerngebiete, sondern sind vielmehr netzartig im gesamten Hirnstamm verstreut. Aufgrund dieser eher diffusen, annähernd retikulären Verteilung der Nervenzellen entstand der Name Formatio reticularis. Bei der Formatio reticularis handelt es sich also um ein Netz aus Nervenzellen (daher der Name reticularis – netzartig), das durch den gesamten Hirnstamm bis hinunter zum Rückenmark zieht. Sie steuert lebenswichtige Funktionen, wie etwa die Regulation und Koordination von Atmung, dem Schluckreflex, Kreislauf, Erbrechen etc. Weniger morphologisch, sondern eher funktionell können verschiedene Abschnitte voneinander abgegrenzt werden (Abb. 7.9):

• Atemzentrum
• Kreislaufzentrum
• Brechzentrum
• absteigendes motorisches retikuläres System
• ARAS (aufsteigendes retikuläres Aktivierungssystem)
• pontines Miktionszentrum
• Monoaminerge Zellgruppen
• Augenbewegungszentren

Atemzentrum und Kreislaufzentrum

In der Medulla oblongata liegt das **Atemzentrum** zur Regulation der Atemtätigkeit. Wenn Sie die Luft anhalten, steigt nach den Gesetzen der Physiologie in ihrem Blut der Kohlendioxid-Partialdruck, der Sauerstoff-Partialdruck sinkt. Diese Information wird Neuronen mit Sitz im Atemzentrum der Medulla oblongata zugeleitet, die daraufhin entsprechende Reaktionen des Körpers einleiten. Ein Teil der Neurone reguliert hierbei die Exspiration, ein anderer die Inspiration. Das Atemzentrum ist eng mit den Rückenmarksegmenten C3-C5 verknüpft. Dort sitzen die motorischen Nervenzellen, deren Axone als Nervus phrenicus das Zwerchfell innervieren. Vermutlich werden auch Zentren der Atemhilfsmuskulatur, die bei starker Anstrengung das Zwerchfell bei seiner Atemtätigkeit unterstützen, vom Atemzentrum der Medulla oblongata angesteuert.

Forschung

Der **plötzliche Kindstod** (Synonym: sudden infant death syndrome, SIDS) ist nach wie vor ein gefürchtetes und bislang wenig verstandenes Krankheitsbild. Fast immer passiert es während des Schlafs: im Kinderbett, im Kinderwagen oder im Tragetuch, während der Nacht oder beim Mittagsschlaf. Plötzlich und ohne Warnsignale verstirbt das Kind. Es trifft die Eltern aus heiterem Himmel, das Kind war nicht krank und auch im Nachhinein findet man selten eine Ursache. Klinische Beobachtungen weisen darauf hin, dass eine Verlegung der Atemwege, beispielsweise durch Schlafen in Bauchlage oder aber eine zu weiche Matratze, ursächlich mit dem plötzlichen Kindstod in Zusammenhang stehen.[1] Die betroffenen Patienten können nicht adäquat auf eine solche Obstruktion der Atemwege reagieren. Eine mögliche Ursache, die momentan erforscht wird, ist eine gestörte Funktion verschiedener Zentren der Formatio reticularis. Normalerweise wachen wir, auch Kleinkinder, bei steigenden Kohlendioxid- oder sinkenden Sauerstoff-Konzentrationen im Blut auf. Dieser Reflex setzt voraus, dass das ARAS der Formatio reticularis den gesamten Kortex erregt und somit in Alarmbereitschaft versetzt. Der Reflex scheint bei betroffenen Säuglingen gestört zu sein.[2] Zudem scheint das Atemzentrum nicht richtig zu funktionieren. Unter Sauerstoffmangel (Hypoxie) ändert sich normalerweise das Atemmuster: Wir beginnen zu keuchen, um möglichst viel Luft in unsere Lungen zu pressen. Dieser „Keuchreflex" wird durch das Atemzentrum vermittelt. Auch er ist bei den betroffenen Säuglingen gestört.[3] Weitere Studien müssen nunmehr zeigen, wie gefährdete Säuglinge frühzeitig identifiziert werden können.

Ebenfalls auf Ebene der Medulla oblongata liegt das Kreislaufzentrum. Das Kreislaufzentrum bekommt ständig Rückmeldung über den momentanen Blutdruck und reagiert darauf. Ist der Blutdruck zu niedrig, wird eine Kontraktion der Gefäße bewirkt und die Herztätigkeit reflektorisch erhöht. Informationen über den Blutdruck bekommt das Kreis-

7

laufzentrum vor allem vom Sinus caroticus, der im Bereich der Karotis-Bifurkation gelegen ist. Das Kreislaufzentrum wird jedoch auch bei Stress oder psychischer Erregung aktiviert. Daraus lässt sich folgern, dass es auch von anderen Gehirngebieten in seiner Aktivität beeinflusst werden kann. Stress-assoziierter Bluthochdruck ist eine Entgleisung des Kreislaufzentrums und stellt einen wichtigen Faktor für Herz-Kreislauf-Erkrankungen dar.

Klinik

Beeinträchtigungen des Kreislauf- und Atemzentrums der Medulla oblongata können schnell zu lebensbedrohlichen Zuständen führen. Steigt zum Beispiel aufgrund einer Blutung der intrakranielle Druck, weicht die Gehirnmasse nach unten aus und das Gehirn wird durch das Foramen magnum gepresst. Bei dieser **unteren Einklemmung** (obere Einklemmung siehe weiter oben in diesem Kapitel) wird das Kleinhirn in Richtung Foramen magnum verdrängt, die Tonsillen pressen seitlich auf die Medulla oblongata. Als Folge dessen werden das Kreislauf- und Atemzentrum nicht mehr richtig durchblutet, ihre Nervenzellen sterben ab, der Kreislauf versagt. Die untere Einklemmung endet häufig tödlich.

Merke

Obere Einklemmung auf Höhe des Mittelhirns,
untere Einklemmung auf Höhe der Medulla oblongata.

Brechzentrum

Weiter oben im Hirnstamm, am Übergang von Medulla oblongata zum Pons, liegt das Brechzentrum. Ein als **Area postrema** bezeichneter Teil dieses Brechzentrums grenzt direkt an die hintere Wand des vierten Ventrikels. Gefäße in diesem Bereich haben ein recht durchlässiges Endothel. Dies hat zur Folge, dass toxische Stoffe aus dem Blut austreten und mit Rezeptoren von Nervenzellen der Area postrema wechselwirken können. Die Aufgabe dieser Rezeptoren ist es, auf toxische Stoffe im Blut möglichst schnell und effektiv zu reagieren und als Schutzfunktion des Organismus Erbrechen auszulösen. Der komplexe Prozess des Erbrechens wird dann vom Brechzentrum koordiniert, indem verschiedene Kerngebiete der Hirnnerven, vor allem die des Nervus vagus und des Nervus glossopharyngeus aktiviert werden. Die Entleerung des Mageninhaltes wird in Gang gesetzt.

Klinik

Das Brechzentrum reagiert jedoch nicht nur empfindlich auf toxische Substanzen, sondern auch auf Druckschwankungen vor allem innerhalb des vierten Ventrikels. Bei **Erbrechen** unklarer Genese sollte deswegen immer an eine Erhöhung des Hirndrucks, zum Beispiel durch Infektion, Blutung oder Tumor gedacht werden. Neurotransmitter, die im Brechzentrum an der Verschaltung des Brechreflexes mitwirken, sind unter anderem Serotonin und Dopamin. Antagonisten an diesen Rezeptoren wie etwa Metoclopramid (Dopaminantagonist) oder Ondansetron (Serotoninantagonist) sind hoch potente Antiemetika (Mittel, die Erbrechen unterdrücken). Ondansetron findet seine Anwendung vor allem bei Chemotherapie-assoziiertem Erbrechen.

Absteigendes motorisches retikuläres System

Unter dem Begriff **absteigendes motorisches retikuläres System** werden Anteile der Formatio reticularis zusammengefasst, die als Teil der Extrapyramidalmotorik vor allem die proximale Extremitätenmuskulatur sowie die Muskulatur des Rumpfes beeinflussen. Somit spielen diese Neurone eine wichtige Rolle in der Halte- und Stützmotorik. Sie werden unter anderem vom Nucleus ruber in ihrer Aktivität reguliert.

ARAS (aufsteigendes retikuläres Aktivierungssystem)

Weite Teile der Formatio reticularis, vor allem aber auf Höhe des Mittelhirns, erhalten sensible Afferenzen von Schmerzfasern, optischen und vestibulären Bahnen. Wird dieser Teil der Formatio reticularis erregt, kann er über eine Aktivierung des (unspezifischen) Thalamus den gesamten Kortex in Alarmbereitschaft versetzen. Im Schlaf ist die Aktivität dieses Systems herabgesetzt. Aufgrund seiner aktivierenden Funktion und seiner Projektion in höher gelegene Gehirnanteile wird es auch **aufsteigendes retikuläres Aktivierungssystem** (ARAS) genannt.

Miktionszentrum

Auf Höhe des Pons befindet sich das **pontine Miktionszentrum**. Es fördert die Blasenentleerung über eine Aktivierung sakraler Miktionszentren, steht aber selbst unter der Kontrolle kortikaler Steuerzentren. Hier ist vor allem der Präfrontalkortex zu nennen, der entscheidet, ob das Wasserlassen gerade sozial pässlich ist oder nicht.

Monoaminerge Zellgruppen

Unter dem Begriff monoaminerge Zellgruppen fasst man drei funktionelle Anteile der Formatio reticularis zusammen, die als Neurotransmitter eines der Monoamine Dopamin, Noradrenalin oder Serotonin benutzen. Dopaminerge Zellen, die vor allem im Mittelhirn beheimatet sind, projizieren überwiegend in das limbische System und beeinflussen dort psychische Vorgänge. Aufgrund ihrer Projektion ins limbische System und ihrer Lage im Mesencephalon werden diese Zellgruppen unter dem Begriff **mesolimbisches System** zusammengefasst. Dieser Teil der Formatio reticularis ist an einer Suchtentstehung sowie der Suchtaufrechterhaltung beteiligt.

An der Verschmelzungsstelle beider Seiten des Hirnstamms befinden sich die serotoninergen **Raphe-Kerne** (von griech. ραφή – Naht). Von ihnen strahlen Projektionen in viele Gebiete des Zentralnervensystems aus und beeinflussen so unter anderem unsere Gemütslage und emotionale Vorgänge.[4] Außerdem sind sie an der endogenen Schmerzunterdrückung beteiligt.

Am Übergang von Medulla oblongata und Pons liegt der noradrenerge **Locus caeruleus**. Die Funktion des Locus caeruleus als Teil der Formatio reticularis ist noch wenig verstanden. Er spielt vermutlich eine Rolle bei der Entstehung körperlicher Abhängigkeiten,[5] bei Stressreaktionen und bei Depressionen.[6] Zudem ist er an der endogenen Schmerzunterdrückung beteiligt.

Für die angesprochene Schmerzunterdrückung ist des Weiteren das sogenannte **zentrale Höhlengrau** besonders wichtig. Es liegt um das Aquädukt herum, wird deswegen auch periaquäduktales Grau genannt. Opioide, die bei schwersten Schmerzzuständen verabreicht werden, binden unter anderem an Nervenzellen des periaquäduktalen Graus, aktivieren diese und verhindern so die Schmerzweiterleitung zu Thalamus und Kortex.

Augenbewegungszentren

Für die Koordination von horizontalen und vertikalen Augenbewegungen stellt die Formatio reticularis zwei wichtige Zentren zur Verfügung: die paramediane pontine Formatio reticularis sowie weiter kranial die rostrale mesencephale Formatio reticularis. Die **paramediane pontine Formatio reticularis** (kurz einfach PPFR) wird der pontinen Formatio reticularis zugerechnet und ist für die Generierung von horizontalen Blickbewegungen zuständig. Über verschiedene höhere Hirnregionen gelangen Informationen über ein Blickziel in die oberen Hügel (Colliculi superiores) des Mittelhirns. Von dort wird die PPFR aktiviert, die ihrerseits dann die entsprechenden Augenmuskelkerne ansteuert. Ein vergleichbares Zentrum gibt es auch für vertikale Blickbewegungen. Das liegt auf Höhe des Mittelhirns und wird **rostrale mesencephale Formatio reticularis** genannt. Dort gelegene Kerngebiete wie der Nucleus interstitialis Cajal verbinden über die Commissura posterior beide Kerngebiete des Nervus oculomotorius, welcher die entsprechenden Augenmuskeln ansteuert.

 Klinik

Ein sehr spannendes, aber gleichzeitig auch trauriges Krankheitsbild ist das **Locked-in-Syndrom**. Es bedeutet so viel wie Eingeschlossensein bzw. Gefangensein. Solche Patienten sind zwar bei vollem Bewusstsein, jedoch körperlich fast vollständig gelähmt und unfähig, sich sprachlich oder durch Bewegungen verständlich zu machen. Diese gravierenden motorischen Ausfälle beruhen auf einer Zerstörung absteigender motorischer Bahnen, zusätzlich können auch die Hirnnervenkerngebiete beschädigt sein. Konzentriert sich die Schädigung im Bereich des Pons, sind vertikale Blickbewegungen möglich, da diese motorischen Befehle, im Gegensatz zu den horizontalen Bewegungen (siehe paramediane pontine Formatio reticularis), oberhalb des Pons im Mesencephalon reguliert werden. Mithilfe dieser Augenbewegungen ist eine Verständigung möglich. Zu den Ursachen des Locked-in-Syndroms zählen oft Gefäßverschlüsse des Pons (Basilaristhrombose), seltener des Mittelhirns.

Wichtige Bahnsysteme des Hirnstamms

Auch die wichtigen Bahnsysteme des Hirnstamms wollen wir im Bereich des Mittelhirns betrachten (siehe Abb. 7.8). Ihre respektive Lage in den anderen Abschnitten des Hirnstamms ergibt sich aus dieser Darstellung zwangsläufig und sollte somit ohne Probleme abgeleitet werden können.

Lateral vom Nucleus ruber zieht der **Lemniscus medialis** nach kranial. Der Lemniscus medialis jeder Seite entspringt von den Nuclei gracilis et cuneatus, die beide in der dorsalen Medulla oblongata beheimatet sind. Er zieht von dort nach kranial und kreuzt in der Decussatio lemnisci medialis noch innerhalb der Medulla oblongata nach kontralateral. Anschließend verläuft er als breites, somatotop gegliedertes Axon-Bündel zu den sensiblen Kerngebieten des Thalamus, vor allem zum Nucleus ventralis posterolateralis. Der Lemniscus medialis übermittelt sowohl Informationen der fein diskriminierenden Mechanosensorik (= epikritische Sensibilität) als auch Informationen der Propriozeption aus den Hinterstrangkernen.

Vor der Spitze des Lemniscus medialis zieht der **Tractus spinothalamicus** zum Thalamus und endet dort ebenfalls im Nucleus ventralis posterolateralis. Er übermittelt Informationen der protopathischen Sensibilität.

> **Merke**
> Im Rückenmark verläuft die epikritische Bahn medial, die protopathische lateral. Diese topographische Anordnung bleibt bis in den Hirnstamm erhalten.

Medial vom Lemniscus medialis liegt der **Tractus tegmentalis centralis**. Das auch als zentrale Haubenbahn bezeichnete Fasersystem leitet Impulse des extrapyramidalmotorischen Systems. Über die zentrale Haubenbahn werden somit wichtige motorische Zentren wie Nucleus ruber, Globus pallidus, Nucleus dentatus, Thalamus und Nucleus olivaris inferior miteinander verbunden.

Wiederum medial der zentralen Haubenbahn liegt der **Fasciculus longitudinalis medialis**, welcher die verschiedenen Kerngebiete der Augenmuskelnerven miteinander verschaltet. Diese Verschaltung ist besonders wichtig, um koordinierte Augenbewegungen zu ermöglichen.

In unmittelbarer Umgebung des Aquädukts verläuft der **Fasciculus longitudinalis posterior**, auch Schütz-Bündel genannt. Der Fasciculus longitudinalis posterior/dorsalis ist ein vom Zwischenhirn (Diencephalon) bis zur Medulla oblongata ziehendes Nervenfaserbündel markarmer Fasern, welche das Hypothalamuszentrum mit den Hirnstammzentren verbindet. Über dieses Faserbündel erhält der Hypothalamus wichtige Afferenzen von vegetativen Kernen des Rückenmarks und des Hirnstamms und kann dann entsprechende vegetative Reaktionen einleiten. Darüber hinaus verlaufen im Schütz-Bündel auch absteigende

Bahnen vom Hypothalamus zu vegetativen Zentren des Hirnstamms. Beispielsweise wird diese Bahn gebraucht, wenn durch Ekel Erbrechen ausgelöst wird. Emotionale Hirnzentren aktivieren Kerngebiete des Hypothalamus, die ihrerseits das Brechzentrum der Formatio reticularis aktivieren.

 Klinik

Im Hirnstamm liegen viele überlebenswichtige Zentren, die essenzielle Abläufe wie Atmung und Kreislauf regulieren und teilweise über Reflexe auch eigenständig aufrechterhalten. Im Falle eines fraglichen **Hirntods**, der als eine irreversibel erloschene Gesamtfunktion des Großhirns, Kleinhirns und des Hirnstamms definiert wird, tritt eine klinische Untersuchung auf den Plan, deren Ziel die Feststellung folgender drei Kriterien ist: Koma, fehlende Hirnstammreflexe und Atemstillstand.

Zu den grundlegenden **Hirnstammreflexen** zählt zum einen der vestibulookuläre Reflex. Dieser stellt eine auf eine schnelle Kopfbewegung reflektorisch erfolgende kompensatorische Blickbewegung zur Gegenseite sicher, um das auf der Netzhaut abgebildete Bild zu fixieren. Dieser Reflex funktioniert nur, wenn eine Verschaltung zwischen N. und Ncl. vestibulocochlearis (N. VIII), Ncl. und N. abducens (N. VI) und N. oculomotorius (N. III) gewährleistet ist. Auch der Kornealreflex und der Pupillenreflex sind Nachweise für einen funktionstüchtigen Hirnstamm. Zudem prüft man die intakte Verschaltung des N. trigeminus (N. V), indem man im von ihm sensibel versorgten Hautbereich einen Schmerzreiz setzt. Auch das Zusammenspiel von N. glossopharyngeus (N. IX) und N. vagus (N. X) lässt sich überprüfen, indem man Kehlkopf, Trachea oder Bronchien mechanisch reizt. Bei erhaltener Verschaltung sollte ein Husten- bzw. Würgereiz erfolgen.

Zusammenfassung

Der Hirnstamm ist der älteste Teil des menschlichen Gehirns und beherbergt neben auf- und absteigenden Fasertrakten fast alle Hirnnervenkerne und zudem die grundlegenden überlebensnotwendigen Hirnstammzentren. So ist beispielsweise die Prüfung der „Hirnstammreflexe" einer der drei Pfeiler der klinischen Untersuchung zum Feststellen des Hirntods eines Patienten.

Der Hirnstamm setzt sich aus Medulla oblongata, Pons und Mesencephalon zusammen. Makroskopisch lassen sich sowohl weiße Substanz, also Fasertrakte, als auch graue Substanz ausmachen.

Die graue Substanz innerhalb der Medulla oblongata entspricht dem **unteren Olivenkernkomplex**, der in die Bewegungskoordination eingebettet ist, dem **oberen Olivenkernkomplex**, der Teil der Hörbahn ist, und den **Nuclei gracilis et cuneatus**, die sensible Impulse aus den Extremitäten weiterleiten.

Im Pons lässt sich die graue Substanz u. a. den **Nuclei pontis** zuordnen, die eine motorische Umschaltstelle zwischen Kortex und Kleinhirn darstellen.

Auf einem Querschnitt durch das Mittelhirn kann man den Hirnstamm stets von ventral nach dorsal in Basis, Tegmentum (Haube) und Tectum (Dach) unterteilen.

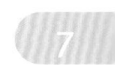

Im Mittelhirn liegt die **Substantia nigra**, die mit ihren Hauptneurotransmittern Dopamin und GABA maßgeblich an der Bewegungskoordination beteiligt ist. Der ebenfalls im Mittelhirn gelegene **Nucleus ruber** spielt eine große Rolle in der Extrapyramidalmotorik. Die **Lamina quadrigemina** (Synonym: Lamina tecti, Vierhügelplatte) besteht aus vier Hügeln – zwei Colliculi superiores, wo eine Verschaltung visueller Reflexe stattfindet, und zwei Colliculi inferiores, Umschaltstationen für auditive Reflexe. Auch untereinander stehen die vier Hügel in Verbindung.

Den gesamten Hirnstamm durchziehend befinden sich netzartig verteilt verschiedene Gruppen von Nervenzellen, die man in ihrer Gesamtheit als Formatio reticularis zusammenfasst. Folgende lebenswichtige Zentren werden zur **Formatio reticularis** gezählt:
• Atemzentrum
• Kreislaufzentrum
• Brechzentrum
• absteigendes motorisches retikuläres System
• aufsteigendes retikuläres Aktivierungssystem (ARAS)
• Miktionszentrum
• monoaminerge Zellgruppen (mesolimbisches System, Raphe-Kerne, Locus caeruleus, zentrales Höhlengrau)
• Augenbewegungszentren

Die weiße Substanz des Hirnstamms setzt sich aus folgenden Bahnsystemen zusammen:
Der **Lemniscus medialis** leitet Informationen der epikritischen Sensibilität und der Propriozeption aus den Nuclei gracilis et cuneatus zum Thalamus, wobei er auf Höhe der Medulla oblongata nach kontralateral kreuzt.
Protopathische Sensibilität wird im **Tractus spinothalamicus** geleitet.
Der **Tractus tegmentalis centralis** (zentrale Haubenbahn) leitet Informationen des extrapyramidalmotorischen Systems.
Wichtig für die Koordination von Augenbewegungen ist der **Fasciculus longitudinalis medialis**.
Der **Fasciculus longitudinalis posterior** (Schütz-Bündel) zieht vom Diencephalon zur Medulla oblongata und leitet sowohl aufsteigende als auch absteigende vegetative Informationen.
Ferner steigen der Tractus corticospinalis und Tractus corticonuclearis durch den Hirnstamm ab.

Was das IMPP wissen möchte

Generell legt das IMPP bei Fragen den Hirnstamm betreffend viel Wert auf das topographische Verständnis, weswegen man sich die verschiedenen makroskopischen Abbildungen gut einprägen sollte.

Im Herbst 1998 wurde eine Frage nach **Stationen der Hörbahn** gestellt. Einige der Stationen haben wir bereits kennengelernt, so zum Beispiel die unteren Hügel (Colliculi inferiores) oder den oberen Olivenkernkomplex. Ein weiterer Teil der Hörbahn ist der Lamniscus lateralis (siehe Kapitel 13). Der Lemniscus medialis, der in dieser Frage als nicht zutreffend anzukreuzen war, entsteht in der Medulla oblongata durch die Vereinigung der Fasciculi cuneatus und gracilis. Wie in diesem Kapitel besprochen, steht er im Dienste der epikritischen Sensibilität und ist somit nicht Teil der Hörbahn. In diesem Zusammenhang muss erwähnt werden, dass immer wieder als Teil der Hörbahn der Nucleus corporis trapezoidei auftaucht. Der genannte Nucleus corporis trapezoidei schaltet als Zwischenkern Anteile des Lemniscus lateralis (Teil der Hörbahn) auf das dritte Neuron um und liegt im Tegmentum mesencephali. Die Hörbahn werden wir in einem gesonderten Kapitel besprechen.

Nach den **monoaminergen Systemen des Hirnstamms** wurde schon sehr, sehr oft gefragt. Monoamine sind Neurotransmitter und Neuromodulatoren, die eine Aminogruppe enthalten, welche über eine Ethylengruppe ($-CH_2-CH_2-$) mit einem aromatischen Ring verbunden sind (siehe Lehrbücher der Biochemie). Alle Monoamine sind Derivate aromatischer Aminosäuren. Folgende Zuordnung sollte man treffen können, um solche Fragen richtig zu beantworten:
• Der Locus caeruleus enthält überwiegend noradrenerge Neurone.
• Die Substantia nigra gehört mit ihrer Pars compacta zu einem im Mesencephalon gelegenen Zellkomplex, der das Monoamin Dopamin enthält.
• In den Raphe-Kernen lässt sich Serotonin nachweisen.

Ebenso häufig werden Abbildungen vom Hirnstamm mit Abgängen der einzelnen Hirnnerven gezeigt. Dieser Aspekt des Hirnstamms wurde im 5. Kapitel gesondert besprochen (siehe auch Abb. 7.3).

Im Herbst 1999 wurde eine Frage zur **Decussatio lemniscorum medialis** gestellt. Der Lemniscus medialis, das haben wir in diesem Kapitel gesehen, besteht aus einem Fasersystem, welches die epikritischen Afferenzen aus dem Rückenmark weiterleitet. Dazu gehören auch der Fasciculus cuneatus et gracilis. Diese Bahnen haben ihr zweites Neuron im Tuberculum cuneatum et gracilis und kreuzen nach Verschaltung auf das zweite Neuron in der Decussatio lemniscorum medialis zur kontralateralen Seite.

Im Frühjahr 2007 wurde erstmals nach den **Nuclei tegmentales anteriores** („ventral tegmental area") gefragt. Die Nuclei tegmentales anteriores liegen in einem Gebiet, das ventrales tegmentales Areal, kurz

VTA, genannt wird. Es ist Bestandteil des mesolimbischen dopaminergen modulatorischen Transmittersystems. Das VTA ist ähnlich wie z. B. die serotonergen Raphe-Kerne Teil der monoaminergen Kerngebiete der Formatio reticularis. Es scheint unter anderem eine wichtige Rolle bei der Suchtentstehung zu spielen.[7] Dopamin wird deswegen auch als „Glückshormon" bezeichnet.

Im Frühjahr 2009 wurde erstmals nach der **somatotopischen Ordnung der Fasern in den Crura cerebri** des Mittelhirns gefragt. Mittig in jedem Crus cerebri liegt die Pyramidenbahn und der Tractus corticonucelaris, beidseits eingescheidet von kortikopontinen Fasern. Überhaupt sind Querschnitte des Mittelhirns seit Neuestem der Renner. Also gut einprägen!

In Abb. 5.38 ist die Lage der verschiedenen Hirnnervenkerne im Hirnstamm und oberen Zervikalmark demonstriert. Im Herbst 2017 wollte das IMPP wissen, welcher Hirnnervenkern auf Höhe der Colliculi inferiores zu finden ist. Zur Auswahl standen der Nucleus n. abducentis, Nucleus n. accessorii, Nucleus n. facialis, Nucleus n. hypoglossi und der zutreffende, der Nucleus n. trochlearis. Eine schwere Frage, aber lösbar. Der Nucleus n. facialis liegt auf Höhe der Rautengrube, und bildet dort eine Vorwölbung, den Colliculus facialis. Er scheidet schon mal aus. Der einzige Hirnnerv der genannten, der selber in topographischer Beziehung zu den unteren Hügeln aus dem Gehirn austritt, ist der N. trochlearis (siehe Abb. 5.21b). Ganz generell häufen sich Fragen zu der genauen Lage der einzelnen Hirnnervenkerne, so dass man sich diese gut einprägen sollte. Machen Sie sich jedoch in diesem Zusammenhang klar, dass auf Grund der Entwicklung des Hirnstamms die motorischen Kerne eher vorne-mittig (beispielsweise der Nucleus n. abducentis oder der Nucleus n. hypoglossi) und die sensorischen eher hinten-lateral (beispielsweise die Nuclei cochleares) innerhalb des Tegmentums des Hirnstammes liegen.

7

MC-Fragen

1. Welche Aussage trifft **nicht** zu?
   Der Nucleus gracilis
   (A) ist in das somato-sensible System eingeschaltet.
   (B) liegt auf Höhe der Medulla oblongata.
   (C) liegt medial des Nucleus cuneatus.
   (D) wird der grauen Substanz des Hirnstamms zugerechnet.
   (E) liegt auf der Ventralseite des Hirnstamms.

2. Das Zusammenspiel der Augenmuskelkerne für koordinierte Augenbewegungen wird vermittelt durch den
   (A) Lemniscus medialis.
   (B) Tractus tegmentalis centralis.
   (C) Fasciculus longitudinalis medialis.
   (D) Fasciculus longitudinalis dorsalis.
   (E) Lemniscus lateralis.

3. Welche Zuordnung ist **falsch**?
   (A) unterer Olivenkernkomplex = motorisches System
   (B) Colliculi superiores = optische Reflexe
   (C) Nucleus ruber = Extrapyramidalmotorik
   (D) Miktionszentrum = pontine Formatio reticularis
   (E) Nucleus ruber = Verschaltung von Schmerzreizen

4. Der Fasciculus longitudinalis dorsalis (Schütz-Bündel) verbindet (u. a.):
   (A) Adenohypophyse und Neurohypophyse
   (B) Corpus geniculatum laterale und primäre Sehrinde
   (C) Colliculus inferior und Corpus geniculatum mediale
   (D) Thalamus und Olive
   (E) Hypothalamus und Hirnstamm

5. Welche der genannten Strukturen befindet sich im Tectum des Mittelhirns?
   (A) Formatio reticularis
   (B) Colliculi superiores
   (C) Nucleus ruber
   (D) Substantia nigra
   (E) motorischer Kern des Nervus oculomotorius (N. III)

Index

Weiterführende Literatur

1. **Kinney HC, Thach BT (2009)** The sudden infant death syndrome. *N Engl J Med 361(8): 795-805*

2   **Patel AL, Harris K, Thach BT (2001)** Inspired CO_2 and O_2 in sleeping infants rebreathing from bedding: relevance for sudden infant death syndrome. *J Appl Physiol (1985) 91(8): 2537-45*

3   **Sridhar R, Thach BT, Kelly DH, et al. (2003)** Characterization of successful and failed autoresuscitation in human infants, including those dying of SIDS. *Pediatr Pulmonol 36(2): 113-22*

4   **Andrade TG, Zangrossi H Jr, Graeff FG (2013)** The median raphe nucleus in anxiety revisited. *J Psychopharmacol 27(12): 1107-15*

5   **Hyman SE (1996)** Shaking out the cause of addiction. *Science 273(5275): 611-12*

6   **Timmermans W, Xiong H, Hoogenraad CC, et al. (2013)** Stress and excitatory synapses: from health to disease. *Neuroscience 248: 626-36*

7   **Fields HL, Margolis EB (2015)** Understanding opioid reward. *Trends Neurosci 38(4): 217-25*

Cerebellum

Cerebellum

Vorbemerkung

Das Kleinhirn oder Cerebellum ist das wichtigste Integrationszentrum für das Erlernen, die Koordination und die Feinabstimmung von Bewegungen. Es sitzt der Medulla oblongata und dem Pons von hinten auf und bildet zusammen mit ihnen das Rautenhirn (Rhombencephalon). Makroskopisch ähnelt es in vielerlei Hinsicht seinem großen Bruder, dem Großhirn: Auch das Kleinhirn besteht aus zwei Hemisphären und auch seine Oberfläche ist durch „Hügel" und „Täler" vergrößert.

Das Funktionsprinzip des Kleinhirns ist schnell erklärt. Es empfängt eine Vielzahl unterschiedlicher sensibler bzw. sensorischer Impulse, verrechnet diese und moduliert daraufhin motorische Impulse. Wie genau diese Modulationen aussehen, hängt jedoch von einer recht komplizierten neuronalen Prozessierung (Verschaltung) im Inneren des Kleinhirns ab. Es fungiert eher als Überwacher und Modulator von Bewegung, nicht als Initiator. Wir werden in diesem Kapitel sowohl die verschiedenen sensiblen/sensorischen Afferenzen des Kleinhirns, als auch die Zelltypen, die an der neuronalen Prozessierung beteiligt sind, kennenlernen.

Erkrankungen des Kleinhirns manifestieren sich klinisch durch diverse Bewegungsstörungen. Hierbei kann es sich um Gleichgewichtsstörungen, Ataxien, Koordinationsstörungen oder eine Muskelhypotonie handeln. Größere Mengen an Alkohol beeinträchtigen die Funktion des Kleinhirns. Daher gleichen die Symptome eines kleinhirnerkrankten Menschen manchmal denen eines Betrunkenen: Der Betrunkene „leidet" unter Gleichgewichtsstörungen, geht breitbeinig und torkelnd, seine Sprache ist schwer zu verstehen, er hat eine Schwindelsymptomatik. Letzteres wird besonders deutlich, wenn man schlafen geht und die Augen schließt: Alles um einen herum dreht sich und es wird einem übel, eventuell muss man sich übergeben.

Neben dem Kleinhirn sind auch die Basalganglien ein wichtiger Teil der Koordination von Motorik. Das Zusammenspiel beider Kompartimente im Rahmen der Motorik werden wir in einem gesonderten Kapitel besprechen (Kapitel 11). Hier wollen wir uns auf das Kleinhirn konzentrieren.

In diesem Kapitel werden wir das Kleinhirn in einem ersten Schritt makroskopisch kennenlernen. In einem zweiten Schritt wollen wir den makroskopischen Anteilen des Kleinhirns Funktionen zuordnen. Wie wir sehen werden, interagiert ein Teil des Kleinhirns überwiegend mit dem motorischen Kortex, der zweite Teil überwiegend mit dem Vestibularorgan und der dritte Teil überwiegend mit dem Rückenmark. Entsprechend kann ein Cerebrocerebellum (Pontocerebellum), Vestibulocerebellum und ein Spinocerebellum definiert werden. Als nächsten Schritt betrachten wir die Afferenzen und Efferenzen des Kleinhirns, bevor wir

dann den mikroskopischen Aufbau sowie den „Schaltplan" des Kleinhirns unter die Lupe nehmen wollen.

Makroskopischer Aufbau

Das Kleinhirn wird beinahe vollständig von den Großhirnhemisphären
überlagert und bedeckt selbst die Medulla oblongata und einen Teil des
Pons. Es befindet sich infratentoriell in der hinteren Schädelgrube. Infratentoriell bedeutet „unterhalb des Tentorium cerebelli", einer Duplikatur der Dura mater, die als horizontal aufgespanntes Duraseptum die
mittlere von der hinteren Schädelgrube trennt. Der Aufbau des Kleinhirns ist recht komplex und lässt sich am besten am Präparat bzw. am
Gehirnmodell genau studieren.

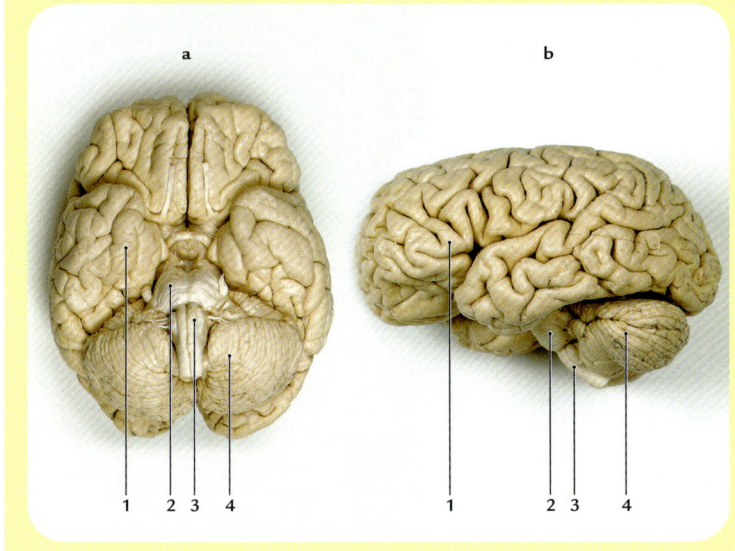

Abb. 8.1

a) Gehirn von basal
b) Gehirn von lateral

1 Telencephalon
2 Pons
3 Medulla oblongata
4 Cerebellum

Bei der Betrachtung des Kleinhirns fallen zuerst die beiden halbkuge-
ligen Seitenteile, die Kleinhirnhemisphären auf, die durch ein Mittel-
stück, den Wurm (**Vermis cerebelli**) miteinander verbunden sind. Den
Anteil der Hemisphären, der direkt an den Wurm grenzt, nennt man
Pars intermedia bzw. paravermale Zone.

Der Vermis zieht in der Sagittalebene fast einmal rund um das Kleinhirn.
In der medio-sagittalen Ansicht bekommt man einen recht guten Überblick über seine einzelnen Anteile (siehe nächste Seite). Von oben-vorne
(Velum medullare superius) nach unten-vorne (Velum medullare inferius) besteht der Wurm aus Lingula (Kleinhirnzunge), Lobulus centralis
(Zentralläppchen), Culmen (Gipfel), Declive (Abhang), Folium (Blatt),
Tuber (Höcker), Pyramis (Pyramide) und Uvula (Zäpfchen). Das Folium
ist hierbei etwas in die Tiefe abgesunken. Der Vermis liegt also wie ein
echter Wurm eingerollt zwischen den beiden Kleinhirnhemisphären.

Abb. 8.2 a)

Vermis cerebelli

Bei einem medio-sagittalen Schnitt durch das Kleinhirn wird der zwischen den beiden Hemisphären gelegene Vermis genau mittig durchtrennt. Dieses Schema zeigt eine Aufsicht von links.

Die Vorwölbungen des Kleinhirnwurms tragen Eigennamen: Lingula, Lobulus centralis, Culmen, Declive, Folium (meist etwas eingesunken und daher von außen nicht erkennbar), Tuber, Pyramis und Uvula. Der Nodulus, der am kaudalen Ende des Kleinhirns zu sehen ist, gehört nicht zum Kleinhirnwurm.

Die prominentesten Furchen sind die Fissura prima, der Sulcus praepyramidalis und die Fissura posterolateralis.

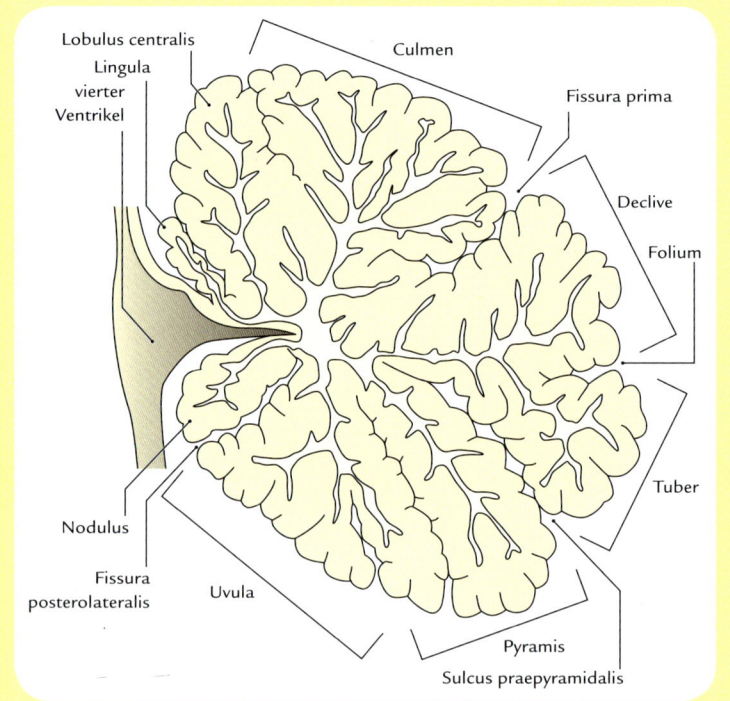

Abb. 8.2 b)

Vermis cerebelli

Dieses Schema zeigt den Kleinhirnwurm, wie er „auseinandergerollt" aussehen würde. So wird deutlich, dass die einzelnen Abschnitte fließend ineinander übergehen.

Zudem ist erkennbar, wo Fissura prima, Sulcus praepyramidalis und Fissura posterolateralis Grenzstrukturen ausbilden.

Der Nodulus ist eigentlich kein Teil des Vermis, ist hier aber zur Orientierung mit abgebildet.

Vergleichen Sie diese beiden Abbildungen auch mit Abb. 8.6.

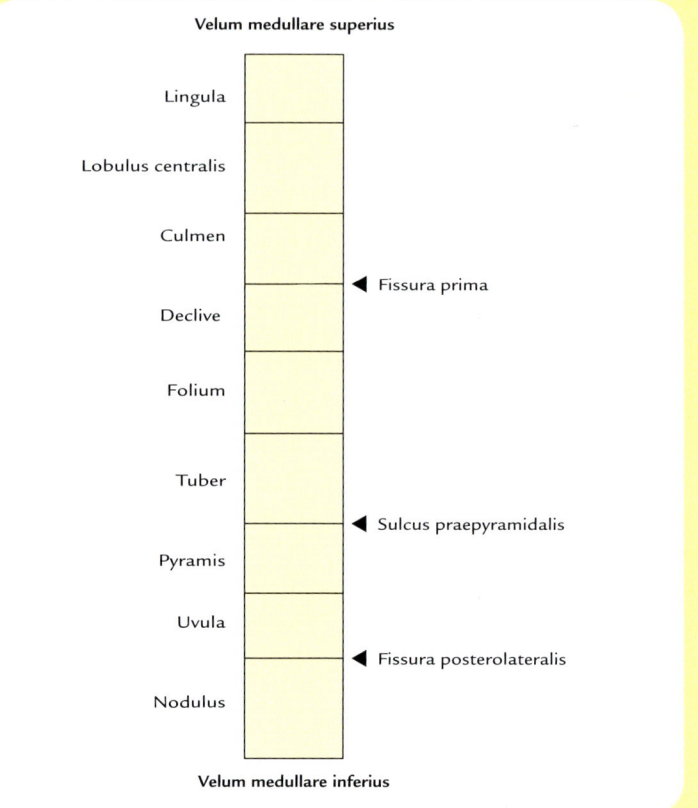

Wenn man den Wurm „entrollt" und ihn gerade zieht, liegen die einzelnen Abschnitte des Kleinhirnwurms aufgereiht hintereinander (siehe Abb. 8.2 b). Der Nodulus (Knötchen) schließt sich der Uvula an, stellt jedoch einen eigenständigen Teil des Kleinhirns dar und wird somit nicht dem Vermis zugerechnet. Die einzelnen Abschnitte des Vermis werden durch Fissuren voneinander getrennt, die wichtigsten sollte man kennen. Die **Fissura prima** liegt hierbei zwischen Culmen und Declive, der **Sulcus praepyramidalis** markiert den Übergang vom Tuber vermis zur Pyramis vermis. Ferner markiert die **Fissura posterolateralis** den Übergang von der Uvula zum Nodulus. In der medio-sagittalen Ansicht wird außerdem deutlich, dass die nach oben gerichtete Fläche des Kleinhirns schwach, die untere wesentlich stärker gewölbt ist.

Betrachten wir in einem nächsten Schritt das Kleinhirn von unten (Abb. 8.3), hinten (Abb. 8.4) und von vorn (Abb. 8.5). Die schmalen Windungen des Kleinhirns, die **Folia cerebelli** (Kleinhirnblätter) werden durch **Fissurae cerebelli** (Kleinhirnfurchen) voneinander getrennt. Sie entsprechen den Gyri und Sulci der beiden Großhirnhemisphären. Nicht alle sind benannt, denn sie spielen für den klinischen Alltag keine wesentliche Rolle. Nur auf die wichtigsten Strukturen wollen wir hier eingehen. Der obere-vordere Teil der Kleinhirnhemisphären bildet den Lobus anterior. Dieser wird vom darunterliegenden, größeren Lobus posterior durch die seichte Fissura prima getrennt. Sie ist am Medianschnitt am deutlichsten zu erkennen und trennt hier Culmen und Declive des Wurms voneinander (Abb. 8.6).

8

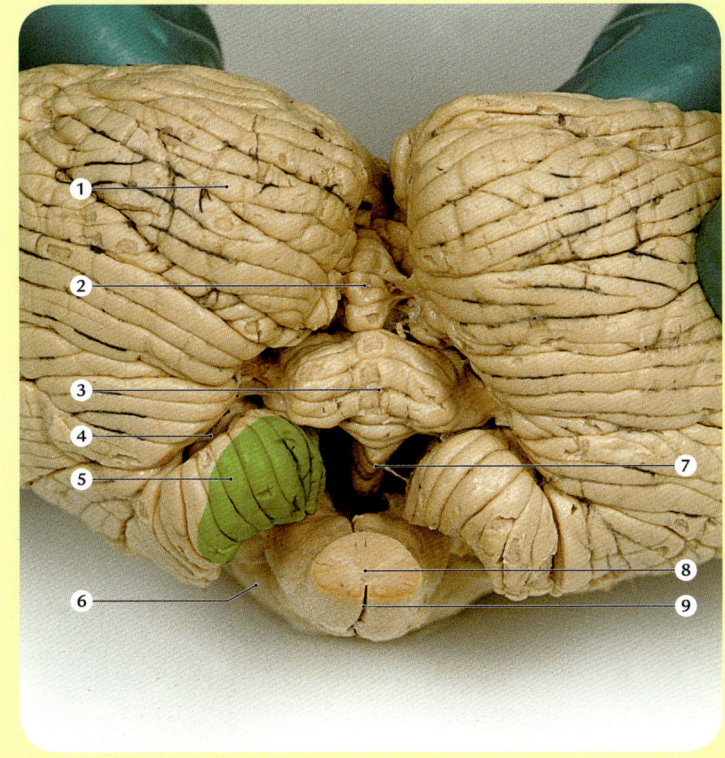

Abb. 8.3

Cerebellum mit Pons und Myelencephalon

Alle Hirnhäute und Nerven entfernt; Hemisphären des Cerebellum etwas auseinander gedrückt; von unten.

Ein direkter Vergleich mit Abb. 8.2 b) verdeutlicht die Lage von Tuber, Pyramis und Uvula als Anteile des Vermis zueinander.

1 Cerebellum, Lobus posterior
2 Cerebellum, Lobus posterior, Tuber vermis
3 Cerebellum, Lobus posterior, Pyramis vermis
4 Cerebellum, Fissura secunda
5 Cerebellum, Lobus posterior, Tonsilla (grün eingefärbt)
6 Pons
7 Cerebellum, Lobus posterior, Uvula vermis
8 Medulla spinalis
9 Medulla spinalis, Fissura mediana anterior

Abb. 8.4

Cerebellum von hinten

1 Tectum mesencephali, Colliculus
   inferior
2 Cerebellum, Lobus anterior,
   Culmen
3 Cerebellum, Lobus posterior,
   Vermis, Declive
4 Cerebellum, Lobus posterior,
   Lobulus semilunaris superior
5 Cerebellum, Fissura horizontalis
6 Cerebellum, Lobus posterior,
   Lobulus semilunaris inferior
7 Cerebellum, Lobus anterior,
   Lobulus quadrangularis anterior
8 Cerebellum,
   Lage der Fissura prima
9 Cerebellum, Lobus posterior,
   Lobulus simplex

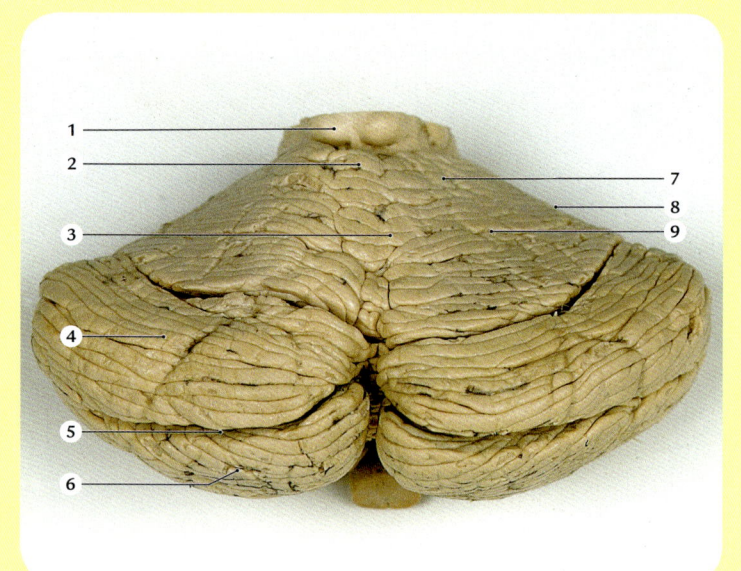

Abb. 8.5

Cerebellum mit Pons und Myelencephalon, von vorn.

Der Nodulus ist vom Hirnstamm
verdeckt.

1 Pons
2 Pedunculus cerebellaris medius
3 Cerebellum, Lobus flocculonodularis, Flocculus
4 Pedunculus cerebellaris inferius
5 Cerebellum, Lobus posterior,
   Tonsilla cerebelli (grün eingefärbt)
6 Pyramis
7 Oliva
8 Fissura mediana anterior
9 Decussatio pyramidum
10 Fissura horizontalis

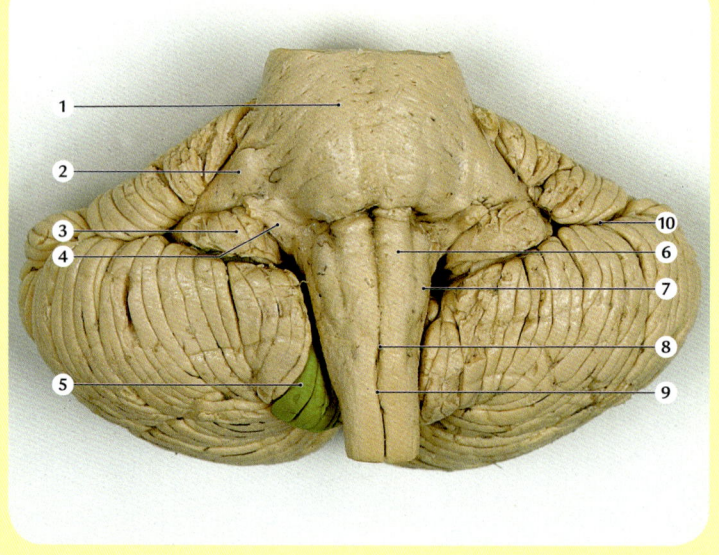

Der mächtige Lobus posterior wird durch die Fissura horizontalis, die
für gewöhnlich tiefste aller Kleinhirnfissuren, noch einmal in einen oberen und einen unteren Anteil unterteilt. Bewegt man sich entlang der
Fissura horizontalis nach ventral in Richtung des Hirnstamms, trifft
man auf den Flocculus und weiter medial auf den Nodulus. Dieser wichtige topographische Bezug wird vor allem dann deutlich, wenn man sich
das Kleinhirn von vorne (Abb. 8.5) anschaut. Der Flocculus liegt in direkter Nachbarschaft zum Pedunculus cerebellaris medius, dem mittleren Kleinhirnschenkel. Bewegt man sich vom diesem Teil des Kleinhirns
auf die Vorderfläche des Hirnstamms trifft man zuerst auf die Oliven,
weiter ventral auf die Pyramiden. Flocculus (Flöckchen) und Nodulus

werden auch als Lobus flocculonodularis zusammengefasst. Die Achse des Lobus flocculonodularis und des Vermis liegen beinahe rechtwinklig zueinander und bilden ein Kreuz.

Eine weitere wichtige Struktur sind die **Kleinhirntonsillen**, die kaudale Anteile des Kleinhirnwurms teilweise überdecken (grün hervorgehoben in Abb. 8.3 und 8.5; siehe auch Abb. 8.6). Sie befinden sich direkt über dem Hinterhauptloch (Foramen magnum), und können bei raumfordernden Prozessen innerhalb des Schädels (beispielsweise Tumore oder Blutungen) in das Loch hinein verlagert werden. Dabei wird der Hirnstamm im Bereich der Medulla oblongata gequetscht und lebenswichtigen Zentren der Formatio reticularis beinträchtigt (man spricht von einer unteren Einklemmung, siehe vorheriges Kapitel).

8

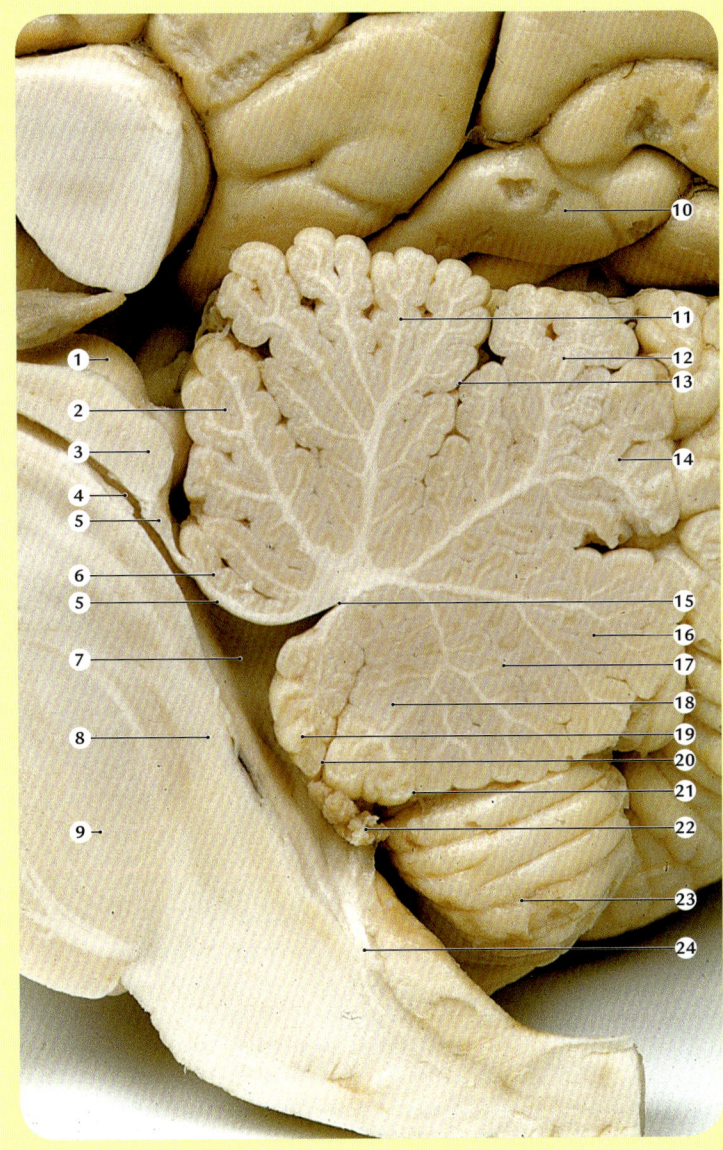

Abb. 8.6

Cerebellum mit Hirnstamm, median halbiert

1 Tectum mesencephali, Colliculus superior
2 Cerebellum, Lobus anterior, Lobulus centralis
3 Tectum mesencephali, Colliculus inferior
4 Aquaeductus mesencephali
5 Velum medullare superius
6 Cerebellum, Lobus anterior, Lingula
7 Ventriculus quartus
8 Pons, Formatio reticularis
9 Pons
10 Telencephalon, Lobus occipitalis
11 Cerebellum, Lobus anterior, Culmen
12 Cerebellum, Lobus posterior, Declive
13 Cerebellum, Fissura prima
14 Cerebellum, Lobus posterior, Folium vermis
15 Fastigium
16 Cerebellum, Lobus posterior, Tuber vermis
17 Cerebellum, Lobus posterior, Pyramis vermis
18 Cerebellum, Lobus posterior, Uvula vermis
19 Cerebellum, Lobus posterior, Nodulus
20 Cerebellum, Fissura posterolateralis
21 Cerebellum, Fissura secunda
22 Plexus choroideus des vierten Ventrikels
23 Cerebellum, Tonsilla cerebelli
24 Fossa rhomboidea, Obex

Schneidet man das Kleinhirn durch (siehe Abb. 8.6; hier wurde das Kleinhirn medio-sagittal halbiert), sieht man schon makroskopisch, dass es vergleichbar mit dem Großhirn aus grauer und weißer Substanz aufgebaut ist. Die Substantia grisea bedeckt als ein ca. 1 mm dicker Streifen die gesamte Oberfläche des Kleinhirns und wird als Kleinhirnrinde (Cortex cerebelli) bezeichnet. Die Rinde umhüllt ähnlich wie im Großhirn die weiße Substanz, die wiederum ebenfalls Mark bzw. Marklager bezeichnet wird. Sie ist im Bereich der oberflächlichen Kleinhirnanteile eher dünn, breitet sich baum- bzw. farnartig im Kleinhirn aus und wird deshalb auch Arbor vitae (Lebensbaum) genannt. Im Inneren bildet die weiße Substanz eine zusammenhängende Masse. In sie sind die Kleinhirnkerne eingelagert (Abb. 8.7). Bei den Kleinhirnkernen handelt es sich wie beim Kortex des Kleinhirns um Anteile grauer Substanz, also Ansammlungen von Nervenzellkörpern.

Somit ist das allgemeine Bauprinzip mit außen gelegener grauer Substanz, darunter weißer Substanz und ganz innen wieder (subkortikaler) grauer Substanz quasi analog, wie wir es bereits vom Großhirn kennen.

Das Mark setzt sich in Form der jeweils **drei Kleinhirnstiele** (Pedunculi cerebellares) in benachbarte Hirnteile fort. Der obere Kleinhirnstiel (Pedunculus cerebellaris superior) stellt eine Verbindung zum Mittelhirn, der mittlere Kleinhirnstiel (Pedunculus cerebellaris medius) stellt eine Verbindung zur Brücke und der untere Kleinhirnstiel (Pedunculus cerebellaris inferior) stellt eine Verbindung zum verlängerten Mark her. Hierbei liegt der Pedunculus cerebellaris medius von allen drei Kleinhirnstielen am weitesten lateral und erscheint in der Basalansicht von unten als eine direkte Fortsetzung des Pons in das Kleinhirn hinein. Zwei weitere Verbindungen des Kleinhirns zum Hirnstamm ziehen nach oben und unten, man nennt diese Verbindungen **Marksegel** (Velum medullare). Das Velum medullare superius bildet hierbei zusammen mit dem unteren Marksegel (Velum medullare inferius) das zeltartige Dach des vierten Ventrikels. Am Velum medullare inferius ist der Plexus choroideus des vierten Ventrikels angeheftet (siehe Abb. 8.6). In makroskopischen Präparaten sind die beiden Marksegel im medio-sagittalen Schnitt mitunter schwer darstellbar, da hierfür das Kleinhirn exakt mittig geteilt werden muss.

Kleinhirnkerne

Kommen wir noch einmal auf die Kleinhirnkerne zurück. Als Kleinhirnkerne bezeichnet man vier Kerngebiete des Kleinhirns in den Tiefen des Marks (Abb. 8.7). Sie sind jeweils paarig angelegt. Von medial nach lateral heißen sie:
• Nucleus fastigii (giebelförmig)
• Nuclei globosi (kugelförmig, häufig zweigeteilt)
• Nucleus emboliformis (pfropfenförmig)
• Nucleus dentatus (zahnförmig)

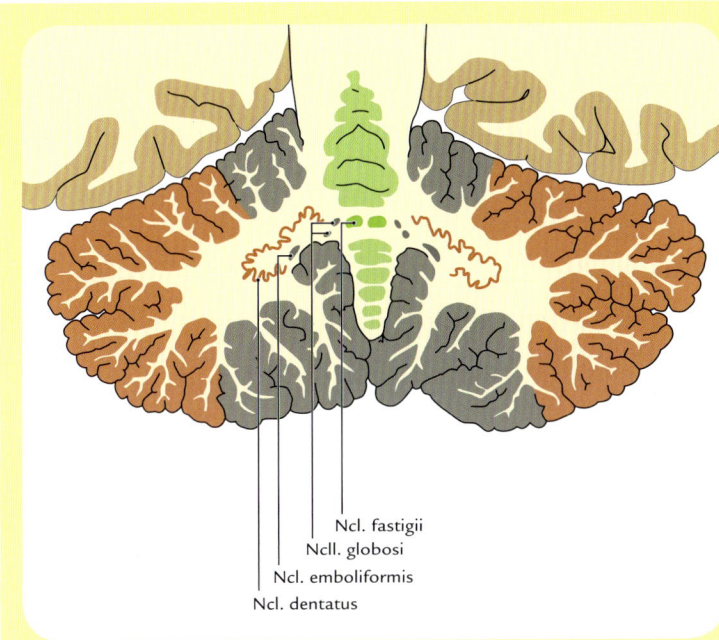

Abb. 8.7

Kleinhirnkerne

In der Tiefe des Marks liegen vier Kleinhirnkerne. Kollateralen der zerebellären Afferenzen erregen diese. Gleichzeitig werden sie aber von den Purkinjezellen des Kleinhirns teilweise gehemmt. Auf diese Weise können die Kleinhirnkerne modulierend auf Bewegungsmuster eingreifen.

- Ncl. fastigii
- Ncll. globosi
- Ncl. emboliformis
- Ncl. dentatus

grün: Vermis
blau: paravermale Zone
        (Pars intermedia)
rot: Kleinhirnhemisphären

Ncl. fastigii
Ncll. globosi
Ncl. emboliformis
Ncl. dentatus

Der **Nucleus fastigii** liegt am weitesten medial, namensgebend ist seine topographische Nähe zum Giebel (Fastigium) des vierten Ventrikels (siehe Abb. 8.6). Der **Nucleus globosus** und der **Nucleus emboliformis** werden zusammen auch als Nucleus interpositus bezeichnet, da sie zwischen den beiden anderen Kleinhirnkernen, also dem Nucleus fastigii und dem Nucleus dentatus liegen. Der **Nucleus dentatus** ist der mit Abstand größte Kleinhirnkern. Er umschließt einen nach hinten offenen Teil des Kleinhirnmarks. Die Hauptaufgabe des Nucleus dentatus besteht in der Modulation und Regulation von zielmotorischen Bewegungen. Dafür interagiert er vor allem mit dem Pontocerebellum.

Aus den Kleinhirnkernen entspringt ein Großteil der Fasern, die das Kleinhirn über die Kleinhirnstiele verlassen. Wie wir später noch sehen werden, wird die Aktivität der Kleinhirnkerne im Wesentlichen von den Purkinjezellen reguliert. Purkinjezellen inhibieren via GABA die Aktivität der Kleinhirnkerne.

Funktionelle Kleinhirnanteile und makroskopische Zuordnung

Funktionell kann das Kleinhirn in drei Anteile untergliedert werden, nämlich in das Pontocerebellum, das Vestibulocerebellum und das Spinocerebellum.

Das **Pontocerebellum** besteht aus den beiden Hemisphären und hat über den Pons engen Kontakt zum Großhirn. Es empfängt Signale aus vielen Bereichen, vor allem den prämotorischen Zentren im Frontallappen (prämotorischer Kortex und supplementärmotorischer Kortex). Dort entstehen Bewegungsentwürfe, sozusagen die Planung einer Bewegung. Diese eher groben Entwürfe werden zu den lateralen Kleinhirnhemisphären gesendet, wo sie weiterentwickelt, fein abgestimmt, moduliert, korrigiert und mit aus Vorerfahrungen gewonnenen internen Modellen abgeglichen werden. Die Ergebnisse dieser komplizierten Berechnungen werden zum motorischen Anteil des Thalamus geschickt, wo sie mit den Ergebnissen des anderen großen subkortikalen motorischen Zentrums, der Basalganglien, integriert und zum motorischen Kortex weitergeleitet werden. Über die Pyramidenbahn gelangt dieser abgeglichene und optimierte Bewegungsimpuls dann zur Ausführung.

Das **Vestibulocerebellum** besteht aus den makroskopischen Gebieten des Nodulus und Flocculus (Lobus flocculonodularis). Dieser Kleinhirnteil erhält aus dem Gleichgewichtsorgan Information über die Lage des Kopfes und über die Körperbewegung (Beschleunigung). Diese nutzt das Vestibulocerebellum zum einen zur Steuerung der Halte- und Stützmotorik. Zum anderen ist es verantwortlich für die Feinabstimmung von Augenbewegungen, die von den verschiedenen okulomotorischen Zentren im Hirnstamm generiert werden.

Das **Spinocerebellum** setzt sich aus Vermis und direkt angrenzenden Hemisphärenanteilen (paravermaler Zone bzw. Pars intermedia) zusammen. Es empfängt seine Afferenzen vor allem aus dem Rückenmark, die Informationen über die Stellung von Gelenken und Muskeln geben. Außerdem erhält es kontinuierliche Rückmeldung über die zum Rückenmark und damit in die Peripherie gesendeten Bewegungssignale. Das Spinocerebellum gliedert sich nach seinen Efferenzen in zwei funktionell unterschiedliche Zonen. Der Vermis selbst ist vor allem für die Regulation der Stand-, Gang und Stützmotorik verantwortlich. Die angrenzenden Hemisphärenanteile (paravermale Zone) sind entscheidend beteiligt an der Regulation der Zielmotorik. Diese Anteile sorgen dafür, dass eine Bewegung wie geplant abläuft und ihr Ziel exakt trifft. Dieser Anteil des Spinocerebellums reguliert außerdem den Abgleich von Efferenzen und Afferenzen, sorgt also dafür, dass die gesendeten Kommandos der tatsächlichen augenblicklichen Lage der Extremitäten entsprechen und ständig fein an die neue Lage angepasst werden können. Hierunter fällt auch die für das Sprechen notwendige außerordentlich feine Abstimmung der beteiligten mimischen und Kehlkopfmuskulatur.

Die besten Untersuchungen, die jemals über Kleinhirnläsionen beim Menschen durchgeführt worden sind, wurden in den frühen zwanziger Jahren von G. Holmes an Patienten mit Verletzungen aus dem Ersten Weltkrieg vorgenommen. Das Kleinhirn dieser Patienten war durch Schussverletzungen auf einer Seite zerstört worden, während die andere Seite unbeschädigt blieb. In einem relativ einfachen Versuchsaufbau untersuchte er, inwiefern seine Patienten mit dem Finger einem Objekt folgen können. Während auf der gesunden Seite solche Folgebewegungen flüssig und exakt von den Patienten ausgeführt wurden, zeigten sich auf der geschädigten Seite überschießende und ungenaue Bewegungen. So ist jede Seite des Kleinhirns ganz offensichtlich für die flüssige und zuverlässige Bewegungskontrolle des Armes dieser Seite verantwortlich. Ein weiteres Unvermögen seiner Kleinhirn-Patienten bestand darin, dass sie keine Bewegung mehr flüssig ausführen konnten, die mehrere Gelenke des Armes beanspruchte. Sie mussten solche Bewegungen quasi „Gelenk für Gelenk" bewerkstelligen. Einer der Patienten beschrieb dies sehr zutreffend, indem er sagte: „Die Bewegungen meiner linken Hand erfolgen unbewusst, aber über jede einzelne Bewegung meines rechten Armes muss ich nachdenken. Ich komme beim Drehen zu einem plötzlichen Stopp muss überlegen, bevor es weitergeht."

Diese Beschreibung zeigt schön, in welchem Ausmaß uns diese geistige Konzentration auf die Durchführung einer Bewegung dank des Kleinhirns und seiner Mitspieler erspart bleibt. Bei gewöhnlichen Bewegungen gibt man nicht mehr als einen allgemeinen Befehl, etwa „Lege den Finger auf die Nase!" oder „Schreibe deinen Namen!" und der gesamte motorische Ablauf geht automatisch vonstatten. Zum Beispiel malt man seinen Namen beim Schreiben der Unterschrift nicht Buchstabe für Buchstabe einzelnen, man gibt nur den generellen Befehl vom Großhirn und überlässt es dem Kreislauf über Großhirn und Kleinhirn, für die feinen charakteristischen Details zu sorgen.[1]

Klinik

Die herausragende Bedeutung des Kleinhirns für Bewegung wird spätestens dann deutlich, wenn man klinische Symptome betrachtet, die im Rahmen einer Kleinhirnerkrankung auftreten können. Die wichtigsten sind hier aufgeführt:

Stand- und Sitz-Ataxie: Die Unfähigkeit, aufrecht zu stehen oder zu sitzen, verbunden mit Fallneigung, außerdem schwankender torkelnder Gang, breitbeinige Schrittführung.

Intentionstremor: Eine Zunahme von Zittern und ausfahrenden Bewegungen in Zielnähe. Kann auch als Extremitätenataxie bezeichnet werden.

Pathologischer Nystagmus: Augenzittern; unwillkürliche, rhythmische, okuläre Oszillationen (Hin- und Herbewegungen des Augapfels).

Gestörter Finger-Nase-Versuch: Test zur Prüfung der Koordination. Der Patient muss erst mit offenen, dann mit geschlossenen Augen nach einer weiten Ausholbewegung zügig den Zeigefinger an die Nasenspitze führen. Pathologisch ist der Test, wenn der Finger zum Beispiel zickzack-förmig herangeführt wird und regelmäßig sein Ziel verfehlt.

Adiadochokinese: Dieses Krankheitsbild äußert sich darin, dass sich schnell wiederholende Bewegungen, z. B. der schnelle Wechsel von Pro- und Supination des Unterarms, nicht mehr ausgeführt werden können. Beispiel wäre das Eindrehen einer Glühbirne.

Skandierende Sprache: Die Sprache ist in diesem Fall nicht flüssig, sondern langsam, mühsam, silbenbetonend und abgehackt. Hier muss man sich bewusst machen, dass das Sprechen eine gut abgestimmte Feinmotorik voraussetzt.

Hypermetrie: Das ist eine über das Ziel hinausschießende Bewegung. Beim Greifen eines Glases wird dieses beispielsweise unabsichtlich umgestoßen.

Da verschiedene Areale des Kleinhirns unterschiedliche Funktionen im Rahmen der Bewegungskoordination übernehmen, sind die oben aufgeführten Symptome mehr oder weniger typisch für die Schädigung des Ponto-, Vestibulo- oder Spinocerebellums.

Die Läsion des **Pontocerebellums** betrifft die Bewegungsplanung. Es kann klinisch eine Asynergie beobachtet werden, bei der der Einsatz der einzelnen Muskeln nicht aufeinander abgestimmt und somit nicht synergistisch ist (siehe auch Beispiel von G. Holmes weiter oben).

Bei **Läsionen des Vestibulocerebellums** sind klinisch eine Störung der Koordination der Augenbewegung (Nystagmus) sowie durch mangelnde Stützmotorik eine Rumpfataxie (eine Unfähigkeit, die für das Stehen und Sitzen nötigen unbewussten Korrekturbewegungen der Rumpfmuskulatur ausreichend durchzuführen) zu beobachten.

Bei pathologischen Prozessen des mittleren Anteils des **Spinocerebellums** (vermale Zone) findet man klinisch eine Stand- und Gangataxie (unsicherer, wankender Stand und Gang wie beim Betrunkenen). Bei Läsion der intermediären oder paravermalen Zone des Spinocerebellums steht die mangelnde Kontrolle und Koordination der Bewegungsdurchführung im Vordergrund. Klinisch äußert sich dies durch einen gestörten Finger-Nase-Versuch und über das Ziel hinaus schießende Bewegungen (Hypermetrie). Eng damit verbunden ist das Auftreten eines Intentionstremors. Weiterhin typisch sind Adiadochokinese bzw. Dysdiadochokinese sowie Dysarthrie (undeutliche, verwaschene, manchmal unverständliche Sprache).

Funktionelle Verbindungen des Kleinhirns

Im Folgenden soll auf die wichtigsten afferenten und efferenten Verbindungen des Kleinhirns eingegangen werden. Wichtig ist, dass sich all diese Verbindungen, sowohl in ihrem anatomischen Verlauf, als auch in ihrer Namensgebung erschließen, wenn man sich vor Augen hält, welche Funktionen das Kleinhirn im Rahmen der Motorik erfüllen muss und dass Fasertrakte möglichst direkt von ihrem Ursprungs- zu ihrem Zielgebiet ziehen (**Prinzip der kürzesten Wegstrecke**). Durch die enge Kopplung des Kleinhirns an das Rückenmark ist es ratsam, sich noch einmal mit den Bahnsystemen des Rückenmarks zu beschäftigen.

Für ein besseres Verständnis der funktionellen Verbindungen des Kleinhirns wollen wir hier schon ein wenig auf seinen histologischen Aufbau eingehen (ausführlich wird die Histologe weiter hinten in diesem Kapitel besprochen). Afferenzen des Kleinhirns enden in aller Regel als sogenannte **Moosfasern** an den Körnerzellen des Stratum granulosum (siehe Abb. 8.12 und 8.13 am Ende dieses Kapitels). Ein zweiter wichtiger Fasertyp, der dem Kleinhirn Informationen von außen zuleitet, sind die **Kletterfasern**. Diese enden nicht an den Körnerzellen, sondern klettern am Dendritenbaum der Purkinjezellen empor, um dort synaptische Kontakte auszubilden. Die Kletterfasern haben ihren Ursprung aus dem unteren Anteil der Olive. Die eingehenden Signale werden im Kleinhirn verarbeitet und verlassen es über die Kleinhirnkerne.

Um Bewegungen koordiniert und zielgerichtet ausführen zu können, brauchen wir das Kleinhirn. Es moduliert Bewegungsentwürfe und schafft geeignete Rahmenbedingungen wie etwa eine stabile Körperhaltung. Damit das Kleinhirn diese wichtigen Aufgaben erfüllen kann, ist es auf sensible und sensorische Informationen aus der Peripherie angewiesen. Je nachdem wo diese afferenten Signale herkommen, können ein Pontocerebellum, ein Vestibulocerebellum oder ein Spinocerebellum unterschieden werden.

Pontocerebellum

Wie wir im Kapitel „Motorik" noch genauer erfahren, werden motorische Impulse, bevor sie über die Pyramidenbahn zur Ausführung gebracht werden, via zwei parallel verlaufenden Schleifen modifiziert bzw. den äußeren Umständen angepasst. Die eine Schleife läuft über die Basalganglien, die andere über das Pontocerebellum.

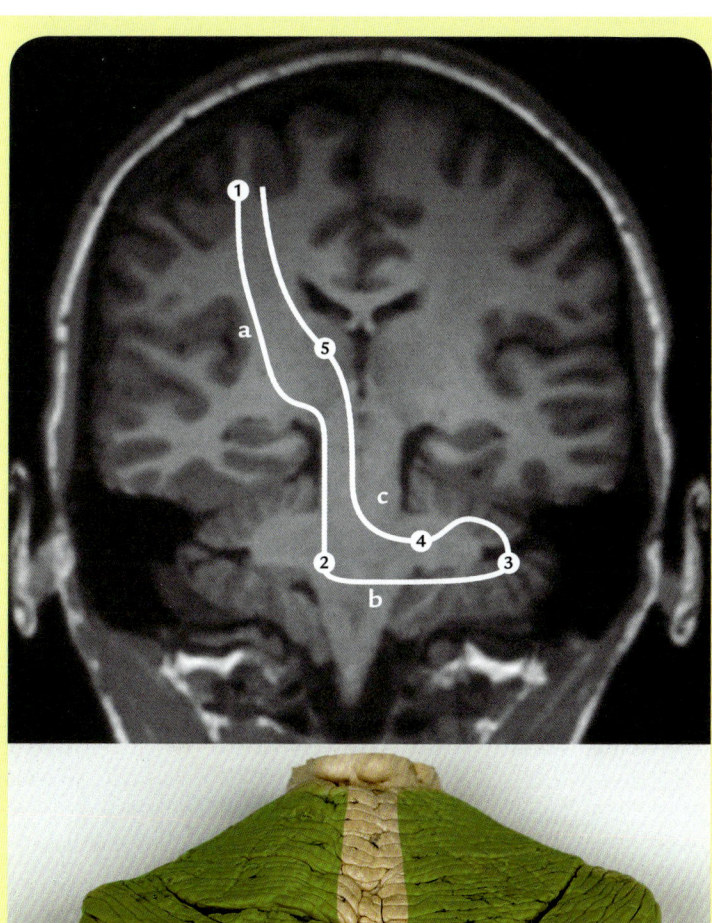

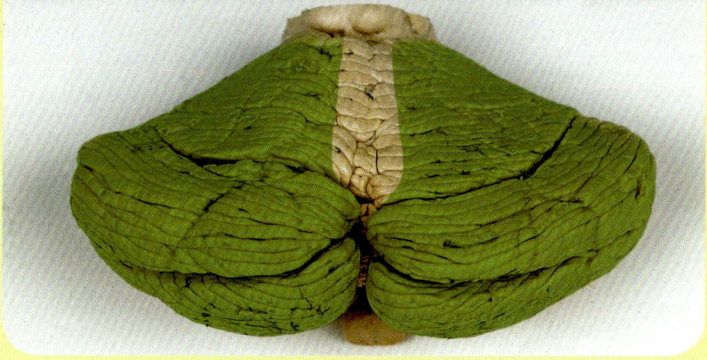

Abb. 8.8

Pontocerebellum

Dargestellt ist das Pontocerebellum mit seinen wichtigsten Afferenzen und Efferenzen.
Das Pontocerebellum moduliert kortikale Bewegungsmuster.

1 motorische Kortexareale
2 pontine Kerne
3 Kortex des Pontocerebellum
4 Kleinhirnkerne
5 motorischer Thalamus

a) Tractus corticopontinus
b) Tractus pontocerebellaris
c) Tractus cerebellothalamicus

Das Pontocerebellum repräsentiert den größten Teil des Kleinhirns und entspricht anatomisch den beiden Kleinhirnhemisphären. Ihm ist vor allem der Nucleus dentatus zugeordnet. Das Pontocerebellum steht funktionell in enger Beziehung zur Großhirnrinde und koordiniert so die Feinabstimmung der willkürlich generierten Zielmotorik.

Bewegungsentwürfe der Großhirnrinde, genauer der prämotorischen Zentren, werden dem Kleinhirn zur Modulation jedoch nicht direkt, sondern unter Zwischenschaltung von Kernen, die im Pons gelegen sind, weitergeleitet (das sind die pontinen Kerne, die schon im Hirnstammkapitel angesprochen wurden). Der von der Großhirnrinde kommende Tractus corticopontinus (a in Abb. 8.8) wird folglich in den Nuclei pontis auf den Tractus pontocerebellaris (b in Abb. 8.8) verschaltet. Beide Tractus bilden zusammen die Großhirn-Brücken-Kleinhirn-Bahn (**Tractus corticopontinocerebellaris**). Im Bereich der Mittellinie der Brücke kreuzt der Tractus pontocerebellaris zur gegenüberliegenden Seite und gelangt durch den **Pedunculus cerebellaris medius** in das Pontocerebellum. Dort enden die Axone als sogenannte Moosfasern. Der Tractus pontocerebellaris ist derart mächtig, dass keine weitere Kleinhirnbahn, weder afferenter noch efferenter Natur, durch den Pedunculus cerebellaris medius ziehen kann.

Anatomisch macht der Verlauf des Tractus pontocerebellaris durch den Pedunculus cerebellaris medius durchaus Sinn, wenn man zu Grunde legt, dass die kürzeste Wegstrecke zurückgelegt werden soll. Der Pedunculus cerebellaris medius befindet sich auf gleicher Höhe wie der Pons und entspricht so einer gedachten Achse zwischen Mitte-Pons und Fastigium, der höchsten Stelle des Daches des vierten Ventrikels (siehe Abb. 8.11, gestrichelte Linie). Der direkte Weg in das Kleinhirn für den Tractus pontocerebellaris führt also durch den Pedunculus cerebellaris medius.

Da der Tractus pontocerebellaris den Pedunculus cerebellaris medius zur Gänze ausfüllt, ergibt sich, dass alle weiteren zerebellären Afferenzen bzw. Efferenzen entweder durch den Pedunculus cerebellaris inferior oder aber Pedunculus cerebellaris superior ziehen müssen. Hierbei folgen sie mit nur einer Ausnahme (Tractus spinocerebellaris anterior, siehe weiter unten) dem Prinzip der kürzesten Wegstrecke.

Informationen des Tractus pontocerebellaris werden im Kleinhirn verschaltet und verlassen es über den Pedunculus cerebellaris superior als **Tractus cerebellothalamicus** (c in Abb. 8.8). Diese Fasern erreichen die ventrolateralen Thalamusabschnitte (entspricht dem motorischen Thalamus) und projizieren von dort überwiegend auf den Motokortex.

Auf diese Weise schließt sich der Regelkreis zur Modulation von Bewegungsentwürfen, diese können nun in ihrer angepassten Form über die Pyramidenbahn zur Ausführung gebracht werden. Da der Thalamus deutlich oberhalb des Pons liegt, muss der Tractus cerebellothalamicus das Kleinhirn über den oberen Kleinhirnstiel verlassen.

Merke

Der Tractus corticopontinus endet in den ipsilateralen Brückenkernen, der Tractus pontocerebellaris kreuzt jedoch nach kontralateral. Der Tractus cerebellothalamicus kreuzt wieder zurück, so dass die linke Kleinhirnhemisphäre für den rechten motorischen Kortex zuständig ist. Da die Pyramidenbahn dann jedoch ihrerseits wieder kreuzt, ist bei einem pathologischen Prozess des Pontocerebellums die ipsilaterale Motorik beeinträchtigt.

Vestibulocerebellum

Das Vestibulocerebellum koordiniert Bewegungen und stimmt diese mit der Lage des Körpers (vor allem des Kopfes) im Raum ab. Darüber hinaus spielt es eine wichtige Rolle bei der Koordination der Augenbewegungen. Die entsprechende Information erhält dieser Teil des Kleinhirns vor allem vom **Vestibularorgan** (Gleichgewichtsorgan), welches im Felsenbein (Pars petrosa des Os temporale) beheimatet ist. Das Vestibularorgan besteht beidseits aus drei Bogengängen und zwei Makulaorganen (Sakkulus und Utrikulus), die von Endolymphe ausgefüllt sind. Auslösende Wahrnehmungsreize für die Makulaorgane sind eine Translationsbeschleunigung bzw. Linearbeschleunigung und die Gravitation. Die auslösenden Reize für die Bogengangsorgane sind Drehbeschleunigungen. Beispiele für eine Linearbeschleunigung sind das Beschleunigen in einem Auto (horizontale Linearbeschleunigung) oder aber die Fahrt mit einem Aufzug (vertikale Linearbeschleunigung). Ein Beispiel für eine Drehbeschleunigung ist das Fahren in einem Karussell.

Die Informationen aus dem Vestibularorgan werden dem Kleinhirn über den **Tractus vestibulocerebellaris** (a in Abb. 8.9) zugeleitet. Er leitet Afferenzen von den Nuclei vestibulares zum Lobus flocculonodularis (entspricht dem Vestibulocerebellum) des Kleinhirns. Im Tractus vestibulocerebellaris verlaufen jedoch auch direkte Fasern aus dem Vestibularorgan (gestrichelte Linie).

Die Verbindung zwischen Kleinhirn und den Vestibulariskernen sind direkt reziprok – das heißt, Axone des Vestibulocerebellums ziehen als **Tractus cerebellovestibularis** (b in Abb. 8.9) zu den Vestibulariskernen zurück. Der Tractus cerebellovestibularis nimmt seinen Ursprung entweder von der Purkinje-Zellschicht oder von Kleinhirnkernen. Purkinjezellen des Vestibulocerebellums projizieren demnach teilweise direkt, unter Umgehung der Kleinhirnkerne, nach peripher. Kein anderer Kleinhirnanteil tut dies!

Die Fasern des Tractus cerebellovestibularis verlassen das Kleinhirn im unteren Kleinhirnstiel. Sie werden zum Teil in den Vestibulariskernen umgeschaltet und ziehen mit dem **Tractus vestibulospinalis** (c in Abb. 8.9) ins Rückenmark. Über diese Bahn werden vor allem die Extensoren der Extremitäten beeinflusst (das ist wichtig falls man stürzt!). Vestibulariskerne können auch indirekt auf die Stützmotorik einwirken und zwar über eine Modulation der Aktivität des motorischen Anteils der Formatio reticularis.

Darüber hinaus kommunizieren Axone aus allen vier Vestibulariskernen über den **Fasciculus longitudinalis medialis** (d in Abb. 8.9) mit

Abb. 8.9

Vestibulocerebellum

Dargestellt ist das Vestibulocerebellum mit seinen wichtigsten Afferenzen und Efferenzen.
Das Vestibulocerebellum interagiert mit dem Vestibularapparat.

1 Vestibularorgan
2 Ncll. vestibulares
3 Kortex der Vestibulocerebellum
4 Kleinhirnkerne
5 Augenmuskelkerne

a) Tractus vestibulocerebellaris
b) Tractus cerebellovestibularis
c) Tractus vestibulospinalis
d) Fasciculus longitudinalis medialis

8

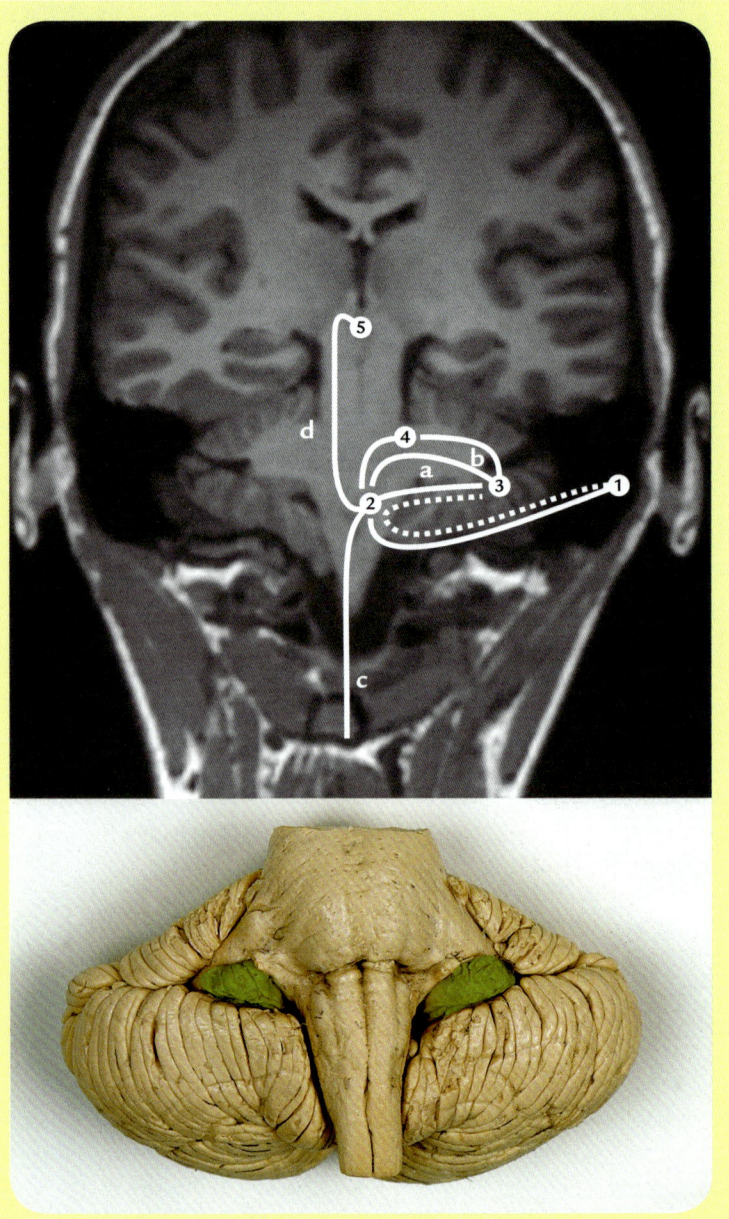

den Augenmuskelkernen und greifen dadurch in die Blickkoordination ein.

Zu guter Letzt existieren Verbindungen zum Hypothalamus, der vegetative Reaktionen steuert. Diese spielen eine Rolle bei der Seekrankheit oder dem Erbrechen bei Trunkenheit.

 Merke

Einige Purkinjezellen des Vestibulocerebellums projizieren direkt auf die Nuclei vestibulares; einige Fasern des Nervus vestibularis projizieren direkt in das Kleinhirn.

Die Projektion des Kleinhirns zu den vestibulären Kernen hat auch Bedeutung für die Unterdrückung des **vestibulookulären Reflexes**. Dieser Reflex ermöglicht als Hirnstammreflex eine stabile visuelle Wahrnehmung auch bei plötzlicher Kopfbewegung. Bei Kopfdrehungen werden die Augen mit gleicher Geschwindigkeit in die entgegengesetzte Richtung bewegt, so dass ein Objekt weiterhin fixiert werden kann. Dies wird durch eine Verschaltung der Bogengänge des Gleichgewichtsorgans mit den Augenmuskelkernen erreicht. Eine Unterdrückung dieses vestibulookulären Reflexes ist zum Beispiel wichtig, wenn man bewegte Objekte verfolgen möchte. Stellen Sie sich vor, man steht an einer Straße und möchte ein vorbeifahrendes Auto mit dem Blick verfolgen. Normalerweise würde der vestibulookuläre Reflex bewirken, dass bei einer Kopfdrehung nach links die Augen nach rechts drehen. Erst eine Unterdrückung des Reflexes ermöglicht die visuelle Fixation des Autos, wenn es an einem vorbeifährt (weitere Ausführungen dazu in Kapitel 13).

Der Tractus cerebellovestibularis zieht vom Kleinhirn durch den unteren Kleinhirnschenkel zu den Vestibulariskernen. Die Vestibulariskerne bilden einen Kernkomplex aus jeweils vier Hauptkerngebieten und einigen kleineren zusätzlichen Kerngruppen im kaudalen Anteil des Rautenhirns. Da der Tractus vestibulocerebellaris teilweise von den Nuclei vestibulares seinen Ursprung nimmt und der Tractus cerebellovestibularis zu großen Teilen dorthin zieht, ist es verständlich, dass beide Fasertrakte im unteren Kleinhirnstiel verlaufen müssen.

Spinocerebellum

Das Spinocerebellum setzt sich anatomisch aus dem Kleinhirnwurm (**Vermis cerebelli**) und der **paravermalen Zone** zusammen. Im Spinocerebellum wird genau geprüft, ob motorische Befehle, die zur Ausführung gebracht werden sollen, auch zu der tatsächlichen Lage und Stellung der Extremitäten passen. Hierunter fällt auch die für das Sprechen notwendige feine Abstimmung der beteiligten mimischen und Larynx-Muskulatur. Um diese Aufgabe erfüllen zu können, benötigt das Spinocerebellum Informationen über die Spannung der Muskulatur sowie die Lage und Stellung der Gelenke. Solche sensiblen Informationen nennt man Propriozeption.

Information über Propriozeption wird in den Muskelspindeln und Golgi-Sehnenorganen gemessen, dem Rückenmark über sensible Nervenbahnen zugeleitet und zieht von dort über den Tractus spinocerebellaris anterior und posterior in das Spinocerebellum hinein. Der **Tractus spinocerebellaris posterior** (Synonym: Flechsig'sches Bündel) nimmt seinen Ursprung vom Nucleus dorsalis des Cornu posterius des Rückenmarks. Dieses Kerngebiet bezeichnet man auch als Nucleus thoracicus posterior oder Stilling-Clarke-Säule. Die dicken, schnell leitenden Axone ihrer Nervenzellen verlaufen ungekreuzt im **Funiculus lateralis** des Rückenmarks nach oben und gelangen schließlich über den **Pedunculus cerebellaris inferior** zum spinozerebellären Zentrum des Kleinhirns.

Abb. 8.10

Vestibulocerebellum

Dargestellt ist das Spinocerebellum mit seinen wichtigsten Afferenzen und Efferenzen.
Das Spinocerebellum empfängt Informationen aus den Muskeln als auch Gelenken und moduliert so Bewegungsabläufe.

1 Ncl. thoracicus posterior/
  Ncl. dorsalis als Ursprungsort des Tractus spinocerebellaris posterior
2 Hinterhorn als Ursprungsort des Tractus spinocerebellaris anterior
3 Kortex des Spinocerebellum
4 Kleinhirnkerne
5 Ncl. ruber

a) Tractus spinocerebellaris posterior (Flechsig'sches Bündel)
b) Tractus spinocerebellaris anterior (Gowers'sches Bündel)
c) Tractus cerebellorubralis
d) Tractus rubrospinalis

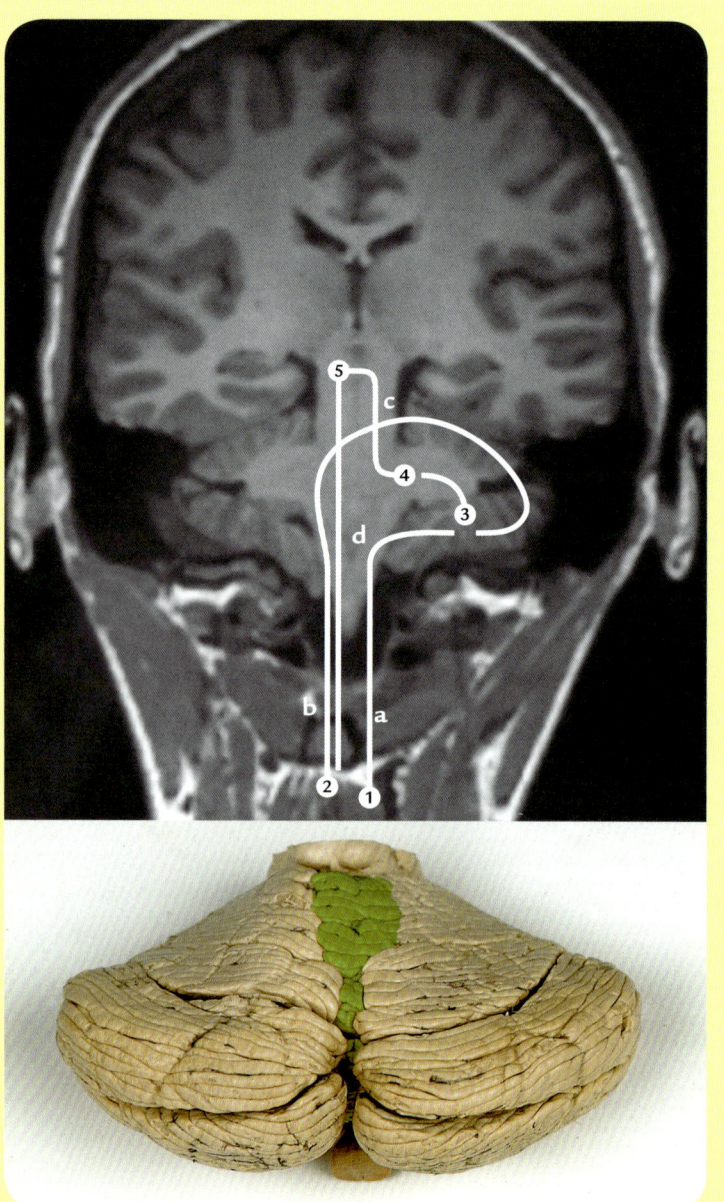

Demnach verlaufen im Tractus spinocerebellaris posterior (a in Abb. 8.10) unbewusste Informationen aus den Muskelspindeln und den Gol-gi-Sehnenorganen der ipsilateralen Körperhälfte zum Kleinhirn. Der **Tractus spinocerebellaris anterior** (Synonym: Gowers'sches Bündel, b in Abb. 8.10) ergänzt als vordere Kleinhirnseitenstrangbahn den Tractus spinocerebellaris posterior. Er führt sowohl gekreuzte als auch ungekreuzte Fasern. Die gekreuzten Fasern kreuzen nach Eintritt in das Spinocerebellum wieder auf die Gegenseite zurück. Somit erhält das Spinocerebellum ausschließlich Informationen des Rückenmarks der ipsilateralen Seite. Die Efferenzen des Spinocerebellums gelangen nach Verschaltung in den Kleinhirnkernen über den **Pedunculus ce-**

rebellaris superior zum Nucleus ruber (**Tractus cerebellorubralis**; c in Abb. 8.10). Dieser Tractus cerebellorubralis kreuzt noch vor Eintritt in das Mesencephalon zur Gegenseite, endet also im kontralateralen Nucleus ruber. Von dort steigt unter anderem der **Tractus rubrospinalis** (d in Abb. 8.10) ins Rückenmark ab und beeinflusst die extrapyramidale Motorik.

Zusammenfassend lässt sich demnach sagen, dass propriozeptive Information dem Kleinhirn über spinozerebelläre Bahnen zugeleitet wird und dass aufgrund dieser Information die Stützmotorik über eine Modulation des mesencephalen Nucleus ruber an die jeweiligen Anforderungen angepasst wird. Darüber hinaus regulieren diese Verbindungen auch das reibungslose Zusammenspiel von Agonisten und Antagonisten. Informationen von den Muskelspindeln und Sehnenspindeln sind hierfür unentbehrlich.

Die im Rückenmark weiter dorsal gelegene spinozerebelläre Bahn, der Tractus spinocerebellaris posterior, nimmt den zu erwartenden Verlauf. Er tritt in das Kleinhirn über den unteren Kleinhirnschenkel ein. Anders verhält es sich mit der zweiten spinozerebelläre Bahn, dem Tractus spinocerebellaris anterior, der weiter ventral im Rückenmark nach oben steigt. Da er den Tractus spinocerebellaris posterior nicht durchbrechen kann (er liegt ja weiter vorne als der Tractus spinocerebellaris posterior), steigt er am unteren Kleinhirnstiel vorbei weiter nach oben, um über den Pedunculus cerebellaris superior in das Spinocerebellum einzuziehen (Abb. 8.11). Die efferente Bahn dieses Systems, der Tractus cerebellorubralis, nimmt ebenfalls einen zu erwartenden Verlauf: Da der mesenzephale Nucleus ruber oberhalb des Pons liegt, verläuft der Tractus cerebellorubralis durch den Pedunculus cerebellaris superior.

8

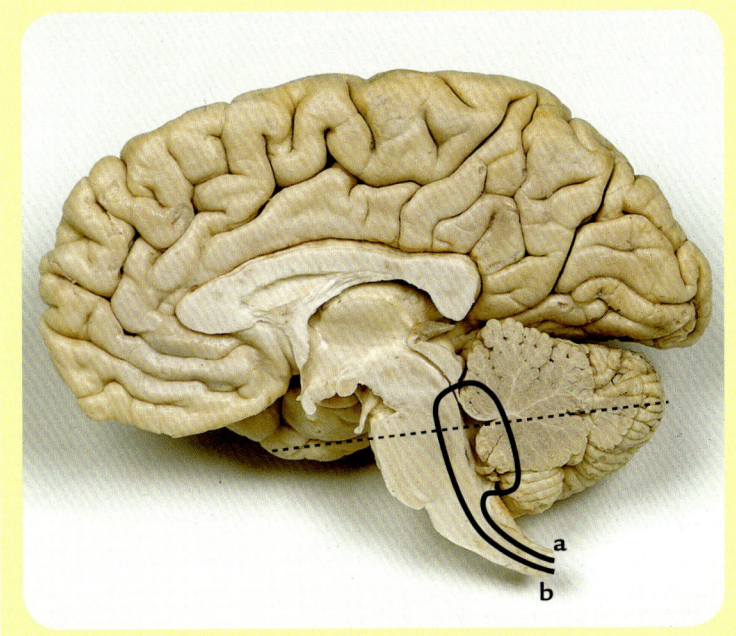

Abb. 8.11

Tractus spinocerebellares

Diese Abbildung verdeutlicht den Verlauf der beiden spinozerebellären Bahnen.

Der Tractus spinocerebellaris posterior (a) zieht durch den unteren Kleinhirnschenkel, der Tractus spinocerebellaris anterior (b) durch den oberen.

a) Tractus spinocerebellaris posterior (Flechsig'sches Bündel)
b) Tractus spinocerebellaris anterior (Gowers'sches Bündel)

Klinik

Eine agonistische-antagonistische **Diadochokinese** bezeichnet die Fähigkeit, sich abwechselnde Bewegungen schnell hintereinander ausführen zu können. Der schnelle Wechsel von Pro- und Supination beim Eindrehen einer Glühbirne ist dafür ein gutes Beispiel. Ist die Bewegung bloß verlangsamt, nennt man dies eine Bradydiadochokinese, ist die Ausführung der Bewegung noch darüber hinaus gestört, eine Dysdiadochokinese. Wenn die Fähigkeit ganz erloschen ist, spricht man von einer Adiadochokinese,

Störungen der Diadochokinese werden zu den **Ataxien** gezählt. Unter diesem Begriff werden jegliche Störungen der Bewegungskoordination zusammengefasst. Oft treten sie im Rahmen von feinmotorischen Erkrankungen auf (beispielsweise als Folge eines Schlaganfalls oder im Sinne eines Parkinson-Syndroms) oder eben im Zuge einer Funktionsstörung des Kleinhirns, insbesondere des Spinocerebellums (paravermale Zone).

Auch der **Intentionstremor** ist ein charakteristisches Symptom bei einer Störung des Spinocerebellums. Probieren sie einmal mit geschlossenen Augen, nach einer weiten Ausholbewegung den Zeigefinger zügig an die Nasenspitze zu führen. Hier sind sie komplett auf ihre Propriozeption angewiesen. Da das Spinocerebellum genau diese Informationen verarbeitet, ist klar, warum es bei seinem Ausfall zum Intentionstremor kommen kann.

Zusammenspiel von Olive und Kleinhirn

An dieser Stelle soll noch erwähnt werden, dass es sich bei der Olive (zur Lage siehe Abb. 8.1) um ein funktionell heterogenes Kerngebiet handelt: Man unterscheidet die obere und die untere Olive (**Nucleus olivaris superior und inferior**). Der Nucleus olivaris superior ist streng genommen kein isolierter Kern, sondern ein Kernkomplex, der aus mehreren verschiedenen Unterkernen besteht, auf die hier aber nicht weiter eingegangen werden soll. Die obere Olive ist Teil der Hörbahn. Ihre Neurone sind an der Lokalisation von Schallquellen beteiligt, indem sie Laufzeit- und Pegelunterschiede zwischen beiden Ohren auswerten. Ihre Axone projizieren über den Lemniscus lateralis beidseitig in die Colliculi inferiores, einer wichtigen akustischen Schaltstation im Tectum des Mittelhirns.

Die Neurone der unteren Olive (Nucleus olivaris inferior) projizieren mit ihren Axonen als Tractus olivocerebellaris über den unteren Kleinhirnstiel in die gegenseitige Hemisphäre des Kleinhirns und enden schließlich als „Kletterfasern" an den Purkinjezellen des Kleinhirns. Wesentliche Afferenzen bekommt der Kern vom Nucleus ruber (über den genannten Regelkreis des Guillain-Mollaret-Dreiecks; siehe unten), aber auch direkt vom motorischen Kortex.

Weitere Kleinhirnbahnen

Über Kollateralen der Pyramidenbahn empfängt das Kleinhirn Informationen darüber, welche Bewegung momentan zur Ausführung gebracht wird. Auch diese Information ist wichtig für eine regelhafte Koordination, da sie es dem Kleinhirn ermöglicht, Bewegungsimpulse gezielt an die äußeren Bedingungen anzupassen. Außerdem kontrolliert das Kleinhirn noch einmal, welche Impulse es selber in die Peripherie entsendet. Dieser zweite wichtige Regelkreis schließt das sogenannte **Guillain-Mollaret-Dreieck** ein. Es verläuft über Nucleus ruber – zentrale Haubenbahn (Tractus tegmentalis centralis) – untere Olive – Kleinhirn – zurück zum Nucleus ruber. Die Fasern aus der Olive enden als sogenannte Kletterfasern am Dendritenbaum der Purkinjezellen.

Auch hier wollen wir uns kurz anschauen, wo diese Bahnsysteme verlaufen. Bereits erwähnt wurde, dass der **Tractus cerebellorubralis** durch den Pedunculus cerebellaris superior zieht. Die Verbindung von den Oliven zurück ins Kleinhirn verlaufen als Tractus olivocerebellaris entsprechend der Lage der Olivenkerne durch den unteren Kleinhirnstiel. Wenn in diesem Dreieck Schädigungen auftreten, so sind meist Ataxie und/oder ein Tremor die Folge.

8

Forschung

Neuere Studien lassen vermuten, dass das Kleinhirn nicht nur für Motorik zuständig ist. Die Neurologin Catherine Limperopoulos und ihre Kollegen von der McGill University in Montreal untersuchten Kinder, die mit Kleinhirnanomalien geboren wurden. Neben den zu erwartenden motorischen Problemen hatten die jungen Patienten auch Schwierigkeiten mit kognitiven Prozessen wie der Kommunikation, sozialem Verhalten und der visuellen Wahrnehmung.[2, 3] Zudem zeigen bildgebende Verfahren, dass bei einer Vielzahl von Tätigkeiten eine Aktivität im Kleinhirn aufleuchtet: Dies ist beispielsweise der Fall bei Kurzzeitgedächtnisaufgaben, der Kontrolle impulsiven Verhaltens, beim Hören und Riechen, bei Schmerzen, Hunger, Atemnot und vielem mehr. Noch wissen die Neurowissenschaftler nicht, welche Rolle genau das Kleinhirn bei diesen verschiedenen Aufgaben spielt.

Entwicklungsgeschichtliche Einordung des Kleinhirns

Phylogenetisch (Phylogenese = stammesgeschichtliche Entwicklung aller Lebewesen und ihrer Verwandtschaftsgruppen) ist das Pontocerebellum der jüngste Teil des Kleinhirns und wird deswegen auch **Neocerebellum** genannt. Dieser Teil des Kleinhirns hat sich parallel mit dem Neokortex des Großhirns entwickelt. Das Neocerebellum nimmt den größten Teil der Kleinhirnhemisphären ein und ist bei Menschen besonders stark ausgebildet. Es ist verantwortlich für das Erlernen und die Ausführung komplexer Bewegungsabfolgen.

Das **Archicerebellum** ist der phylogenetisch älteste Teil des Kleinhirns. Das Archicerebellum des Menschen besteht größtenteils aus dem Lobulus flocculonodularis, der wiederum aus dem mittelständigen Nodulus und den von diesem ausgehenden, paarig gebildeten Flocculi gebildet wird. Das Archicerebellum verarbeitet überwiegend Impulse der Vestibulariskerne (Gleichgewichtssinn) und wird deshalb auch mit dem Vestibulocerebellum gleichgesetzt.

Beim **Palaeocerebellum** handelt es sich ebenfalls um einen phylogenetisch alten Teil des Kleinhirns. Er ist weitestgehend mit dem Spinocerebellum identisch.

8

Tabelle 8.1

Beziehung funktioneller, phylogenetischer und anatomischer Kleinhirnanteile

Afferenzen	Phylogenese	Anatomie	Efferenzen
Vestibulocerebellum	Archicerebellum	Lobus flocculonodularis	Nucleus fastigii und direkt zu den Vestibulariskernen
Spinocerebellum	Paläocerebellum	Vermis	Nucleus fastigii
		mediale Hemisphären (Synonym: paravermale oder intermediäre Zone)	Nucleus globosus und Nucleus emboliformis
Pontocerebellum	Neocerebellum	laterale Hemisphären	Nucleus dentatus

Histologische Verschaltung des Kleinhirns

Das Kleinhirn ist der zentrale Integrationsort für die Regulation und Koordination der gesamten Körpermotorik. Es erhält seine Informationen nicht nur aus der Muskulatur, sondern auch aus dem Vestibularorgan und der Großhirnrinde. Die Integration dieser verschiedenartigen Afferenzen und die Bildung der daraus resultierenden efferenten Erregungen ist eine Funktion der **Purkinjezellen**, die zu den größten Nervenzellen des Zentralnervensystems zählen.

Abb. 8.12

Histologischer Aufbau des Kleinhirns

Die Kleinhirnrinde (Substantia grisea) besteht aus drei Schichten:

1 **Stratum moleculare:** enthält Dendritenbäume der Purkinjezellen, Stern- und Korbzellen
2 **Stratum purkinjense:** enthält die Nervenzellkörper der Purkinjezellen und eine Kleinhirn-spezifische Glia (Bergman-Glia)
3 **Stratum granulosum:** enthält Körner- und Golgi-Zellen Daran schließt sich nach innen das Kleinhirnmark an.

Färbung: Luxol-Fast-Blue/PAS

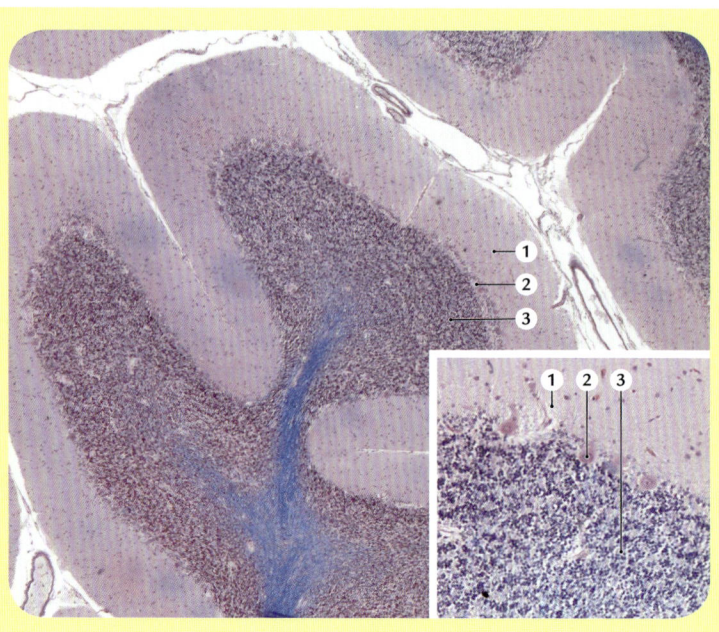

Betrachten wir zuerst einen histologischen Schnitt durch das Kleinhirn: Es kann eine außen liegende graue Substanz (Kortex) von der darunter liegenden weißen Substanz unterschieden werden. Der Kortex des Kleinhirns gliedert sich in drei Schichten. Von außen nach innen heißen diese **Stratum moleculare**, **Stratum purkinjense** und **Stratum granulosum**. An das Stratum granulosum schließt sich nach innen das Kleinhirnmark (weiße Substanz) an. Die Zellkörper der Purkinjezellen befinden sich im Stratum purkinjense, das auch Stratum ganglionare genannt wird. Obwohl es am schmächtigsten von allen drei Schichten ausgebildet ist, enthält es die größten Nervenzellen des Kleinhirns.

Die Dendriten der Purkinjezellen steigen im Stratum moleculare empor und bilden einen weit verzweigten Dendritenbaum aus, der spalierartig nahezu plan im Stratum moleculare ausgerichtet ist. Das singuläre Axon der Purkinjezellen zieht durch das Stratum granulosum hindurch und endet für gewöhnlich an den Kleinhirnkernen (eine Ausnahme bildet das Vestibulocerebellum, dort ziehen die Axone der Purkinjezellen auch direkt, unter Umgehung der Kleinhirnkerne, in die Peripherie). An den Kleinhirnkernen bilden die Axone der Purkinjezellen inhibitorische, GABAerge Synapsen aus.

8

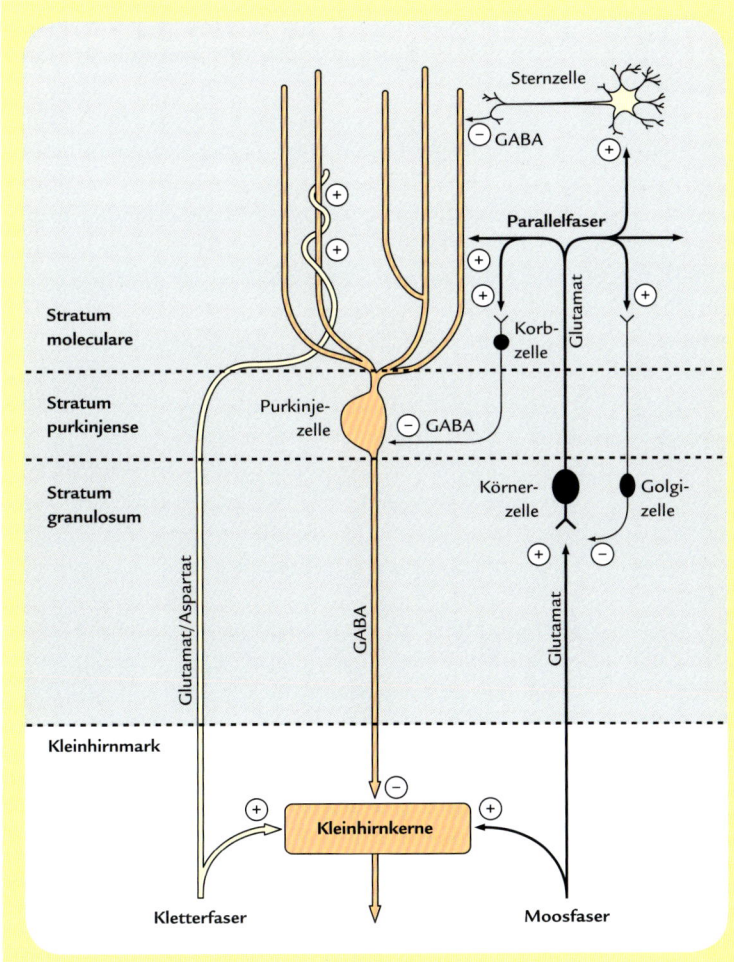

Abb. 8.13

Verschaltungsprinzip der Zellen des Kleinhirns

Zentrale Schaltstation sind die Purkinjezellen, die über GABA eine hemmende Funktion auf die Kleinhirnkerne ausüben. Das Ausmaß der direkt hemmenden Funktion der Purkinjezellen wird von folgenden Strukturen reguliert:
→ Moosfasern, Kletterfasern
→ Körnerzellen, Sternzellen, Korbzellen, Golgi-Zellen

Moosfasern erregen Körnerzellen. Körnerzellen bilden Axone aus, die Parallelfasern genannt werden. Diese gehen mit vier verschiedenen Zelltypen synaptische Kontakte ein:
→ direkt mit den Purkinjezellen
→ Sternzellen (inhibieren Purkinjezellen)
→ Korbzellen (inhibieren Purkinjezellen)
→ Golgi-Zellen (inhibieren Körnerzellen, regulierende Funktion)

Kletterfasern erregen Purkinjezellen direkt.

Wie in Abb. 8.13 dargestellt, werden dem Kleinhirn einerseits über Kletterfasern und andererseits über Moosfasern Impulse zugeleitet. Eine Kopie dieser Impulse empfangen jeweils die Kleinhirnkerne. Ohne die Purkinjezellen würden diese Afferenzen ungehindert über die Kleinhirnkerne das Kleinhirn wieder verlassen. Die Purkinjezellen sind jedoch über die Ausschüttung des inhibitorischen Neurotransmitters GABA (γ-Aminobuttersäure) dazu in der Lage, die dem Kleinhirn zugeführten Impulse mehr oder weniger zu unterdrücken. Hierfür existiert im Kortex des Kleinhirns ein komplizierter Regelkreis, auf den an dieser Stelle kurz eingegangen werden soll.

Moosfasern, die den größten Teil der ankommenden Impulse zum Kleinhirn ausmachen, erregen durch die Ausschüttung des exzitatorischen Neurotransmitters Glutamat die Körnerzellen. **Körnerzellen** sitzen mit ihrem Zellkörper dicht gepackt im Stratum granulosum. Die Axone der Körnerzellen steigen durch das Stratum purkinjense in das Stratum moleculare und spalten sich dort derart, dass sie annähernd parallel zur Oberfläche des Kleinhirns verlaufen (**Parallelfasern**). In ihrem Verlauf kreuzen die Parallelfasern die Dendritenbäume mehrerer verschiedener Purkinjezellen und gehen mit ihnen synaptische Kontakte ein. Auf diese Weise können sie ihre Information lokal verteilen. Parallelfasern wirken auf die Purkinjezellen über den Neurotransmitter Glutamat erregend.

Kollateralen der Parallelfasern gehen zusätzlich mit drei weiteren Kleinhirnzelltypen synaptische Kontakte ein. Dieses sind zum einen die **Sternzellen**, die mit ihrem Körper im Stratum moleculare liegen und ihrerseits inhibierend auf die Dendriten der Purkinjezellen projizieren. Eine zweite Kollaterale der Parallelfasern aktiviert **Korbzellen**. Diese liegen mit ihrem Zellkörper an der Grenze des Stratum moleculare zum Stratum purkinjense und inhibieren ebenfalls die Aktivität von Purkinjezellen. Im Gegensatz zu Sternzellen enden die Axone von Korbzellen jedoch nicht an den Dendriten der Purkinjezellen, sondern an deren Zellkörper. Wir sprechen von axosomatischen Synapsen. **Golgi-Zellen** werden ebenfalls von Parallelfasern aktiviert und inhibieren ihrerseits die Aktivität der Körnerzellen im Sinne eines negativen Feedback-Mechanismus. Dieser recht komplizierte Verschaltungsmechanismus dient im Prinzip lediglich dazu, das von den Moosfasern eingebrachte Signal mehr oder weniger stark durch die Purkinjezellen wieder zu unterdrücken.

Warum heißen die Moosfasern eigentlich so? Die Bereiche, in denen Golgi-Zellen mit den Körnerzellen inhibitorische Kontakte eingehen, nennt man **Glomeruli cerebellares**, bzw. Parenchyminseln. Dort enden auch die afferenten Moosfasern. Die Glomeruli cerebellares sind demnach Synapsengebiete zwischen den afferenten Moosfasern und den Fortsätzen der Körnerzellen und Golgi-Zellen. Da diese Glomeruli cerebellares unterm Mikroskop an Moos erinnern, werden die ankommenden Fasern Moosfasern bezeichnet.

Ein zweiter wichtiger afferenter Fasertrakt, welcher dem Kleinhirn Impulse zuleitet, sind die **Kletterfasern**. Als Kletterfasern bezeichnet man die Efferenzen des unteren Olivenkernkomplexes in der Medulla oblongata. Die Kletterfasern klettern am Dendritenbaum der Purkinje-zellen empor und gehen dort synaptische Kontakte ein (namensgebend).

Es sollte bei der Betrachtung des zerebellären Schaltkreises deutlich geworden sein, dass wesentliche Unterschiede zwischen den beiden Eingangsfasern, also den Moos- und den Kletterfasern, hinsichtlich ihrer Verschaltung bestehen.

Ein wichtiger Unterschied ist, dass Moosfasern die Purkinjezellen nur indirekt, unter Zwischenschaltung von Körnerzellen erregen. Kletterfasern hingegen erregen die Purkinjezellen direkt.

Ein weiterer wichtiger Unterschied ist, dass jede Purkinjezelle immer nur von einer Kletterfaser erregt wird. Jedoch handelt es sich hier um einen starken Kontakt: Eine einzelne Kletterfaser bildet etwa 200 erregende Synapsen pro Purkinjezelle. Der Kletterfaser-Input ist stark erregend und führt fast immer zu einem Aktionspotenzial in der Purkinjezelle. Im Gegensatz dazu können die Signale mehrerer verschiedener Moosfasern wie gesagt nur indirekt über die Parallelfasern auf eine Purkinjezelle einwirken. Da aber eine exzitatorische Parallelfaser jeweils nur eine einzige Synapse pro Purkinjezelle ausbildet, müssen schon mehrere Parallelfasern zusammenwirken, um ein Aktionspotenzial in der Purkinjezelle auslösen zu können. Es bedarf einer erheblichen räumlichen Summation der Signale.

Die beschriebene Verschaltung der Moos- und Kletterfasern bedeutet, dass Purkinjezellen zuerst kurz erregt und kurz danach durch die Korb- und Sternzellen gehemmt werden. Dieses Zeitmuster von Erregung und Hemmung wird durch die Purkinjezellen an die Kleinhirnkerne weitergegeben. Diese stehen durch die Kollateralen der Moos- und Kletterfasern unter einem Dauertonus, der sich bewegungsfördernd auswirken würde. Die Aufgabe der Purkinjezellen besteht also in einer **Hemmung überschwänglicher Motorik**. Funktioniert dieser komplizierte Regelkreis nicht mehr richtig, kann es beispielsweise zu einem Intentionstremor kommen.

Zusammenfassung

Das Kleinhirn ist der Medulla oblongata und dem Pons dorsal aufgelagert und besteht makroskopisch aus **zwei Kleinhirnhemisphären**, die über den **Vermis cerebelli** miteinander in Verbindung stehen. Die Regionen direkt beidseits des Vermis bezeichnet man als paravermale Zone bzw. Pars intermedia. Sie wird topographisch den Hemisphären zugerechnet.

Im sagittalen Schnitt ist erkennbar, dass das Kleinhirn wie das Großhirn aus einem Kortex aus grauer Substanz, einem weißen Mark und in dieses eingelagerten grauen Kleinhirnkernen aufgebaut ist. Über **drei Kleinhirnstiele** (Pedunculi cerebellares superior, medius und inferior) und **zwei Marksegel** (Vela medullaria) steht das Kleinhirn mit anderen Teilen des Gehirns in Verbindung.

Man unterscheidet vier jeweils paarig angelegte **Kleinhirnkerne**, die alle in die Feinabstimmung von Bewegungsabläufen eingeschaltet sind (Nucleus fastigii, Nucleus globosus, Nucleus emboliformis und Nucleus dentatus).

Je nach der Region, aus der das Kleinhirn Information über zu modulierende Bewegungsabläufe erhält, lassen sich verschiedene Funktionsbereiche abgrenzen:

Das **Pontocerebellum** verarbeitet kortikale Bewegungsmuster, die ihm über den Tractus corticopontinocerebellaris zugeleitet werden. Nach Verschaltung wird die Information durch den Tractus cerebellothalamicus dem Thalamus zugeleitet, von wo aus sie wieder den Motokortex erreicht. Nun ist der kortikale Bewegungsentwurf reif und kann über die Pyramidenbahn zur Ausführung gebracht werden.

Über das Vestibularorgan wird dem Kleinhirn die Lage des Körpers im Raum mitgeteilt. Dies geschieht über den Tractus vestibulocerebellaris, der im **Vestibulocerebellum** (Synonym: Lobus flocculonodularis) mündet. Diese Verbindung ist direkt reziprok – das bedeutet, dass die Information nach Verschaltung wieder zurück zu dem Vestibulariskernen geleitet wird und zwar im Tractus cerebellovestibularis. Es bestehen aus dem Vestibulocerebellum auch direkte Verbindungen zu den Kernen der Augenmuskulatur (Fasciculus longitudinalis medialis), ins Rückenmark (Tractus vestibulospinalis) und zu vegetativen Zentren des Hypothalamus.

Das **Spinocerebellum** besteht aus Vermis samt paravermaler Zone. Aus den Muskelspindeln und Golgi-Sehnenorganen werden ihm über den Tractus spinocerebellaris posterior und anterior Informationen über die Stellung der Gelenke (Propriozeption) mitgeteilt. Die Efferenzen verlassen das Spinocerebellum über den Tractus cerebellorubralis. Vom Nucleus ruber entspringt u. a. der Tractus rubrospinalis, der ins Rückenmark absteigt und die extrapyramidale Motorik beeinflusst.

Auch das **Guillain-Mollaret-Dreieck** ist ein wichtiger Regelkreis. Dieser verläuft über Nucleus ruber – zentrale Haubenbahn – untere Olive – Kleinhirn – und zurück zum Nucleus ruber. Über diese Schleife wird dem Kleinhirn einerseits mitgeteilt, welche Bewegungen gerade zur Ausführung gebracht werden. Zudem kann auf diese Weise kontrolliert werden, welche Impulse das Kleinhirn selbst entsendet hat.

Phylogenetisch lassen sich drei Entwicklungsstufen des Kleinhirns unterscheiden: Am ältesten sind das Spinocerebellum und das Vestibulocerebellum. Der entwicklungsgeschichtlich jüngste Teil des Kleinhirns ist das Pontocerebellum und wird mit dem **Neocerebellum** gleichgesetzt. Es ist beim Menschen besonders stark ausgebildet und ist verantwortlich für das Erlernen und Ausführen komplexer Bewegungsabläufe.

Zentrale Schaltstation des Kleinhirns sind die **Purkinjezellen**, die über GABA eine hemmende Funktion auf die Kleinhirnkerne ausüben. Das Ausmaß der hemmenden Funktion der Purkinjezellen wird von verschiedenen Strukturen reguliert: **Moosfasern** erregen Körnerzellen. Die **Körnerzellen** bilden Axone aus, welche **Parallelfasern** genannt werden. Diese gehen mit vier verschiedenen Zelltypen synaptische Kontakte ein:
→ direkt mit den Purkinjezellen
→ Sternzellen (inhibieren Purkinjezellen)
→ Korbzellen (inhibieren Purkinjezellen)
→ Golgi-Zellen (inhibieren Körnerzellen, regulierende Funktion)
Die zweite Art von Fasern, die **Kletterfasern**, erregen Purkinjezellen direkt und ohne Zwischenschaltung weiterer Zellen.

Was das IMPP wissen möchte

Im Frühjahr 1999 wurde gefragt, welcher Anteil des Kleinhirns mit dem Nucleus globosus und Nucleus emboliformis kommuniziert. Wie in Tabelle 8.1 gezeigt, können beide Kerne dem Spinocerebellum zugerechnet werden, sollten demnach mit dem Vermis und der paravermalen Zone in funktioneller Verbindung stehen. Die Antwort „Vermis" ließ das IMPP jedoch nicht gelten, sondern verlangte explizit das Kreuz beim „intermediären Teil der Hemisphären".

Im Herbst 2006 wurde eine Frage zum **Moosfasersystem** gestellt. Hier sollte man sich noch einmal vor Augen halten, dass nur die Fasern der unteren Olivenkerne, die in das Kleinhirn ziehen, am Dendritenbaum der Purkinjezellen emporklettern und somit als Kletterfasern enden. Alle anderen zerebellären Afferenzen enden als Moosfasern im Bereich der Körnerzellen im Stratum granulosum.

Auch nach der Anzahl der **Kletterfasern**, die an einer Purkinjezelle enden können, wurde schon einmal gefragt (Frühjahr 2015). Hierzu kann gesagt werden: Jede Purkinjezelle wird nur von einer Kletterfaser innerviert. Spitzfindig, aber gut, dass wir darüber gesprochen haben. Erregender Neurotransmitter der Kletterfasern ist im Übrigen die Asparaginsäure.

Leider wurden in den letzten Jahren auch die Detailfragen zur histologischen Verschaltung des Kleinhirns immer spitzfindiger. Im Herbst 2015 hatte es das IMPP auf die **Golgi-Zellen** abgesehen. Die Verschaltung sollte man sich also genau einprägen.

8

? MC-Fragen

1. Welche der folgenden Zellen des Kleinhirns ist erregend?
(A) Körnerzelle
(B) Golgi-Zelle
(C) Purkinjezelle
(D) Sternzelle
(E) Korbzelle

2. Der Kletterfasereingang in das Kleinhirn
(A) entstammt den pontinen Kernen.
(B) aktiviert die Parallelfasern der Kleinhirnrinde.
(C) hemmt die Kleinhirnkerne monosynaptisch.
(D) benutzt als Neurotransmitter Asparaginsäure.
(E) endet überwiegend im Stratum granulosum.

3. Die Purkinjezellen des Kleinhirns, die zum Nucleus dentatus projizieren,
(A) liegen vor allem im Vermis des Cerebellums.
(B) sind gleichmäßig im gesamten Kleinhirn angeordnet.
(C) benutzen Glutamat als Neurotransmitter.
(D) sind über die Schleife über Großhirn und Kleinhirn in die Programmierung der Willkürmotorik eingeschaltet.
(E) werden von Kletterfasern aus der unteren Olive monosynaptisch gehemmt.

4. Welche Aussage über die Purkinjezellen des Kleinhirns trifft nicht zu?
(A) Sie sind die größten Zellen der Kleinhirnrinde.
(B) Ihr Dendritenbaum steht quer zur Längsachse der Folia cerebelli.
(C) Sie senden glutamaterge Signale zu den Kleinhirnkernen.
(D) Ihre Zellkörper liegen zwischen Stratum moleculare und Stratum granulosum.
(E) Sie sind überwiegend efferente Zellen der Kleinhirnrinde.

5. Im Pendunculus cerebellaris medius verlaufen in erster Linie
(A) Afferenzen aus der Brücke ins Kleinhirn.
(B) Efferenzen aus dem Kleinhirn zum Mittelhirn.
(C) Afferenzen aus dem Rückenmark ins Kleinhirn.
(D) Efferenzen aus dem Kleinhirn zu Vestibulariskernen.
(E) Efferenzen aus dem Kleinhirn zum Rückenmark.

Index

Weiterführende Literatur

1.   **Eccles JC (2000)** Das Gehirn des Menschen. *Seehamer Verlag, München*

2   **Limperopoulos C, et al. (2009)** Cerebellar injury in term infants: clinical characteristics, magnetic resonance imaging findings, and outcome. *Pediatr Neurol 41(1): 1–8*

3   **Bolduc ME, et al. (2011)** Spectrum of neurodevelopmental disabilities in children with cerebellar malformations. *Dev Med Child Neurol 53(5): 409–16*

Kapitel 9

Telencephalon

Prinzipieller Aufbau des Telencephalons

Das Endhirn hat gleich mehrere Namen, welche synonym verwendet werden können. Diese sind Cerebrum, Großhirn, Telencephalon oder eben Endhirn. Das Wort Telencephalon kommt aus dem Altgriechischen und setzt sich zusammen aus τέλος – „Ende" und ἐγκέφαλος – „Gehirn", bedeutet demnach so viel wie Endhirn. Obwohl das lateinische Wort „Cerebrum" direkt übersetzt eigentlich „(Ge)Hirn" heißt, also das Gehirn in seiner Gesamtheit umfasst, steht „Cerebrum" in der Fachsprache für das Großhirn und wird somit seinem kleinen Bruder, dem Kleinhirn (Cerebellum), gegenübergestellt. Hier werden wir den Begriff Telencephalon benutzen und die anderen Begriffe so weit wie möglich vermeiden.

Das Telencephalon kann, ganz ähnlich wie die Nieren oder das Kleinhirn in Rinde (Kortex) und Mark untergliedert werden. Die Rinde (Cortex cerebri) liegt außen, nach innen folgt das Mark. Den Kortex haben wir bereits als Teil der Substantia grisea kennengelernt. In ihm liegen die neuronalen Zellkörper. Das Mark besteht zu großen Teilen aus Substantia alba, hier findet man die myelinisierten Axone. In den Tiefen des Marks stößt man auf einzelne, teilweise voneinander abgegrenzte Gebiete grauer Substanz, die sogenannte subkortikale graue Substanz.

Das Telencephalon macht den Hauptanteil des Gehirnvolumens aus. Seine äußere Form wird durch die beiden Hemisphären bestimmt. Die Fissura longitudinalis cerebri schneidet zwischen beiden Hemisphären bis hinab zum Balken ein. In diesem Interhemisphärenspalt ist ein Duraseptum aufgespannt, die Falx cerebri, welche dem Gehirn mechanischen Halt verleiht. Die der Medianebene zugewandte Fläche der Hemisphären wird Facies medialis genannt. Sie geht an der Mantelkante der Hemisphären scharf in die Facies lateralis über. Als Mantelkante bezeichnet man also den nahezu rechtwinkligen Übergang vom konvexen Teil der Telencephalon-Oberfläche in die sagittal-mediale Fläche der Hemisphären im Bereich der Fissura longitudinalis cerebri. Der Begriff Mantelkante leitet sich aus dem lateinischen Wort pallium = „Mantel" ab. Als Pallium bezeichnet man die obersten Schichten des Telencephalons, den Kortex mit direkt angrenzendem Mark.

Ansammlungen von Nervenzellkörpern unterhalb des Cortex cerebri werden subkortikale graue Substanz genannt. In Abb. 9.1 a) und b) ist ihre Lage veranschaulicht. Die subkortikale graue Substanz ist gleichzusetzen mit dem Begriff **„Endhirnkerne"**. Sie liegen im Wesentlichen in unmittelbarer Nachbarschaft der Seitenventrikel, was besonders in der frontalen Ansicht am präparierten Gehirn verdeutlicht werden kann.

Wir unterscheiden:

- Nucleus caudatus
- Putamen
- Claustrum
- Amygdala
- Septum verum
- Bulbus olfactorius
- Hippocampus

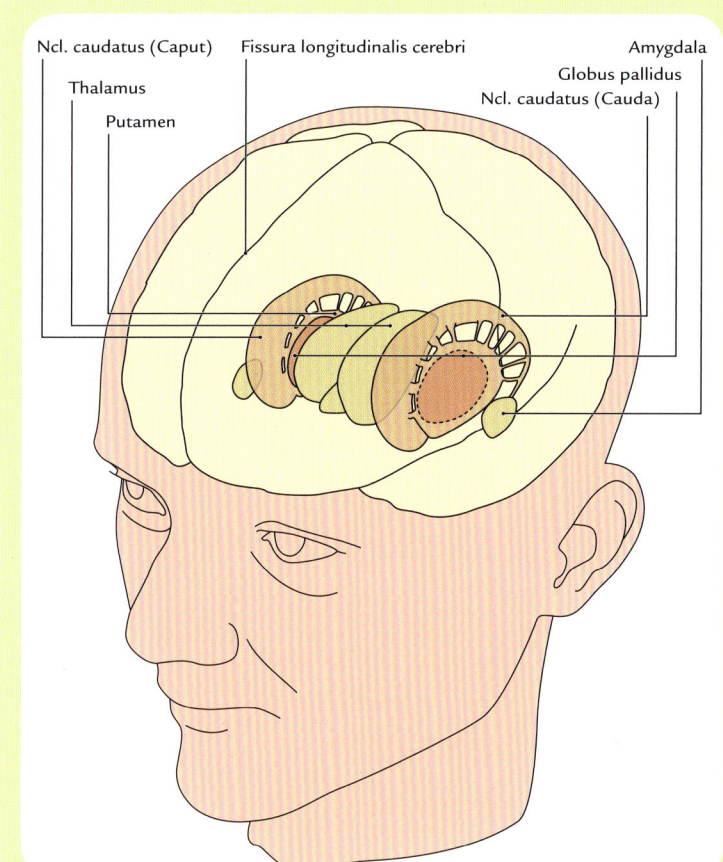

Ncl. caudatus (Caput) Fissura longitudinalis cerebri Amygdala
Thalamus Globus pallidus
Putamen Ncl. caudatus (Cauda)

Abb. 9.1 a)

Lage der Endhirnkerne

In die Substantia alba (weiße Substanz, Mark) sind Ansammlungen grauer Hirnsubstanz eingelagert. Diese fasst man unter dem Begriff subkortikale graue Substanz oder auch Endhirnkerne zusammen. Es handelt sich um Ansammlungen von Nervenzellkörpern. Viele dieser subkortikalen Kerngebiete spielen eine wichtige Rolle bei der Regulation von Motorik.

· Striatum
  (Ncl. caudatus + Putamen)
· Claustrum
· Amygdala
· Bulbus olfactorius
· Hippocampus
· Ncl. basalis Meynert

9

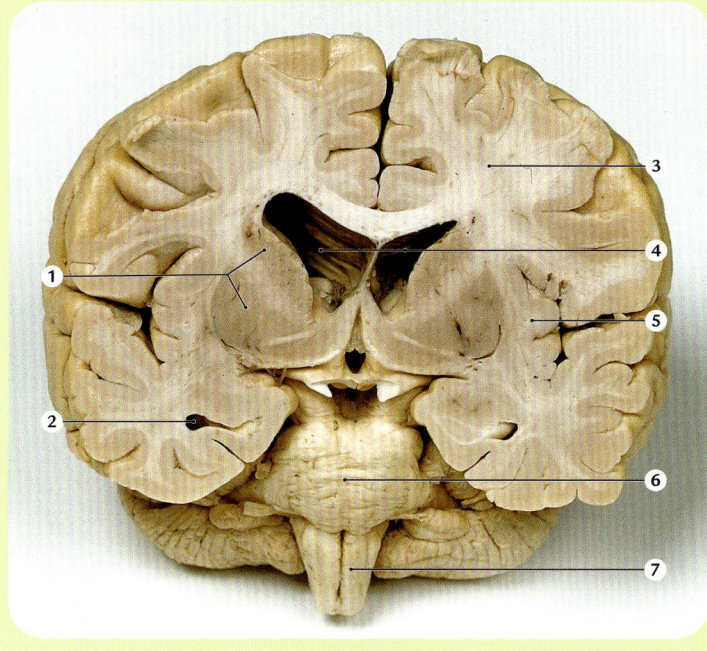

Abb. 9.1 b)

Lage der Endhirnkerne

Frontalschnitt im Bereich des mittleren Septum pellucidum und des Chiasma opticum. Schnitt durch den Lobus frontalis und den Lobus temporalis; Blickrichtung von vorne nach hinten.

1 Corpus striatum
  (Ncl. caudatus und Putamen)
2 Ventriculus lateralis,
  Cornu temporale
3 Lobus frontalis
4 Ventriculus lateralis,
  Cornu frontale
5 Insula
6 Pons, nicht angeschnitten
7 Medulla oblongata

Der **Nucleus caudatus** entwickelt sich in enger topographischer Beziehung zu den beiden Seitenventrikeln und nimmt während der Entwicklung des Endhirns an der Wand der Seitenventrikel eine wurmartige, schweifartige Form an. Sein Kopf (Caput nuclei caudati) liegt als mächtiger Wulst an der seitlichen Wand des Vorderhorns der Seitenventrikel. Er geht in okzipitaler Richtung in den Schwanz (Cauda nuclei caudati) über und biegt dann nach vorne um. Zwischen Caput und Cauda liegt der Corpus nuclei caudati. Der Nucleus caudatus und das Putamen entstehen beide aus einer gemeinsamen telenzephalen Anlage. Während der Entwicklung drängt sich jedoch die Capsula interna mit ihren auf- und absteigenden Fasern dazwischen und trennt beide Kerne, wenn auch unvollständig. Es verbleiben streifige Verbindungen grauer Substanz zwischen beiden Kerngebieten, die als Striatum zusammengefast werden.

Das **Putamen** hat die Form einer Schale (lat. putamen – „Schale") und wird medial von der Capsula interna, lateral von der Capsula externa flankiert. In die Konkavität des Putamens ist medial der Globus pallidus des Zwischenhirns eingebettet. Topographisch bilden Putamen und Globus pallidus den Nucleus lentiformis. Diese Bezeichnung ist jedoch entwicklungsgeschichtlich gesehen irreführend. Das Putamen entwickelt sich aus dem Telencephalon, der Globus pallidus (Synonym: Pallidum) aus dem Diencephalon.

Das **Claustrum** liegt als schmale Scheibe lateral vom Putamen und wird von Capsula externa und Capsula extrema eingescheidet. Bewegt man sich von der Capsula extrema weiter nach lateral, gelangt man schlussendlich zur Inselrinde, die in den Tiefen der Fossa lateralis (Synonym: Sylvische Grube) gelegen ist.

Das Corpus amygdaloideum (Synonym: **Amygdala**, Mandelkern) befindet sich medial an der Spitze des Unterhorns des Seitenventrikels und wird aufgrund seiner geringen Größe in frontalen Schnittserien nur selten angeschnitten. Funktionell kann der Mandelkern einerseits dem olfaktorischen System, andererseits dem limbischen System zugeordnet werden.

Das **Septum verum**, oft auch einfach Septum-Region genannt, ist ein Kerngebiet, welches sich oberhalb der Commissura anterior und unterhalb der Basis des Septum pellucidum befindet. Die Septum-Region ist Teil des limbischen Systems (siehe unten).

Weitere Strukturen telenzephaler grauer Substanz sind der **Bulbus olfactorius** und der Hippocampus. Ersteren haben wir bereits bei der Besprechung der Hirnnerven kennengelernt.

Der **Hippocampus** liegt in den Tiefen des Temporallappens und wölbt sich dort mit seiner lateralen Oberfläche in den temporalen Teil der Seitenventrikel hinein (siehe Abb. 9.6). An dieser Vorwölbung ist er sowohl im anatomischen Präparat als auch in der klinischen Bildgebung recht eindeutig zu identifizieren. Auf den Hippocampus kommen wir später in diesem Kapitel noch einmal zurück.

Topographie des Cortex cerebri

Nachdem wir nun die wesentlichen Anteile des Telencephalons kennengelernt haben, betrachten wir als nächstes genauer den Cortex cerebri, die Großhirnrinde.

Der Großhirnmantel (Pallium) umgibt mit der Großhirnrinde (Cortex cerebri) und dem darunter liegenden weißen Mark die Seitenventrikel. Der Großhirnmantel wird in vier Lappen und eine in die Tiefe verlagerte Insel eingeteilt:
• Lobus frontalis (Frontallappen, Stirnlappen)
• Lobus parietalis (Parietallappen, Scheitellappen)
• Lobus occipitalis (Okzipitallappen, Hinterhauptlappen)
• Lobus temporalis (Temporallappen, Schläfenlappen)
• Insula (Insel)

Die einzelnen Lappen werden nur teilweise durch Furchen getrennt. Die wichtigsten sollte man kennen.

Der **Sulcus centralis** bildet auf der lateralen Hemisphärenfläche die Grenze zwischen Stirnlappen und Scheitellappen. In der Computertomographie und Magnetresonanztomographie ist für die korrekte Lokalisation eines Befundes eine sichere Identifikation des Sulcus centralis oft einer der ersten Schritte.[1] Wichtig ist, dass der Sulcus centralis die Mantelkante schneidet und somit auch in der medio-sagittalen Ansicht zu sehen ist. Rostral des Sulcus centralis liegt der somatomotorische **Gyrus praecentralis**, okzipital der somatosensible **Gyrus postcentralis**.

Folgt man dem Sulcus centralis nach basal, stößt man auf den mächtigen **Sulcus lateralis** (Fissura Sylvii). Dieser trennt Frontal- und Parietallappen vom Temporallappen. Spreizt man den Sulcus lateralis auseinander, findet man die in seiner Tiefe verborgene Inselregion sowie die Heschl'schen Querwindungen (Synonym für die primäre Hörrinde).

Die Grenze zwischen Parietallappen und Temporallappen wird in der Seitansicht nur in seinen rostralen Aspekten vom Sulcus lateralis gebildet, weiter okzipital gehen beide ohne scharfe Grenze ineinander über. An der medialen Fläche der Hemisphäre trennt der **Sulcus parieto-occipitalis** den Parietallappen vom Hinterhauptlappen.

Betrachten wir nun die einzelnen Hirnlappen etwas genauer.

Lobus frontalis

Der Frontallappen zeigt an seiner lateralen Fläche drei bogenförmig verlaufende Windungen, die durch unvollständige Furchen getrennt werden: **Gyrus frontalis superior**, **medius** und **inferior** (vergleichen Sie hierfür Abb. 9.2 a und b). Alle drei Frontalwindungen enden am Sulcus praecentralis, der vor dem Gyrus praecentralis gelegen ist. Der Gyrus frontalis inferior wird durch vom Sulcus lateralis abgehende Furchen noch weiter aufgeteilt. Rostral liegt die Pars orbitalis (blau in Abb. 9.2), mittig die Pars triangularis (rot), nach okzipital folgt die Pars opercularis (grün). Letztere werden auch frontales Operculum genannt. Bei Rechtshändern liegt in diesem Bereich in der linken (dominanten) Hemisphäre die motorische Sprachregion (Broca-Sprachzentrum). Bei Linkshändern kann das motorische Sprachzentrum entweder in der rechten oder linken Hemisphäre im Bereich des frontalen Operculums angesiedelt sein.

9

Abb. 9.2 a)

Gyri und Sulci des Telencephalon

Ansicht von links; Gehirn aus dem
Schädel entnommen; alle Hirnhäute
entfernt.

1 Sulcus centralis
2 Gyrus praecentralis
3 Sulcus lateralis
4 Gyri orbitales
5 Gyrus temporalis superior
6 Gyrus temporalis medius
7 Gyrus temporalis inferior
8 Gyrus postcentralis
9 Gyrus angularis
10 Gyri occipitales
11 Cerebellum
blau: Gyrus frontalis inferior,
         Pars orbitalis
rot: Gyrus frontalis inferior,
         Pars triangularis
grün: Gyrus frontalis inferior,
         Pars opercularis
orange: Gyrus supramarginalis
gelb: Gyrus angularis
grau: Wernicke-Zentrum (senso-
         risches Sprachzentrum)

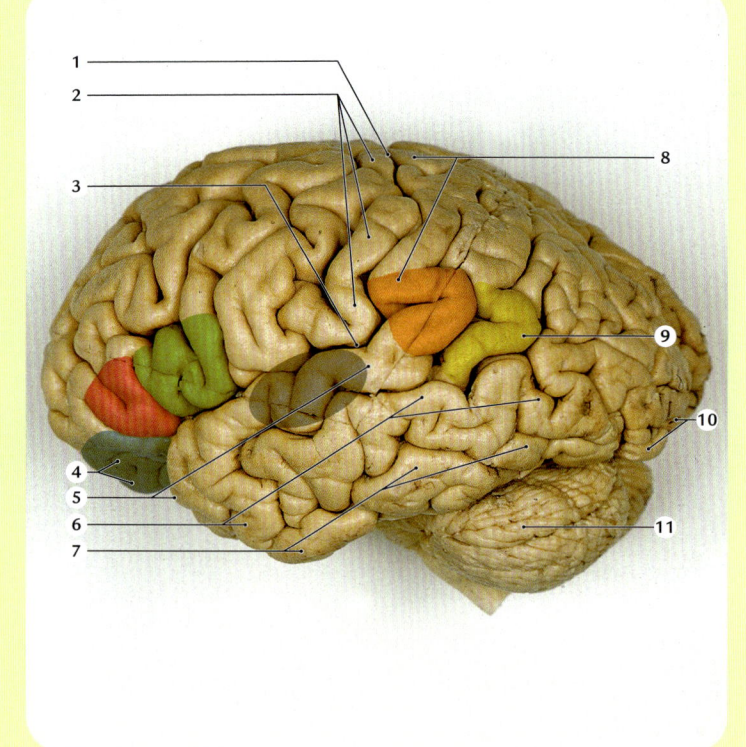

Abb. 9.2 b)

Gyri und Sulci des Telencephalon

Gehirn von oben; Gehirn aus dem
Schädel entnommen; alle Hirnhäute
entfernt.

1 Fissura longitudinalis cerebri
2 Sulcus frontalis superior
3 Sulcus praecentralis
4 Sulcus centralis
5 Sulcus postcentralis
6 Sulcus cinguli
7 Sulcus intraparietalis
8 Sulcus parietooccipitalis
9 Sulcus calcarinus
10 Gyrus frontalis superior
11 Gyrus frontalis medius
12 Gyrus frontalis inferior
13 Gyrus praecentralis
14 Gyrus postcentralis
15 Lobulus parietalis superior
16 Lobulus parietalis inferior
17 Gyri occipitales

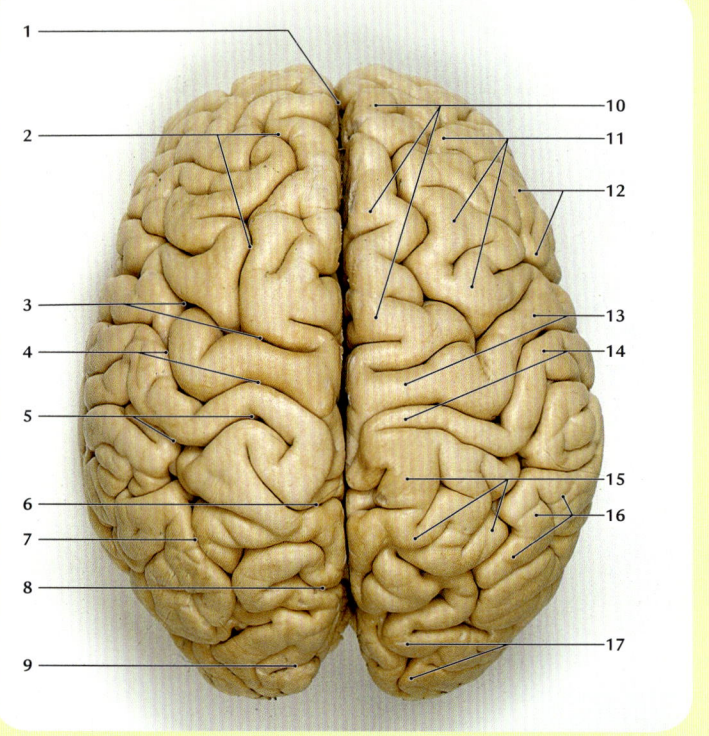

Auf der medialen Fläche der Hemisphären (Abb. 9.2 c) geht der Gyrus praecentralis in den **Lobulus paracentralis** über. Die vorderen Anteile des Lobulus paracentralis bilden zusammen mit dem Gyrus praecentralis den Ursprung des ausführenden somatomotorischen Systems (primärmotorischer Kortex). Von hier aus nehmen Bewegungsimpulse der quergestreiften Muskulatur ihren Ursprung und ziehen unter anderem als Tractus corticonuclearis oder Tractus corticospinalis (Pyramidenbahn) zu den zweiten motorischen Neuronen des Hirnstamms (motorische Hirnnervenkerne) und des Rückenmarks (α-Motoneurone). Die hinteren Anteile des Lobulus paracentralis sind zusammen mit dem Gyrus postcentralis Endstationen sensibler, aufsteigender Bahnen aus dem Thalamus. Darüber hinaus befinden sich im Lobulus paracentralis Nervenzellen, welche die Defäkation und die Miktion kontrollieren. Dieser Teil wird aktiv, wenn beispielsweise die Miktion willkürlich unterdrückt werden soll.

9

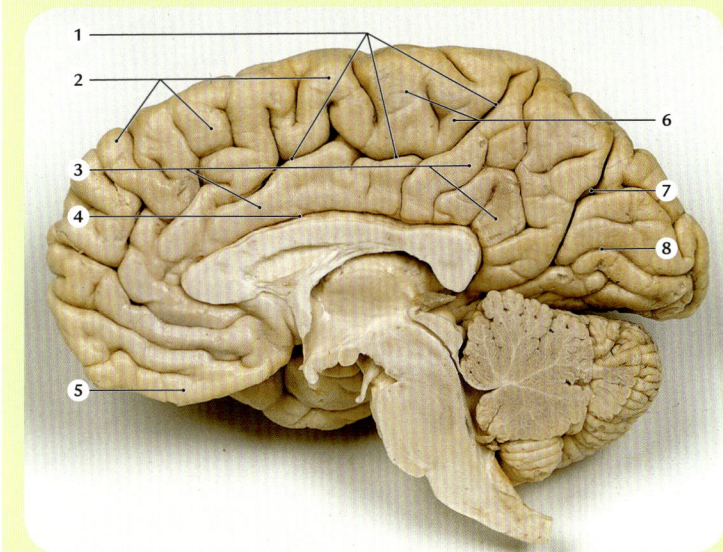

Abb. 9.2 c)

Gyri und Sulci des Telencephalon

Gehirn medio-sagittal halbiert; Gehirn aus dem Schädel entnommen; alle Hirnhäute entfernt; Hirnnerven nur teilweise erhalten.

1 Sulcus cinguli
2 Gyrus frontalis superior
3 Gyrus cinguli
4 Sulcus corporis callosi
5 Gyrus rectus
6 Lobulus paracentralis
7 Sulcus parietooccipitalis
8 Sulcus calcarinus

In der Basalansicht des Gehirns (Abb. 9.2 d) findet man im Bereich des Frontallappens die variablen Gyri orbitales, welche von Sulci orbitales begrenzt werden. Der Sulcus olfactorius ist die laterale Begrenzung des Gyrus rectus und beherbergt den Bulbus olfactorius, welcher sich nach hinten in eine Stria olfactoria medialis und lateralis aufzweigt (Trigonum olfactorium). An den Rändern dieser Aufzweigung erkennt man die Substantia perforata anterior. Durch die Löcher der Substantia perforata anterior treten viele kleine Arterien zur Versorgung von Teilen der Endhirnkerne (Arteriae centrales anterolaterales, Synonym: Arteriae lenticulostriatae). Durch den ungünstigen Abgangswinkel von etwa 90° aus der Arteria cerebri media und die daraus resultierenden Turbulenzen des Blutstroms findet man in diesem Bereich besonders häufig arteriosklerotisch bedingte Veränderungen der Gefäßwände. Bei einem hämodynamisch relevanten Verschluss können die Endhirnkerne in ihrer Funktion beeinträchtigt werden. Motorische Ausfälle sind die Folge.[2, 3]

Abb. 9.2 d)

Gyri und Sulci des Telencephalon

Gehirn von unten; Gehirn aus dem Schädel entnommen; alle Hirnhäute entfernt; Hirnnerven nur teilweise erhalten.

1 Fissura longitudinalis cerebri
2 Sulcus olfactorius
3 Sulci orbitales
4 Tractus olfactorius, durchtrennt
5 Sulcus lateralis cerebri
6 Trigonum olfactorium
7 Substantia perforata anterior
8 Gyri orbitales
9 Gyrus rectus
10 Gyrus parahippocampalis
   (Uncus)
11 Gyrus temporalis inferior
12 Gyrus occipitotemporalis
   lateralis
13 Gyrus parahippocampalis
14 Gyrus occipitotemporalis
   medialis

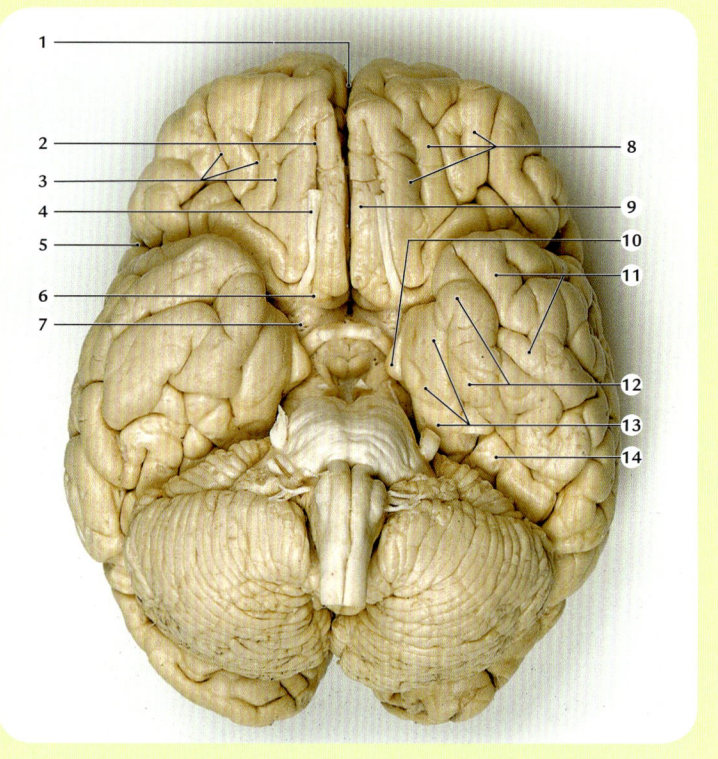

Nach dieser vorwiegend topographischen Betrachtung soll nun auf die Funktion des Frontallappens eingegangen werden (Abb. 9.3). Weite Teile des Lobus frontalis stehen im Dienste der Motorik. Motorische Zentren sind der Gyrus praecentralis (Area 4 nach Brodmann*, **primärmotorischer Kortex** bzw. Motokortex im engeren Sinne), der direkt davor liegende **prämotorische Kortex** (Area 6) sowie der auf der Medianfläche des Gehirns anzutreffende **supplementärmotorische Kortex**. Diese Gebiete sind für die Willkürmotorik einschließlich Initiierung und Planung der Bewegung zuständig. In den prämotorischen und supplementärmotorischen Rindengebieten sitzen Nervenzellen, die vor allem Bewegungsprogramme entwerfen, abspeichern und diese einerseits dem Kleinhirn, andererseits den Basalganglien zur Modulation weiterleiten. Schädigungen dieser Felder resultieren in Lähmungen der gegenseitigen Körperhälfte. Weitere motorische Zentren des Frontallappens sind das frontale Augenfeld, von dem willkürliche horizontale Augenbewegungen ausgehen, und das nur auf der dominanten Hemisphäre anzutreffende motorische Broca-Sprachzentrum. Auch das Miktionszentrum im Lobulus paracentralis kann zu den motorischen Arealen des Frontallappens gezählt werden.

Nach vorne grenzt an die erwähnten motorischen Anteile des Lobus frontalis der in Abb. 9.3 gelb markierte **Präfrontalkortex** bzw. die Präfrontalregion. Sie ist der Teil der Hirnrinde, der beim Menschen stam-

---

*   Was es mit den Brodmann-Arealen auf sich hat, wird später in diesem Kapitel erklärt.

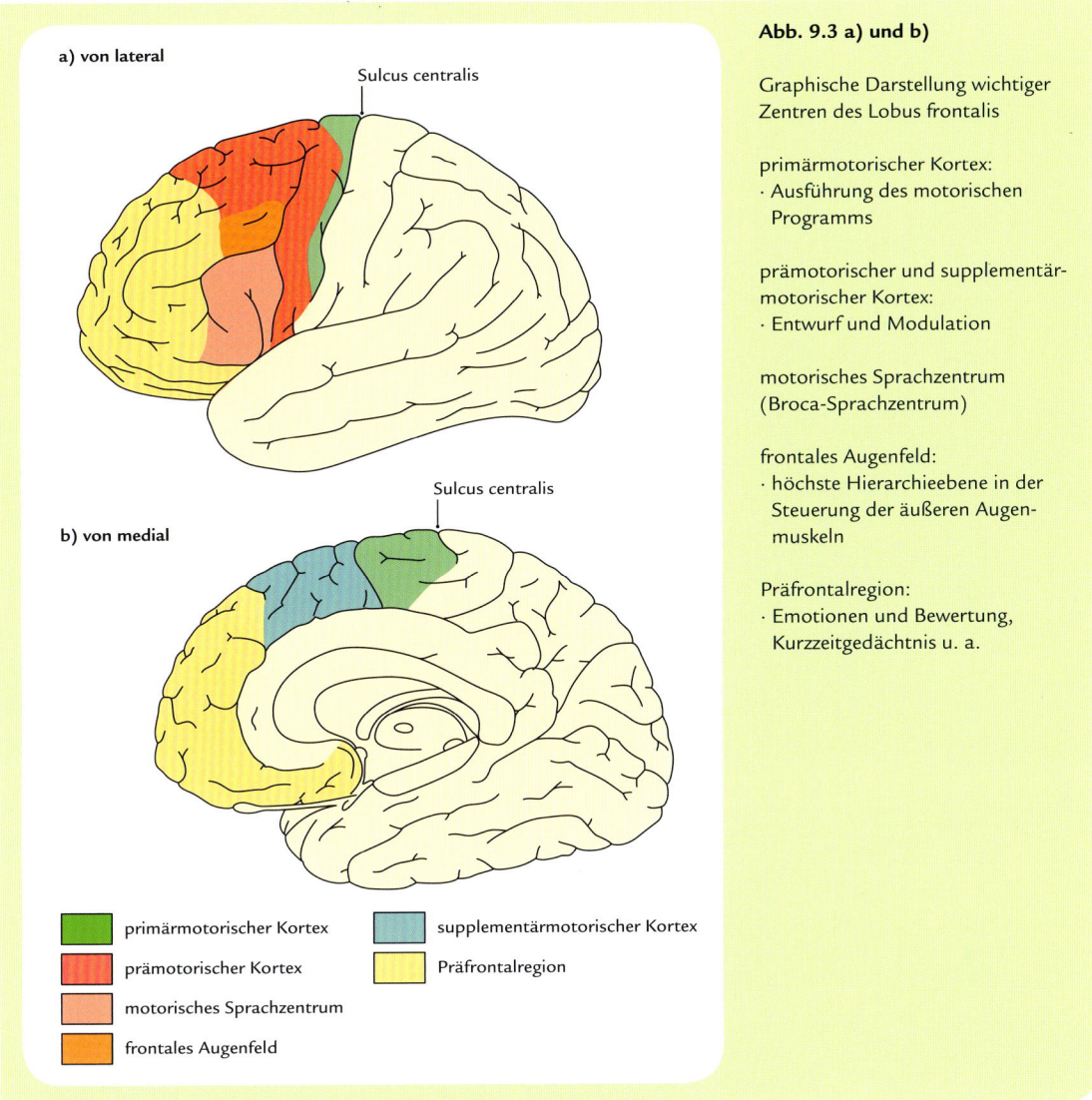

a) von lateral

Sulcus centralis

b) von medial

Sulcus centralis

primärmotorischer Kortex

prämotorischer Kortex

motorisches Sprachzentrum

frontales Augenfeld

supplementärmotorischer Kortex

Präfrontalregion

Abb. 9.3 a) und b)

Graphische Darstellung wichtiger Zentren des Lobus frontalis

primärmotorischer Kortex:
· Ausführung des motorischen Programms

prämotorischer und supplementärmotorischer Kortex:
· Entwurf und Modulation

motorisches Sprachzentrum (Broca-Sprachzentrum)

frontales Augenfeld:
· höchste Hierarchieebene in der Steuerung der äußeren Augenmuskeln

Präfrontalregion:
· Emotionen und Bewertung, Kurzzeitgedächtnis u. a.

9

mesgeschichtlich überproportional an Größe zugenommen hat. Aus heutiger Sicht ist die Präfrontalregion an allen Denkprozessen unter Einbezug emotionaler (Emotionen) und rationaler Elemente beteiligt. Eine Analyse von Informationen und die daraus folgende langfristige, strategische Planung von Aktionen sind nur bei intakter Präfrontalregion möglich. Wie wichtig dieser Teil des Frontallappens für unsere Persönlichkeit ist, wurde im zweiten Kapitel anhand des Beispiels von Phineas Gage bereits beschrieben. Mittels des Nucleus basalis Meynert, der in basalen Anteilen des Frontallappens liegt, kann die Funktion der Präfrontalregion weiter verdeutlicht werden. Dieses cholinerge Kerngebiet ist beim Morbus Alzheimer regelmäßig in Mitleidenschaft gezogen. Je stärker dieses Kerngebiet zerstört ist, desto ausgeprägter sind die Gedächtnisverluste bei Alzheimer-Patienten.[4] Der Nucleus basalis Meynert erfüllt somit wichtige kognitive Funktionen.

9

Lobus parietalis

Der Scheitellappen grenzt mit seinem Gyrus postcentralis an den Sulcus centralis. Dieser empfängt und verarbeitet eine Vielzahl sensibler Impulse. Ein meist unvollständiger Sulcus postcentralis verläuft dorsal des Gyrus postcentralis. Weiterhin werden zum Scheitellappen der Gyrus supramarginalis und Gyrus angularis gezählt. Der Gyrus supramarginalis (orange in Abb. 9.2 a) bildet eine nach rostral konkave Windung um das okzipitale Ende des Sulcus lateralis und scheidet ihn somit quasi ein. Der Gyrus angularis hingegen zieht um das okzipitale Ende des Sulcus temporalis superior (gelb in Abb. 9.2 a).

Im **Gyrus postcentralis** enden die somatosensiblen Fasern mit Informationen der epikritischen, protopathischen und propriozeptiven Sensibilität. All diese sensiblen Afferenzen stammen aus der kontralateralen Körperhälfte. Eine Schädigung des Gyrus postcentralis führt entsprechend seiner Funktion in der kontralateralen Körperhälfte im betroffenen Areal zu einer starken Einschränkung der Modalitäten Berührung, Druck, Temperatur und Schmerz (letzteres am wenigsten beeinträchtigt). Die diskriminative Wahrnehmung (die Fähigkeit, Unterschiede zu erkennen) ist in der Regel vollständig aufgehoben.

Der **Gyrus angularis** und zumindest teilweise auch der Gyrus supramarginalis spielen eine entscheidende Rolle in der Vernetzung von Seh- und Hörzentren. Somit sind sie an Funktionen wie Schreiben und Lesen entscheidend beteiligt. Der Gyrus angularis kann darüber hinaus mit dem Rechnen und anderen höheren kognitiven Funktionen in Verbindung gebracht werden. Eine englische Forschergruppe untersuchte Spieler beim Roulette via fMRI.[5] Hier zeigte sich der Gyrus angularis beim „Zocken" als besonders aktiv.

Klinik

Bei einer Schädigung des Gyrus angularis oder des Gyrus supramarginalis kann es zu einem **Gerstmann-Syndrom** kommen. Hierbei handelt es sich um ein medizinisch-psychologisches Phänomen, bei dem die Patienten unter einer Reihe kognitiver Defizite leiden, ohne eine verminderte Intelligenz aufzuweisen. Alltägliche Dinge, wie die Unterscheidung zwischen links und rechts gelingen nur noch unzureichend. Auch das Schreiben und das Rechnen bereiten den Patienten erhebliche Probleme. Ursächlich muss ein Schlaganfall in Betracht gezogen werden.

Lobus occipitalis

Nach hinten schließt sich dem Parietallappen der Okzipitallappen an. Eine klare Grenze ist nur medial durch den Sulcus parietooccipitalis auszumachen. Der Hinterhauptlappen hat an der Facies lateralis unregelmäßige Windungen, die **Gyri occipitales** genannt werden. An seiner kaudalen bzw. basalen Fläche, welche dem Tentorium cerebelli zugewandt ist, befinden sich die Gyri occipitotemporales lateralis und medialis. Sie gehören zu einer Hälfte dem Hinterhauptlappen und zu anderen dem Schläfenlappen an.

Die spannendste Region des Okzipitallappens ist zweifelsohne in der Medialansicht zu sehen. Dort teilt der **Sulcus calcarinus** den Hinterhauptlappen in zwei Anteile. Die oberen beiden Drittel werden Cuneus genannt, da dieser wie ein Keil zwischen Sulcus calcarinus und Sulcus parietoocipitalis zu liegen kommt. Das Rindenareal beidseits des Sulcus calcarinus bildet die primäre Sehrinde. Der Teil, der über dem Sulcus calcarinus liegt, wird obere Lippe der primären Sehrinde genannt, entsprechend nennt man den unteren Anteil untere Lippe. Hier enden visuelle Informationen der Sehbahn, die im Bereich der Retina des Auges ihren Ursprung genommen haben und im Corpus geniculatum laterale des Thalamus verschaltet worden sind. Angrenzende Felder sind sekundäre und tertiäre Sehzentren. Diese dienen der Verarbeitung der wahrgenommenen optischen Impulse. Ferner werden die optischen Impulse mit Begriffen sinnvoll verbunden. Eine gelbe, gebogene Struktur wird somit beispielsweise dem Begriff „Banane" zugeordnet.

9

Lobus temporalis

Der Schläfenlappen weist drei schräg zur Horizontalebene verlaufende Schläfenwindungen auf: Gyri temporales superior, medius und inferior. Sie werden durch die beiden Sulci temporales superior und inferior geteilt. Entfernt man Teile des Frontal- und Parietallappens, blickt man auf die Heschl'schen Querwindungen (Gyri temporales transversus anterior et posterior), den Sitz der primären Hörrinde. Sie empfängt aus der Cochlea des Innenohres akustische Impulse. Diese werden ihr über die Hörbahn zugeleitet, hier verschaltet und dann sekundären bzw. tertiären Rindenfeldern zur Verarbeitung und Interpretation weitergeleitet. Funktionell ist hier das Wernicke-Sprachzentrum für das Verständnis von Sprache eingebettet. Es befindet sich in den hinteren Anteilen des Gyrus temporalis superior (in Abb. 9.2 a grau hinterlegt). Für das Sprachverständnis ist jedoch ausschließlich der Gyrus temporalis superior der dominanten Hemisphäre wichtig, also beim Rechtshänder der linke Gyrus temporalis superior. In der nicht-dominanten Hemisphäre wird an gleicher Stelle vor allem Musisches verarbeitet.

Klinik

Im Wernicke-Sprachzentrum werden die akustischen Erinnerungsbilder der Worte gespeichert. Aus diesem Grund wird es auch akustisches Sprachzentrum oder Spracherinnerungszentrum genannt. Bei Ausfall des Wernicke-Sprachzentrums kann die gehörte Sprache in ihrem Sinngehalt im Extremfall nicht mehr verstanden werden, es besteht eine **sensorische Aphasie**, auch Wernicke-Aphasie genannt. Patienten mit dieser Art von Sprachstörung können oft fließend, sogar exzessiv sprechen, aber die Bedeutung der Worte nicht erkennen. In erster Linie ist das „eigene Wortlexikon" beeinträchtigt. Bezeichnungen können nur schlecht abgerufen und korrekt ausgesprochen werden. So entstehen Wörter, die es in der jeweiligen Sprache nicht gibt (**Neologismen**). Im schlimmsten Fall kann man der Spontansprache eines Wernicke-Aphasikers keinen Sinn mehr entnehmen, weil nahezu jedes inhaltstragende Wort stark verändert ist. Wichtige Verbindungen bestehen zum parietalen Gyrus angularis. Dieser verknüpft höhere visuelle Zentren mit dem Wernicke-Sprachzentrum, was beim Lesen oder Schreiben außerordentlich wichtig ist.

Abb. 9.2 e)

Gyri und Sulci des Telencephalon

Gehirn von unten; Mesencephalon durchtrennt; alle Hirnhäute entfernt; medialer Teil des Gyrus parahippocampalis abgetrennt.

1 Gyrus rectus
2 Gyrus parahippocampalis
3 Sulcus collateralis
4 Gyrus parahippocampalis, Schnittkante
5 Gyrus occipitotemporalis lateralis
6 Gyrus occipitotemporalis medialis
7 Sulcus occipitotemporalis
8 Gyri orbitales
9 Sulcus olfactorius
10 Gyrus parahippocampalis (Uncus)
11 Gyrus dentatus
12 Gyrus cinguli
13 Gyrus lingualis
14 Sulcus calcarinus

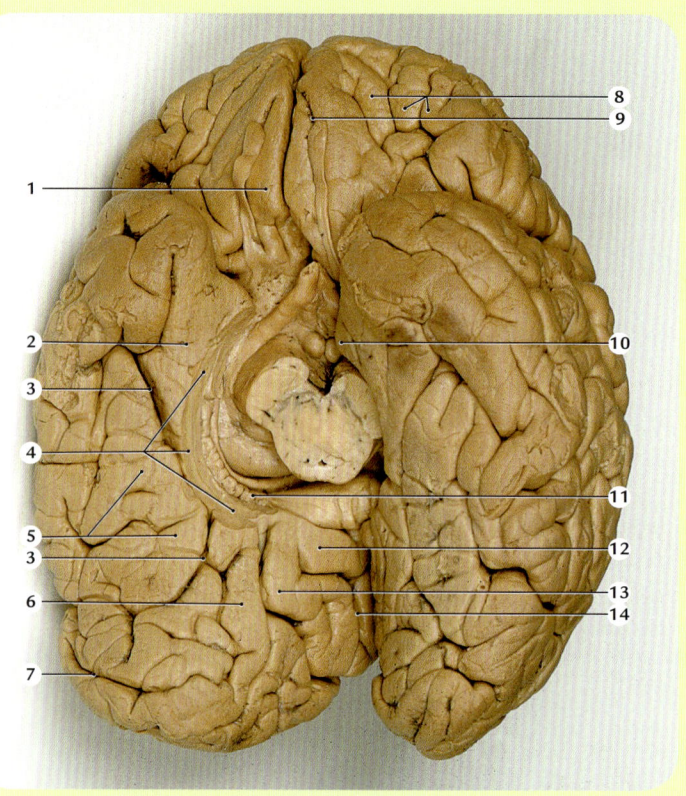

An der basalen Fläche des Schläfenlappens sind dem Gyrus temporalis inferior die bereits erwähnten Gyri occipitotemporales lateralis und medialis benachbart. Weiter nach medial liegt der Gyrus parahippocampalis, welcher nach vorne als Uncus (lat. „Haken") ausläuft (vergleichen Sie dazu Abb. 9.2 d und e). Beide Anteile des Temporallappens sind funktionell eng mit dem Hippocampus verknüpft, welcher in den Tiefen des Temporallappens liegt (siehe Abb. 9.6).

In der Tiefe des Sulcus lateralis befindet sich die **Insel**. Während der vorgeburtlichen Entwicklung bleibt dieser Lappen im Wachstum relativ zurück und wird von den sich stark vergrößernden Frontallappen, Scheitellappen als auch Schläfenlappen überdeckt und somit in die Tiefe verlagert. Funktionell werden der Inselrinde Aufgaben bei der Wahrnehmung chemischer Reize (Geruchssinn, Geschmackssinn) und deren Integration mit dem vegetativen Nervensystem zugesprochen. Daneben wird eine Beteiligung an emotionalen, kognitiven und empathischen Prozessen diskutiert.

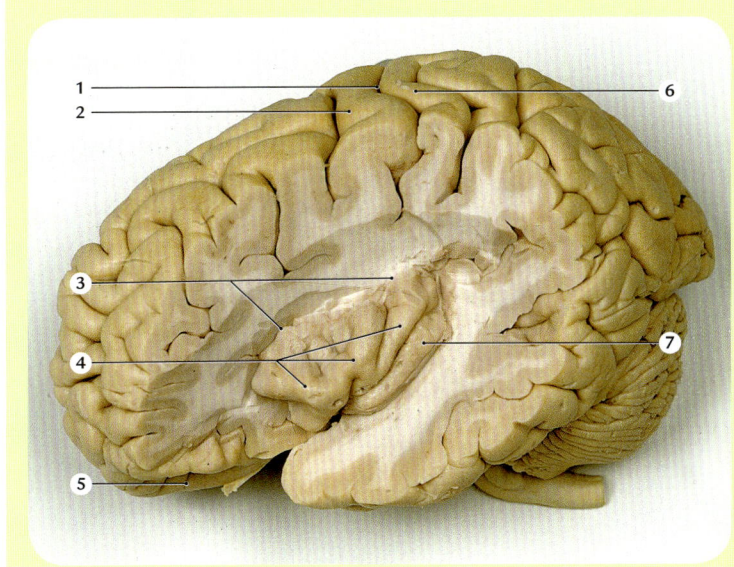

Abb. 9.4

Telencephalon mit freigelegter Inselrinde

Alle Hirnhäute entfernt; alle Opercula abgetrennt; Inselrinde in ganzer Ausdehnung; von links oben.

1 Sulcus centralis
2 Gyrus praecentralis
3 Sulcus circularis insulae
4 Gyri breves insulae
5 Gyrus rectus
6 Gyrus postcentralis
7 Gyrus longus insulae

9

Merke !
Die Bereiche der Inselrinde, in der die Informationen der Geschmacksrezeptoren verarbeitet werden, nennt man primär gustatorischer Kortex.

Gyrus cinguli

An der Medialfläche des Telencephalons umgibt den Balken ein Saum aus Windungen. Es handelt sich um den Gyrus cinguli, dessen vordere Ausläufer auch als Area subcallosa bezeichnet werden (auch Zuckerkandl'scher Gyrus genannt). Der Begriff „Gyrus cinguli" bedeutet aus dem Lateinischen übersetzt „Gürtelwindung" und bezieht sich darauf, dass sich der Gyrus cinguli wie ein Gürtel um den Balken legt. Hintere Anteile des Gyrus cinguli sind wichtig für visuelle Prozesse und für das räumliche Gedächtnis bzw. die räumliche Orientierung. Um diese Aufgabe erfüllen zu können, ist der hintere Anteil des Gyrus cinguli eng mit dem Parietallappen verknüpft. Sein vorderer Anteil spielt unter anderem eine Rolle für die Motorik: Ist er geschädigt, leiden die Betroffenen an Bewegungsarmut. Außerdem ist der Gyrus cinguli Schaltstation des Papez-Neuronenkreises und als solche funktionell in das limbische System eingebettet (s. u.).

Histologie des Cortex cerebri

In den vorangegangenen Abschnitten haben wir die Lappen des Telencephalons mit den verschiedenen Gyri und Sulci sowie ihren wichtigsten Funktionen kennengelernt. Hier möchten wir uns nun mit der Großhirnrinde, dem Cortex cerebri, beschäftigen.

Nach histologischen Gesichtspunkten kann der Kortex in einen **Isokortex** und einen Allokortex unterteilt werden. Als Isokortex (von

9

griech. ἴσος – „gleichartig") bezeichnet man den phylogenetisch jüngsten Teil der Großhirnrinde des Menschen, der den größten Teil der Hemisphärenoberfläche einnimmt. Histologisches Kennzeichen des Isokortex ist ein Aufbau in sechs Schichten.

Einige entwicklungsgeschichtlich alte Großhirnabschnitte, vor allem das Riechhirn und der Hippocampus, sind dagegen durch einen weniger komplexen Aufbau charakterisiert. Diese Gebiete werden **Allokortex** oder heterotypische (von griech. ἄλλος bzw. ἕτερος – „anders, veschieden") Rinde genannt. Obwohl der Isokortex überall aus sechs Schichten aufgebaut ist, bestehen gravierende Unterschiede in der regionalen Ausprägung der einzelnen Schichten. Solche Unterschiede waren es, die der Neuroanatom Korbinian Brodmann heranzog, um 1909 eine Hirnkarte zu veröffentlichen, die noch heute Verwendung findet. Er teilte die Großhirnrinde nach zytologischen Aspekten ein und nummerierte die einzelnen Bereiche als Brodmann-Areale durch. Die dazugehörigen Funktionen wurden erst später genauer erforscht (siehe Abb. 11.4).

Forschung

Seit der Veröffentlichung von Korbinian Brodmanns Hirnkarte im Jahre 1909 hat sich die Neurowissenschaft stetig weiterentwickelt. 2010 wurde das **Human Connectome Project** (kurz HCP) ins Leben gerufen. Hierbei handelt es sich um ein wissenschaftliches Förderprogramm mit dem Ziel, die Verbindungen des gesunden menschlichen Gehirns zu kartographieren. Jede Gehirnregion für sich genommen ist zwar wichtig, schlussendlich bedarf es jedoch der Interaktion vieler verschiedener Hirnregionen, um höhere kognitive Leistungen vollbringen zu können. Die Systematik der großen Verbindungen haben wir bereits in Kapitel 2 kennengelernt (Assoziations- Kommissural- und Projektionsfasern).

Die Gesamtheit aller neuronaler Verbindungen nennt man **Konnektom**. Mittels verschiedener Darstellungsmethoden (siehe Kapitel über Bildgebende Verfahren) werden dafür die Gehirne von 1200 gesunden jungen Erwachsenen US-AmerikanerInnen auf ihre Hirnaktivität und den Verlauf großer Nervenfaserbündel untersucht. Die Ergebnisse werden auf der Homepage des HCP der Öffentlichkeit zur Verfügung gestellt. Man erhofft sich ein besseres Verständnis des gesunden menschlichen Konnektoms und dadurch auch ein besseres Verständnis neurologischer Erkrankungen und deren Behandlungsmöglichkeiten.[6, 7]

Histologischer Aufbau des Isokortex

Die sechs Schichten des Isokortex sind in Abb. 9.5 dargestellt und heißen im Einzelnen:

- **Lamina molecularis** (Molekularschicht – Lamina I)
  Sie besteht vor allem aus Fortsätzen von tiefer gelegenen Neuronen.
- **Lamina granularis externa** (äußere Körnerschicht – Lamina II)
  In der Lamina granularis externa findet man viele kleine Pyramidenzellen (und Nicht-Pyramidenzellen), die sehr dicht nebeneinander liegen.

a)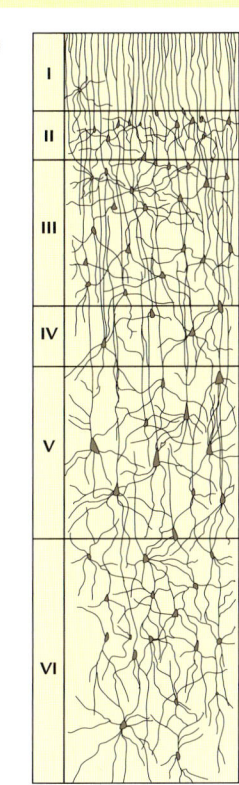
b)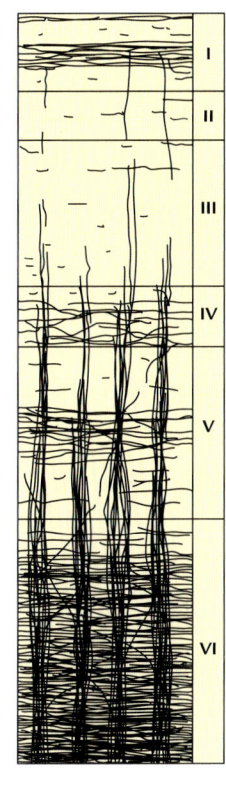

Abb. 9.5

Schichtengliederung des Isokortex

a) Zytoarchitektur des Isokortex
b) Myeloarchitektur des Isokortex

I Lamina molecularis
· hauptsächlich Axone

II Lamina granularis externa
· dicht gepackte Nervenzellsomata

III Lamina pyramidalis externa
· viele große Pyramidenzellen
· Assoziations- und Kommisural-
fasern

IV Lamina granularis interna
· sensorische bzw. sensible
Afferenzen
· äußerer Baillarger-Streifen

V Lamina pyramidalis interna
· Betz-Riesenzellen
· innerer Baillarger-Streifen

VI Lamina multiformis

9

Dieser Umstand verleiht dieser Schicht ein charakteristisches, körn-
chenartiges Aussehen.

· **Lamina pyramidalis externa** (äußere Pyramidenschicht – Lamina III)
In der Lamina pyramidalis externa liegen viele große Pyramidenzellen.
Ihre Axone bilden Assoziations- und Kommissurenfasern, verbinden
also kortikale Schichten untereinander.

· **Lamina granularis interna** (innere Körnerschicht – Lamina IV)
Diese Schicht erhält Afferenzen von sensorischen bzw. sensiblen Neuronen und ist deshalb beispielsweise in der primären Sehrinde, in der
primären Hörrinde oder aber im Gyrus postcentralis sehr mächtig. In
der motorischen Rinde hingegen ist sie weniger stark ausgebildet. Sensorische Rindengebiete werden aus diesem Grund auch als „granuläre
Kortexareale" bezeichnet – man hebt damit die gut ausgebildete innere Körnerschicht hervor. Motorische Rindenareale, wie etwa der Gyrus
praecentralis, werden auch als „agranuläre Kortexareale" bezeichnet.
Die innere Körnerschicht wird von starken Bündeln horizontal verlaufender, myelinisierter Fasern durchzogen, die in ihrer Gesamtheit als
äußerer Baillarger-Streifen bezeichnet werden. Der äußere Baillarger-Streifen bildet sich aus thalamo-kortikalen Projektionen der spezifischen Thalamuskerne. Er ist in der primären Sehrinde um den Sulcus
calcarinus herum derart mächtig ausgebildet, dass er bereits makroskopisch als weißer Streifen sichtbar ist. Daher wird dieses okzipitale Rindenfeld, in dem die Sehbahn im Bereich des Sulcus calcarinus endet,

9

auch als Area striata bezeichnet (von lat. striatus – „gestreift". Synonym: Gennari-Streifen, siehe Abb. 9.5 b).

• **Lamina pyramidalis interna** (innere Pyramidenschicht – Lamina V)
In der inneren Pyramidenschicht befinden sich die größten Pyramidenzellen des Kortex. Im Gyrus praecentralis liegen in dieser Schicht besonders große Pyramidenzellen, welche dort als Betz-Riesenzellen bezeichnet werden. Von ihnen nimmt die Pyramidenbahn ihren Ursprung. In dieser Schicht befindet sich außerdem der innere **Baillarger-Streifen**. Er enthält assoziative Querverknüpfungen von Neuronen anderer Pyramidenschichten.

• **Lamina multiformis** (multiforme Schicht – Lamina VI)
Die Zellen der Lamina multiformis sind morphologisch sehr unterschiedlich. Die Axone der Pyramidenzellen dieser Schicht ziehen unter anderem zu den spezifischen Kernen des Thalamus. Die multiforme Schicht läuft ohne scharfe Grenzen in das darunterliegende Mark, also in die weiße Substanz, aus.

Mitunter können histologisch noch weitere Unterschichten voneinander abgegrenzt werden. Bei der Einteilung der verschiedenen Gehirnareale zog Korbinian Brodmann darüber hinaus auch die Morphe einzelner Nervenzellgruppen heran. Das ist jedoch für ein allgemeines Verständnis nicht relevant. Wichtig ist zu verinnerlichen, welche Schicht besonders stark in motorischen und welche besonders stark in sensiblen Kortexarealen ausgebildet sind.

Histologischer Aufbau des Allokortex

Der Allokortex ist ein Teil der Großhirnrinde (Cortex cerebri). Zu ihm werden das Riechhirn (Rhinencephalon) und der Hippocampus gerechnet. Histologisch lässt sich der Allokortex durch seinen atypischen Schichtenbau klar vom phylogenetisch jüngeren Isokortex abgrenzen. Der histologische Aufbau des Allokortex soll hier am Beispiel des Hippocampus dargestellt werden.

Der Hippocampus liegt im Temporallappen an der medialen Wand des Seitenventrikels. Benutzt man den Begriff Hippocampus, meint man eigentlich oft die **Hippocampusformation**. Unter diesem Begriff fasst man das sogenannte Ammonshorn (Cornu ammonis; CA), bestehend aus den drei zytologischen Zonen CA1-CA3, den durch die hippocampale Fissur davon getrennten Gyrus dentatus und das Subiculum zusammen. Diese Elemente sind durch komplexe intrinsische Verbindungen miteinander verschaltet.

 Merke
Die Hippocampusformation setzt sich aus Cornu ammonis, Gyrus dentatus und Subiculum zusammen.

Neben der Hippocampusformation enthält der mediale Temporallappen weitere Strukturen, die mit der Hippocampusformation in enger Beziehung stehen: Hervorzuheben ist hier der Gyrus parahippocampalis mit dem entorhinalen Kortex. Vor allem der entorhinale Kortex ist für das Verständnis der Gedächtnisfunktion des Hippocampus wichtig.

Beginnen wollen wir aber mit der topographischen Lage des Hippocampus. Teilt man das Großhirn frontal etwa auf der Höhe der Mammillarkörper, kann man von den beiden Seitenventrikeln jeweils zwei Anteile erkennen. Unterhalb des Balkens, getrennt durch das Septum pellucidum, erhält man Einblick in das Cornu frontale der Seitenventrikel. Das andere Ende der Schleife, das Cornu temporale der Seitenventrikel, befindet sich weiter basal, in etwa mittig des Lobus temporale (siehe Abb. 9.6). Dort wölbt sich von medial der Hippocampus in die Lichtung des Seitenventrikels vor. Der Hippocampus liegt also in der Tiefe des Lobus temporalis und ist eine randgebende Struktur des Seitenventrikels. Schneidet man das Großhirn horizontal – etwas oberhalb des Hippocampus – durch und hebt den „Deckel" ab, so zeigen sich die Hippocampi als gebogene, wurmartige Gebilde, die beidseits die mediale und basale Begrenzung der Seitenventrikel des Temporallappens bilden. Sie enden jeweils in einer plumpen, tatzenartigen Struktur, den **Pes hippocampi**. Die fingerartigen Erhebungen des Pes hippocampi nennt man Digitationes. Zum Hinterhaupt hin läuft der Hippocampus als **Fimbria hippocampi** (Abb. 9.6 b-1 und Abb. 9.7 b-9) aus. Die Fimbria hippocampi sind im Wesentlichen Fasertrakte und setzen sich als Fornix (Abb. 9.6 c-8) in einem Bogen bis zum Corpus mammillare fort. Dieser wichtige Verlauf kann besonders gut am von der Seite präparierten Gehirn nachvollzogen werden. Betrachtet man den Hippocampus von basal, erkennt man deutlich den Gyrus dentatus (Abb. 9.2 e), dessen Oberfläche Fascia dentata (Abb. 9.7 b-5) genannt wird. An diese gezahnt

9

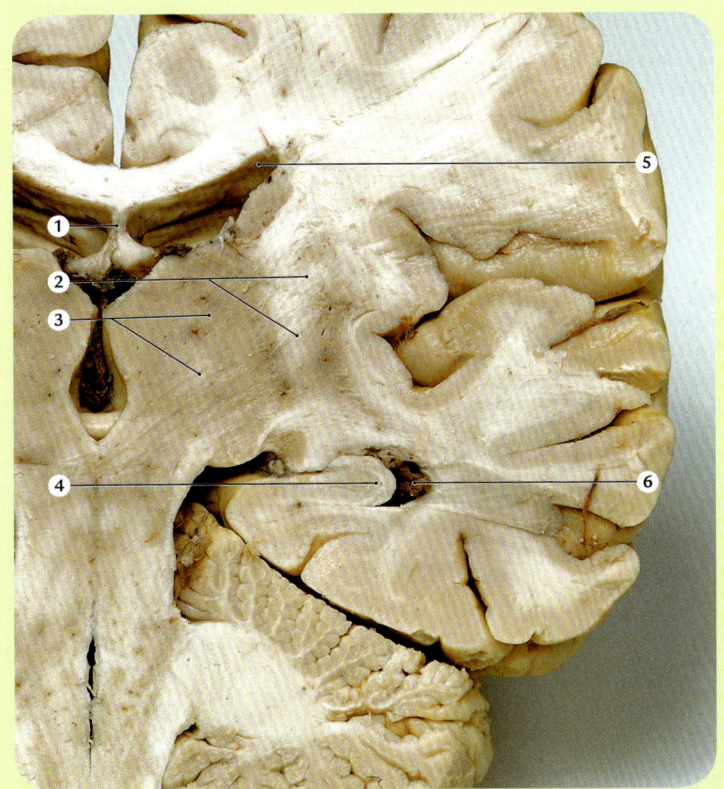

Abb. 9.6 a)

Lage des Hippocampus im Temporallappen

Frontalschnitt im Bereich des hintersten Septum pellucidum knapp hinter der Adhaesio interthalamica; Blickrichtung von vorne nach hinten.

1 Septum pellucidum
2 Capsula interna
3 Thalamus
4 Pes hippocampi
5 Ventriculus lateralis, Cornu frontale
6 Ventriculus lateralis, Cornu temporale

9

Abb. 9.6 b)

Lage des Hippocampus im Temporallappen

Horizontalschnitt im Bereich der Commissura anterior und der Colliculi superiores; Blickrichtung von oben nach unten.

1 Fimbria hippocampi
2 Ventriculus lateralis, Cornu frontale
3 Hippocampus
4 Ventriculus lateralis, Cornu temporale mit Plexus choroideus
5 Gyrus parahippocampalis

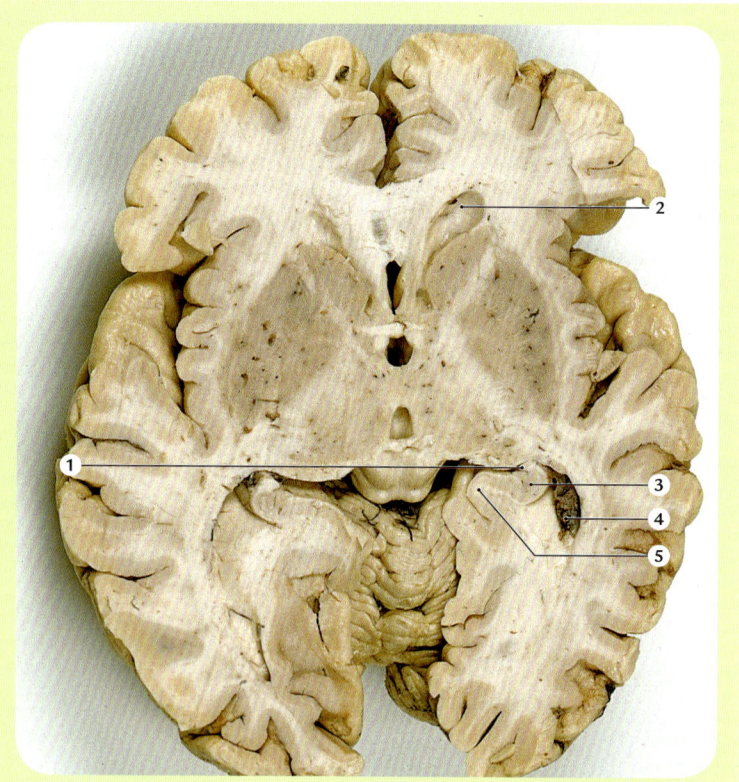

Abb. 9.6 c)

Lage des Hippocampus im Temporallappen

Linker Seitenventrikel, Cornua temporale und occipitale; alle Opercula und Inselrinde abgetragen; Seitenventrikel vollständig eröffnet; Plexus choroideus angehoben; Blickrichtung von oben und hinten.

1 Corona radiata, Schnittkante
2 Putamen, außen bedeckt von der Capsula externa
3 Pes hippocampi
4 Hippocampus
5 Gyri temporales transversi
6 Corpus callosum
7 Ventriculus lateralis, Plexus choroideus
8 Fornix, Crus

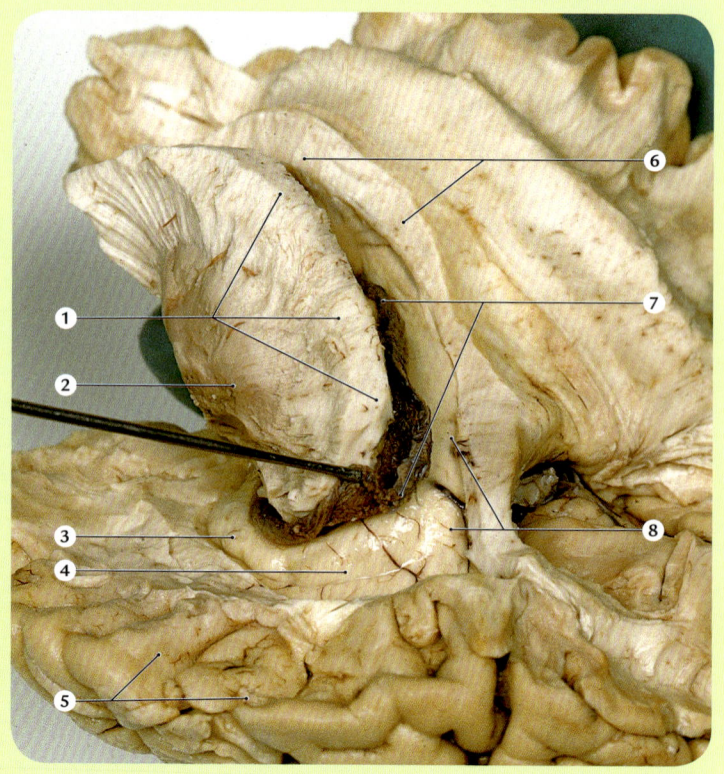

aussehende Hirnwindung lagert sich von medial der **Gyrus parahip-pocampalis** (Abb. 9.6 b-5 und Abb. 9.7 b-7) an. Beide werden durch den Sulcus hippocampi (Abb. 9.7 b-6) voneinander getrennt. Der Sulcus fimbriodentatus (Abb. 9.7 b-8) trennt seinerseits Fimbria hippocampi vom Gyrus dentatus.

Beim Frontalschnitt durch den Hippocampus lässt sich sein histologischer Aufbau verstehen. Zentral, erkennbar durch ein breites Band kleiner runder Zellen liegt der Gyrus dentatus. Deutlich ist eine Dreischichtung mit Molekularschicht (Stratum moleculare; Abb. 9.7 b-I), Körnerzellschicht (Stratum granulosum; Abb. 9.7 b-II) und polymorphe Schicht (Stratum multiforme; Abb. 9.7 b-III) zu erkennen. Das Stratum multiforme wird auch als Hilus des Gyrus dentatus bezeichnet.

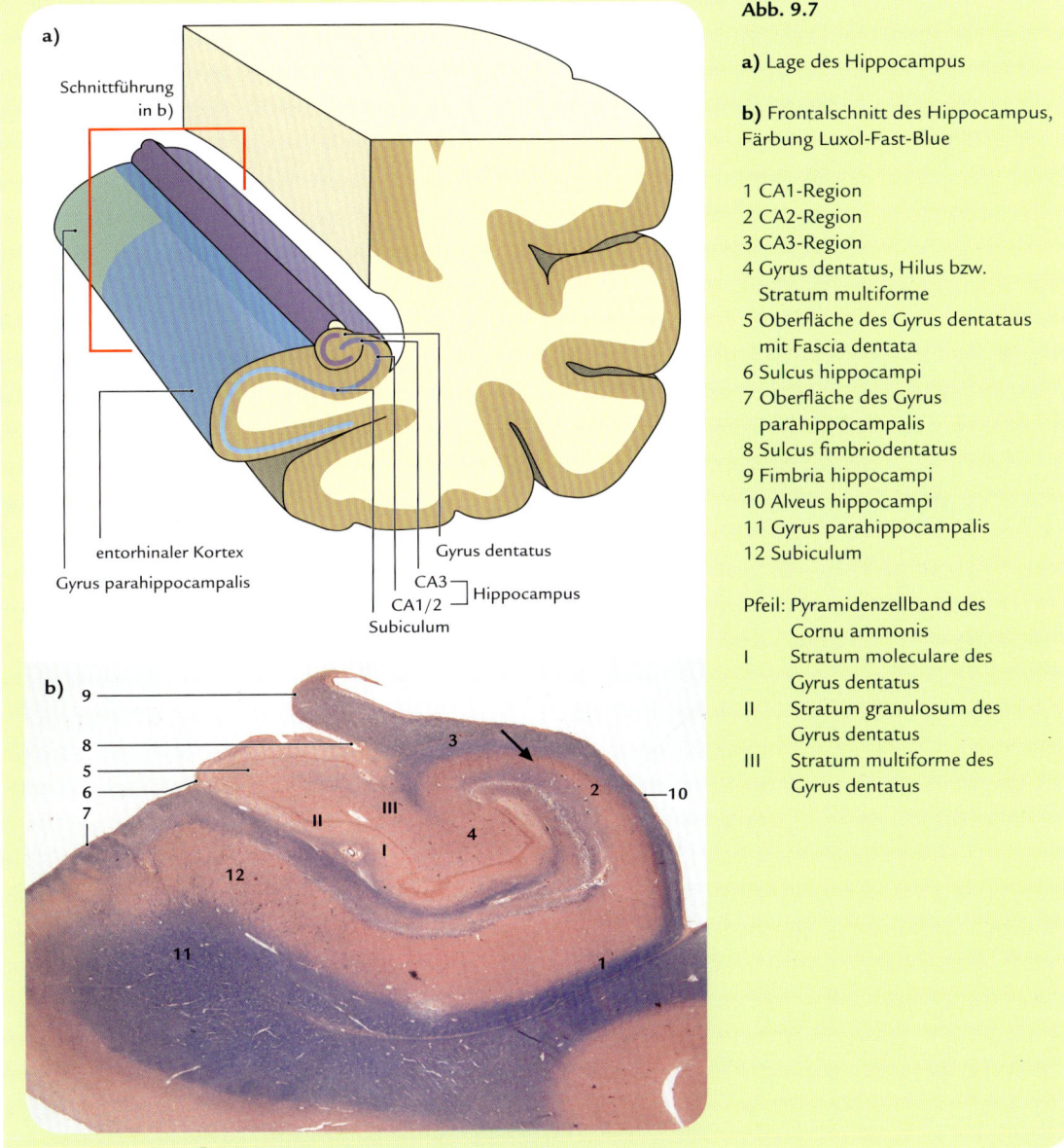

Abb. 9.7

a) Lage des Hippocampus

b) Frontalschnitt des Hippocampus, Färbung Luxol-Fast-Blue

1 CA1-Region
2 CA2-Region
3 CA3-Region
4 Gyrus dentatus, Hilus bzw. Stratum multiforme
5 Oberfläche des Gyrus dentataus mit Fascia dentata
6 Sulcus hippocampi
7 Oberfläche des Gyrus parahippocampalis
8 Sulcus fimbriodentatus
9 Fimbria hippocampi
10 Alveus hippocampi
11 Gyrus parahippocampalis
12 Subiculum

Pfeil: Pyramidenzellband des Cornu ammonis
I   Stratum moleculare des Gyrus dentatus
II   Stratum granulosum des Gyrus dentatus
III   Stratum multiforme des Gyrus dentatus

a)
Schnittführung in b)

entorhinaler Kortex
Gyrus parahippocampalis
Gyrus dentatus
CA3 ┐
CA1/2 ┘ Hippocampus
Subiculum

b)

Im histologischen Präparat erscheint es, als ob sich ein Strang von Zellen in das Hilum des Gyrus dentatus hinein stülpt. Es handelt sich hierbei um das Pyramidenzellband der Cornu-ammonis-Region (Ammonshorn) des Hippocampus (Pfeil in Abb. 9.7 b). Im Cornu ammonis, welches im Prinzip ein eingerolltes Kortexband bildet, können drei Abschnitte unterschieden werden: In der Nähe des Hilus liegt das Rindenfeld CA3, gefolgt vom CA2- und CA1-Feld. Letzteres geht in den Gyrus parahippocampalis (Abb. 9.6 b-5 und Abb. 9.7 b-7) über. Die Übergangsregion des CA1-Rindenfeldes zum Gyrus parahippocampalis nennt man Subiculum (Abb. 9.7 b-12). Die Rinde des Ammonshorns ist nach außen, also in Richtung des Seitenventrikels, mit dicht gepackten Axonen bedeckt. Es handelt sich hier um die weiße Substanz des Hippocampus, den **Alveus** (Abb. 9.7 b-10). Nach außen grenzt der Alveus an das Lumen des Seitenventrikels.

Afferenzen werden dem Hippocampus in erster Linie über den entorhinalen Kortex als Tractus perforans zugeleitet. Diese stammen mitunter aus Isokortex, Riechhirn und Amygdala. Weitere afferente Fasern entstammen aus dem Gyrus cinguli, dem Thalamus, der Septumregion und verschiedenen Hirnstammkernen.

Die hippocampalen Efferenzen verlaufen hauptsächlich im Fornix und verbinden den Hippocampus mit Septum, Amygdala, Hypothalamus und den Corpora mammillaria.

Die genannten Regionen, mit denen der Hippocampus entweder afferent oder efferent in Verbindung steht, müssen nicht auswendig gelernt werden. Eines sollte jedoch klargeworden sein: Durch die genannten Verbindungen kann der Hippocampus als *polysensorisches assoziatives Zentrum* angesehen werden, das mit vielen anderen Arealen des Gehirns in Verbindung steht und dadurch sensorische Informationen unterschiedlichster Qualitäten erhält. Diese Informationen werden verarbeitet und an andere Gehirnzentren weitergeleitet.

Verschaltung der Hippocampusformation

Die prinzipielle Verschaltung das Hippocampus ist um etliches einfacher als die oben besprochene Verschaltung des Isokortex und wird deswegen oft für experimentelle Studien herangezogen. Sie ist schematisch in Abb. 9.8 dargestellt. Es kann eine innere (intrinsische) von einer äußeren (extrinsische) Neuronenschleife unterschieden werden. Wichtig hierbei ist die Erkenntnis, dass es sich zumindest bei der äußeren Neuronenschleife um eine mehr oder weniger unidirektionale Signalverarbeitung handelt. Das bedeutet, dass eine Signal-Eingangsseite von einer Signal-Ausgangsseite unterschieden werden kann.

Extrinsische Neuronenschleife
Die Rindenschicht des Gyrus parahippocampalis wird entorhinaler Kortex genannt. Dieses Rindenfeld stellt eine Übergangszone zwischen Archikortex (Hippocampus) und Neokortex dar. Von dort entspringt der

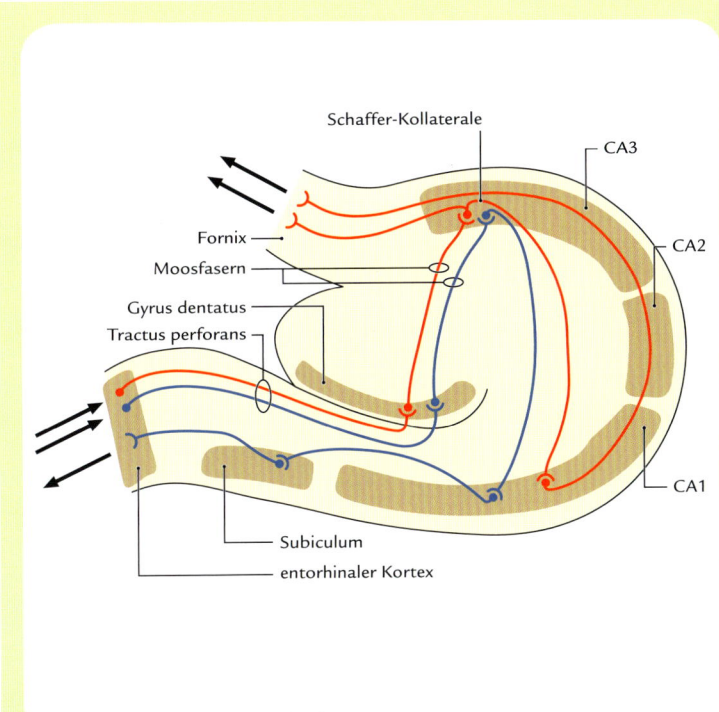

Abb. 9.8 a)

Verschaltung des Hippocampus

Rot dargestellt ist die **extrinsische Neuronenschleife**. Die Fasern verlaufen vom entorhinalen Kortex als Tractus perforans zum Gyrus dentatus und von hier als Moosfasern zur CA3-Region. Dort teilt sich der Weg: Die Information gelangt entweder direkt über den Fornix nach draußen oder nimmt mit Schaffer-Kollateralen einen Umweg über die CA1-Region.

Blau dargestellt ist die **intrinsische Neuronenschleife**. Vom entorhinalen Kortex ziehen Fasern als Tractus perforans zum Gyrus dentatus. Von hier projizieren Fasern über Moosfasern auf die CA3-Region, von dort auf die CA1-Region und weiter auf das Subiculum. Zwischen Subiculum und entorhinalem Kortex besteht ebenfalls eine Verbindung, wodurch ein Kreislauf geschaffen ist.

9

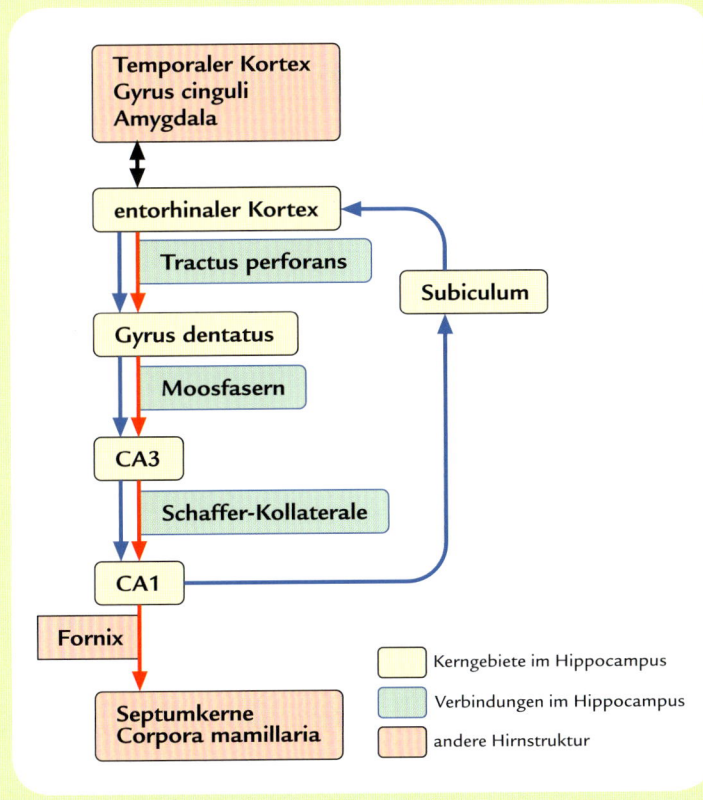

Abb. 9.8 b)

Vereinfachter Schaltplan des Hippocampus

Der Hippocampus erhält seine Afferenzen aus vielen verschiedenen Gehirnarealen (unter anderem Kortex, Gyrus cinguli, Amygdala). Diese werden vom entorhinalen Kortex gesammelt und über den Tractus perforans in den Hippocampus geleitet.

Ein Großteil der Efferenzen verlässt den Hippocampus über den Fornix.

Tractus perforans (Eingangsseite) und zieht zu den Dendriten der Körnerzellen des Gyrus dentatus. Der entorhinale Kortex selber erhält von vielen verschiedenen sensorischen Zentren Informationen, filtert diese und leitet sie dann über den Tractus perforans an den Hippocampus weiter. Hierbei überqueren (perforieren) die Fasern des Tractus perforans den Sulcus hippocampi, bevor sie in der Hippocampusformation enden. Nach Verschaltung werden diese Signale über die Moosfasern den Pyramidenzellen der CA3-Region zugeleitet. Diese Impulse können direkt über den Alveus und weiter über den Fornix den Hippocampus wieder verlassen, um dann in den Papez-Neuronenkreis eingespeist zu werden (Ausgangsseite). Dies ist der schnellste Weg, wie eine Information durch den Hippocampus geleitet werden kann. Alternativ können Impulse über Schaffer-Kollateralen anderen Hippocampus-Rindengebieten, vor allem dem CA1-Feld, zur weiteren Verarbeitung zugeleitet werden. Pyramidenzellen der CA1-Region projizieren dann ebenfalls über den Alveus und den Fornix nach außen.

Bei diesem Weg durch den Hippocampus sind drei Verschaltungen beteiligt. Die erste Verschaltung findet zwischen dem Tractus perforans und den Dendriten der Körnerzellen (liegen im Stratum moleculare) des Gyrus dentatus, die zweite zwischen den Moosfasern (Axone der Körnerzellen des Gyrus dentatus) und den Pyramidenzellen der CA3-Region, die dritte zwischen den Schaffer-Kollateralen der CA3-Pyramidenzellen und den CA1-Pyramidenzellen statt. Man spricht auch von einem trisynaptischen Verschaltungsprinzip.

Intrinsische Neuronenschleife

Alternativ können Impulse, die über Schaffer-Kollateralen dem CA1-Feld zur weiteren Verarbeitung zugeleitet worden sind, zum Subiculum projizieren. Von dort werden die Impulse an den entorhinalen Kortex zurück projiziert – ein innerer, geschlossener Kreislauf ist geschaffen. Man spricht von einer intrinsischen (inneren) Neuronenschleife.

Hippocampus und Gedächtnisbildung

Es gibt mehrere Gründe, warum der Hippocampus von vielen verschiedenen Forschergruppen untersucht wird. Zum einen können, aufgrund des recht einfachen Verschaltungsprinzips der Neuronenschleifen, Mechanismen der synaptischen Übertragung gut untersucht werden.

Andererseits findet im Hippocampus, genauer gesagt im Gyrus dentatus, zeitlebens **Neurogenese** statt. Hier entstehen also bis ins hohe Alter hinein neue Nervenzellen. Solche neurogene Nischen sind beim Erwachsenen extrem selten, eine weitere befindet sich unterhalb des Ependyms der Seitenventrikel (Subventrikularzone).

Ein weiterer Grund, warum sich viele Arbeitsgruppen mit dem Hippocampus beschäftigen, ist seine bedeutende Rolle bei der Gedächtnisbildung. Hinweise darauf erhielt man aus Beobachtungen an Patienten, denen aufgrund einer schweren Epilepsie Teile des Temporallappens entfernt werden mussten. Berühmt wurde das Beispiel des 1957 beschriebenen Patienten Henry Gustav Molaison, kurz HM.

Der Fall HM

HM war neun Jahre alt, als er von einem Fahrradfahrer angefahren wurde und mit seinem Kopf auf den Boden schlug. Zunächst sah es so aus, als sei nichts Schlimmes passiert. Doch bereits ein Jahr später erlitt er seinen ersten schwachen epileptischen Anfall, er wurde kurz ohnmächtig. Mit 16 Jahren krampfte er stark, er fiel hin, seine Arme und Beine zuckten, er verlor das Bewusstsein – und jedes Jahr wurde es schlimmer. Mit 27 Jahren war HM derart stark beeinträchtigt, dass er seine Arbeit am Fließband einer Motorenwerkstatt nicht mehr ausüben konnte. Täglich krampfte er bis zu zehnmal leicht, ein bis zweimal in der Woche schwer. Er suchte Rat im Krankenhaus von Hartford (CT, USA). Der Chirurg William Scoville operierte ihn am 23.8.1953. Es war ein Experiment. Scoville entfernte an beiden Großhirnhälften zwei fingergroße Areale, die mittleren Schläfenlappen. Eine nie zuvor durchgeführte Prozedur, ein erster Test, von dem niemand wusste, ob HM ihn überhaupt überleben würde. Der Patient krampfte nie wieder. Und dennoch wiederholte William Scoville die Operation nicht ein einziges Mal. Denn nicht nur die Krämpfe blieben aus, sondern auch HMs Erinnerungsvermögen: Die Operation resultierte in einer kompletten anterograden Amnesie, also der vollständigen Unfähigkeit zur Abspeicherung neuer, bewusster Gedächtnisinformationen. Alles was nach der Operation passierte, konnte er nur für einen kurzen Moment behalten, die Zeit blieb für HM quasi stehen. Er bezeichnete sich selbst Jahrzehnte nach der Operation noch als jungen Mann, erschrak vor seinem eigenen Spiegelbild. Retrograd trat ein leichter Gedächtnisverlust auf, der vor allem kürzlich erworbene episodische Informationen betraf, ältere dagegen weitgehend verschonte. Er erinnerte beispielsweise keine spezifischen Episoden nach seinem 16. Lebensjahr, dagegen hatte er keine Mühe über Kindheitserlebnisse zu berichten. HM lieferte so den ersten Beweis, dass die Hippocampusformation und die mit ihr eingebetteten neuronalen Schaltkreise für das Gedächtnis neuer Episoden notwendig ist. Er lieferte darüber hinaus Hinweise auf die sogenannte **Konsolidierungshypothese**, wonach der Hippocampus wichtig ist, um neue Erfahrungen und Informationen dauerhaft abspeichern zu können.

Limbisches System und Papez-Neuronenkreis

Oberhalb des Hirnstamms entwickelte sich bei den Säugetieren das sogenannte limbische System. Es reguliert unter anderem typische Empfindungen, die für die soziale Natur der Säugetiere verantwortlich sind. Hierzu zählen Sorge um den Nachwuchs, Angst, Liebe, Lust, Spieltrieb oder aber Lernen durch Nachahmen. Die Funktionen des limbischen Systems sind also sehr vielseitig und nicht so genau auf den Punkt zu bringen wie etwa die Funktion des Gyrus praecentralis oder der primären Sehrinde. Oft ist das limbische System mit seiner Funktion nur ein Teilbaustein einer komplexen Funktion. Es arbeitet immer in Kooperation mit anderen Gehirnregionen. So haben Teile des limbischen Systems eine Aufgabe bei Furchtreaktionen, können diese Aufgabe jedoch nur wahrnehmen, wenn sie etwa mit der Amygdala zusammenarbeiten. Das limbische System ist äußert anfällig für Krankheiten. Zu den biologischen Ursachen der Schizophrenie zählen beispielsweise Veränderungen der Funktion des limbischen Systems. Auch die Symptome des Morbus Alzheimer sind zumindest teilweise auf Veränderungen des limbischen Systems zurückzuführen.

Ganz allgemein gesprochen wird heutzutage das limbische System als Assoziationszentrum aufgefasst, welches Sinnesimpulse verarbeitet und mit den individuellen körperlichen Bedürfnissen in Einklang bringt.

Seinen Namen erhielt das limbische System von Paul Broca, der es 1878 zum ersten Mal beschrieb (er nannte es „le grande lobe limbique"). Der Name „limbisch" leitet sich von lateinisch limbus – „Streifen" bzw. „Gürtel" ab, da die dazugehörigen Strukturen einen doppelten Ring um die Basalganglien und den Thalamus, also um die zentrale Gehirnachse, bilden. An seinem Aufbau beteiligen sich phylogenetisch alte Anteile der Großhirnrinde, aber auch subkortikale und dienzephale Bereiche.

Folgende Strukturen werden im Allgemeinen dem limbischen System zugeordnet:
• Hippocampus
• Fornix
• Corpus mammillare
• Gyrus cinguli
• Amygdala
• anteriore Kerngruppe des Thalamus (spezifisches Kerngebiet)
• Gyrus parahippocampalis

Jeder dieser Bestandteile besitzt wichtige funktionelle Verbindungen zu Steuerungszentren in anderen Hirnregionen, um die komplexe Funktion wahrnehmen zu können. Verbindungen mit dem Mittelhirn werden auch als mesolimbisches System bezeichnet. Im Zentrum des limbischen Systems steht der **Papez-Neuronenkreis**, benannt nach seinem Beschreiber James W. Papez. Papez meinte, damit einen Erregungskreislauf für Emotionen zu beschreiben. Mit dieser Vermutung lag er jedoch nicht ganz richtig. Das zeigt sich etwa an Patienten, bei denen dieser aufgrund einer Pathologie unterbrochen wurde. Solche Patienten leiden nun nicht etwa primär an emotionalen Störungen, sondern vor allem an solchen des Gedächtnisses: Sie können sich keine neuen Fakten mehr merken – weder neue Telefonnummern, noch die eigene Adresse nach einem Umzug oder den Ort des Hausschlüssels, den sie irgendwo im Haus abgelegt haben. Man spricht von einer anterograden Amnesie. All dies deutet darauf hin, dass der Papez-Kreis in Wirklichkeit nicht das Zentrum unserer Emotionen, sondern eher unseres Gedächtnisses darstellt. Der Papez-Kreis verläuft vom Hippocampus über den Fornix zum Corpus mamillare. Von dort projizieren die Neurone über den Fasciculus mammillothalamicus (Synonym: Vicq-d'Azur-Bündel) zum Thalamus (anteriore Kerngruppe) und weiter zum Gyrus cinguli. Ein Teil der Fasern führt dann zurück zum Hippocampus und schließt damit den Kreis.

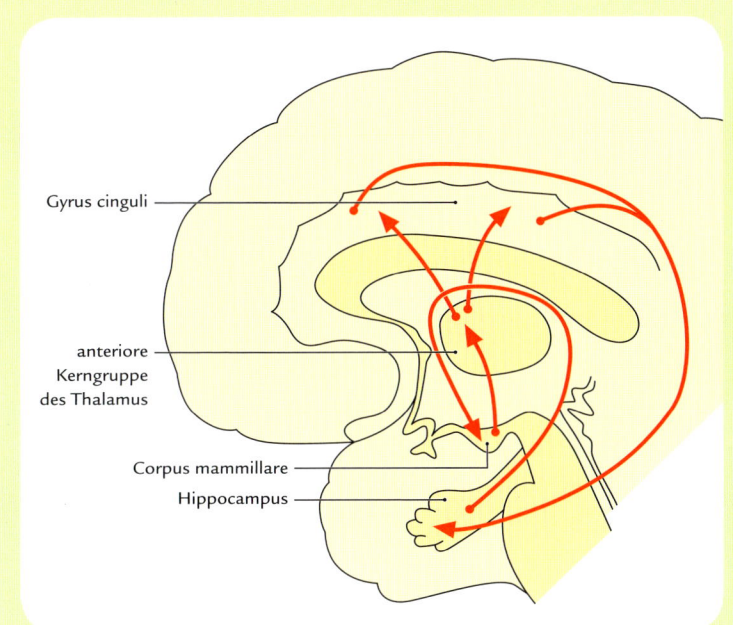

Abb. 9.9

Schematische Verschaltung im Papez-Neuronenkreis

Der Papez-Neuronenkreis ist ein Erklärungsmodell zur Konsolidierung (Festigung) von Gedächtnisinhalten.

Beginnen wir im Hippocampus, von wo aus die Fasern über den Fornix cerebri zu den Corpora mammillaria ziehen. Über den Tractus mammillothalamicus erreichen sie die anteriore Kerngruppe des Thalamus und von dort über das Cingulum den Gyrus parahippocampalis. Der Tractus perforans leitet die Fasern zurück zum Hippocampus – hier beginnt die Gedächtnisschleife von vorn.

9

In diagram: Gyrus cinguli, anteriore Kerngruppe des Thalamus, Corpus mammillare, Hippocampus

Amygdala

Die Amygdala ist ein paariges Kerngebiet des Gehirns im medialen Anteil des Temporallappens. Sie ist Teil des limbischen Systems und wird auch als Mandelkern oder als Corpus amygdaloideum (Mandelkernkomplex) bezeichnet. Die Amygdala ist wesentlich an der Entstehung von Angst („Angstzentrum") beteiligt und spielt ganz allgemein eine wichtige Rolle bei der emotionalen Bewertung und Wiedererkennung von Situationen sowie der Analyse möglicher Gefahren. Sie verarbeitet externe Impulse und leitet die vegetativen (Gegen-)Reaktionen dazu ein.

Konditioniertes Lernen, wie beispielsweise Furcht, ist weniger eine Funktion des Hippocampus, sondern eher eine der Amygdala. In einer Studie wurden Patienten entweder mit einer selektiven Schädigung der Amygdala, einer selektiven Schädigung des Hippocampus oder einer Schädigung in beiden Bereichen des Temporallappens untersucht. Ihnen wurden verschiedene Farbkarten gezeigt. Immer wenn die blaue Karte erschien, ertönte ein sehr, sehr lauter, unangenehmer Ton. Parallel dazu wurde die Herzfrequenz aufgezeichnet. Gesunde Probanden konnten die Reihenfolge der Karten richtig wiedergeben, außerdem stieg bei Präsentation der blauen Karte die Herzfrequenz. Gesunde lernen, dass nach der blauen Karte ein unangenehmer Stimulus auftritt und reagieren entsprechend angespannt (im Sinne einer Aktivierung des Sympathikus). Patienten mit einer selektiven Schädigung der Amygdala konnten zwar die Reihenfolge der Farbkarten richtig wiedergeben, zeigten jedoch keinen Anstieg der Herzfrequenz. Patienten mit einer selektiven Schädigung des Hippocampus hingegen zeigten einen Anstieg der Herzfrequenz, wenn ihnen die blaue Karte gezeigt wurde, sie konnten aber die Abfolge der Karten nicht mehr richtig wiedergeben (gestörtes semantisches Gedächtnis). Patienten mit einer Schädigung in beiden Bereichen des Temporallappens konnten weder das eine noch das andere. Diese

Experimente verdeutlichen, dass die Amygdala eine entscheidende Rolle bei emotionalen Gedächtnisprozessen spielt.

Ein Großteil von Afferenzen und Efferenzen der Amygdala verläuft in der Stria terminalis, einem kleinen Faserbündel des Gehirns. Die Stria terminalis verbindet die Amgydala unter anderem mit dem Hypothalamus und dem Hirnstamm. Möchte man hier einen Vergleich zum Hippocampus anstellen, kann Folgendes festgehalten werden: Was für den Hippocampus der Fornix ist (enthält hippocampale Afferenzen und Efferenzen), ist die Stria terminalis für die Amygdala.

Klinik

Patienten mit einer **Schädigung der Amygdala** können Gesichter als solche zwar noch erkennen, welche Emotionen sich jedoch hinter dem Gesicht verbergen (Furcht, Freude etc.) kann nicht mehr zugeordnet werden.

Grundlagen zur Gedächtnislehre

Das Gedächtnis ist eine der wichtigsten Funktionen des Gehirns. Ohne die Fähigkeit zu lernen und Erfahrungen zu sammeln, wären kein Fortschritt und keine Persönlichkeitsbildung möglich. Ohne Erinnerungsvermögen bestünde die Welt aus isolierten Ereignissen, fremden Personen und Orten. Erst durch die Einordnung neuer Informationen in gespeicherte Erinnerungen entsteht unsere Wahrnehmung und unser Verständnis von der Welt.

Je nach Dauer der Speicherung der Information wird zwischen dem sensorischen Gedächtnis (**Ultrakurzzeitgedächtnis**), dem **Kurzzeitgedächtnis** (von einigen Autoren auch Arbeitsgedächtnis genannt) und dem **Langzeitgedächtnis** unterschieden. Das sensorische Gedächtnis speichert die ihm zugeleiteten Informationen nur sehr kurz ab. Die Fähigkeit, in einem Gespräch etwas zuvor Gesagtes zu wiederholen, obwohl man gerade gar nicht hingehört hat, ist ein Beispiel für das auditive sensorische Gedächtnis.

Grundlage bewusster Informationsverarbeitung ist das Kurzzeitgedächtnis. Das Kurzzeitgedächtnis ist ein Speicher, der eine eng begrenzte Menge von Informationen in einem unmittelbar verfügbaren Zustand bereithält. Wenn Sie zum Beispiel die Namen und die Funktion der zwölf Hirnnervenpaare in der Vorlesung hören, dann können Sie sich diese u. U. für einen gewissen Zeitraum merken. Um sie aber dauerhaft zu verinnerlichen, müssen Sie den Stoff mehrmals widerholen.

Das Langzeitgedächtnis wird inhaltlich unterteilt in ein deklaratives und ein nondeklaratives Gedächtnis.[8]

Das **nondeklarative Gedächtnis** umfasst Lernprozesse, die ohne eine Bewusstmachung des Lernprozesses verarbeitet werden. Dazu zählen perzeptuelles und prozedurales Lernen sowie Konditionierung und Priming.

Unter **perzeptuellem Gedächtnis** versteht man das erleichterte Erinnern von ähnlich erlebten oder früher bereits wahrgenommenen Reizmustern. Wir erkennen z. B. jeden Apfel als Apfel, wenn er typische, im perzeptuellen Gedächtnis abgespeicherte Merkmale besitzt. Für diese intellektuelle Leistung müssen wir nicht erst jeden Apfel der Welt gesehen haben, wir erkennen ihn anhand seines typischen Musters. Konditionierung geht auf assoziative Lernprozesse zurück, bei denen zwei Reize miteinander verknüpft werden. Wenn Ihr Hund beispielsweise Pfötchen gibt, nachdem Sie ihn dazu aufgefordert haben, dann tut er dies, weil er gelernt hat, dass er danach etwas zu Essen bekommt (klassische Konditionierung). Natürlich tut er das auch, weil er Ihnen Hallo sagen möchte!

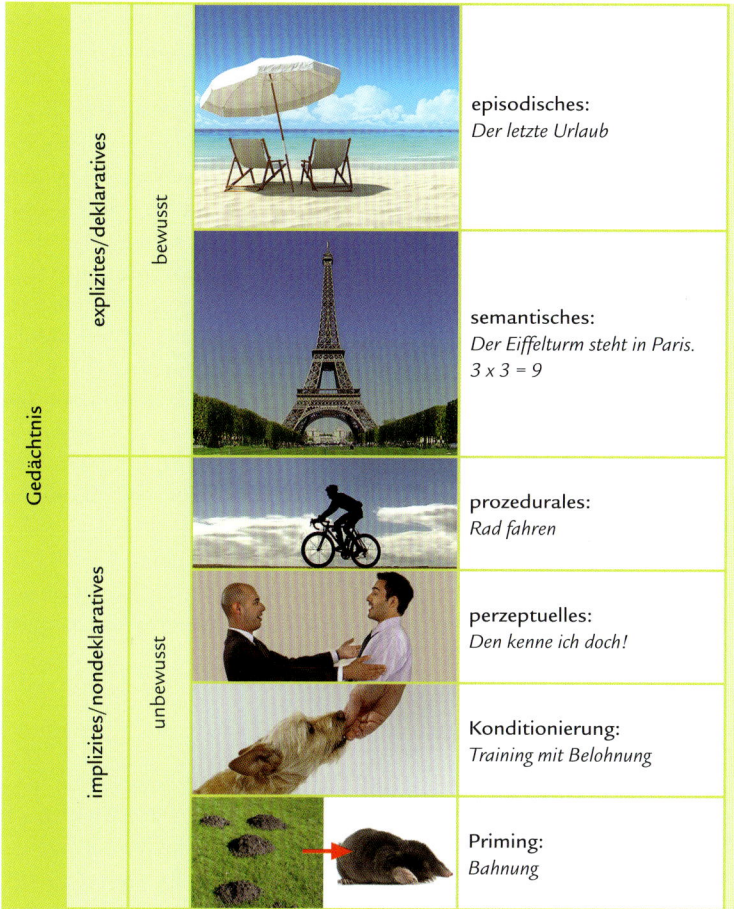

Tabelle 9.1

Verschiedene Funktionen des Langzeitgedächtnisses

Das Langzeitgedächtnis gliedert sich in ein nondeklaratives und ein deklaratives Gedächtnis. Das nondeklarative Gedächtnis umfasst alle Lernprozesse, die unter Umgehung des Bewusstseins vonstatten gehen (perzeptuelles, prozedurales Gedächtnis und Priming).

Im Gegensatz dazu stellt das deklarative Gedächtnis alles bewusst Gelernte dar (episodisches und semantisches Gedächtnis).

Interessanterweise werden, wie andere bereits besprochene Gehirnfunktionen, auch Gedächtnisinhalte räumlich getrennt verarbeitet.

Den Übergang eines Inhalts aus dem Kurzzeit- in das Langzeitgedächtnis, also zu einer langfristigen Speicherung, nennt man Konsolidierung.

Das **prozedurale Gedächtnis** umfasst motorische Fähigkeiten und definierte Handlungsabläufe. Auch dieses Gedächtnis läuft im Unterbewussten ab. Nehmen wir als Beispiel einmal das Fahrradfahren. Man lernt es in der Regel durch Ausprobieren und Erfahrung, evtl. auch durch Zuschauen, aber nur selten, indem man ein Buch darüber liest. Zudem wird ein Fahrradfahrer schwerlich erklären können, welche einzelnen Bewegungsabläufe er nacheinander ausführen muss, um das Gleichgewicht zu halten und vorwärts zu kommen. Versucht er, sich während des Fahrens diese Vorgänge bewusst zu machen und bewusst durchzuführen, würde er wahrscheinlich sogar umfallen.

9

Eine weitere Form des unbewussten Gedächtnisses ist das **Priming**. Priming bedeutet übersetzt Bahnung, Erlebtes wird durch Gelerntes in eine „Richtung gedrückt". Sieht jemand aus dem Fenster, um vielleicht zu schauen, ob schönes Wetter ist, wird er unbewusst auch die Maulwurfshügel in Nachbars Vorgarten wahrnehmen, selbst wenn er sie gar nicht zu beachten glaubt. Nimmt er dann ein schwarz-braunes Objekt im eigenen Vorgarten wahr, wird er diesen sofort als den schuldigen Maulwurf interpretieren. Hat der Garten aber gar keine Maulwurfshügel und derjenige nimmt beim Blick aus dem Fenster stattdessen unbewusst einen Mann wahr, der gerade mit seinem Hund um die Ecke biegt, wird er das schwarz-braune Objekt als etwas ganz anderes interpretieren (ohne das hier näher vertiefen zu wollen ...). Diese vier Formen des unterbewussten Lernens werden auch implizites Gedächtnis genannt.

Dem gegenüber wird das explizite, das **deklarative Gedächtnis** gestellt. Das deklarative Lernen erfolgt durch bewusste Aufnahme von Informationen, die auch bewusst und aktiv wieder abgerufen werden können. Es können zwei Anteile unterschieden werden, das episodische und das semantische Gedächtnis.

Im **episodischen Gedächtnis** werden persönliche Erfahrungen und autobiographische Informationen gespeichert. Der im Sandkasten wiedergefundene Teddybär, die wunderbar bunte Europakarte im Klassenzimmer, der Autounfall im Sommer 1999, die erste Liebesnacht mit x, die letzte mit y, Todesfälle, der gestrige Geruch nach gebackenem Fisch vor dem Nachbarhaus. Die persönlichen Erinnerungen an einzelne Ereignisse und Erlebnisse, d. h. der Film des Lebens, wird in diesem Teil unseres Gedächtnisses abgespeichert. Es ist wichtig für das Erleben der eigenen Persönlichkeit.

Im **semantischen Gedächtnis** werden Fakten abgespeichert, zu denen wir keinen direkten persönlichen Bezug haben. Man kann diesen Teil des deklarativen Gedächtnisses auch als Allgemeinwissen bezeichnen.

Forschung

Alle Zellen des menschlichen Körpers sind einem ständigen Wandel unterworfen. In Knochengewebe beispielsweise wird ein Gleichgewicht aufrecht erhalten zwischen einerseits Knochenabbau durch Osteoklasten und andererseits Knochenaufbau durch Osteoblasten. Hierdurch wird der Knochen nicht nur erneuert, sondern passt sich auch an sich ändernde Gegebenheiten an. Genau so funktioniert es auch im Gehirn: Ständig werden Synapsen erneuert, vervielfältigt, gelöscht und neuronale Verbindungen adaptiert. Man spricht von synaptischer bzw. **neuronaler Plastizität**. Ein Team aus Schweizer Neurowissenschaftlern untersuchte dazu die Gehirne von zwanzig Langzeit-Schachspielern und zwanzig Kontrollpersonen. Bei den Schachspielern zeigten sich spezifische Unterschiede in den Hirnregionen, die für das Spiel wichtige kognitive Funktionen ausüben. Ob diese Veränderungen nun der Grund für intensives und über einen langen Zeitraum praktiziertes Schachspielen sind oder durch dieses hervorgerufen werden, gilt es noch herauszufinden.[9]

Räumliche Trennung verschiedener Gedächtnisinhalte

Werden alle Gedächtnisqualitäten in der gleichen Gehirnregion verarbeitet und abgespeichert oder gibt es räumliche Unterschiede? Überraschen würde eine Spezialisierung verschiedener Gehirnregionen auf spezifische Gedächtnisqualitäten sicher nicht. Wir kennen solche Spezialisierungen von anderen Gehirnfunktionen wie etwa der Sensibilität (epikritische vs. protopathische) oder der Sprache (Wernicke- vs. Broca-Sprachzentrum).

Der Fall HM

Schauen wir uns den Patienten HM etwas genauer an. Man ließ ihn Sterne nachmalen. Das ist ein Standardtest, um das motorische Gedächtnis zu prüfen. Seine Psychologin gab ihm ein Papier, auf das ein Stern mit doppeltem Rand vorgezeichnet war. Der Patient musste dann den Stern innerhalb des Doppelrandes nachzeichnen – allerdings durfte er dabei nicht direkt auf das Blatt Papier sehen. Nur über einen Spiegel sah er Stift, Stern und seine Hand. Wer dies selbst ausprobiert, wird bei den ersten Versuchen Schwierigkeiten haben. So auch Patient HM. Doch die Psychologin ließ ihn immer und immer wieder Spiegelsterne zeichnen – und er wurde, wie jeder andere, von Mal zu Mal besser (prozedurales Lernen). Patient HM erinnerte sich in der nächsten Sitzung zwar nie daran, dass er schon einmal einen Stern malen sollte, er litt ja an einer anterograden Amnesie. Aber offenbar arbeitete sein prozedurales Gedächtnis (Teil des nicht deklarativen Gedächtnisses) völlig normal. Seine Psychologin erinnert sich, dass Patient HM, nachdem er schon zahlreiche Sterne nachgezeichnet hatte, einmal ausrief: „Huh, das geht ja leichter, als ich gedacht hatte."

9

Diese und andere Beobachtungen belegen die Idee einer räumlichen Trennung verschiedener Gedächtnisinhalte. Der Hippocampus ist vor allem für deklarative Gedächtnisinhalte verantwortlich, weniger für nicht-deklarative.

Außerdem ist eine gewisse **Hemisphärendominanz** (Lateralisierung) feststellbar. So werden verbale Gedächtnisinhalte vor allem in der Hippocampusformation der dominanten Hirnhemisphäre gespeichert (wie etwa das Lernen von Vokabeln). Das ist wenig überraschend, wenn man bedenkt, dass auch das motorische und sensorische Sprachzentrum in dieser Hemisphäre untergebracht ist.

Konsolidierung

Um eine langfristige Speicherung zu ermöglichen, müssen die Informationen aus dem Arbeitsgedächtnis in das Langzeitgedächtnis überführt werden. Dieser Vorgang wird als **Konsolidierung** bezeichnet. Die Konsolidierung beruht auf der perseverierenden Aktivität von Neuronenverbänden, die die Ausbildung permanenter Gedächtnisspuren fördert (das trifft vor allem auf das semantische Gedächtnis zu). Dabei sind zur dauerhaften Speicherung von Gedächtnisinformation strukturelle Veränderungen auf neuronaler, genauer auf Synapsenebene erforderlich.

9

Am einfachsten vergleicht man die Konsolidierung mit einem Trampelpfad. Wenn Sie das erste Mal über eine Wiese laufen, können Sie für eine gewisse Zeit anhand der umgeknickten Grashalme nachvollziehen, wo genau Sie entlang gegangen sind. Hänsel und Gretel haben das Problem anhand von Brotkrümeln gelöst. Nach einer gewissen Zeit, so ungefähr nach 24 Stunden, haben sich die Grashalme wieder aufgerichtet, die Brotkrümel sind verschwunden. Sie können jetzt nicht mehr nachvollziehen, wie Sie gelaufen sind, die Spur ist quasi gelöscht. So ergeht es Gedächtnisinhalten des Kurzzeitgedächtnisses. Da neuronale Schleifen wie der Papez-Neuronenkreis oder aber die beschriebene intrinsische Neuronenschleife des Hippocampus nur wenige Male durchlaufen werden, verfestigen sie sich nicht. Anders ist das bei der Konsolidierung. Wenn genügend viele Personen ihren Weg durch die Wiese benutzen, verändert sich die Struktur der Wiese, ein Trampelpfad entsteht, der u. U. sogar dauerhaft bestehen bleibt. So werden Gedächtnisinhalte vom Kurz- in das Langzeitgedächtnis überführt. Morphologische Basis einer solchen Gedächtniskonsolidierung sind prinzipiell die Bildung neuer Synapsen, vermehrte Neurotransmitter-Ausschüttung auf der präsynaptischen Seite oder aber die vermehrte Expression von Rezeptoren auf der postsynaptischen Seite einer Synapse.

Forschung

Die beschriebene Konsolidierung ist jedoch störanfällig, zum Beispiel durch neue Reize. Wir sprechen dann von einer **Interferenz**. Bereits vor mehr als hundert Jahren wurde dieser Prozess von den Psychologen Georg Müller und Alfons Pilzecker (1900) erstmals systematisch untersucht. In einer Versuchsreihe ließen sie ihre Versuchspersonen sinnlose Silben lernen und später abrufen. Dabei wurde in manchen Durchgängen zwischen dem Erlernen und dem späteren Abruf einer ersten Liste eine weitere Liste dargeboten. Es zeigte sich, dass das Hinzulernen einer weiteren Liste zu schlechteren Leistungen im späteren Gedächtnistest führte als das ausschließliche Lernen nur einer Liste.

Konsolidierung funktioniert besonders gut im Schlaf. Das liegt daran, dass hier die Störfaktoren auf ein Minimum reduziert sind. In Studien zur Untersuchung des Zusammenhangs zwischen Konsolidierung und Schlaf zeigen Versuchspersonen typischerweise eine bessere Gedächtnisleistung für die gelernten Inhalte, wenn sie zwischen Erwerb und Abruf eines bestimmten Lernmaterials geschlafen haben. Offensichtlich „schläft" unser Gehirn nachts nicht einfach, sondern reaktiviert die tagsüber aufgenommenen, neu gelernten Informationen und versucht diese zu kategorisieren, zu systematisieren und zu verfestigen. Auch das Träumen scheint hier eine wichtige Rolle zu spielen.

Zum Abschluss soll noch einmal die Rolle des Hippocampus als polysensorisches assoziatives Zentrum aufgegriffen werden (siehe Abb. 9.8 b). Wie bereits erwähnt, empfängt die Hippocampusformation von vielen sensiblen und sensorischen Zentren – über den entorhinalen Kortex – Informationen, die u. U. ins Langzeitgedächtnis überführt, also konsolidiert werden können. Das klappt bei dem einen besser mit visuell aufgenommenen Informationen, beim anderen mit gehörten Informationen etc.

Jeder Mensch – egal ob Kind oder Erwachsener – hat seine eigene Art, wie er am besten lernen kann, denn je nach Lerntyp verwenden wir unterschiedliche Sinne, um Inhalte besser erfassen, verstehen und uns merken zu können. In Anlehnung an die Sinnesorgane, die beim Lernen beteiligt sind, spricht man deshalb von auditiven, visuellen, kommunikativen und motorischen Lerntypen. Beim auditiven Lerntyp, der sich Gehörtes gut merken kann (zum Beispiel in der Vorlesung), sind offensichtlich die Verbindungen von auditorischem zum entorhinalen Kortex besonders stark ausgeprägt.

Klinik

Hippocampusneurone besitzen eine sehr niedrige Reizschwelle für Krampfentladungen. Dem Hippocampus wird daher beim Zustandekommen von epileptischen Krampfanfällen eine besondere Bedeutung beigemessen. Diese sogenannte **Temporallappenepilepsie** ist die häufigste Epilepsieform des Kindes- und Erwachsenenalters mit Erstmanifestation zwischen dem 5. und 10. Lebensjahr. Als operative Therapieoption kann in Abhängigkeit der Fokuslokalisation eine neurochirurgische Herdentfernung durch eine vordere Temporallappenresektion oder selektive Amygdala-Hippocampektomie erwogen werden. Die Prognose der operativen Therapie ist gut, Anfallsminderungen oder eine komplette Anfallsfreiheit sind hierbei möglich.

Zusammenfassung

Das Telencephalon lässt sich in die Großhirnrinde (**Cortex cerebri**), das Mark und in **Endhirnkerne**, die im Mark eingebettet liegen, gliedern. Zu den Endhirnkernen zählt man den Nucleus caudatus und das Putamen, die man gemeinsam auch als Striatum bezeichnet. Weitere Gebiete grauer Substanz des Telencephalons sind das Claustrum, die Amygdala, der Bulbus olfactorius und der Hippocampus. Teile dieser Strukturen werden gemeinsam mit Anteilen des Diencephalons zum funktionellen limbischen System zusammengefasst.

Topographisch lässt sich der Cortex cerebri in vier Großhirnlappen (**Lobi frontalis, parietalis, occipitalis** und **temporalis**) sowie die in die Tiefe verlagerte **Insula** gliedern. Histologisch unterscheidet man den Isokortex, den jüngeren und in weiten Teilen vorherrschenden Teil des Kortex, vom Allokortex. Der **Isokortex** ist überall aus sechs Schichten (Laminae I-VI) aufgebaut. Der **Allokortex** ist beispielsweise in Bereichen des Riechhirns und des Hippocampus zu finden und weniger einheitlich aufgebaut.

Die **Hippocampusformation** steht auf zweierlei Weise mit anderen Gehirnabschnitten in Kontakt: Ein Weg verläuft über die **extrinsische Neuronenschleife**, die Impulse aus der Rinde des Gyrus parahippocampalis, die auch entorhinaler Kortex genannt wird, in den Papez-Neuronenkreislauf einspeist. Der zweite Weg ist die **intrinsische Neuronenschleife**, über die Impulse aus Gebieten der Hippocampusformation wieder den entorhinalen Kortex erreichen. Auf diese Weise existiert ein interner Kreislauf.

Der Hippocampus ist aus zwei Gründen für die Forschung sehr interessant: Einerseits ist dies eines der wenigen Gebiete des menschlichen Körpers, in dem auch im Erwachsenenalter noch Neurogenese stattfindet. Andererseits spielt der Hippocampus eine wichtige Rolle bei der Gedächtnisbildung.

Zum **limbischen System** werden Hippocampus, Fornix, Corpus mammillare, Gyrus cinguli, Amygdala, die anteriore Kerngruppe des Thalamus und der Gyrus parahippocampalis gezählt. Dabei ist dieser Zusammenschluss von funktioneller Art – all diese Strukturen sind in gemeinsame Prozesse involviert und spielen u. a. bei der Verarbeitung von Emotionen, dem Entstehen von Triebverhalten und der Gedächtnisbildung eine Rolle. In diesem Zug ist auch der **Papez-Neuronenkreis** zu erwähnen, eine Neuronenschleife, die ebenfalls im Dienst unseres Gedächtnisses steht. Bestandteile der Papez-Schleife sind der Hippocampus, Corpus mammillare, die anteriore Kerngruppe des Thalamus und der Gyrus cinguli.

Das **Gedächtnis** lässt sich grob in ein Ultrakurzzeitgedächtnis, das Kurzzeit- und das Langzeitgedächtnis unterteilen. Das Langzeitgedächtnis gliedert sich in ein nondeklaratives und ein deklaratives Gedächtnis. Das nondeklarative Gedächtnis umfasst alle Lernprozesse, die unter Umgehung des Bewusstseins vonstatten gehen (perzeptuelles, prozedurales Gedächtnis, Konditionierung und Priming). Im Gegensatz dazu stellt das deklarative Gedächtnis alles bewusst Gelernte dar (episodisches und semantisches Gedächtnis). Interessanterweise werden wie andere bereits besprochene Gehirnfunktionen auch Gedächtnisinhalte räumlich getrennt verarbeitet. Den Übergang eines Inhalts aus dem Kurzzeit- in das Langzeitgedächtnis, also zu einer langfristigen Speicherung, nennt man Konsolidierung.

Was das IMPP wissen möchte

Im Frühjahr 2001 wurde nach der **Funktion des Hippocampus** gefragt. Wie besprochen ist er von zentraler Bedeutung für die Gedächtnisbildung. Damit wollte sich das IMPP jedoch nicht zufriedengeben. Man unterscheidet ein motorisches, prozedurales Gedächtnis (Erlernen von Handlungen) und ein deklaratives Gedächtnis (zuständig für die höheren, kognitiven Gedächtnisleistungen). Bei Letzterem spielt der Hippocampus eine zentrale Rolle. Bei Ausfall des Hippocampus ist die Konsolidierung des Gedächtnisses gestört, neue Informationen können nicht mehr vom Kurzzeitspeicher in den Langzeitspeicher überführt werden. Im gleichen Examen wurde nach den im **Fornix** verlaufenden Fasern gefragt. Die meisten Faserzüge des Fornix verlaufen vom Hippocampus zu den Corpora mamillaria. Es ziehen jedoch auch Fasern in die entgegengesetzte Richtung und zwar von der Septumregion (**Area septalis**) zum Hippocampus. In den Neuronen des Septums werden viele verschiedene Neurotransmitter produziert. Eines davon ist Vasopressin, das an dieser Stelle eine wichtige Rolle bei der Fieberreaktion spielt. Eine weitere Funktion wird dieser Region bei der Orgasmusbildung zugeschrieben – Grund genug, sich die Area septalis einzuprägen. Sie befindet sich im Bereich der Lamina terminalis, welche als dünnes Band die Commissura anterior mit dem Chiasma opticum verbindet (siehe Abb. 2.8). Da die Area septalis neuronale Zellkörper (also Nuclei) enthält, wird sie auch als Septum verum dem Septum pellucidum gegenübergestellt. Beim Septum pellucidum handelt es sich lediglich um eine gliale Faserplatte, welche die beiden Seitenventrikel voneinander trennt.

Im Herbst 2004 fragte das IMPP zum ersten Mal nach dem **Nucleus accumbens**. Der Nucleus accumbens liegt im unteren (basalen) Vorderhirn. Er spielt eine zentrale Rolle im mesolimbischen System, dem „Belohnungssystem" des Gehirns, sowie bei der Entstehung von Sucht. Wenn wir schon dabei sind, hier noch eine kurze Anmerkung zum mesolimbischen System: Das auch als „positives Belohnungssystem" bezeichnete mesolimbische System ist entscheidend an der Entstehung der Emotion „Freude" beteiligt. Anstatt mesolimbisch kann man auch „mesenzephal-limbisch" sagen. Jetzt wird klar, wo dieses System entspringt, nämlich im Mittelhirn. Die eigentliche Region heißt Area tegmentalis centralis, befindet sich also im Tegmentum des Mittelhirns. Von dort ziehen dopaminerge Fasern in viele verschiedene Gehirnregionen, beispielsweise in die Amygdala, den Hippocampus oder eben in den Nucleus accumbens. Zahlreiche Substanzen wie Opioide, Alkohol oder Nikotin entfalten ihre Wirkungen durch Beeinflussung des mesolimbischen Systems, indem sie dort die Dopaminausschüttung direkt oder indirekt erhöhen.

Auch Fragen zur **Amygdala** häufen sich. Sie liegt im vorderen Teil des Temporallappens, direkt vor dem Schwanz des Nucleus caudatus und dem Unterhorn des Seitenventrikels. Über eine starke Verknüpfung mit dem Hirnstamm beeinflusst sie vor allem autonome Funktionen des Körpers – wie Atmung und Kreislauf – und passt diese der jeweiligen Situation an. Außerdem ist die Amygdala in olfaktorische Prozesse involviert. Für das IMPP war die emotionale Funktion der Amygdala wichtig, sie scheint nämlich auch beim Erlernen von emotionalem Verhalten involviert zu sein. So spielt sie bei Phobien eine sehr wichtige Rolle.

Im Herbst 2016 wollte das IMPP die Verschaltung der Geschmacksbahn detailliert wissen. Die Geschmacksfasern aus der Zunge werden über den Nervus intermedio-facialis (vordere 2/3 der Zunge), den Nervus glossopharyngeus (hinteres Drittel der Zunge) und den Nervus vagus (Zungengrund) zum Nucleus tractus solitarii geleitet, wo sie umgeschaltet werden. Nach der Umschaltung auf das 2. Neuron der Geschmacksbahn laufen die Fasern zum Nucleus ventralis posteromedialis des Thalamus, wo sie auf das 3. Neuron umgeschaltet werden. Dieses zieht dann weiter zum Gyrus postcentralis (hier werden uns die Geschmackseindrücke bewusst), sowie zur Inselrinde, dem eigentlichen gustatorischen Kortexareal. Die Insel bekommt übrigens nicht nur gustatorische Impulse, sondern auch – über den Nervus vagus – Informationen aus den Eingeweiden zugeleitet, und integriert beide Sinneseindrücke. Jeder von uns kennt das: Wir sind eigentlich satt, aber essen weiter. Hier versagt ganz offensichtlich die Inselrinde, denn eigentlich sollten die Informationen aus den Eingeweiden (gefüllter Magen) uns signalisieren, dass wir aufhören sollten zu essen. Leider, leider – die gustatorischen Impulse überwiegen manchmal. Die zu diesem Thema im Herbst 2016 gestellte Frage konnte jedoch im Ausschluss richtig beantwortet werden.

Schon zweimal in letzter Zeit fragte das IMPP nach der Prosopagnosie (Unfähigkeit, individuelle Gesichter zu erkennen). In Abb. 13.10 wird gezeigt, dass man einen ventralen von einem dorsalen Weg der visuellen Verarbeitung unterscheidet. Eine Störung des ventralen Pfades beeinträchtigt das Objekterkennen (Agnosien). Darunter fällt auch die Unfähigkeit, Gesichter zu erkennen. Eine Störung des dorsalen Pfades beeinträchtigt die gerichtete Aufmerksamkeit auf Objekte. Als anatomische Region, die bei einer Prosopagnosie beeinträchtigt sein kann, sollten Sie sich den basalen okzipitotemporalen Kortex bzw. den Gyrus occipitotemporalis lateralis (siehe auch Abb. 9.2 e), auch Spindelwindung (Gyrus fusiformis) genannt, merken. Bei sehr großen Läsionen in diesem Gebiet kann man sich selbst nicht mehr im Spiegel erkennen.

Die Lage von primären Rindenfeldern wird immer wieder in Fragen des IMPPs aufgegriffen. Das primäre motorische Rindenfeld liegt im Gyrus praecentralis, das primäre sensible Rindenfeld im Gyrus postcentralis, die primäre Sehrinde im Okzipitallappen um den Sulcus calcarinus herum, der primäre auditorische Kortex in den Gyri temporales transversi und so weiter. Aber was zeichnet eigentlich primäre Rindenfelder aus, was sekundäre, was tertiäre? In den primären Rindenfeldern kommt eine Information an und die ankommenden Reize werden einem bewusst. Neurone der primären Sehrinde nehmen beispielsweise Farben oder einfach Formen wahr. Hierfür sind sie in Säulen (engl. columns) organisiert, wobei jede Säule auf gewisse Formen und/oder Farben spezialisiert ist. Sekundäre und tertiäre Rindenfelder verarbeiten nun diese Informationen. Aus gelb und gebogen wird beispielsweise eine Banane. Ganz ähnlich funktionieren andere sekundäre Rindenfelder. Aus einzelnen Tönen (die in der primären Hörrinde wahrgenommen werden) entstehen in den sekundären und tertiären Zentren plötzlich Melodien oder Wörter. Diese sekundären und tertiären Rindenfelder liegen um die primären Rindenfelder herum, ohne dass es harte anatomische Grenzen gäbe. Sie werden auch Assoziationsfelder genannt. Der Anteil der Assoziationsfelder ist bei Primaten, insbesondere beim Menschen, bedeutend größer als bei anderen Säugetieren. Verletzungen der Assoziationsfelder führen zu schweren Störungen der Sinnesfunktionen. So tritt trotz intakten Sehvermögens bei Zerstörung des beispielsweise Gyrus occipitotemporalis lateralis eine Unfähigkeit zum Erkennen von Gesichtern auf.

Im Frühjahr 2015 fragte das IMPP nach der Gehirnregion, die für Planungsleistungen (z. B. Vorausplanung des Verhaltens und Auswählen der richtigen Verhaltensabläufe unter Antizipation von Handlungsfolgen und Ignorieren ablenkender Reize) zuständig ist. Verantwortlich hierfür ist der präfrontale Kortex, also die Anteile des Lobus frontalis, die nicht im Dienste der Motorik stehen.

? **MC-Fragen**

1. Aus welcher Schicht des Kortex entspringt die Pyramidenbahn?
- (A) Lamina I
- (B) Lamina II
- (C) Lamina III
- (D) Lamina IV
- (E) Lamina V

2. In welcher Schicht der primären Sehrinde befindet sich der Gennari-Streifen?
- (A) Lamina I
- (B) Lamina II
- (C) Lamina III
- (D) Lamina IV
- (E) Lamina V

3. Welche der folgenden funktionellen Störungen ist typisch, wenn der mediale Anteil des Lobus temporalis beidseits geschädigt ist?
- (A) Störung der Sprachproduktion
- (B) Störung der sozialen Interaktion
- (C) Störung der Wahrnehmung der oberen Körperhälfte (Neglect)
- (D) Störung räumlich-motorischer Koordination
- (E) Störung von Lernen und Gedächtnis

4. Was enthält der Alveus hippocampi?
- (A) Axone
- (B) Dendriten
- (C) Pyramidenzellen
- (D) Schaffer-Kollateralen
- (E) Granulosazellen

5. Um welchen Sulcus formiert liegt die primäre Sehrinde?
- (A) Sulcus calcarinus
- (B) Sulcus lateralis
- (C) Sulcus praecentralis
- (D) Sulcus parietooccipitalis
- (E) Sulcus rectus

9

Index

9

V
Vicq-d'Azur-Bündel
  siehe Fasciculus mammillothalamicus

W
Wernicke-Sprachzentrum 287
Willkürmotorik 284

Weiterführende Literatur

1. **Sobel DF, Gallen CC, Schwartz BJ, et al. (1993)** Locating the central sulcus: comparison of MR anatomic and magnetoencephalographic functional methods. *AJNR Am J Neuroradiol 14(4): 915–25*

2 **Marinkovic SV, Milisavljevic MM, Kovacevic MS, et al. (1985)** Perforating branches of the middle cerebral artery. Microanatomy and clinical significance of their intracerebral segments. *Stroke 16(6): 1022–29*

3 **Marinkovic S, Gibo H, Milisavljevic M, et al. (2001)** Anatomic and clinical correlations of the lenticulostriate arteries. *Clin Anat 14(3): 190–95*

4 **Liu AK, Chang RC, Pearce RK, et al. (2015)** Nucleus basalis of Meynert revisited: anatomy, history and differential involvement in Alzheimer's and Parkinson's disease. *Acta Neuropathol 129(4): 527–40*

5 **Studer B, Apergis-Schoute AM, Robbins TW, et al. (2012)** What are the Odds? The Neural Correlates of Active Choice during Gambling. *Front Neurosci 6: 46*

6 https://www.humanconnectome.org *aufgerufen am 13.1.2017 um 11:56*

7 **Glasser MF, Coalson TS, Robinson EC, et al. (2016)** A multi-modal parcellation of human cerebral cortex. *Nature 536(7615): 171–78*

8 **Squire LR (1987)** The organization and neural substrates of human memory. *Int J Neurol (1987–1988) 21–22: 218–22*

9 **Hänggi J, Brütsch K, Siegel AM, et al. (2014)** The architecture of the chess player's brain. *Neuropsychologia 62: 152–62*

10 **Bishop MP, Elder ST, Heath RG (1963)** Intracranial self-stimulation in man. *Science 140(3565): 394–96*

Blutversorgung des Gehirns

Blutversorgung des Gehirns

Grundlagen

Die Blutversorgung des Gehirns ist in wesentlichen Aspekten anders organisiert als die Blutversorgung der Extremitäten. Als wichtige Unterschiede sind zu nennen:

1) Getrennter Verlauf der großen Arterien und Venen
2) Ringschluss der vier großen Arterien, die vom Herzen aus in die Schädelkalotte ziehen
3) Abdichtung des Raumes zwischen Endothelzellen (Blut-Hirn-Schranke)

Getrennter Verlauf von Arterien und Venen

Betrachten wir beispielsweise die Blutversorgung der unteren Extremitäten (Fuß). Diese wird (siehe entsprechende Lehrbücher der Anatomie des Bewegungsapparates) überwiegend durch Äste der Arteria tibialis anterior und der Arteria tibialis posterior übernommen. Wie die meisten Arterien der Extremitäten werden beide Gefäße von gleichnamigen Venen begleitet. Bei einer genaueren Inspektion der beiden Gefäßstraßen stellt man fest, dass sie nicht frei, sondern in einer bindegewebigen Gefäßscheide liegen. Des Weiteren wird eine Arterie für gewöhnlich von zwei Venen begleitet, die untereinander in Verbindung stehen können. Im Inneren der Venen erkennt man ventilartige Strukturen, die Venenklappen. Funktionell ist ein derart komplizierter Aufbau wichtig, um auch im Stehen den Rückfluss des Blutes zum Herzen entgegen der Schwerkraft zu gewährleisten. Folgende zwei Mechanismen kommen hierbei zum Tragen: Die Muskelpumpe und die arteriovenöse Kopplung.

Wie funktioniert die Muskelpumpe? Die in der Tiefe der Muskeln verlaufenden Venen werden bei Muskelkontraktionen komprimiert. Dabei dient die bindegewebige Gefäßscheide als Widerlager. Aus der Kontraktion resultiert eine Blutverschiebung, aus der durch die Ventilfunktion der Venenklappen ein gerichteter Strom zum Herzen wird. Der hohe Druck in den zentral gelegenen Arterien bewirkt, dass diese bei Muskelkontraktion nicht kollabieren – sie dienen den labilen Venen quasi als stabiles Gegenlager. Bei der arteriovenösen Kopplung wird ebenfalls ausgenutzt, dass Arterien und Venen gemeinsam verlaufen und von Bindegewebe in ein abgeschlossenes Kompartiment eingebettet sind. Die Begleitvenen sind durch die Bindegewebsscheide derart fest an die Arterienwand gebunden, dass sich deren Pulswelle auf die Vene überträgt und sie auf diese Weise komprimiert. Daraus resultiert eine Blutverschiebung in Richtung des Herzens. Die Venenklappen verhindern eine Blutverschiebung vom Herzen weg.

Ein derart komplexer Gefäßaufbau ist für den Kopf nicht nötig, das venöse Blut hat es wesentlich einfacher zurück zum Herzen zu gelangen. Im Gegensatz zum Gefäßsystem der Extremitäten laufen die großen Arterien und Venen in der Schädelhöhle nicht zusammen, sondern getrennt.

An der Hirnbasis liegen die großen Arterien und formen dort einen arteriellen Ring, den Circulus arteriosus. Das venöse Blut sammelt sich in Duplikaturen der Dura mater, die **Sinus durae matris** genannt werden. Sie weisen damit in ihrer äußeren Wandstruktur den histologischen Aufbau der Hirnhäute auf. Zum Lumen hin sind sie jedoch mit Endothel ausgekleidet, entsprechen dort dem klassischen histologischen Aufbau von Gefäßen. Im Gegensatz zu den meisten Venen des menschlichen Organismus haben die Sinus durae matris keine Venenklappen. Die Hirnsinus leiten das Blut von Gehirn, Augenhöhlen, Hirnhäuten und dem Schädeldach zu den beiden Venae jugulares internae. Von dort gelangt es über die beiden Venae brachiocephalicae und die Vena cava superior zum rechten Vorhof des Herzens.

Circulus arteriosus Willisi

Eine wichtige Besonderheit des zerebralen Gefäßaufbaus ist auf der arteriellen Seite zu finden: Die Rede ist vom **Circulus arteriosus Willisi** (Synonym: Circulus arteriosus cerebri). Die Blutzufuhr zum Gehirn übernehmen zwei Arterienpaare: die inneren Karotis-Arterien (Arteria carotis interna) und die Vertebral-Arterien (Arteria vertebralis). Die beiden Arterienpaare vereinigen sich an der Hirnbasis zu einem ringförmigen Arterienkreis, dem Circulus arteriosus. Dieser Arterienring wird nach dem englischen Anatomen Thomas Willis auch als Circulus (arteriosus) Willisi bezeichnet. Sogenannte kommunizierende Arterien (hinten je zweimal die Arteria communicans posterior, vorne unpaar die Arteria communicans anterior) vervollständigen den Ringschluss zwischen den einzelnen Stämmen. Von diesem Arterienring gehen paarweise die drei großen Hirnarterien ab: die vordere, mittlere und hintere Hirnarterie (Arteria cerebri anterior, Arteria cerebri media, Arteria cerebri posterior). Vereinfacht können den drei großen Gehirnarterien folgende Versorgungsgebiete zugeordnet werden:

- Die Arteria cerebri anterior versorgt den vorderen Teil des Gehirns und dessen mittlere Oberfläche rund um die Fissura longitudinalis.
- Die Arteria cerebri media weist eine fächerförmige Verästelung auf und versorgt den größten Teil der lateralen Oberflächen des Gehirns.
- Die Arteria cerebri posterior versorgt die hinteren und basalen Teile des Gehirns.

Das Gehirn verfügt nur begrenzt über Nährstoff- oder Sauerstoffreserven und ist somit vollkommen abhängig von einer regelmäßigen Blutzufuhr. Eine Unterbrechung der Blutzufuhr ab ca. zehn Sekunden führt zu Bewusstlosigkeit, ab ca. zwei bis drei Minuten wird Hirngewebe permanent geschädigt, d. h. Nervenzellen und eventuell auch Gliazellen sterben unwiderruflich ab.

Die vereinfachte Vorstellung der Funktion des Circulus arteriosus Willisi ist die eines Ringes, durch den Blut zirkuliert. Die Verbindungen zwischen den einzelnen Abgängen vom Ringsystem sind jedoch in aller Regel nicht so stark ausgeprägt, als dass ein plötzlicher, totaler Verschluss eines dieser Gefäße vor dem Ring (zum Beispiel der linken Arteria carotis interna) durch die anderen Gefäße kompensiert werden könnte. Anders verhält es sich bei langsam fortschreitenden pathologischen Prozessen.

10

Bei chronischer Stenosierung verstärken sich die Anastomosen mit der Zeit, was bedeutet, dass im Extremfall ein einziges speisendes Gefäß ausreicht, um die Blutversorgung des gesamten Gehirns zu gewährleisten. Die Anatomie des Circulus arteriosus cerebri ist außerordentlich variantenreich, so dass die Bedeutung der Gefäße, die Blut in den Circulus arteriosus cerebri einspeisen sehr unterschiedlich sein kann. Vor allem die Ausprägung der Anastomosen über die Communicans-Arterien ist interindividuell sehr verschieden.

Blut-Hirn-Schranke

Stoffe, die sich im Blutkreislauf befinden, können ohne größere Probleme durch Diffusion in die meisten Organe des Körpers gelangen. Eine solche freie Diffusion ist nur bedingt in das Gehirn hinein möglich, da zerebrale Endothelien eine eingeschränkte Durchlässigkeit aufweisen. Dies ist aus den folgenden drei Gründen wichtig:

1) Bis auf wenige Ausnahmen ist das adulte Gehirn nicht dazu in der Lage, zu Grunde gegangene Nervenzellen durch Neurogenese zu ersetzen. Das Gehirn muss also geschützt werden!

2) Ein vorübergehender Ausfall z. B. der Leber oder der Niere kann unter Umständen vom Körper toleriert werden, nicht jedoch ein Ausfall des Gehirns. Die Funktion des Gehirns muss also stetig sichergestellt werden.

3) Stoffe im Blut, wie zum Beispiel Glycin oder Glutamat (beide fungieren im Gehirn als Neurotransmitter und regulieren auf diese Weise neuronale Aktivität) könnten eine regelhafte Gehirnfunktion beeinträchtigen, wenn sie dazu in der Lage wären, ungehindert vom Blut ins Zentralnervensystem zu diffundieren.

Die eigentliche Barrierestruktur stellen die **kapillären Endothelzellen** dar, die untereinander besonders dicht über Tight junctions verbunden sind und dadurch die parazelluläre Passage von Blutbestandteilen entscheidend behindern.[1] Die Gesamtheit aller dichten Endothelien wird als Blut-Hirn-Schranke (BHS) bezeichnet. Eine Schranke zwischen Blut und Nervengewebe ist lebensnotwendig für die Gehirnfunktion. Nur so ist eine präzise Signalubertragung gewährleistet.

Schauen wir uns den histologischen und molekularen Aufbau der Blut-Hirn-Schranke etwas genauer an (Abb. 10.1 und 10.2). Sie ist, wie erwähnt, auf der Ebene der Endothelzellen, welche die Hirngefäße auskleiden, lokalisiert. Diese sind durch Zonulae occludentes (Synonym: **Tight junctions**) fest miteinander verschweißt, so dass eine unkontrollierte Diffusion zwischen den Zellen (parazellulär) nicht möglich ist. Astrozyten umhüllen die Hirngefäße von außen und bilden auf diese Weise die **Glia limitans perivascularis** aus. Sie sezernieren Faktoren, welche die Bildung von Tight junctions in den Endothelzellen induzieren. Somit tragen **Astrozyten** zur Aufrechterhaltung dieser Barriere entscheidend bei. Einen ersten Hinweis auf Schrankenstrukturen im Zentralnervensystem lieferten Färbeversuche mit Vitalfarbstoffen im Jahr 1885 durch Paul Ehrlich. Er bemerkte, dass eine intravenöse Injektion von Farbstoffen die meisten Organe anfärbte, nur weite Gebiete des Gehirns nicht.

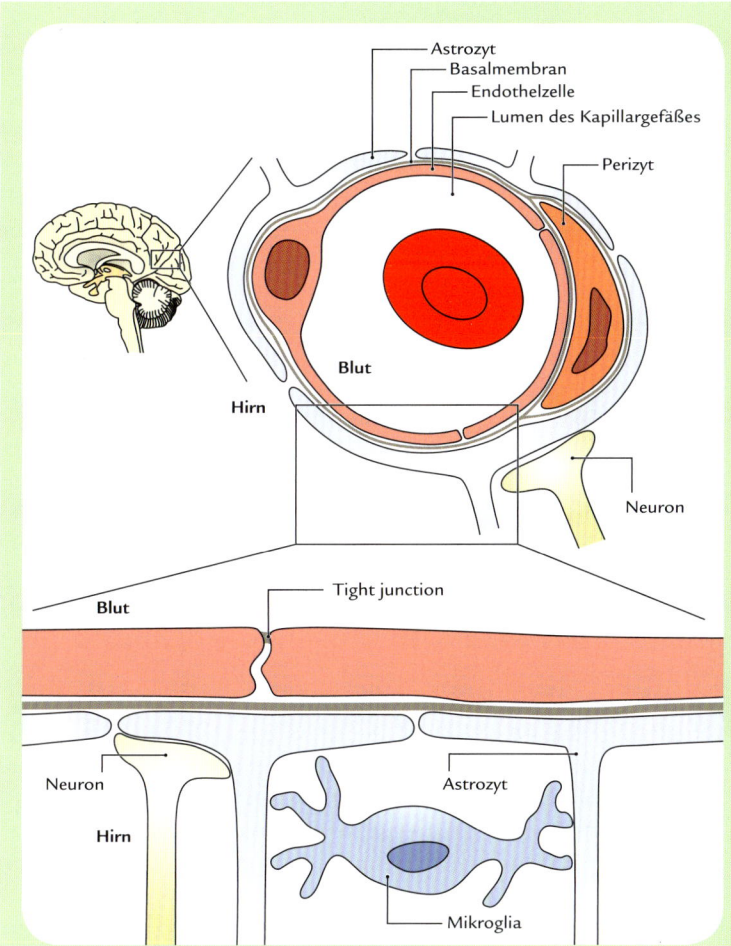

Abb. 10.1

Aufbau der Blut-Hirn-Schranke

Das Endothel der Kapillaren ist kontinuierlich, der Interzellulärraum zwischen benachbarten Endothelzellen ist mit Tight junctions dicht verschlossen. Endfüße von Astrozyten bilden eine weitere mechanische und funktionelle Barriere und beeinflussen darüber hinaus die Ausbildung der endothelialen Tight junctions. Es entsteht eine Grenzmembran, die Glia limitans perivascularis. So wird das Gehirngewebe vor einem unkontrollierten Eindringen schädlicher, sich im Blutkreislauf befindlichen Substanzen effektiv geschützt.

10

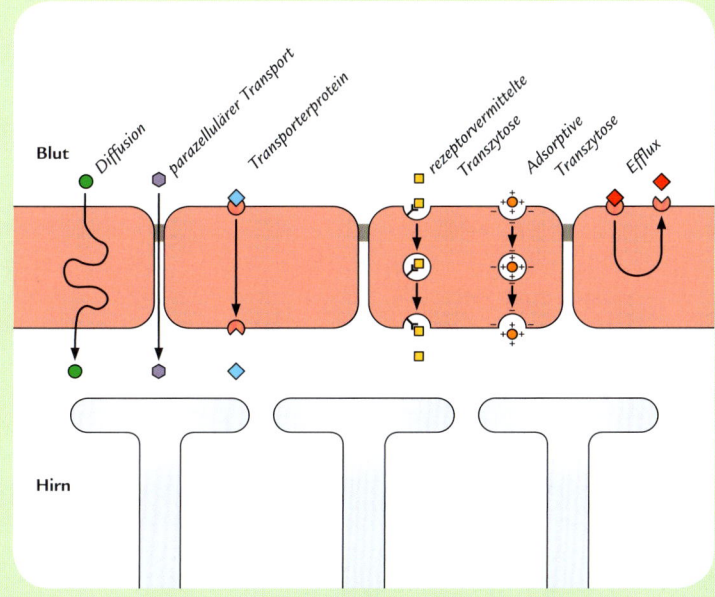

Abb. 10.2

Transportmechanismen über die Blut-Hirn-Schranke

Im Bereich des Gehirns bilden die Endothelzellen unter astrozytärer Induktion Tight junctions aus, die eine unkontrollierte parazelluläre Diffusion von im Blut gelösten Stoffen in das Gehirnparenchym verhindern.

Ein kontrollierter Übertritt bestimmter essenzieller Moleküle wie Glukose oder auch Wasser ist jedoch für das Funktionieren der Nervenzellen unerlässlich. Hierfür existieren spezifische Transportproteine, die an den jeweiligen Bedarf angepasst arbeiten.

Heute wissen wir, dass die Blut-Hirn-Schranke nicht gänzlich undurchlässig ist – das wäre mit einer regelhaften Funktion der Nervenzellen nicht vereinbar. Vielmehr ist es so, dass spezielle **Transportproteine** darüber entscheiden, ob und in welcher Menge Stoffe aus dem Blut in das Gehirngewebe eindringen können. So gibt es zum Beispiel Transporter für Glukose, um die Nährstoffversorgung der Nervenzellen sicherstellen zu können. Sogar simple Moleküle wie Wasser können unter gewissen Umständen nicht einfach so die Blut-Hirn-Schranke überwinden. Dafür existieren spezifische Wassertransporter, sogenannte Aquaporine. Funktionell verwandt sind diese mit den Wassertransportproteinen der Niere.

Zirkumventrikuläre Organe

In einigen wenigen Gehirnregionen fehlt eine solche funktionelle Blut-Hirn-Schranke, was bedeutet, dass die Endothelien zu einem gewissen Grad durchlässig sind. Histologisch findet man **fenestrierte Endothelien**. Da solche Regionen um die Mittellinie der Hirnventrikel zu finden sind, werden sie auch als **zirkumventrikuläre Organe** zusammengefasst. Zirkumventrikuläre Organe können in sensorische und sekretorische unterteilt werden. Nervenzellen, die in den sensorischen zirkumventrikulären Organen gelegen sind, können Signale, die sich entweder im Blut oder aber im Liquor befinden, registrieren und entsprechende Informationen an andere Zentren des Gehirns weiterleiten. Zu den **sensorischen** zirkumventrikulären Organen zählt man die Area postrema, das Organum vasculosum laminae terminalis (OVLT) und das Organum subfornicale. Die Neurohypophyse, die Eminentia mediana und die Glandula pinealis sind **sekretorische** zirkumventrikuläre Organe. Dort werden von Nervenzellen produzierte Peptide in großen Mengen in den Blutkreislauf abgegeben.[2]

Merke
Zirkumventrikuläre Organe können unterteilt werden in sensorische und sekretorische.

Die **Area postrema** befindet sich am kaudalen Ende der Rautengrube. Wir haben sie bei der Besprechung des Hirnstamms als Teil der Formatio reticularis bereits kennengelernt. Sie gehört zusammen mit dem Nucleus tractus solitarii und Teilen der Formatio reticularis des Hirnstamms zum funktionellen Brechzentrum. Da in der Area postrema die Blut-Hirn-Schranke aufgelockert ist, können an dieser Stelle Giftstoffe aus dem Blut das Gehirn erreichen und Erbrechen auslösen. Ebenso ist ein erhöhter intrakranieller Druck ein wichtiger Trigger für den Brechreiz, der wahrscheinlich auch über die Area postrema vermittelt wird. Das Brechzentrum aktiviert für das Erbrechen Efferenzen der Bauchmuskulatur, der glatten Muskulatur des oberen Gastrointestinaltraktes und der Mundhöhle. Viele dieser Signale laufen dann über den Nervus vagus (N. X) zum Erfolgsorgan.

Das Organum vasculosum laminae terminalis (**OVLT**) befindet sich an der Rückseite der Lamina terminalis, einer dünnen Platte zwischen Commissura anterior und Chiasma opticum, welche den dritten Ventrikel nach rostral abschließt. Das **Organum subfornicale** liegt zwischen den beiden Foramina interventricularia Monroi unterhalb der Fornixsäulen. Beide sensorische zirkumventrikuläre Organe spielen eine wichtige Rolle für die Kontrolle des Wasserhaushaltes sowie bei der Osmo- und Thermoregulation.

Pharmakologie

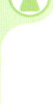

Vor allem das OVLT ist in der Entstehung von **Fieber** involviert. Betrachten wir diesen Mechanismus kurz genauer: Von Entzündungszellen wird beispielsweise bei einem Infekt das Interleukin Il1ß freigesetzt. Il1ß induziert in den Endothelzellen des OVLT die Expression von Cox-2. Cox-2 führt seinerseits zur Bildung von Prostaglandinen (PGE-2). PGE-2 aktiviert wiederum Neurone des Hypothalamus und führt auf diese Weise zu einer Sollwertverstellung der Körpertemperatur. Kalt-sensitive Nervenzellen werden hierfür (indirekt) aktiviert, was zu einer verminderten Wärmeabgabe des Körpers führt. Das geschieht beispielsweise über eine Engstellung der Hautgefäße. Eine Hemmung der Cox-2, z. B. über Indometacin oder Aspirin, wirkt fiebersenkend (antipyretisch). Der Nutzen einer Fieberreaktion ist einfach: Während die meisten Bakterien bei 39°C schlecht proliferieren, funktionieren Abwehrzellen bei einer leicht erhöhten Temperatur besonders gut.

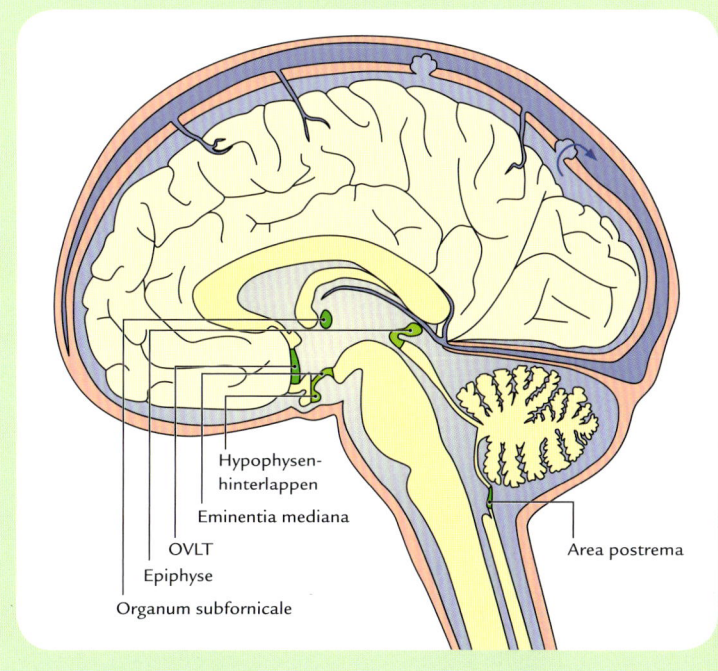

Abb. 10.3

Lage der zirkumventrikulären Organe

Einige wenige, vor allem in der Mittellinie der Ventrikel angeordnete Gehirnregionen weisen ein fenestriertes Endothel auf – die Blut-Hirn-Schranke ist hier aufgelockert. Diese Areale nennt man zirkumventrikuläre Organe.

sensorische zirkumventr. Organe:
· Area postrema
· OVLT
· Organum subfornicale

sekretorische zirkumventr. Organe:
· Eminentia mediana
· Neurohypophyse
· Epiphyse

Hypophysen-
hinterlappen

Eminentia mediana

OVLT

Epiphyse

Organum subfornicale

Area postrema

10

Die sekretorischen zirkumventrikulären Organe werden an anderen Stellen behandelt, weswegen wir hier nur kurz auf sie eingehen wollen. An besonderen Kapillarschlingen der **Eminentia mediana** enden Axone von neuropeptid-produzierenden Neuronen des Hypothalamus. Über spezielle Kontaktstrukturen, die neurovaskulären Junkturen, geben sie ihre Neuropeptide hier an das Blut ab. An dieser Stelle geht es also weniger darum, Nervenzellen Blutbestandteile zuzuleiten, sondern vielmehr darum, das Sekret von hypothalamischen Nervenzellen in den Blutkreislauf abzugeben. Die Neuropeptide erreichen dann über das Hypophysen-Pfortader-System den drüsigen Anteil der Hypophyse (Adenohypophyse) und werden hier als Releasing- oder Inhibiting-Hormone wirksam. Die Eminentia mediana gilt somit als wichtigste Nahtstelle zwischen dem Nerven- und Hormonsystem. Im Bereich der **Neurohypophyse** werden die beiden Hormone Oxytocin und ADH in den Blutkreislauf abgegeben. Beide werden in vorderen Kerngruppen des Hypothalamus synthetisiert. Schlussendlich wird Melatonin von Nervenzellen der **Epiphyse** produziert und dort in den Blutkreislauf abgegeben.

Arterielle Versorgung des Gehirns

Ausgangspunkt für die Besprechung der arteriellen Versorgung des Gehirns ist der Circulus arteriosus Willisi (Abb. 10.4). Er setzt sich – von vorne nach hinten – aus folgenden Gefäßen bzw. Gefäßabschnitten zusammen:
• Arteria communicans anterior (unpaar)
• Arteria cerebri anterior (links und rechts)
• Arteria carotis interna (links und rechts) bzw. ihre direkte Fortsetzung, die Arteria cerebri media
• Arteria communicans posterior (links und rechts)
• Arteria cerebri posterior (links und rechts), die beide aus der Arteria basilaris entstehen

Betrachten wir in einem ersten Schritt die Zuflüsse, die den Circulus arteriosus speisen.

Arteria carotis interna
Die Arteria carotis interna (innere Halsschlagader) geht aus der Arteria carotis communis hervor. Diese entspringt auf der rechten Seite aus dem Truncus brachiocephalicus, auf der linken Seite direkt aus dem Aortenbogen, und teilt sich etwa auf Höhe des vierten Halswirbels in der Karotisbifurkation in eine Arteria carotis externa und eine Arteria carotis interna auf. An der Bifurkation liegen Druckrezeptoren (Synonym: Barorezeptoren), die den Blutdruck im arteriellen System überwachen und die Information an das Herz-Kreislaufzentrum im Gehirn übermitteln. Man spricht vom **Sinus caroticus**. Zudem befinden sich am Ursprung der Arteria carotis interna Chemorezeptoren im sogenannten **Glomus caroticum**, die den Gehalt von Kohlenstoffdioxid, Sauerstoff sowie den pH-Wert im Blut überwachen und regulieren. Im Gegensatz zur Arteria carotis externa gibt die Arteria carotis interna keine Äste auf ihrem Weg in Richtung Schädelbasis ab.

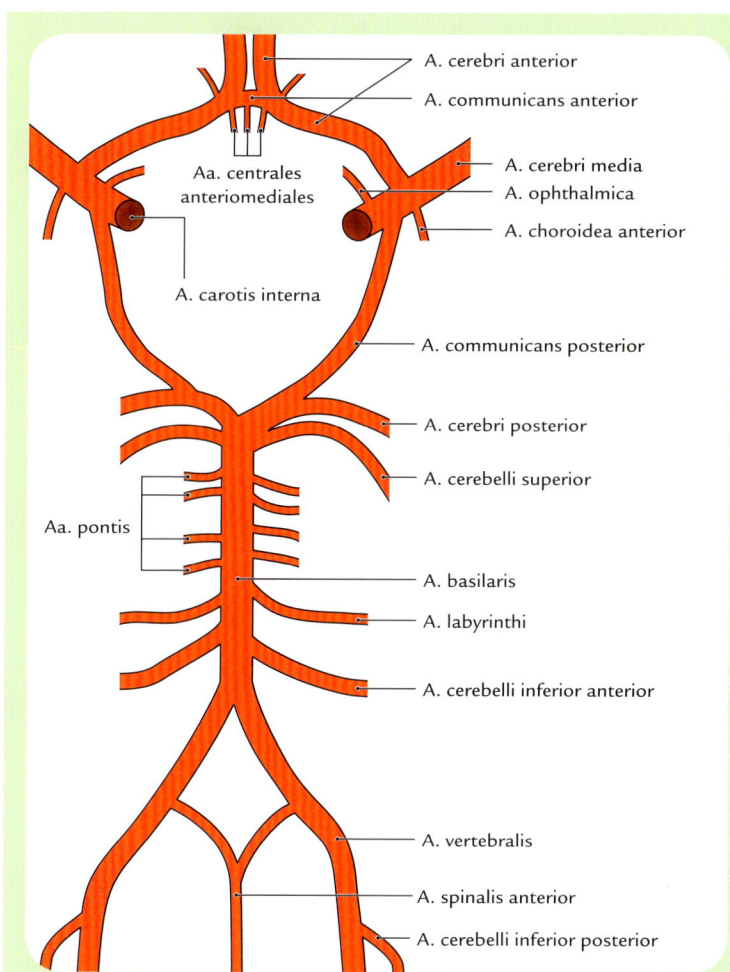

Abb. 10.4 a)

Circulus arteriosus im Schema

Die Grundlage der arteriellen Versorgung des Gehirns bildet ein Ringschluss der vier großen hirnversorgenden Arterien (rechte und linke A. carotis interna sowie rechte und linke A. vertebralis). Durch die paarige A. communicans posterior und die unpaare A. communicans anterior wird der Ringschluss komplett.

Bei der A. choroidea anterior handelt es sich meist um einen Gefäßast der Arteria carotis interna. Sehr selten entspringt die Arteria choroidea anterior auch aus dem Anfangsteil der mittleren Hirnarterie (Arteria cerebri media) oder aus der Arteria communicans posterior.

10

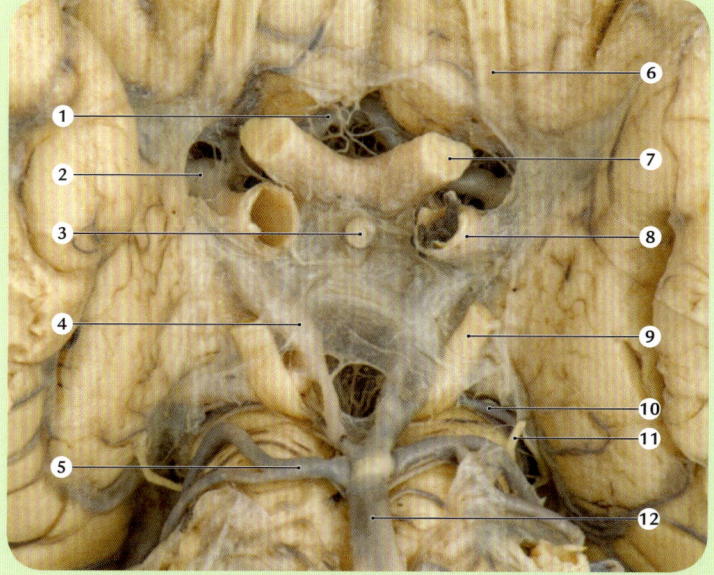

Abb. 10.4 b)

Circulus arteriosus im Präparat

Beachten Sie die spinnengewebsartige Arachnoidea mater sowie die enge topographische Beziehung von A. cerebri posterior und N. oculomotorius (N. III).

1 A. cerebri anterior
2 A. cerebri media
3 Infundibulum
4 A. communicans posterior
5 A. cerebelli superior
6 Tractus olfactorius
7 N. opticus (N. III)
8 A. carotis interna
9 N. oculomotorius (N. III)
10 A. cerebri posterior
11 N. trochlearis (N. IV)
12 A. basilaris

Nach ihrem Verlauf und den umgebenden anatomischen Strukturen lässt sich die Arteria carotis interna von kaudal nach kranial in vier Abschnitte aufteilen: **Pars cervicalis** (Halsteil zwischen Karotisgabel und äußerer Schädelbasis), **Pars petrosa** (im Canalis caroticus des Felsenbeins), **Pars cavernosa** (innerhalb des Sinus cavernosus) und **Pars cerebralis**. In den beiden Abschnitten Pars petrosa und Pars cavernosa nimmt die Arteria carotis interna einen S-förmigen Verlauf, der als Karotissiphon bezeichnet wird (Abb. 10.5). In ihrem knöchernen und intrakraniellen Verlauf gibt sie mehrere Äste ab, bevor sie sich am Aufbau des Circulus arteriosus beteiligt. Hier sollen nur die wichtigsten erwähnt werden.

10

Abb. 10.5

Abschnitte der Arteria carotis interna

Die A. carotis interna kann in einen Halsteil, in einen petrösen Teil (liegt in der Pars petrosa ossis temporalis, Felsenbeinpyramide) in einen kavernösen Teil (liegt im Sinus cavernosus) und einen intrakraniellen Teil untergliedert werden.
Die A. carotis interna steigt im Hals empor, ohne einen Ast abzugeben und zweigt sich erst innerhalb des Schädels auf.

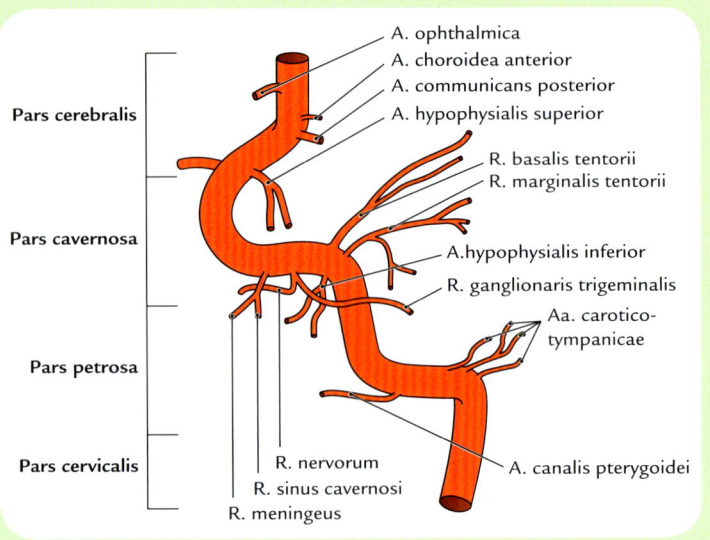

Aus der Pars cavernosa der Arteria carotis interna entspringt die **Arteria hypophysialis** inferior. Zusammen mit der Arteria hypophysialis superior, die aus der Pars cerebralis der Arteria carotis interna entspringt, versorgt sie die Neurohypophyse. Ein weiterer wichtiger Gefäßast der Arteria carotis interna ist die **Arteria ophthalmica** (siehe Abb. 5.22). Sie entspringt aus der Arteria carotis interna, kurz nachdem diese den Sinus cavernosus verlassen hat, und zieht lateral sowie kaudal des Nervus opticus (N. II) durch den Canalis opticus in die Augenhöhle (Orbita). In ihrem Verlauf gibt sie zahlreiche Äste zur Versorgung der Orbita, Tränendrüse, Stirn, Schleimhaut der Siebbeinzellen, Dura mater und Anteilen der Nasenschleimhaut ab. Ein wichtiger Ast ist hierbei die **Arteria centralis retinae**. Sie tritt hinter dem Bulbus in den Nervus opticus ein und zieht in ihm zur Papille.

 Klinik
Bei einem Verschluss der A. ophthalmica kann es zu einer vorübergehenden Sehstörung kommen, die **Amaurosis fugax** genannt wird. Sie gilt häufig als erstes Anzeichen einer zerebralen Durchblutungsstörung, kann also ein Vorbote eines Schlaganfalls sein.

Ein weiterer wichtiger Ast der Arteria carotis interna in ihrer Pars cerebralis ist die **Arteria choroidea anterior**. Namensgebend ist der Plexus choroideus der Seitenventrikel, den sie arteriell mit Blut versorgt. Wichtig ist auch die Versorgung hinterer Anteile der Capsula interna. An ihrem Ende teilt sich die Arteria carotis interna in die **Arteria cerebri media** und **Arteria cerebri anterior** auf.

Arteria vertebralis

Auf der anderen Seite des Circulus arteriosus speisen die beiden **Arteriae vertebrales** Blut in den Ring. Die Arteria vertebralis (Wirbelarterie) ist ein Ast der Arteria subclavia und steigt von ihrem Abgang zum sechsten Halswirbel auf. Von dort zieht sie durch ein Loch im Seitenfortsatz der Halswirbel (Foramen transversarium) schädelwärts. Die Aneinanderreihung aller Foramina transversaria wird auch als Querfortsatzkanal bezeichnet. In ihm verläuft die Arteria vertebralis. An jedem Halswirbel entsendet die Arteria vertebralis Äste an die umgebende Muskulatur und in den Wirbelkanal zur Versorgung des Halsabschnitts des Rückenmarks. Ganz kranial treten die beiden Arteriae vertebrales durch das Foramen magnum in die Schädelhöhle ein und vereinigen sich am Oberrand der Medulla oblongata zur unpaaren Arteria basilaris (siehe Abb. 10.6).

In ihrem Verlauf geht von der Arteria vertebralis vorher noch die **Arteria cerebelli inferior posterior** ab, eines der drei wichtigsten Gefäße für die Versorgung des Kleinhirns. Die Arteria cerebelli inferior posterior windet sich in ihrem Verlauf um das obere Ende der Medulla oblongata, zieht dabei durch einen engen Raum zwischen Cerebellum und Medulla oblongata (den Kleinhirnbrückenwinkel) und endet schließlich auf der kaudalen Fläche des Kleinhirns, wo sie sich in weitere Äste verzweigt. Sie versorgt Teile der Medulla oblongata, die kaudalen Bereiche des Kleinhirns und den Plexus choroideus des vierten Ventrikels mit arteriellem Blut. Von der Arteria vertebralis entspringt weiterhin ein Ast, der sich an der Versorgung des Rückenmarkes beteiligt (Arteria spinalis anterior). Ist der Blutfluss in dieser Arterie gestört, klagen betroffene Patienten über motorische Ausfälle sowie über Störungen der Blasen- und Mastdarmfunktion. Wir sprechen vom Spinalis-anterior-Syndrom.

Die aus den beiden Arteriae vertebrales entstandene **Arteria basilaris** steigt an der Ventralfläche der Brücke (im Sulcus basilaris) aufwärts, wobei ihre gesamte Verlaufstrecke nur etwa 3-3,5 cm beträgt. Das Versorgungsgebiet der beiden Vertebralarterien sowie der Arteria basilaris wird auch als vertebro-basiläres Stromgebiet bezeichnet. In ihrem Verlauf gibt die Arteria basilaris zunächst die rechte und linke Arteria cerebelli inferior anterior sowie mehrere kleinere Äste, die Arteriae pontis, ab. Am Übergang der Grenze zwischen Pons und Mesencephalon gabelt sie sich in zwei Arteriae cerebri posteriores. Kurz vor dieser Gabelung verlassen noch die beiden Arteriae cerebelli superiores ihren Gefäßstamm.

Die **Arteria cerebelli inferior anterior** ist in der Regel die kaliberschwächste der drei Kleinhirnarterien. Zu ihrem Versorgungsgebiet gehören ein Teil der vorderen Kleinhirnhemisphären und der seitliche (laterale) Pons. Meist entspringt eine Arteria labyrinthi, die das häutige Labyrinth des Gleichgewichtsorgans und die Sinneszellen des Innenohrs

Abb. 10.6

Aufbau des vertebro-basilären Stromgebiets

Alle Hirnhäute entfernt; vertebro-basiläres Stromgebiet erhalten; von unten.

Der Circulus arteriosus Willisi wird hinten von den Aa. vertebrales gespeist. Beide vereinigen sich an der Vorderfläche des Pons zur unpaaren A. basilaris. Aa. vertebrales und A. basilaris geben wichtige Äste zur Versorgung des Rückenmarks, der Medulla oblongata, des Pons und des Kleinhirns ab.

1 A. cerebri media
2 N. opticus (N. II), durchtrennt
3 A. cerebelli inferior anterior
4 A. vertebralis, rechts
5 A. communicans anterior
6 A. cerebri anterior
7 A. carotis interna, durchtrennt
8 A. communicans posterior
9 A. cerebri posterior
10 N. oculomotorius (N. III)
11 A. cerebelli superior
12 A. basilaris
13 Zusammenfluss der beiden
   Aa. vertebrales zur A. basilaris
14 Fissura mediana anterior mit
   A. spinalis anterior

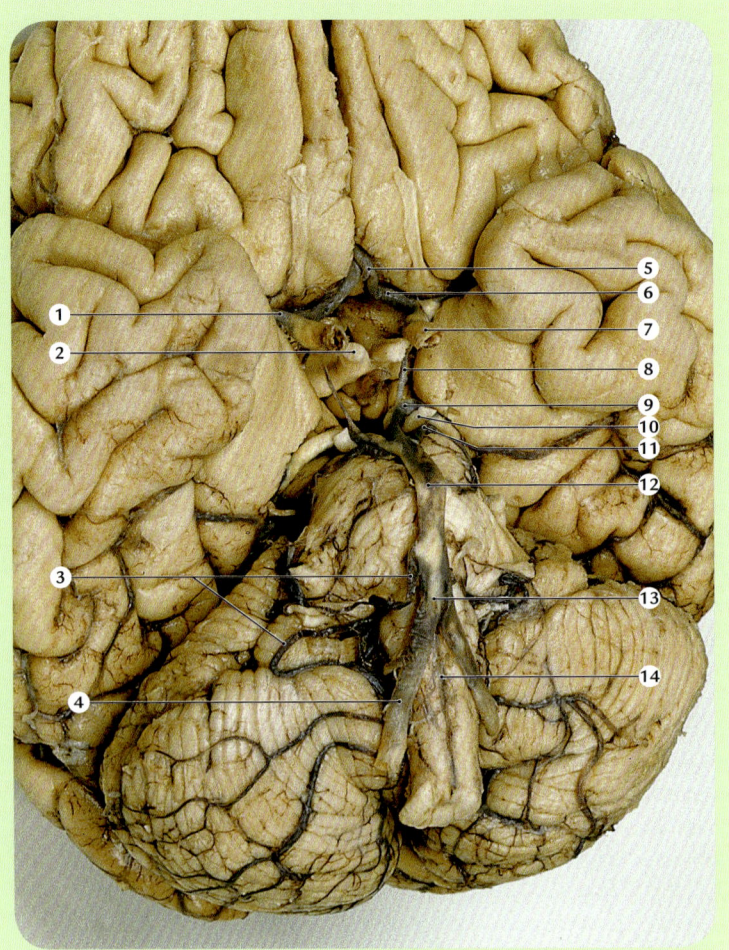

versorgt, aus der Arteria cerebelli inferior anterior. Diese kann aber auch direkt aus der Arteria basilaris entspringen. Im Klinikjargon wird die Arteria cerebelli inferior anterior auch AICA, nach engl. anterior inferior cerebellar artery, bezeichnet.

Die **Arteria cerebelli superior** zieht direkt unter dem Nervus oculomotorius (N. III), der sie von der Arteria cerebri posterior trennt, um die Großhirnschenkel (Pedunculi cerebri) herum nach hinten zur oberen Fläche des Kleinhirns. Zu ihrem Versorgungsgebiet zählen ein Großteil der Kleinhirnrinde und der obere Anteil des Kleinhirnwurms. Kleinere Seitenäste versorgen die obere Brücke mit.

Merke

Auf jeder Seite versorgen drei Arterien das Kleinhirn. Bei der Betrachtung eines medio-sagittalen Schnittes fällt auf, dass die oberen Anteile des Kleinhirns weniger mächtig sind als die unteren. Daran kann man sich merken, dass beidseits eine Arterie (A. cerebelli superior) die oberen und zwei Arterien (A. cerebelli inferior anterior und A. cerebelli inferior posterior) die unteren Kleinhirnanteile versorgt.

Wir haben nun bereits die großen Zuflüsse des Circulus arteriosus kennengelernt: beidseits je eine Arteria vertebralis und Arteria carotis interna. Vorn formiert die unpaare Arteria communicans anterior, hinten die beiden Arteriae communicantes posteriores den Ringschluss. Wenn man genau hinsieht, kann man Folgendes feststellen: Die Arteriae communicantes posteriores verbinden zu beiden Seiten die Arteriae cerebri posteriores mit den Arteriae carotides internae, so dass der Blutstrom der Vertebralarterien (hinterer Hirnkreislauf) mit dem der Karotiden (vorderer Hirnkreislauf) kommunizieren kann. Die beiden Arteriae cerebri anteriores sind ihrerseits durch die Arteria communicans anterior miteinander verbunden. Somit entsteht ein geschlossener arterieller Ring an der Hirnbasis. Die genannten Anastomosen, also die **Communicans-Arterien**, sind in der Regel so dünn ausgeprägt, dass kein nennenswerter Blutaustausch zwischen den einzelnen Abschnitten des Ringsystems stattfinden kann. Unter normalen Druckverhältnissen wird jede Hirnhemisphäre von der ipsilateralen (gleichseitigen) Arteria carotis interna bzw. ipsilateralen Arteria cerebri posterior mit Blut versorgt.

An dieser Stelle soll darauf hingewiesen werden, dass sowohl der Circulus arteriosus als auch die von ihm abgehenden großen Gefäße in einem Raum zwischen Arachnoidea- und Pia mater, also im Subarachnoidalraum, verlaufen. Rupturiert eines dieser Gefäße, ergibt sich das klinische Bild der Subarachnoidalblutung (kurz SAB). Basis einer solchen Ruptur sind oft Aussackungen der Gefäßwand im Bereich des Circulus arteriosus. Diese werden Aneurysmata genannt.

Arteria cerebri anterior

Die Arteria cerebri anterior geht beidseits aus der Arteria carotis interna hervor und steht mit der gegenseitigen über die Arteria communicans anterior in Verbindung. Der Anteil der Arteria cerebri anterior bis dorthin wird als A1-Segment (**Pars praecommunicalis**) bezeichnet. Kurz nach Abgang der Arteria communicans anterior zieht die Arteria cerebri anterior zwischen den beiden Hirnhemisphären im Interhemisphärenspalt um das vordere Ende des Balkens (Genu des Corpus callosum) herum. Auf dessen Dorsalseite teilt sie sich in die Arteria pericallosa und die Arteria callosomarginalis (Abb. 10.7). Beide ziehen nach hinten bis zum Übergang des Parietal- in den Okzipitallappen (Sulcus parietooccipitalis). Dieser Abschnitt der Arteria cerebri anterior wird als A2-Segment (**Pars postcommunicalis**) bezeichnet.

Klinik

Klinisch tritt bei einem **Verschluss der A. cerebri anterior** eine kontralaterale schlaffe Lähmung auf, oft verbunden mit Sensibilitätsstörungen im Bein- und Fußbereich. Mit den Rr. paracentrales versorgt die A. cerebri anterior die Anteile des Gyrus praecentralis und postcentralis, welche für die motorische und sensible Versorgung der unteren Extremität verantwortlich sind (siehe Lage des motorischen und sensiblen Homunkulus, siehe Abb. 11.2). Da die Endäste der A. cerebri anterior über die Mantelkante hinausreichen können, sind komplette Lähmungen der unteren Extremität bei einem Verschluss der A. cerebri anterior möglich. Machen Sie sich am besten noch einmal klar, warum die motorischen und sensiblen Ausfälle auf der kontralateralen Seite zu sehen sind (Kreuzung der motorischen und sensiblen Bahnen).

Wird die A. cerebri anterior in ihrem proximalen Bereich (nahe des Übergangs von A1- in A2-Segment) verschlossen, können zusätzlich Persönlichkeitsveränderungen beobachtet werden, da präfrontale Kortexareale nicht mehr richtig durchblutet werden (siehe auch den Fall Phineas Gage in Kapitel 2).

10

Abb. 10.7 a)

Äste der A. cerebri anterior

Hirnhäute entfernt; Lobi frontalis, parietalis und temporalis der linken Seite teilweise entfernt;
Polus frontalis links im Bild;
Ansicht von links vorne.

1 Polus frontalis
2 A. callosomarginalis
3 Corpus callosum
4 A. pericallosa
5 A. paracentralis
6 Schnittfläche, an der die Lobi frontalis, parietalis und occipitalis der linken Hemisphäre durchtrennt wurden
7 A. frontobasalis medialis
8 A. cerebri anterior
9 Äste der A. cerebri media
10 Lobus temporalis
11 Cerebellum

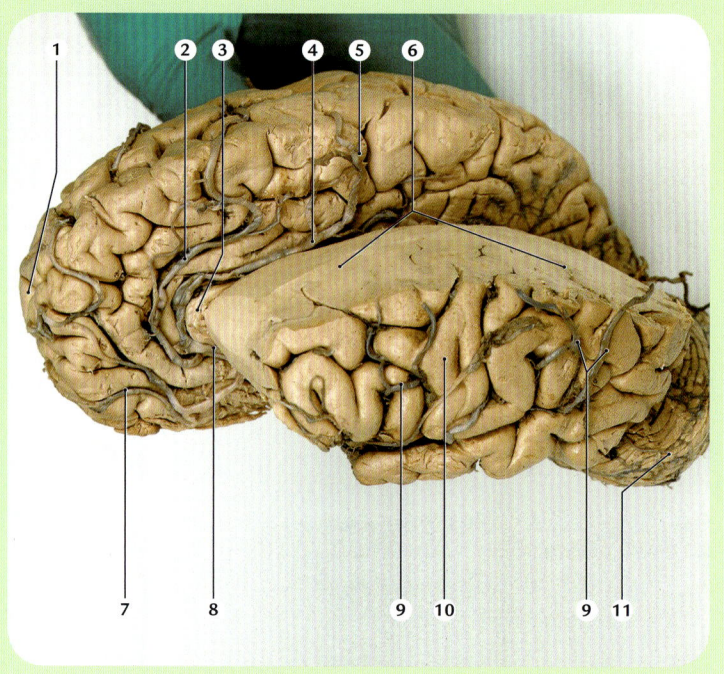

Abb. 10.7 b)

Äste der A. cerebri anterior

Schema

Die A. cerebri anterior weist in ihrem Verlauf interindividuell große Unterschiede auf. Bei den meisten Menschen versorgt sie den vorderen Teil des Gehirns und die medialen Hemisphären bis etwa zur Mantelkante. Auch der Hypothalamus, ein Großteil der Basalganglien sowie des Optikustrakts werden für gewöhnlich aus ihr gespeist.

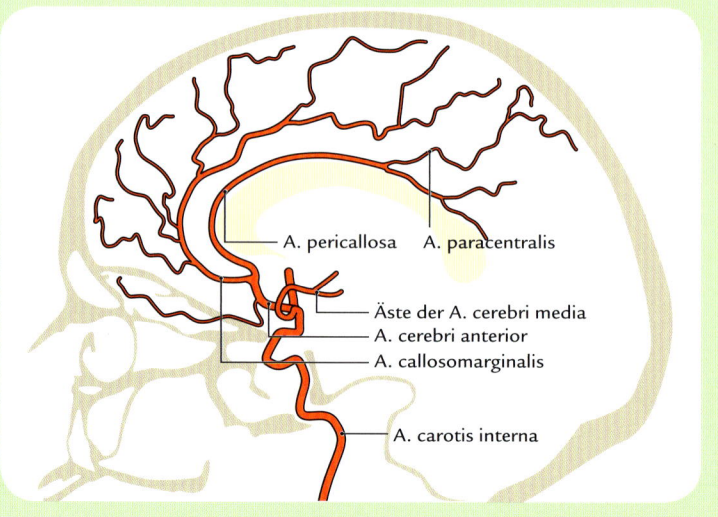

A. pericallosa   A. paracentralis

Äste der A. cerebri media
A. cerebri anterior
A. callosomarginalis

A. carotis interna

Arteria cerebri media

Klinisch besonders relevant sind Verschlüsse der Arteria cerebri media bzw. einer ihrer Äste. Deswegen sollte man sich intensiv mit ihrem Versorgungsgebiet beschäftigen. Die Arteria cerebri media kann als direkte Fortsetzung der Arteria carotis interna betrachtet werden. Gerinnsel, welche sich innerhalb der Arteria carotis communis oder interna bilden, werden deswegen mit großer Wahrscheinlichkeit in die Arteria cerebri media fortgeschwemmt. Recht früh nach ihrem Abgang aus der Arteria carotis interna gibt die Arteria cerebri media beidseits die beiden **Arteriae centrales anterolaterales** (Arteriae lenticulostriatae) ab. Diese gehen beinahe rechtwinklig aus der Arteria cerebri media hervor und treten von dort hinter den Aufspaltungen des Tractus olfactorius (Substantia perforata anterior; siehe Abb. 2.13) in das Gehirnparenchym ein. Wie der Name vermuten lässt, versorgen diese Äste das Striatum und Anteile des Nucleus lentiformis (eine alte Bezeichnung für Putamen + Globus pallidus).

10

> **Merke**
> Nucleus lentiformis = Putamen + Globus pallidus
> (Telencephalon) (Diencephalon)

Darüber hinaus versorgen die Arteriae centrales anterolaterales Teile der Capsula interna sowie kleine Anteile des dienzephalen Thalamus. Nach Abgang der Arteriae centrales anterolaterales zieht die Arteria cerebri media weiter nach lateral zwischen Temporallappen und Inselrinde in die Tiefe der Fossa lateralis. Dort zweigt sie sich in ihre kortikalen Endäste auf, deren Namen hier nicht im Einzelnen aufgeführt werden sollen. Der erste Teil der Arteria cerebri media bis in die Fossa lateralis wird als als M1-Segment (**Pars sphenoidalis**) bezeichnet, der zweite, sich in der Fossa lateralis aufzweigende Teil heißt M2-Segment (**Pars insularis**). Die terminalen Aufzweigungen werden auch als Pars terminalis bezeichnet.

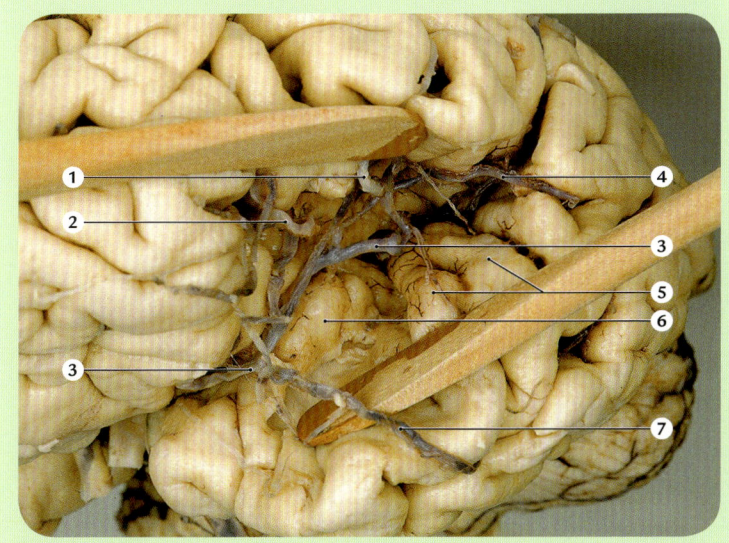

Abb. 10.8 a)

Äste der A. cerebri media

Alle Hirnhäute entfernt; Opercula auseinander gedrängt; Aufzweigung der A. cerebri media in der Tiefe des Sulcus lateralis der Inselrinde; von links vorne.

1 A. sulci centralis
2 A. frontobasalis lateralis
3 A. cerebri media, Pars insularis
4 A. cerebri media,
   R. temporooccipitalis
5 Lobus temporalis,
   Gyri temporales transversi
6 Inselrinde
7 A. cerebri media,
   R. temporalis anterior

Abb. 10.8 b)

Äste der A. cerebri media

Schema

Die A. cerebri media ist der Endast der A. carotis interna und die größte der hirnversorgenden Arterien. Über die Aa. centrales anterolaterales werden zunächst dienzephale Strukturen wie der Thalamus, ein Teil der Basalganglien, die Capsula interna und die Inselrinde durchblutet. Danach zieht die A. cerebri media an die Gehirnoberfläche und versorgt dort weite Teile der lateralen Frontal-, Parietal- und Temporallappen.

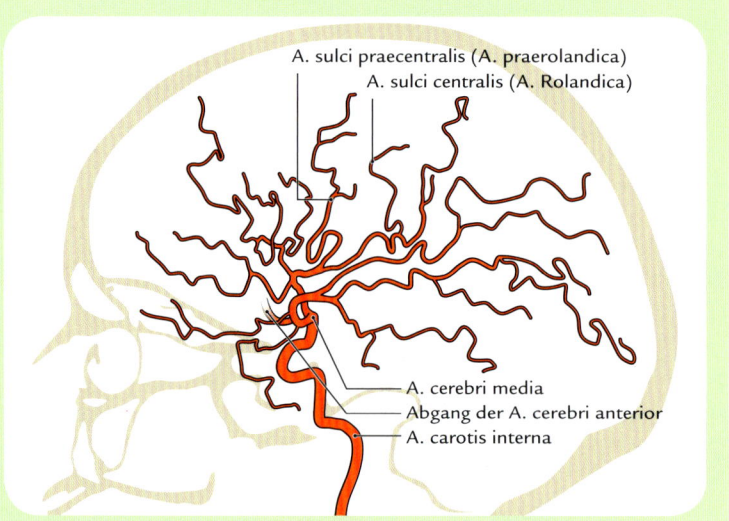

A. sulci praecentralis (A. praerolandica)
A. sulci centralis (A. Rolandica)
A. cerebri media
Abgang der A. cerebri anterior
A. carotis interna

Folgende klinischen Symptome sind bei einem Verschluss der Arteria cerebri media möglich. Sie sollen im Einzelnen besprochen werden:
• Kopf- und armbetonte Hemiplegie
• Kopf- und armbetonte Hemianästhesie
• Blickdeviation zur erkrankten Seite hin
• motorische Aphasie (Broca-Aphasie)
• sensorische Aphasie (Wernicke-Aphasie)
• Leitungsaphasie
• Alexie und Agraphie

Klinik

Weite Teile des motorischen Gyrus praecentralis und des sensiblen Gyrus postcentralis werden von der A. cerebri media mit Blut versorgt (A. sulci praecentralis und A. sulci centralis; auch A. praerolandica und A. Rolandica genannt). Ausgenommen davon sind mediale Anteile nahe der Mantelkante, welche funktionell der unteren Extremität zugeordnet sind und von der A. cerebri anterior arteriell versorgt werden. Differentialdiagnostisch spricht eine beinbetonte Hemiplegie und Hemianästhesie eher für einen Verschluss im Versorgungsgebiet der A. cerebri anterior, bei einer kopf- und armbetonten **Hemiplegie** und **Hemianästhesie** sollten Sie jedoch eher einen Verschluss der A. cerebri media in Betracht ziehen. Die Symptome Hemiplegie und Hemianästhesie bei einem Verschluss der A. cerebri media lassen sich jedoch nicht nur auf einen Ausfall des Gyrus praecentralis und postcentralis zurückführen. Man darf nicht vergessen, dass der Tractus corticospinalis und corticonuclearis vom Gyrus praecentralis durch Anteile der Capsula interna ziehen, die von der A. cerebri media mit Blut versorgt werden. Auch aufsteigende Bahnen ziehen durch diese Teile der Capsula interna. Die Symptome Hemiplegie und Hemianästhesie beim Media-Verschluss können demnach auch einer Zerstörung der in der Capsula interna verlaufenden Strukturen geschuldet sein.

Klinik

Im Bereich des prämotorischen Kortex des Frontallappens befindet sich das frontale Augenfeld. Es wird dann aktiv, wenn die Augenbulbi willkürlich bewegt werden müssen, um ein Blickziel zu fixieren. Das frontale Augenfeld generiert dabei vor allem horizontale Augenbewegungen beider Bulbi zur Gegenseite: Beim Blick nach rechts ist das linke frontale Augenfeld aktiv. Signale werden vom frontalen Augenfeld über die Colliculi superiores des Mittelhirns zur paramedianen pontinen Formatio reticularis weitergeleitet. Von dort wird dann die Information an die motorischen Augenmuskelkerne vermittelt. Fällt nun das linke frontale Augenfeld aus (durch einen Verschluss der linken A. cerebri media), überwiegt die Funktion des gegenseitigen, rechten frontalen Augenfeldes. Der Patient schaut sozusagen das zerstörte kortikale Gebiet an (**Blickdeviation** nach ipsilateral).

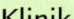

Klinik

Im Bereich des Gyrus frontalis inferior (Pars opercularis und triangularis) der dominanten Hemisphäre liegt das Broca-Sprachzentrum (beim Rechtshänder also in der linken Hemisphäre). Wird dieses Zentrum im Rahmen eines Verschlusses der A. cerebri media zerstört, so kann der Betroffene nicht mehr sprechen, obwohl alle Muskeln und die zugehörigen Hirnnervenkerne, die zum Sprechen nötig sind, intakt bleiben. Man spricht von einer **motorischen Aphasie**. Ohne motorisches Sprachzentrum sind die Sprechbewegungen wie ein Orchester ohne Dirigenten. Charakteristisch für eine motorische Aphasie sind das Sprechen in abgehackten Wörtern oder Sätzen (Telegrammstil), fehlerhafte Grammatik (Agrammatismus) oder aber, bei einer kompletten Zerstörung des motorischen Sprachzentrums, ein vollkommenes Ausbleiben der Sprache. Wichtig für den behandelten Arzt ist, dass bei diesen Patienten das Sprachverständnis vollkommen intakt ist. Lediglich die Sprachbildung ist gestört!

Klinik

In den hinteren Abschnitten der oberen Schläfenwindung (Gyrus temporalis superior) befindet sich das sensorische Sprachzentrum (Wernicke-Sprachzentrum). In diesem sind die akustischen Erinnerungsbilder von Wörtern und Sprache abgespeichert. Eine Zerstörung des Zentrums führt zu einer **sensorischen Aphasie**. Der Kranke hört das gesprochene Wort, versteht es aber nicht mehr. Für ihn hört sich die Muttersprache wie eine Fremdsprache an. Wortklangbilder sind aber auch eine wichtige Voraussetzung für das Aussprechen von Worten, einer Funktion des motorischen Sprachzentrums. Fehlen sie beim Verschluss der A. cererbi media, so kann der Betroffene nicht mehr richtig sprechen. Eine sensorische Aphasie ist ähnlich wie bei der motorischen Aphasie besonders ausgeprägt, wenn die dominante Hemisphäre betroffen ist. Dies liegt daran, dass im Wernicke-Sprachzentrum der dominanten Hemisphäre überwiegend Sprache und andere rationale Inhalte verarbeitet werden, in den ent-

10

 sprechenden Gebieten der nicht-dominanten Hemisphäre vor allem nicht-rationale Inhalte wie etwa Musikerkennung und –verständnis. Im Gegensatz zur motorischen Aphasie ist die Sprachproduktion bei einer sensorischen Aphasie meist flüssig, aber aufgrund von Neologismen/Logorrhoe schwer bis gar nicht verständlich für den Zuhörer.

Klinik

Als **Leitungsaphasie** bezeichnet man eine Störung der Funktion des Fasciculus arcuatus (siehe Kapitel 2), bei der sowohl das Sprachverständnis als auch die Sprachproduktion prinzipiell intakt sind. Stark beeinträchtigt ist lediglich die Fähigkeit zum Nachsprechen, da hierzu die Weiterleitung der verstandenen Sequenzen vom Wernicke-Sprachzentrum über den Fasciculus arcuatus in das für die Sprachproduktion zuständige Broca-Sprachzentrum notwendig ist. Man geht davon aus, dass neben dem Fasciculus arcuatus noch weitere Verbindungen vom Wernicke- zum Broca-Areal bestehen, da bereits bekannte Wörter nachgesprochen werden können, neue und sinnlose jedoch nicht. Der Fasciculus arcuatus ist vor allem für das Lernen neuer Begriffe von Bedeutung.

Klinik

Leseunfähigkeit (**Alexie**) und Schreibunfähigkeit (**Agraphie**) hängen eng mit den beiden Sprachzentren zusammen. Um Vorlesen zu können, muss die Funktion des Wernicke- und Broca-Sprachzentrums zusätzlich mit dem optischen Apparat verknüpft werden. Beim Lesen gelangen die Sehimpulse über die Sehbahn in die primäre Sehrinde und werden in der sekundären Sehrinde als Schrift bzw. Zahlen erkannt. Diese Impulse werden über den Gyrus angularis an das Wernicke-Sprachzentrum weitergeleitet und dort der Bedeutung abgespeicherter Wörter zugeordnet. Das Gelesene kann jetzt verstanden werden. Beim Vorlesen werden diese Impulse über den Fasciculus arcuatus an das Broca-Sprachzentrum weitergeleitet. Von dort aus werden entsprechende motorische Hirnnervenkerne (indirekt) aktiviert, damit das Gelesene zur Aussprache kommen kann. Wesentliche Komponenten dieses komplexen Regelkreises, darunter auch der Gyrus angularis, werden von der A. cerebri media mit Blut versorgt und können folglich bei deren Verschluss ausfallen.

Arteria cerebri posterior

Nach Aufnahme bzw. Abgabe der Arteria communicans posterior zieht die Arteria cerebri posterior um den Hirnstamm herum nach okzipital an die mediale Fläche der Hemisphären. Im Bereich des hinteren Endes des Gyrus cinguli (Isthmus gyri cinguli) spaltet sie sich in ihre beiden Endäste (Arteriae occipitales medialis et lateralis; Abb. 10.9). Anatomisch und klinisch nützlich ist eine Untergliederung der Arteria cerebri posterior in zwei Segmente. Der Teil von der Arteria basilaris bis zum Abgang der Arteria communicans posterior wird **präkommunikales**

Segment (P1-Segment), der Teil nach Abgang der Arteria communicans posterior wird **postkommunikales Segment** (P2-Segment) genannt.

Die Arteria cerebri posterior versorgt den gesamten Okzipitallappen, so dass bei ihrem Verschluss Sehstörungen (insbesondere eine homonyme Hemianopsie) klinisch im Vordergrund stehen. Der Bereich der Sehrinde, der die Makula der Retina repräsentiert (verantwortlich für scharfes Sehen), ist relativ gut durch Kollateralen der Arteria cerebri media versorgt. Deshalb ist bei Infarkten der Arteria cerebri posterior mit Hemianopsie häufig das zentrale und scharfe Sehen noch intakt. Darüber hinaus versorgt die Arteria cerebri posterior noch weite Teile des Mittelhirns und Anteile des Thalamus.

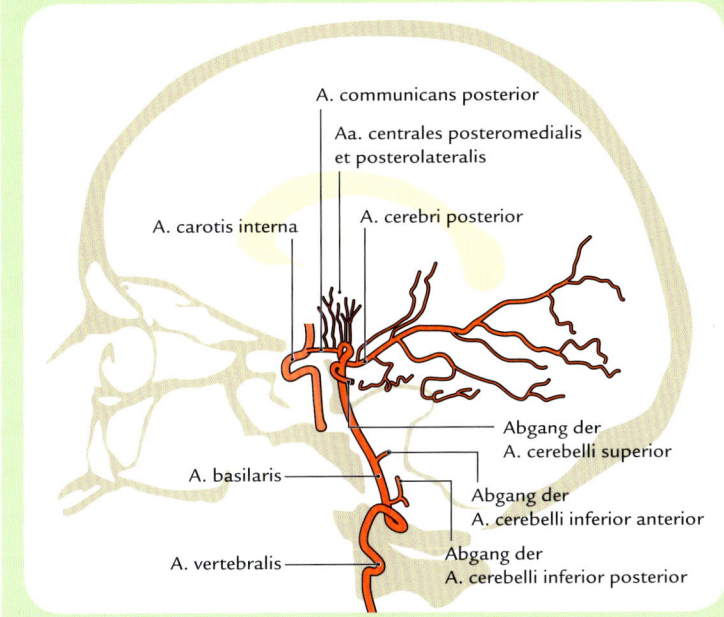

A. communicans posterior
Aa. centrales posteromedialis et posterolateralis
A. carotis interna
A. cerebri posterior
Abgang der A. cerebelli superior
A. basilaris
Abgang der A. cerebelli inferior anterior
A. vertebralis
Abgang der A. cerebelli inferior posterior

Abb. 10.9

Äste der A. cerebri posterior

Schema

Die A. cerebri posterior versorgt einen Großteil des temporalen und das gesamte okzipitale Rindengebiet und somit u. a. die primäre und sekundäre Sehrinde sowie die Radiatio optica.

Subkortikal durchblutet die A. cerebri posterior u. a. den Thalamus und Hypothalamus. Zudem beteiligt sie sich an der Versorgung der Plexus choroidei der Seitenventrikel.

10

Klinik

Eine **Hemianopsie** ist ein halbseitiger Gesichtsfeldausfall. Es können je nach Lokalisation der Schädigung u. a. verschiedene Anteile des Gesichtsfelds betroffen sein. Die Schädigung kann den N. opticus bzw. Tractus opticus, das Chiasma opticum oder das Sehzentrum betreffen. Die Hemianopsie lässt sich folgendermaßen unterteilen (siehe auch Abb. 10.10 und Abb. 13.9):

· Heteronyme Hemianopsie (beide medialen oder lateralen Seitenhälften des Gesichtsfelds): Dieses Krankheitsbild tritt mitunter bei einer Schädigung des Chiasma opticum auf, wobei es vor allem zur bitemporalen Hemianopsie kommt. „Hetero-" bedeutet hier, dass entgegengesetzte Gesichtsfelder ausgefallen sind.

· Homonyme Hemianopsie (ein Gesichtsfeldausfall derselben Hälfte in beiden Augen): Zu diesem Krankheitsbild kommt es beispielsweise bei einer Schädigung eines Tractus opticus oder des Sehzentrums einer Hirnhälfte.

Von der Hemianopsie abzugrenzen ist der visuelle **Neglect**, bei dem eine Störung der Aufmerksamkeitszuwendung zu einer Seite vorliegt. Ein Neglect (engl. to neglect = „vernachlässigen, stiefmütterlich behandeln") tritt häufig nach größeren rechtshemisphärischen Hirninfarkten oder Blutungen der A. cerebri media auf. Ursächlich ist mitunter eine Läsion des Kortex oder des Pulvinars (Thalamus).[3, 4]

Abb. 10.10

Gesichtsfeldausfälle bei Hemianopsie

Bei einem Infarkt im Versorgungsgebiet der A. cerebri posterior kann eine homonyme Hemianopsie auftreten. Diese muss von der heteronymen Hemianopsie abgegrenzt werden. Hier liegt die Schädigung an einem anderen Ort der Sehbahn.

10

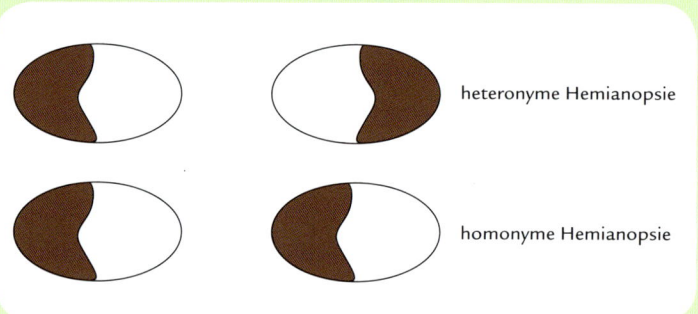

heteronyme Hemianopsie

homonyme Hemianopsie

Capsula interna: Topographie und Blutversorgung

In der Capsula interna verlaufen aufsteigende und absteigende Fasern. Sie wird medial von Thalamus und Nucleus caudatus, lateral von Putamen und Globus pallidus begrenzt. Während der vorgeburtlichen Hirnentwicklung wird die ursprünglich ungeteilte graue Substanz der Basalganglien von den hindurchwachsenden Fasern der Capsula interna in zwei separate Anteile zerlegt: Nucleus caudatus und Putamen. Diese Teilung ist jedoch unvollständig, so dass Streifen grauer Substanz zwischen Nucleus caudatus und Putamen bestehen bleiben (daher kommt der Name „Striatum"). Demzufolge befindet sich zwischen den Fasern der Capsula interna stellenweise graue Substanz. Da in der Capsula interna alle sensiblen und willkürmotorischen Bahnen auf engstem Raum zusammengedrängt verlaufen, verursachen schon geringe Blutungen oder raumfordernde Prozesse zum Teil gravierende Ausfälle, z. B. bei einem Schlaganfall. Aus diesem Grund widmen wir dieser Struktur einen eigenen Unterpunkt:

Im Horizontalschnitt (Abb. 10.11 a) erscheint die Capsula interna als ein im stumpfen Winkel abgeknicktes weißes Band, dessen Scheitel medial liegt. Man unterscheidet einen vorderen Schenkel (**Crus anterius**), ein Knie (**Genu**) und einen hinteren Schenkel (**Crus posterius**). Betrachten wir zuerst die absteigenden (motorischen) Fasern: Im Genu verlaufen die direkten und indirekten Bahnen der Willkürmotorik für die Augen und den Gesichtsbereich. Da diese Fasern vom Kortex zu den motorischen Hirnnervenkernen ziehen, nennt man ihre Gesamtheit Tractus corticonuclearis. Nach okzipital schließen sich die Pyramidenbahn und kortikopontine Fasern an. Vorne im Crus anterius verlaufen Fasern vom frontalen Kortex zum Pons (Tractus frontopontinus). Diese Fasern leiten dem Kleinhirn (die Brückenkerne sind hier eine Umschaltstation) motorische Bewegungsmuster zur weiteren Verarbeitung zu.

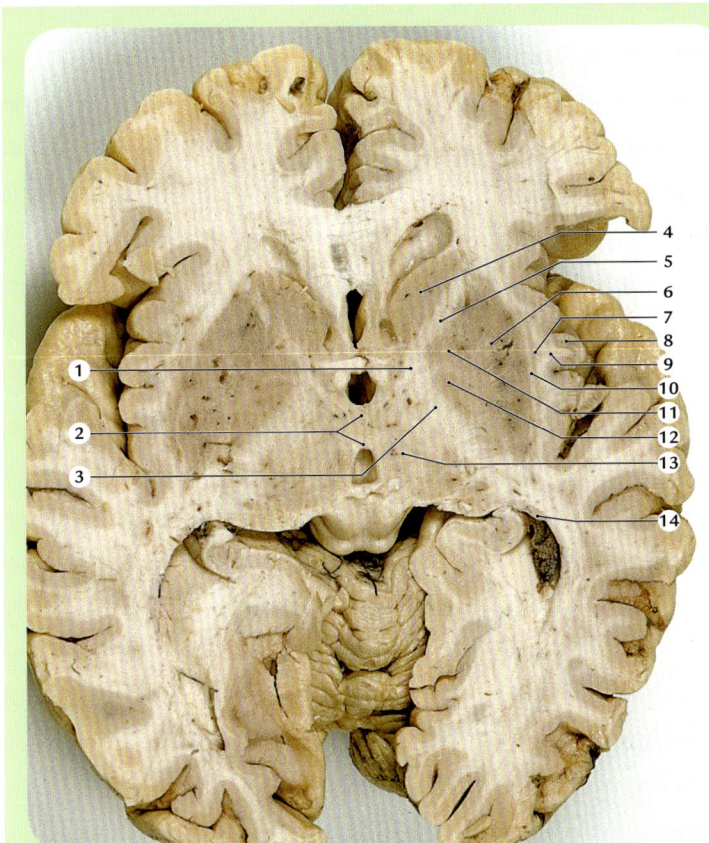

Abb. 10.11 a)

Capsula interna

Horizontalschnitt im Bereich der Commissura anterior und der Colliculi superiores

Blickrichtung von oben nach unten

1 Capsula interna, Genu
2 Adhaesio interthalamica
3 Caspsula interna, Crus posterius
4 Ncl. caudatus, Caput
5 Capsula interna, Crus anterius
6 Ncl. lentiformis, Putamen
7 Claustrum
8 Inselrinde
9 Capsula extrema
10 Capsula externa
11 Globus pallidus internus
12 Globus pallidus externus
13 Thalamus
14 Ncl. caudatus, Cauda

10

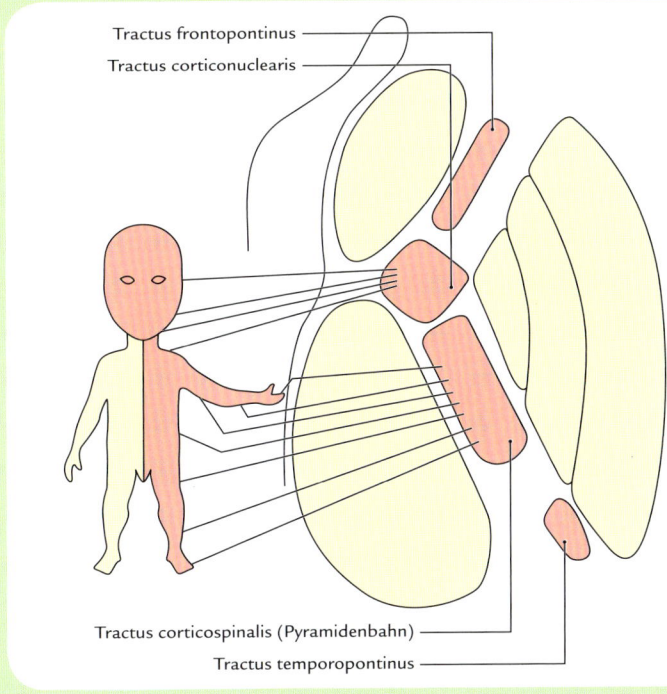

Tractus frontopontinus
Tractus corticonuclearis
Tractus corticospinalis (Pyramidenbahn)
Tractus temporopontinus

Abb. 10.11 b)

Capsula interna

Schema der absteigenden Bahnen

Im Horizontalschnitt lässt sich die Capsula interna in ein Crus anterius und ein Crus posterius und ein dazwischen liegendes Genu einteilen. Die wichtigsten hier absteigenden Bahnen sind:

Crus anterius:
· Tractus frontopontinus

Genu:
· Tractus corticonuclearis

Crus posterius:
· Tractus corticospinalis
· Tractus temporopontinus

Der Verlauf der Fasern folgt dabei stets den Regeln der Somatotopie.

Nun zu den aufsteigenden Bahnen: Direkt lateral der Fasern des Tractus frontopontinus steigt im Crus anterius die vordere Thalamusstrahlung (Radiatio thalami anterior) auf. Sie verbindet den Thalamus mit dem Frontallappen. Fasern aus diesem Thalamusanteil zeigen enge Verbindungen mit dem limbischen System. Nach hinten, im Crus posterius, folgen weitere aufsteigende Bahnen des Thalamus. Am okzipitalen Ende des Crus posterius steigt die Seh- und Hörstrahlung empor. Die Gesamtheit der aufsteigenden und absteigenden Fasern strahlt, nachdem sie die Capsula interna durchlaufen hat, fächerförmig auseinander. Dadurch entsteht unterhalb des Kortex die Corona radiata (Abb. 10.12). Vergegenwärtigen Sie sich an dieser Stelle anhand des 2. Kapitels noch einmal die Bahnsysteme.

Abb. 10.12

Putamen und Corona radiata

Seitliche Teile aller Lobi und Inselrinde sowie Capsula extrema, Claustrum und Capsula externa entfernt; Faserpräparat; von links.

1 Radiatio corporis callosi, Anschnitt
2 Corona radiata im Bereich des Lobus frontalis
3 Ncl. lentiformis, Putamen
4 Fasciculus uncinatus
5 Spitze des Lobus temporalis
6 Pons
7 Oliva
8 Corona radiata im Bereich des Lobus parietalis
9 Corona radiata im Bereich des Lobus occipitalis
10 Radiatio optica
11 Cerebellum
12 Medulla spinalis, durchtrennt

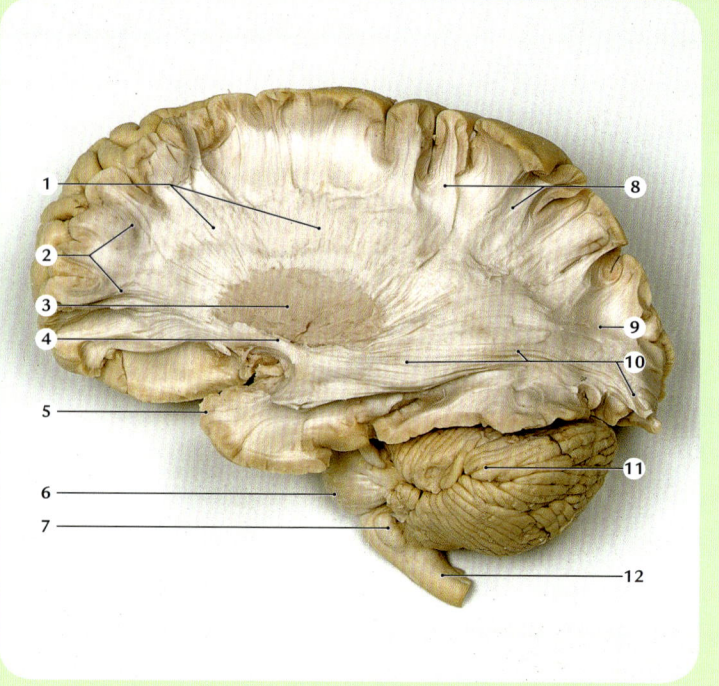

Welche Anteile der Capsula interna werden nun von welcher der großen Hirnarterien mit Blut versorgt? Das Crus anterius wird von den Arteriae centrales anteromediales, aus der Arteria cerebri anterior kommend, versorgt. Das Genu wird durch die Arteriae centrales anterolaterales, die der Arteria cerebri media entspringen, versorgt. Das Crus posterius wird durch die Arteria choroidea anterior versorgt, die direkt der Arteria carotis interna entspringt. Wie oben bereits erwähnt, muss bei einer Hemiplegie und/oder Hemianästhesie immer auch an einen pathologischen Prozess im Bereich der Capsula interna gedacht werden.

Venöse Versorgung des Gehirns

Nachdem das arterielle Blut das Kapillarbett des Gehirns durchflossen hat, sammelt es sich ganz ähnlich wie im Rest des Körpers in postkapillären Venulen, die zu immer größeren Blutleitern zusammenfließen und schlussendlich die Hirnvenen (Venae cerebri) bilden. Im Gegensatz zu den Venen der Körperperipherie verlaufen die meisten Hirnvenen nicht gemeinsam mit den Arterien, sondern unabhängig von ihnen. Prinzipiell können oberflächliche von tiefen Hirnvenen unterschieden werden. Die oberflächlichen (kortikalen) Hirnvenen sammeln das Blut der Hirnrinde und leiten es über sogenannte Brückenvenen in die benachbarten Hirnsinus. Der genaue Verlauf der Gefäße ist dabei sehr variabel und folgt dem Oberflächenrelief des Gehirns, wobei die Venen teilweise die Hirnfurchen als Gefäßbett nutzen. Im Gegensatz zu den oberflächlichen Hirnvenen leiten die **tiefen** Venen ihr Blut nicht direkt in das Sinussystem, sondern zuerst in die Vena cerebri magna (Vena Galeni). Von dort aus fließt das venöse Blut weiter in den Sinus rectus (Abb. 10.13).

10

> **Merke**
> Oberflächliche Hirnvenen leiten das Blut über Brückenvenen direkt in das Sinussystem. Tiefe Venen drainieren in die Vena cerebri magna.

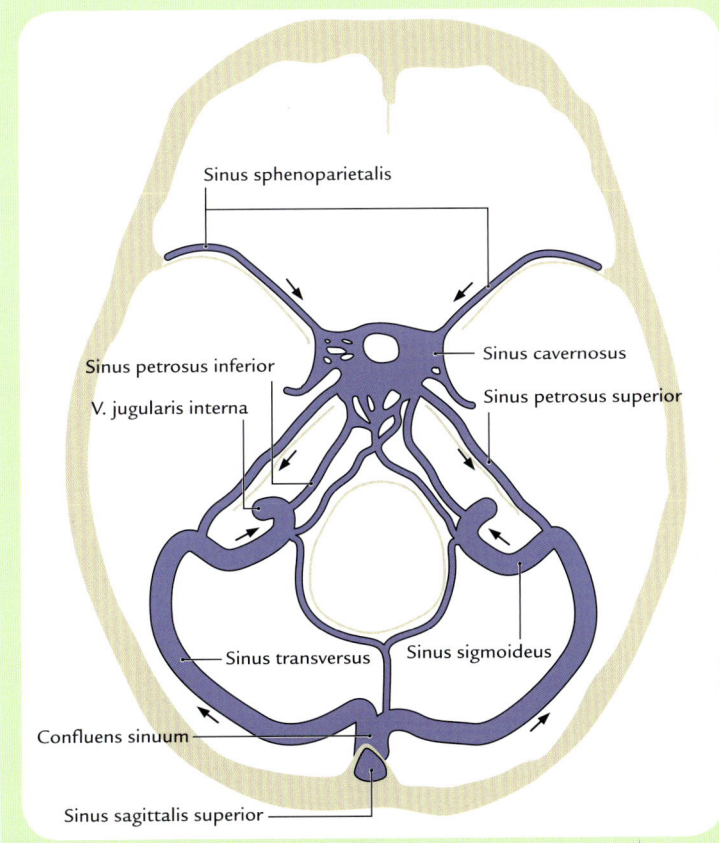

Abb. 10.13 a)

Übersicht über die Organisation des venösen Abflusses des Gehirns

von oben

In den oberflächlichen Hirnvenen sammelt sich das venöse Blut der Hirnrinde. Von hier fließt es über Brückenvenen in die benachbarten Hirnsinus, die Sinus durae matris. Diese liegen an den freien Enden der Dura mater.

Die Flussrichtung ist durch Pfeile markiert.

Abb. 10.13 b)

Übersicht über die Organisation des venösen Abflusses des Gehirns

von lateral

Über die von vorn nach hinten verlaufenden Sinus sagittales superior und inferior fließt das Blut im Confluens sinuum zusammen und von dort über den Sinus sigmoideus in die V. jugularis interna.

Die Flussrichtung ist durch Pfeile markiert.

10

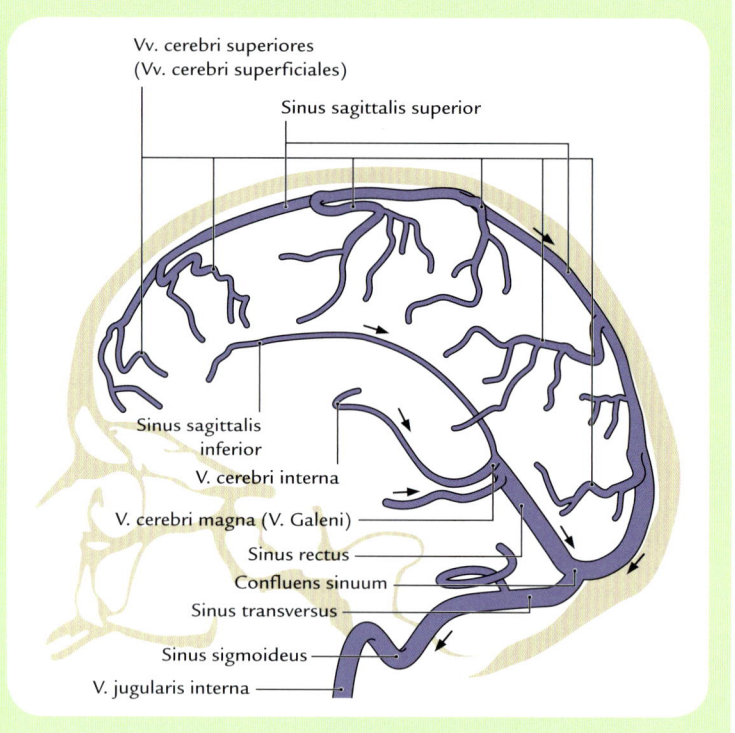

Vv. cerebri superiores
(Vv. cerebri superficiales)

Sinus sagittalis superior

Sinus sagittalis inferior

V. cerebri interna

V. cerebri magna (V. Galeni)

Sinus rectus

Confluens sinuum

Sinus transversus

Sinus sigmoideus

V. jugularis interna

Die großen ableitenden Strukturen des venösen Blutes im Gehirn werden Sinus durae matris genannt. Dieses venöse Sinussystem ist eng mit der Anatomie und Topographie der Hirnhäute verbunden. Nachdem wir die Hirnhäute bereits in einem eigenen Kapitel besprochen haben, soll hier nur noch einmal auf die wichtigsten Punkte eingegangen werden. Gemeinhin können drei verschiedene Anteile der Hirnhäute unterschieden werden: Dura mater, Arachnoidea mater und Pia mater encephali. Im Bereich des Gehirns ist die Dura mater fest mit dem Periost der Schädelkalotte verwachsen, so dass kein physiologischer Epiduralraum bestehen bleibt. Die harte Hirnhaut als straffe Hülle des Gehirns bedeckt nicht nur die gesamte Innenfläche der Schädelhöhle, sondern bildet darüber hinaus in die Schädelhöhle frei hineinragende Scheidewände aus straffem Bindegewebe. Diese Strukturen verteilen die knöchernen Scherkräfte der Schädelhöhle im Inneren und wirken auf diese Weise übermäßigen Verformungen entgegen. Als wichtigste Vertreter dieser Bindegewebssepten ist die Großhirnsichel (**Falx cerebri**), das Kleinhirnzelt (**Tentorium cerebelli**) und die Kleinhirnsichel (**Falx cerebelli**) zu nennen.

Die Falx cerebri trennt als mediane Scheidewand die beiden Hemisphären voneinander. Sie endet im Interhemisphärenspalt, dort wo der Balken die beiden Hemisphären miteinander verbindet. An den Rändern dieser Großhirnsichel liegen drei der großen venösen Blutleiter des Gehirns: der **Sinus sagittalis superior, Sinus sagittalis inferior** und **Sinus rectus** (siehe Abb. 10.13). Außen entsprechen sie dem Aufbau der harten Hirnhaut, innen sind sie mit einem einschichtigen Endothel aus-

gekleidet. Im Gegensatz zu den meisten Venen des menschlichen Organismus haben die Sinus durae matris keine Venenklappen. Eine genauere topographische Betrachtung zeigt, dass sowohl der Sinus sagittalis
inferior als auch die Vena magna cerebri in den Sinus rectus einmünden.
Der Sinus rectus wiederum vereinigt sich mit dem Sinus sagittalis superior und dem rechten sowie linken **Sinus transversus** zum **Confluens
sinuum**. Der flächige Ansatz des Tentorium cerebelli am Os occipitale
bildet die durale Ummantelung des Sinus transversus. Aus dem Sinus
transversus fließt das Blut schlussendlich über den **Sinus sigmoideus**
im Bereich des Foramen jugulare in die **Vena jugularis interna** und von
dort aus in Richtung des **rechten Vorhofs** des Herzens.

Folgt man dem Sinus transversus nach vorne, so gelangt man über den
Sinus petrosus superior zum **Sinus cavernosus**. Diese wichtige Struktur liegt zu beiden Seiten der Sella turcica und beinhaltet wichtige Leitungsbahnen: u. a. die Hypophyse, Teile der Arteria carotis interna (Pars
cavernosa, siehe oben), den Nervus oculomotorius (N. III), Nervus trochlearis (N. IV), Nervus ophthalmicus (N. V1), den Nervus maxillaris (N.
V2) und den Nervus abducens (N. VI). Die topographischen Beziehungen des Sinus cavernosus sind ein sehr beliebtes Thema des IMPP und
sollten deswegen genau eingeprägt werden (Abb. 10.14).

10

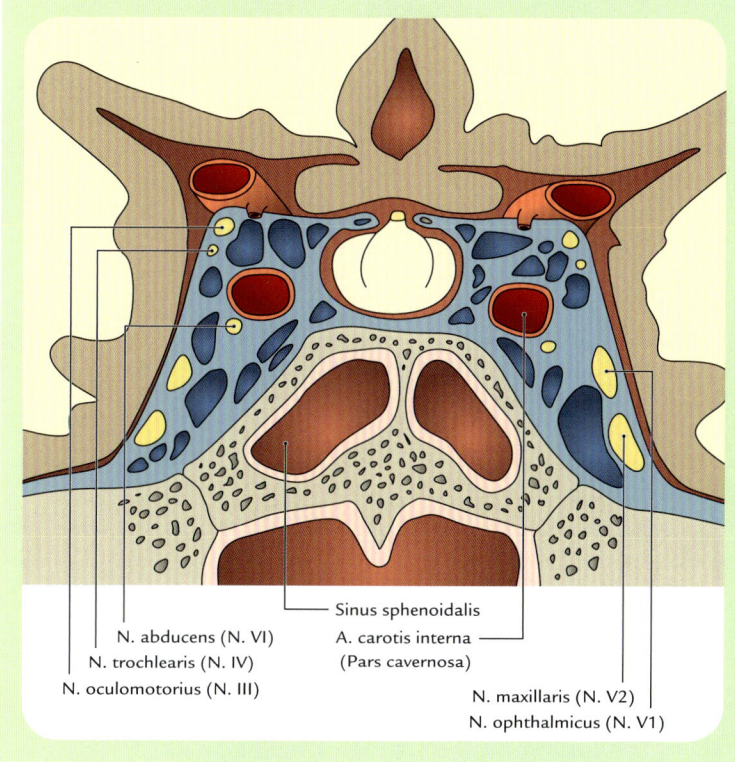

N. abducens (N. VI)
N. trochlearis (N. IV)
N. oculomotorius (N. III)
Sinus sphenoidalis
A. carotis interna
(Pars cavernosa)
N. maxillaris (N. V2)
N. ophthalmicus (N. V1)

Abb. 10.14

Blick von hinten in den eröffneten
Sinus caveronsus

Diese Abbildung sollte Ihnen
bekannt vorkommen. Neben den
Hirnnerven III, IV, V1, V2 und VI
zieht die A. carotis interna durch ihn
hindurch.

Der Sinus cavernosus ist zudem der
Ort, an dem die Neurohypophyse
ihre Hormone in den Blutkreislauf
abgibt. Das Blut fließt von hier über
den Sinus petrosus superior zum
Sinus sigmoideus. Hier verlässt es
mit der V. jugularis interna den
Schädel und gelangt über den rechten Vorhof des Herzens zunächst
in den Lungen- und dann in den
Körperkreislauf.

Klinik

Von besonderem klinischem Interesse ist eine Verschleppung von Keimen aus dem Bereich der Nase und der Augen in den Sinus cavernosus hinein. Möglich ist dies aufgrund einer Verbindung zwischen Vena facialis (drainiert das Blut aus dem Gesichtsbereich) über die Vena ophthalmica superior in den Sinus cavernosus. Insofern kann es im Falle eines entzündlichen Prozesses im Gesichtsbereich zu einer Ausbreitung der Infektion bis in den Sinus cavernosus hinein kommen, was unter Umständen zu einer Sinus-cavernosus-Thrombose führt. Klinisch spricht man von einem **Sinus-cavernosus-Syndrom**. Das klinische Bild des Sinus-cavernosus-Syndroms zeigt eine Kombination aus Okulomotoriusparese, Trochlearisparese und Abduzensparese, einschließlich Sensibilitätsstörungen im Gesichts durch einen Ausfall der Trigeminiusäste N. V1 (N. ophthalmicus) und N. V2 (N. maxillaris).

Zusammenfassung

Die Grundlage der arteriellen Versorgung des Gehirns bildet ein Ringschluss der vier großen hirnversorgenden Arterien (rechte und linke Arteria carotis interna sowie rechte und linke Arteria vertebralis). Durch die paarige Arteria communicans posterior und die unpaare Arteria communicans anterior vervollständigt sich der **Circulus arteriosus Willisi**. Aufgrund dieser Anastomosen kann bei einem schleichenden stenosierenden Prozess die Durchblutung des Gehirns aufrechterhalten werden.

Zufluss erhält der Circulus arteriosus also einerseits von der rechten und linken **Arteria carotis interna**, die sich an der Karotisbifurkation aus der Arteria carotis communis abzweigt. In ihrem Verlauf unterscheidet man vier Abschnitte (Partes cervicalis, petrosa, cavernosa und cerebralis), wobei sie in ihrem Halsteil keine Äste abgibt. Die Arteria carotis interna endet als Arteria cerebri media.

Das zweite einspeisende Gefäß des Circulus arteriosus ist die rechte und linke **Arteria vertebralis**, die jeweils aus der Arteria subclavia entspringt und sich nach Durchtritt durch das Foramen magnum am Oberrand der Medulla oblongata zur unpaaren **Arteria basilaris** vereinigt. Das aus diesem Abschnitt durchblutete Gebiet bezeichnet man als vertebrobasiläres Stromgebiet. Hauptsächlich gehen hier Äste zur arteriellen Versorgung des Rückenmarks, des Kleinhirns, Pons und der Medulla oblongata ab.

Aus dem Circulus arteriosus Willisi gehen die drei großen hirnversorgenden Arterien ab:
Die **Arteria cerebri anterior** versorgt den vorderen-basalen Teil des Gehirns und dessen mittlere Oberfläche um die Fissura longitudinalis. Bei einer Durchflussstörung dieser Arterie können beinbetonte Läh-

mungen und Sensibilitätsstörungen, aber auch Persönlichkeitsveränderungen auftreten, da von ihr sowohl mediale Teile des Gyrus praecentralis und postcentralis als auch der Präfrontalkortex versorgt werden.

Die **Arteria cerebri media** weist eine fächerförmige Verästelung auf und versorgt den größten Teil der lateralen Oberflächen des Gehirns. Klinisch ist sie daher von großer Bedeutung – bei einem Verschluss kann es zu Sensibilitätsstörungen und Lähmungen kommen, aber auch zu Aphasien, einer Alexie oder Agraphie.

Die **Arteria cerebri posterior** versorgt den hinteren Teil des Gehirns, also u. a. Bereiche, die für das Sehen wichtig sind.

Eine weitere Besonderheit bildet die **Blut-Hirn-Schranke**: Endfüße von Astrozyten formieren im Bereich des Gehirns die undurchlässige Glia limitans perivascularis und induzieren zudem die Ausbildung von Tight junctions seitens des Endothels. Auf diese Weise wird eine unkontrollierte parazelluläre Diffusion von im Blut gelösten Stoffen in das Gehirnparenchym verhindert. Mittels spezifischen Transportproteinen, beispielsweise den Aquaporinen oder Glukosetransportern, werden vom Gehirn benötigte Stoffe kontrolliert durch die Blut-Hirn-Schranke geschleust.

Einige wenige, vor allem in der Mittellinie der Ventrikel angeordnete Gehirnregionen weisen ein fenestriertes Endothel auf – die Blut-Hirn-Schranke ist hier aufgelockert. Diese Areale nennt man **zirkumventrikuläre Organe**. Man unterscheidet sie in sensorische (Area postrema, OVLT und Organum subfornicale) und sekretorische Organe (Eminentia mediana, Neurohypophyse, Epiphyse).

Anders als in allen übrigen Teilen des menschlichen Körpers verlaufen im Gehirn die Arterien und Venen getrennt voneinander. Das venöse System des Gehirns lässt sich in oberflächliche und tiefe Venen aufteilen. Die **oberflächlichen Venen** sammeln das Blut aus dem Kortex und leiten es über Brückenvenen in die **Sinus durae matris**. Diese Blutleiter entsprechen dem Aufbau der Dura mater encephali, allein ihr Lumen ist wie das eines Blutgefäßes mit Endothel ausgekleidet. Das Blut aus den **tiefen Venen** fließt zunächst in der Vena cerebri magna zusammen, bevor es dem Sinus rectus zugeleitet wird.

Aus Sinus sagittalis superior, Sinus sagittalis inferior und Sinus rectus fließt das Blut über den Confluens sinuum zum Sinus transversus. Von dort gelangt es über den Sinus sigmoideus in die Vena jugularis interna, die das Blut schließlich dem rechten Vorhof des Herzens zuleitet. Rostral befindet sich der Sinus cavernosus, in dem neben der Hypophyse weitere lebenswichtige Strukturen verlaufen und der klinisch von besonderer Relevanz ist.

Was das IMPP wissen möchte

Bisher hat das IMPP durchaus machbare Fragen zu diesem neuroanatomischen Themengebiet gestellt. Ein Fragenkomplex bezieht sich auf die wichtigsten funktionellen Zentren, die von den drei großen Gehirnarterien (**Arteria cerebri anterior**, **media** und **posterior**) jeweils mit Blut versorgt werden. Zugeordnet werden sollte die primäre Hörrinde, primäre Sehrinde, das Broca-Sprachzentrum, Gyrus cinguli, Gyrus supramarginalis, die genaue Lage des sensorischen und motorischen Homunkulus (hier ist es wichtig zu wissen, dass das Beinareal nahe der Mantelkante liegt und deswegen von der Arteria cerebri anterior versorgt wird). Der Homunkulus (lat. „Menschlein") setzt sich aus den für Motorik bzw. Sensibilität zuständigen Nervenendigungen im Kortex zusammen. Da diese im Gyrus praecentralis und Gyrus postcentralis annähernd somatotop angeordnet sind, ergibt sich bei der Zuordnung der jeweiligen versorgten Körperteile auf die Kortexareale eine Art „Menschlein". Dabei stellen sich besonders intensiv innervierte Bereiche des Körpers, wie bestimmte Teile des Gesichts und der Hände, überproportional groß dar. Näheres zum Homunkulus erfahren Sie im nächsten Kapitel.

Etwas komplizierter und von den Studenten oft vernachlässigt ist die **Lage und Beziehung der einzelnen Sinus zueinander** (siehe Fragen unten). Diese sollten sich gut eingeprägt werden. Oft steht hierbei der Sinus rectus im Zentrum des IMPP-Interesses.

Für die Zuordnung von Symptomen aufgrund einer **Ischämie** und **Lokalisation der Schädigung** sollte man bedenken, dass zerebrale Ischämien meist mit einer einseitigen (kontralateralen) Schädigung einhergehen. Klagt, wie vom IMPP 2005 gefragt, ein Patient über eine schlaffe Lähmung und Sensibilitätsstörungen der beiden unteren Extremitäten (hier ist also sogar das sensible System in Mitleidenschaft gezogen), sollte an einen Prozess im Rückenmark gedacht werden. Dort laufen die Bahnen von beiden Seiten relativ eng zusammen, so dass eine bilaterale Symptomatik wahrscheinlich ist.

Generell ist das Thema **Aphasie** ein vom IMPP beliebtes Gebiet der Neuroanatomie. Aphasien sind zentrale Sprachstörungen, die linguistisch als Beeinträchtigung in den verschiedenen Komponenten des Sprachsystems, also Phonologie, Lexikon, Syntax und Semantik, zu beschreiben sind. Die aphasischen Störungen erstrecken sich auch auf alle expressiven und rezeptiven sprachlichen Modalitäten, d. h. auf Sprechen und Verstehen sowie Lesen und Schreiben, wo im Prinzip dieselben sprachsystematischen Merkmale der Störung nachweisbar sind. Da Sprache und Sprechen die Interaktion von sehr vielen verschiedenen Gehirnregionen erfordert, ist es nicht verwunderlich, dass sie häufig bei neurologischen Erkrankungen zu beobachten sind. Bei einer Läsion des Nucleus nervi hypoglossi ist beispielsweise die Funktion der Zunge gestört und in Folge dessen die Sprechartikulation beeinträchtigt. Auch das Kleinhirn spielt durch den Abgleich von Bewegungsimpulsen bei der Sprachartikulation eine wichtige Rolle. Dies wird deutlich, wenn man an die verwaschene Sprache von Betrunkenen denkt, die – wie wir bereits gelernt haben – an einer vorübergehenden Dysfunktion des Kleinhirns leiden. Auch die Tatsache, dass die dominante Hemisphäre mit Sprache stärker in Zusammenhang gebracht werden kann als die nicht dominante (man spricht von der sogenannten **Hemisphärendominanz**), war schon oft Gegenstand von IMPP-Fragen. Hier soll deswegen noch einmal erwähnt werden, dass beim Rechtshänder die linke Hemisphäre in aller Regel die dominante repräsentiert. Beim Linkshänder kann es hingegen die rechte oder aber die linke Hemisphäre sein.

Im Frühjahr 2012 fragte das IMPP erstmals nach der Arteria radicularis magna, auch **Adamkiewicz-Arterie** genannt. Im Normalfall entspringt die Adamkiewicz-Arterie aus der Aorta abdominalis auf Höhe von Th9. Nach Passage des Foramen intervertebrale und Aufstieg anastomosiert die Adamkiewicz-Arterie mit der Arteria spinalis anterior. Sie liefert den hämodynamisch wichtigsten Zufluss zu den drei Rückenmarksarterien.

10

10

 MC-Fragen

1. Welche der genannten Strukturen wird von der Arteria cerebri anterior versorgt?
    (A) primäre Hörrinde
    (B) Beinareal des Gyrus praecentralis
    (C) Handareal des Gyrus postcentralis
    (D) motorisches Sprachzentrum (Broca-Zentrum)
    (E) primäre Sehrinde

2. Welche Aussage über die innere Kapsel des Gehirns trifft zu?
    (A) Sie liegt lateral des Claustrums.
    (B) Sie liegt medial vom Thalamus.
    (C) Sie enthält ausschließlich deszendierende/absteigende Faser-systeme.
    (D) Dem Crus anterius liegt medial der Nucleus caudatus an.
    (E) Sie beherbergt in ihrem Crus anterius die Radiatio optica.

3. Welche der Strukturen steht mit dem Confluens sinuum direkt in Verbindung?
    (A) Vena ophthalmica superior
    (B) Sinus sagittalis inferior
    (C) Vena cerebri interna
    (D) Vena jugularis interna
    (E) Sinus sagittalis superior

4. Welche Aussage trifft zu?
    (A) Der Circulus arteriosus steht vorne über zwei Communicans-Arterien in Verbindung.
    (B) Tiefe Hirnvenen münden direkt in das Sinussystem.
    (C) Die Vena cerebri magna wird dem oberflächlichen Venen-system zugeordnet.
    (D) Obere Anteile des Kleinhirns werden beidseits von je einer Arterie versorgt.
    (E) Die Arteria carotis interna gibt in ihrem Halsbereich zahlrei-che Äste zur Versorgung nervaler Strukturen ab.

5. Welche zwei Arterien scheiden den dritten Hirnnerven ein?
    (A) Arteria cerebri posterior und Arteria cerebelli superior
    (B) Arteria cerebri posterior und Arteria basilaris
    (C) Arteria cerebri posterior und Arteria meningea media
    (D) Arteria cerebri posterior und Arteria cerebelli inferior anterior
    (E) Arteria cerebri posterior und Arteria cerebelli inferior posterior

Index

10

10

Weiterführende Literatur

1. **Bechmann I, Galea I, Perry VH (2007)** What is the blood-brain barrier (not)? *Trends Immunol 28(1): 5–11*

2. Miyata S (2015) New aspects in fenestrated capillary and tissue dynamics in the sensory circumventricular organs of adult brains. *Front Neurosci 9: 390*

3. **Barrett AM, Goedert KM, Basso JC (2012)** Prism adaptation for spatial neglect after stroke: translational practice gaps. *Nat Rev Neurol 8(10): 567–77*

4. **Li K, Malhotra PA (2015)** Spatial neglect. *Pract Neurol 15(5): 333–9*

Kapitel 11

Motorik

Motorische Areale des Zentralnervensystems

An der Planung, Steuerung und Ausführung von Motorik sind verschiedene Gehirnregionen des Zentralnervensystems beteiligt, die untereinander eng verknüpft sind. Die wichtigsten sind der primärmotorische Kortex, der prämotorische Kortex und der supplementärmotorische Kortex des Lobus frontalis, der Nucleus caudatus und das Putamen als subkortikale Kerngebiete des Telencephalons, Kerngebiete des Diencephalons (Globus pallidus und Nucleus subthalamicus), die graue Substanz des Hirnstamms (Substantia nigra, Nucleus ruber und Formatio reticularis) sowie das Kleinhirn.

Zwischen den hier genannten Elementen bestehen äußerst komplexe Regelkreise, die alle in die Steuerung, Regulation und Feinabstimmung von Bewegung eingreifen. Die Motorik wird über sogenannte **motorische Kerngebiete** zur Ausführung gebracht. Für die Aktivierung der Extremitäten und des Rumpfes liegen diese im Vorderhorn des Rückenmarks, jene zur Aktivierung der Kopfmuskulatur liegen im Hirnstamm. Die motorischen Kerngebiete in Rückenmark und Hirnstamm sind demnach am Ende einer langen, komplexen neuronalen Kette lokalisiert und bringen Bewegungsimpulse quasi „nur noch" zur Ausführung.

Die α-Motoneurone des Rückenmarks und die motorischen Nervenzellen der Hirnnervenkerne werden von absteigenden Bahnen aktiviert. α-Motoneurone werden vom Tractus corticospinalis, die motorischen Hirnnervenkerne vom Tractus corticonuclearis aktiviert. Beide haben im Gyrus praecentralis, also im primärmotorischen Kortex, ihren Ursprung. In ihrem Verlauf vom Gyrus praecentralis zum Rückenmark bzw. Hirnstamm kreuzen die Fasern auf die Gegenseite, so dass die Motorik der linken Körperhälfte von der rechten Kortexhemisphäre reguliert wird. Selbiges gilt vice versa. Werden entweder die motorischen Rindenareale oder ihre Bahnen in Mitleidenschaft gezogen, resultiert auf der kontralateralen Seite ein motorisches Defizit. Je nachdem, wo die Schädigung liegt und wie ausgeprägt sie ist, kann eine schlaffe Parese (unvollständige Lähmung) oder eine Paralyse (vollständige Lähmung) resultieren. Auch eine spastische Parese ist möglich.

Motorik des Rumpfes und der Extremitäten

In einem ersten Schritt wollen wir verstehen, wie Motorik vor allem des Rumpfes und der Extremitäten zustande kommt, und wie beide Anteile zusammenarbeiten, um eine präzise Ausführung motorischer Impulse zu ermöglichen.

Hierarchische Gliederung der Motorik und ihr Zusammenspiel

Die an der Planung, Steuerung und Ausführung von Willkürmotorik beteiligten Strukturen können hierarchisch in vier Ebenen bzw. Stufen untergliedert werden (siehe Abb. 11.1):

Ebene I umfasst die **Planung und Steuerung**. Hierbei übernimmt der supplementärmotorische Kortex vor allem die Planung und Einleitung einer Bewegung, der prämotorische Kortex erstellt Bewegungsentwürfe und stimmt diese mit dem Kleinhirn und den Basalganglien ab.

Ebene II beschäftigt sich mit einer **Feinmodulation** der Bewegungsmuster sowie der **Anpassung** an die äußeren Gegebenheiten. Basalganglien und das Kleinhirn sind Elemente der Ebene II.

Ebene III umfasst vereinfacht betrachtet die **Weiterleitung** der Information zu den motorischen Kerngebieten. Nervenzellen des Gyrus praecentralis sind Elemente der Ebene III.

Ebene IV umfasst schlussendlich die Weiterleitung der (fertigen) Bewegungsimpulse von den motorischen Kerngebieten zur (quergestreiften) Skelettmuskulatur, wo sie letztendlich zur **Ausführung** kommen. Die motorischen Kerngebiete liegen entweder im Vorderhorn des Rückenmarks oder im Hirnstamm als motorische Hirnnervenkerne. Sie sind die Nervenzellen der Ebene IV.

> **Merke** !
>
> Spricht man vom ersten Motoneuron, meint man eines aus der Ebene III, dessen neuronaler Zellkörper im Gyrus praecentralis sitzt. Das zweite Motoneuron hat seinen Zellkörper im Vorderhorn des Rückenmarks oder im Hirnstamm, gehört also zur Ebene IV der motorischen Regulation.

Nervenzellen der Ebene I regulieren vor allem die Aktivität des Gyrus praecentralis, können aber auch direkt oder indirekt über die Formatio reticularis des Hirnstamms auf die motorischen Kerngebiete des Rückenmarks projizieren. Diese Axone verlaufen nicht in der **Pyramidenbahn** und werden deshalb dem Pyramidensystem als **extrapyramidalmotorisches System** gegenübergestellt. Über solche extrapyramidalmotorische Bahnen werden vor allem die proximale Extremitätenmuskulatur und die Rumpfmuskulatur innerviert. Die motorischen Kerngebiete der Ebene IV repräsentieren die gemeinsame motorische Endstrecke, da sie Ziel aller absteigenden motorischen Bahnen sind und mit ihrem Axon direkt zur Skelettmuskulatur führen. Hier wird deutlich, dass das pyramidale und extrapyramidalmotorische System eng miteinander verknüpft sind.

Eine weitere Unterteilung der Motorik ist die in Haltemotorik/Stützmotorik und Zielmotorik. Die Zielmotorik meint **Willkürmotorik** für zielhafte (auf Erreichen eines bestimmten Punktes gerichtete) Bewegungen. Voraussetzung für eine sichere Ausführung ist die Intaktheit der Stützmotorik. Grob kann gesagt werden, dass das pyramidalmotorische System vor allem die Zielmotorik, das extrapyramidalmotorische System vor allem die **Haltemotorik** (Synonym: Stützmotorik) reguliert.

Abb. 11.1

Prinzipielle Organisation der
Bewegung

Ebene I: Planung und Steuerung
Ebene II: Feinmodulation und
           Anpassung
Ebene III: Weiterleitung zu moto-
           rischen Kerngebieten
Ebene IV: Weiterleitung zu ausfüh-
           renden Organen
           (Muskulatur)

· SpMCx: supplementärmotorischer
         Kortex
· PräM: prämotorischer Kortex
· BG/Cer: Basalganglien und
          Cerebellum
· MCx: primärmotorischer Kortex
· MotZ: motorische Zentren wie
         Vorderhorn oder moto-
         rische Hirnnervenkerne

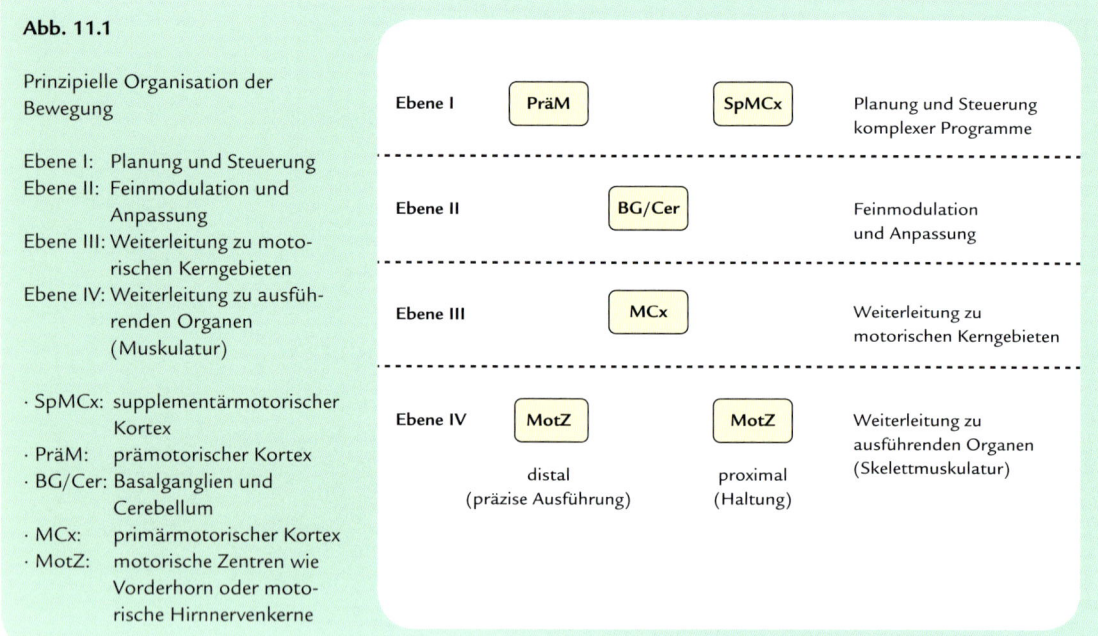

11

Dazu ein kurzes Beispiel: Das Jonglieren mit Bällen ist eine motorisch hoch anspruchsvolle Aufgabe, die eine gewisse Geschicklichkeit aber auch Üben voraussetzt. Beim Jonglieren braucht der Übende zum einen den stabilen Stand, zum anderen muss er sehr präzise die Muskulatur der distalen oberen Extremität kontrollieren können, um die Bälle gerade und mit der richtigen Geschwindigkeit in die Luft werfen zu können. Für den stabilen Stand sorgt vor allem das extrapyramidalmotorische System, für die präzise Innervation der distalen Extremitätenmuskulatur das pyramidalmotorische System. Wenn Sie das erste Mal jonglieren, dann wird das bei den meisten von uns nicht besonders gut klappen. Das extrapyramidalmotorische System bereitet den Rumpf über die extrapyramidalmotorische Projektionen zwar richtig vor, das Signal für die distalen Extremitätenmuskeln ist jedoch noch nicht dazu geeignet, die Bälle richtig in die Luft zu werfen und wieder aufzufangen. Während des Übens wird das Bewegungsprogramm ständig mit dem Ziel einer präzisen Ausführung der Bewegung modifiziert. Hierfür werden die einzelnen Bewegungen hinsichtlich ihrer Intensität, Geschwindigkeit und Richtung angepasst. Für diese Modifikation von Bewegungsimpulsen sind vor allem die Basalganglien und das Kleinhirn wichtig. Damit sie ihre Aufgaben erfüllen können, werden ihnen eine Vielzahl von sensorischen und sensiblen Informationen zugeleitet, beispielsweise von den Muskelspindeln, vom Gleichgewichtsorgan, vom visuellen Apparat etc. Das auf diese Weise angepasste Jonglierprogramm wird im prämotorischen Kortex gespeichert. Jetzt funktioniert das Jonglieren einwandfrei! Zudem werden Sie auch nach Jahren noch darauf zurückgreifen können.

Primärmotorischer Kortex

Der primärmotorische Kortex befindet sich im Gyrus praecentralis des Frontallappens. Histologische Merkmale des Gyrus praecentralis sind unter anderem eine schwach ausgebildete Lamina IV (Lamina granularis interna) bei einer stark ausgebildeten Lamina V (Lamina pyramidalis interna). Dieser agranuläre Aufbau wird verständlich, wenn man sich noch einmal in Erinnerung ruft, dass in der Lamina IV überwiegend solche Nervenzell-Somata zu finden sind, an denen sensible bzw. sensorische Projektionen des Thalamus endigen. Derartige Afferenzen spielen für die Funktion des primärmotorischen Kortex eine untergeordnete Rolle. Eine weitere histologische Besonderheit des Gyrus praecentralis sind die besonders großen Pyramidenzellen der Lamina V (**Betz-Riesenzellen**). Der große Zellkörper ist Ausdruck der ausgeprägten metabolischen Leistung dieser Zellen. Hier muss man sich vor Augen halten, dass die Axone von Betz-Riesenzellen unter anderem Ursprungsort des Tractus corticospinalis sind. Dieses Bahnsystem ist extrem lang. Es verlässt das Vorderhirn, um frühestens im zervikalen Rückenmark oder sogar erst auf der Ebene des sakralen Rückenmarks auf die zweiten Motoneurone umgeschaltet zu werden. Diese gewaltige axonale Länge verlangt eine besonders ausgeprägte metabolische Leistung, da allerlei Zellbestandteile über weite Strecken in Richtung Axonterminale transportiert werden müssen.

11

Klinik

Bei der **amyotrophen Lateralsklerose** (ALS) handelt es sich um eine Erkrankung, die initial nahezu ausschließlich das motorische Nervensystem betrifft. Das motorische System erkrankt sowohl in seinen zentralen („oberes erstes Motoneuron" in Gehirn und Pyramidenbahn) als auch in seinen peripheren Anteilen („unteres zweites Motoneuron" in Hirnstamm und Rückenmark mit den motorischen Nervenfasern bis zum Muskel). Sind vor allem motorische Nervenzellen im Rückenmark und ihren Fortsätzen zur Muskulatur betroffen, führt dies zu unwillkürlichen Muskelzuckungen (Faszikulationen), Muskelschwund (Atrophie) und zu Muskelschwäche (Paresen) an Armen und Beinen und auch in der Atemmuskulatur. Wenn die motorischen Nervenzellen des Hirnstamms betroffen sind, ist die Sprach-, Kau- und Schluckmuskulatur geschwächt. Eine Zerstörung der motorischen Nervenzellen in der Hirnrinde und ihren Verbindungen zum Rückenmark führt sowohl zu einer Muskellähmung wie zu einer Erhöhung des Muskeltonus (spastische Lähmung) mit einer Steigerung der Reflexe. Bislang ist bei der ALS keine Heilung möglich – die Therapie beschränkt sich auf eine symptomatische. In frühen Stadien können Physiotherapie, Ergotherapie und Logotherapie den Krankheitsverlauf erleichtern. Später zieht man Methoden der künstlichen Ernährung und Beatmung heran. In der Regel ist es letzten Endes das Versagen der Atemmuskulatur (Zwerchfell und Atemhilfsmuskulatur), an dem Patienten mit ALS versterben.

Forschung

Ursachen der ALS sind nicht geklärt. Auffällig ist jedoch, dass vor allem solche Nervenzellen betroffen sind, die besonders lange Axone haben, wie etwa die Betz-Riesenzellen oder die α-Motoneurone. Momentan wird untersucht, inwiefern gestörte axonale Transportvorgänge für die Entstehung und die Progression der ALS mitverantwortlich sind.[1] Vorstellbar wäre, dass bei gestörtem axonalen Transport vor allem solche Nervenzellen in Mitleidenschaft gezogen werden, die besonders lange Axone haben und somit über besonders weite Strecken z. B. Zellorganellen oder Proteine transportieren müssen.

11

Motorischer Homunkulus

Die motorischen Nervenzellen des Gyrus praecentralis sind somatotop angeordnet. Unter **Somatotopie** versteht man die Abbildung der relativen Lage von Körperregionen bzw. -strukturen auf bestimmte Nervenzellareale des Gehirns. Ordnet man dieser somatotopischen Anordnung der Nervenzellen des Gyrus praecentralis die jeweils von ihnen innervierten Bereiche des Körpers zu, erhält man den somatomotorischen Homunkulus (lat. „Menschlein").

Wie in Abb. 11.2 dargestellt, sind einige Körperregionen überdimensional groß im Homunkulus repräsentiert. Je größer die Region, umso feiner kann die Bewegung der entsprechenden Muskeln angesteuert und koordiniert werden. Grundlage dafür ist, wie viele Muskelfasern von einem einzigen Neuron innerviert werden. Im Bereich der Finger beispielsweise innerviert jedes α-Motoneuron nur sehr wenige Muskelfasern, man spricht von einer kleinen motorischen Einheit. Entsprechend hoch ist die Anzahl der Nervenzellen im Gyrus praecentralis für diese Körperregion. Auf diese Weise sind feine, präzise Bewegungen möglich. Im Bereich des Rumpfs sind die motorischen Einheiten um etliches größer (d. h. jede einzelne Nervenzelle innerviert viele Muskelzellen), der Anteil dieser Regionen ist im somatomotorischen Homunkulus deutlich kleiner repräsentiert. Präzise Bewegungen sind demnach weniger gut möglich. Anhand der großen Repräsentation der Zunge und des Mundes wird deutlich, dass Sprechen motorisch gesehen eine äußerst präzise motorische Handlung darstellt.

Abb. 11.2

Lage und Gestalt des Homunkulus

Bei der Zuordnung von Körperteilen auf die ihnen zugehörigen Kortexareale ergibt sich eine Art „Menschlein", der Homunkulus. Dabei stellen sich besonders intensiv innervierte Bereiche des Körpers, wie bestimmte Teile des Gesichts und der Hände, überproportional groß dar.

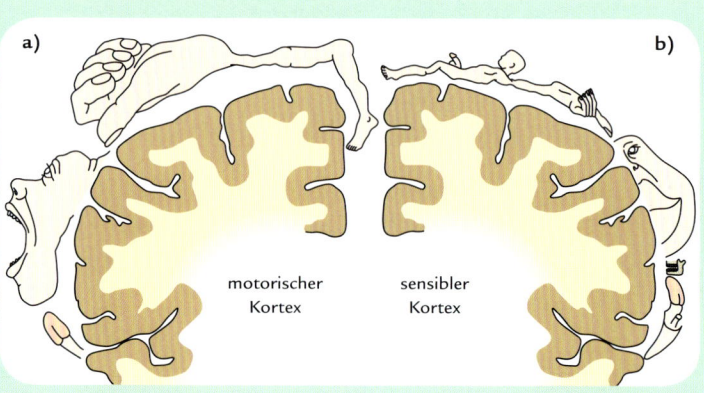

a)

b)

motorischer Kortex

sensibler Kortex

Ganz ähnlich verhält es sich mit dem primären somatosensiblen Rindengebiet, dem Gyrus postcentralis. Auch dort enden aufsteigende Nervenfasern in somatotopischer Anordnung und nehmen manche Körperteile größere, andere kleinere Rindengebiete in Anspruch. Für die Finger beispielsweise sind viele Nervenzellen des Gyrus postcentralis verantwortlich, für das Bein wenige. Auch das macht Sinn, denn Empfindungen können im Bereich der Hand viel feiner wahrgenommen werden als an den Beinen.

Forschung

Auf vielen älteren Abbildungen widerspricht die Lage des den Genitalien zugehörigen Kortexareals den Prinzipien der Somatotopie, denn die sensiblen Nervenfasern dieser Körperregion enden laut Schema „unterhalb" der Zehen ganz unten in der Fissura longitudinalis cerebri. Dieses in der Neuroanatomie nach wie vor weitestgehend vorherrschende Schema des sensiblen Homunkulus geht u. a. auf Wilder Penfield zurück, einem kanadischen Neurochirurgen, der 1950 im Rahmen offener Hirnchirurgie die Kortizes seiner Patienten manuell reizte und deren Aussagen zu korrelierenden Empfindungen protokollierte. Inzwischen hat die Wissenschaft herausgefunden, dass bei diesem Versuchsaufbau zwei Aspekte zu falschen Ergebnissen führten: Erstens war es mit den damaligen Methoden schwierig, eine exakte Elektrostimulation der sehr kleinen Areale hervorzurufen. Zweitens verließen sich die Wissenschaftler allein auf die Aussagen der Probanden, wo sie welche Empfindung spürten. Weniger als 1 % der Probanden gaben überhaupt eine Empfindung in den Genitalien an, was den Schluss nahelegt, dass die untersuchten Männer* keine korrekten Angaben gemacht haben (wohl aus Scham).[2, 3] Neuere Studien mit umgekehrten Versuchsaufbau (mechanische Stimulierung von Bauch, Penis und Zehen im fMRT, siehe Kapitel 14) weisen den Genitalien ein logisches, mit der Somatotopie zu vereinbarendes sensibles Areal weiter lateral zwischen Beinen und Rumpf zu (siehe Abb. 11.2 b).[4] Dass dieses Areal gemessen an den Empfindungen, die wir hier bekanntermaßen verspüren, relativ klein erscheint, lässt sich dadurch erklären, dass unsere sexuelle Wahrnehmung größtenteils eine Leistung sekundärer Integrationen ist und nur zum kleinen, relativ „nüchternen" Teil vom Gyrus postcentralis herrührt.

Pyramidales System der Motorik

Bei der Besprechung der Motorik kommt man natürlich nicht umhin, den Verlauf der Pyramidenbahn etwas genauer zu betrachten, denn sie führt die motorischen Bahnen der sogenannten Pyramidalmotorik. Sie entspringt dem Neokortex (vor allem von den in Lamina V des Gyrus praecentralis ansässigen Betz-Riesenzellen), verläuft ohne Unterbrechung durch das Gehirn und steigt bis in das Rückenmark zu ihren dort liegenden Zielneuronen ab. Auf Ebene des Hirnstamms gehen Fa-

* Entsprechende Untersuchungen an Frauen stehen in der Wissenschaft bislang noch aus.

11

sern zur Innervation der motorischen Hirnnervenkerne ab. Innerhalb des Gehirns zieht die Pyramidenbahn unter Beibehaltung der Somatotopie entsprechend dem somatomotorischen Homunkulus zunächst durch die Capsula interna. Hier liegt sie im Bereich deren Knies bzw. der hinteren Schenkel (siehe Kapitel 10, Abb. 10.11 b). Danach gelangt die Pyramidenbahn zu den Crura cerebri des Mittelhirns. Dort liegt sie relativ mittig, wobei die Fasern für die untere Extremität (Tractus corticospinalis) am weitesten lateral liegen, die Fasern für Hals und Kopf (Tractus corticonuclearis) am weitesten medial. Die für das Rückenmark bestimmten Faserkontingente ziehen als Tractus corticospinalis in einzelnen Bündeln durch den Pons und vereinigen sich an dessen Unterrand zur Pyramide (daher der Name Pyramidenbahn). Dort kreuzen die allermeisten Fasern in der Pyramidenkreuzung (**Decussatio pyramidum**) zur Gegenseite und steigen dann als **Tractus corticospinalis lateralis** durch den Seitenstrang des Rückenmarks ab. Die Fasern enden entweder an Interneuronen oder direkt an den α-Motoneuronen. Fasern, die nicht auf Höhe der Pyramide kreuzen, verlaufen als **Tractus corticospinalis anterior** im Rückenmark abwärts, kreuzen dann aber auf Segmenthöhe zur Gegenseite, bevor sie in das Vorderhorn des Rückenmarks eintreten.

Es soll hier kurz darauf hingewiesen werden, dass streng anatomisch betrachtet die Pryamidenbahn nur den Teil der absteigenden, motorischen Fasern darstellt, die in der Decussatio pyramidum zur kontralateralen Seite kreuzen. Dieser Regel folgend wäre der Tractus corticospinalis lateralis sehr wohl, nicht aber der Tractus corticospinalis anterior Teil der Pyramidenbahn. Die Begriffe pyramidalmotorisches System und extra-

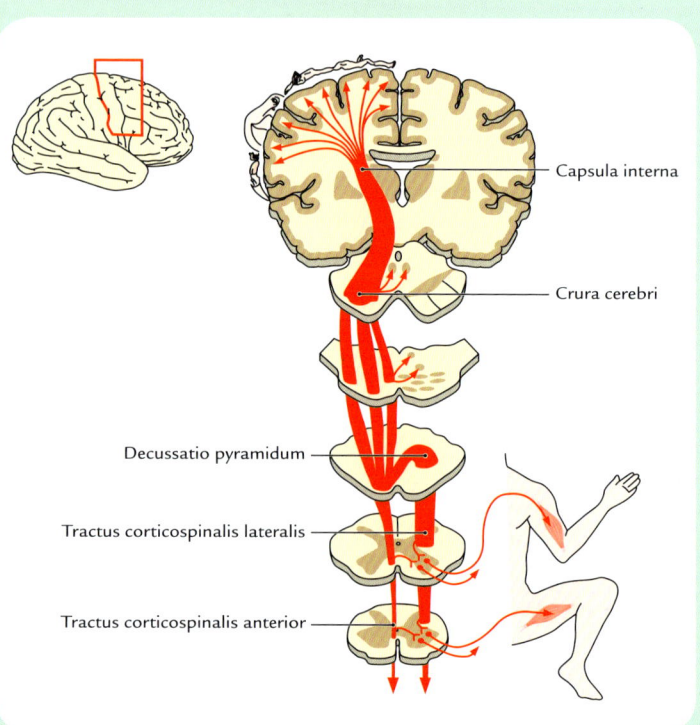

Abb. 11.3

Verlauf der Pyramidenbahn

Als Pyramidenbahn werden die Efferenzen des Gyrus praecentralis zusammengefasst (Tractus corticospinalis). Sie durchlaufen zunächst die Capsula interna sowie die Crura cerebri des Mittelhirns. Auf Höhe der Pyramide kreuzt ein Großteil der Fasern auf die Gegenseite (Decussatio pyramidum). Danach steigen die Fasern als Tractus corticospinalis lateralis der kontralateralen Seite des Rückenmarks ab. Die ungekreuzten Anteile verlaufen im Tractus corticospinalis anterior und kreuzen auf Segmentebene zur Gegenseite.

Funktionell können auch Fasern, welche die motorischen Hirnnervenkerne innervieren (Tractus corticonuclearis) als Anteil der Pyramidenbahn aufgefasst werden (hier nicht dargestellt).

Capsula interna

Crura cerebri

Decussatio pyramidum

Tractus corticospinalis lateralis

Tractus corticospinalis anterior

pyramidalmotorisches System werden heutzutage jedoch überwiegend funktionell verwendet und sind somit weiter gefasst. Deswegen kann auch der Tractus corticospinalis anterior sowie der Tractus corticonuclearis, der die motorischen Hirnnervenkerne innerviert, als Teil des pyramidalmotorischen System bezeichnet werden, selbst wenn beide anatomisch betrachtet nicht in der Decussatio pyramidum zur Gegenseite kreuzen.

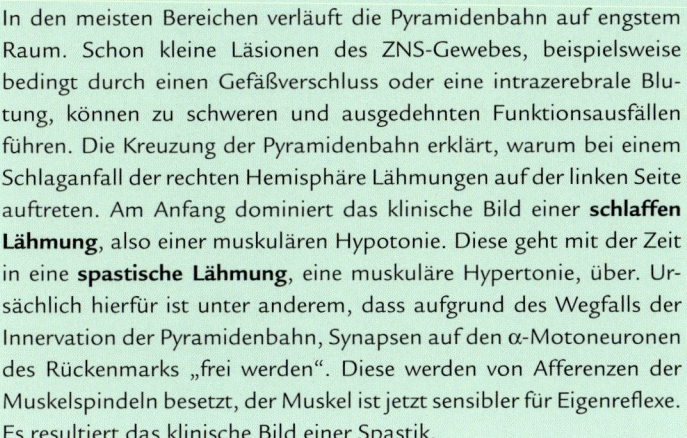

Klinik

In den meisten Bereichen verläuft die Pyramidenbahn auf engstem Raum. Schon kleine Läsionen des ZNS-Gewebes, beispielsweise bedingt durch einen Gefäßverschluss oder eine intrazerebrale Blutung, können zu schweren und ausgedehnten Funktionsausfällen führen. Die Kreuzung der Pyramidenbahn erklärt, warum bei einem Schlaganfall der rechten Hemisphäre Lähmungen auf der linken Seite auftreten. Am Anfang dominiert das klinische Bild einer **schlaffen Lähmung**, also einer muskulären Hypotonie. Diese geht mit der Zeit in eine **spastische Lähmung**, eine muskuläre Hypertonie, über. Ursächlich hierfür ist unter anderem, dass aufgrund des Wegfalls der Innervation der Pyramidenbahn, Synapsen auf den α-Motoneuronen des Rückenmarks „frei werden". Diese werden von Afferenzen der Muskelspindeln besetzt, der Muskel ist jetzt sensibler für Eigenreflexe. Es resultiert das klinische Bild einer Spastik.

Klinisch wichtig ist, dass die Pyramidenbahn hemmend auf die Reflexmotorik wirkt, sie moduliert die automatisierten und stereotypen Bewegungsabläufe, die vom extrapyramidalen System gesteuert werden, so dass gezielte und feinabgestimmte Bewegungen möglich sind. Beim Ausfall der Pyramidenbahn können deswegen pathologische Reflexe ausgelöst werden, wie etwa der Babinski-Reflex. Dieser ist bei Bestreichen des lateralen Fußrandes zu beobachten. Reflexantwort ist eine Dorsalextension der Großzehe bei gleichzeitiger Plantarflexion bzw. Spreizung der übrigen Zehen. Beim Säugling ist die Pyramidenbahn noch nicht vollständig ausgebildet (bzw. nicht vollständig myelinisiert), der Babinski-Reflex deswegen physiologisch auslösbar.

Extrapyramidales System der Motorik

Um Willkürmotorik gezielt zur Ausführung bringen zu können, muss der Rumpf stabil und in geeigneter Position sein. Beim Jonglieren wäre dies ein stabiler, aufrechter Stand, beim Fahrradfahren eine stabile Sitzhaltung. Zur regelhaften Ausführung dieser Halte- und Stützmotorik sind im Wesentlichen Strukturen und Bahnsysteme beteiligt, die nicht über die Pyramidenbahn in Verbindung stehen. Sie werden deswegen der Pyramidalmotorik als Extrapyramidalmotorik gegenübergestellt. Vergleichbar den Basalganglien handelt es sich hierbei mehr um eine funktionelle, weniger um eine anatomische Begrifflichkeit. Eine klare funktionelle Trennung zwischen pyramidalem und extrapyramidalem System existiert eigentlich nicht, weswegen Kritiker immer wieder die Aufgabe

11

des Konzeptes fordern. Zumindest zum Verständnis von neurologischen Krankheitsbildern ist eine Unterscheidung jedoch hilfreich. Schädigungen der Pyramidenbahn führen zur Bewegungsunfähigkeit (Lähmung), Schädigungen im Bereich des extrapyramidalen Systems zu Störungen in der Durchführung von Bewegungen (beispielsweise die charakteristische Störung des Bewegungsablaufs beim Morbus Parkinson).

Bestandteile der Extrapyramidalmotorik liegen auf allen Ebene des Gehirns und umfassen die Basalganglien, den Nucleus ruber, die Nuclei vestibulares, Teile der Formatio reticularis und den unteren Olivenkernkomplex der Medulla oblongata. Auch das Kleinhirn kann dem Extrapyramidalsystem zugerechnet werden. Vereinfacht lässt sich sagen, dass das Extrapyramidalsystem für unbewusste, unwillkürliche Bewegung, automatisierte Bewegungsabläufe sowie die Koordination des Muskeltonus zuständig ist. So wird beispielsweise das Mitpendeln der Arme beim Gehen von der Extrapyramidalmotorik gesteuert.

Verschiedenen Elementen des Extrapyramidalsystems können bestimmte Funktionen zugeordnet werden. So aktiviert der Nucleus ruber überwiegend über den Tractus rubrospinalis die Flexoren der Extremitäten-Muskulatur. Funktioneller Gegenspieler sind die Vestibulariskerne, vor allem der Nucleus vestibularis lateralis (Synonym: Nucleus Deiters). Über den Nucleus vestibularis lateralis ist der vestibulospinale Reflex verschaltet, ein wichtiger Schutzreflex zum Abfangen eines Sturzes. Dieser Teil des Extrapyramidalsystems aktiviert die Streckmuskulatur, vor allem der oberen Extremität.

Motorik des Kopf-Hals-Bereiches

Bisher haben wir uns vor allem mit dem Unterschied von Ziel- und Halte- bzw. Stützmotorik beschäftigt, einer Funktion des Rumpfes und der proximalen Extremitäten. Selbstverständlich geschieht Motorik nicht nur am Rumpf und den Extremitäten, sondern auch im Kopf-Hals-Bereich. Die prinzipielle Organisation der Motorik ist hierbei vergleichbar mit der der Extremitäten. Auch im Kopf-Hals-Bereich interagieren primärmotorischer, prämotorischer und supplementärmotorischer Kortex eng miteinander, um Bewegungsimpulse regelhaft zur Ausführung zu bringen. Das mag für das Jonglieren nicht so wichtig sein, beim Spielen eines Blasinstruments oder beim Sprechen ist jedoch eine fein abgestimmte Bewegung der Kopfmuskulatur essenziell. Diese Bahn vom Gyrus praecentralis zu den motorischen Kerngebieten nennt man entsprechend ihres Verlaufs **Tractus corticonuclearis**.

 Merke
Fasern, die vom Gyrus praecentralis zu den α-Motoneuronen des Rückenmarks ziehen, nennt man **Tractus corticospinalis**. Fasern, die vom Gyrus praecentralis zu den motorischen Hirnnervenkernen ziehen, nennt man **Tractus corticonuclearis**.

Tractus corticonuclearis

Über den Tractus corticonuclearis wird die Muskulatur der Kopf- und Halsregion angesteuert. Die motorischen Hirnnervenkerngebiete als Projektionsgebiet des Tractus corticonuclearis sind:

· Nucleus nervi oculomotorii, Nucleus nervi trochlearis und Nucleus nervi abducentis für die äußeren, quergestreiften Augenmuskeln
· Nucleus nervi hypoglossi für die Zungenmuskulatur
· Nucleus motorius nervi trigemini für die Kaumuskulatur
· Nucleus nervi facialis für die mimische Muskulatur
· Nucleus ambiguus für die Pharynx- und Kehlkopfmuskulatur
· Nuclei accessorii für die Musculi sternocleidomastoideus und trapezius

All diese Kerngebiete enthalten Motoneurone, die den α-Motoneuronen des Rückenmarks gleichgesetzt werden können. Sie werden über den Tractus corticonuclearis aktiviert. Da diese Kerngebiete allesamt im Hirnstamm liegen (engl. bulb) wird der **Tractus corticonuclearis** oft auch als Tractus corticobulbaris bezeichnet. Beeinträchtigungen dieses Regelkreises werden in der Klinik bulbäre Symptomatik genannt.

Klinik

Eine **bulbäre Symptomatik** kann in den Frühstadien der Amyotrophen Lateralsklerose (ALS) auftreten, es sind dann hauptsächlich motorische Kerngebiete des Hirnstamms betroffen. Bei überwiegend bulbärem Verlauf kommt es zu Dysphagien (Schluckstörungen) und einer Dysarthrie (Sprechstörung).

Frontales Augenfeld

Kerngebiete für die äußere quergestreifte Augenmuskulatur werden über das frontale Augenfeld angesteuert. Der Gyrus praecentralis tritt hier in seiner Bedeutung in den Hintergrund. Absteigende Fasern des frontalen Augenfeldes erreichen die entsprechenden Kerngebiete jedoch nicht direkt, sondern werden unter anderem in der Area praetectalis des Zwischenhirns, den oberen Hügeln des Mesencephalons und den mittleren Anteilen der pontinen Formatio reticularis (Synonym: paramediane pontine Formatio reticularis; PPFR) noch einmal verschaltet. Von diesen sogenannten **präokulomotorischen Zentren** ziehen die Informationen dann zu den entsprechenden Augenmuskelkernen. Eine solch komplexe Verschaltung macht Sinn, wenn man bedenkt, dass die Augenbewegung mit anderen Modalitäten abgestimmt werden muss, so zum Beispiel mit der Drehung des Kopfes.

Sprache

Eine Eigenschaft, die den Menschen ganz eindeutig aus der Tierwelt hervorhebt, ist die Fähigkeit zu sprechen. Auch die Sprache kann in vielerlei Hinsicht als eine wichtige motorische Funktion angesehen werden. Sprechen und Verstehen sind aufwändige Prozesse und die zuständigen Strukturen nehmen eine entsprechend große Fläche im Gehirn ein. Die wichtigsten Zentren, die dabei beteiligt sind, sind das sensorische

11

Wernicke-Sprachzentrum und das motorische Broca-Sprachzentrum.

Bis zur Einführung der funktionellen Bildgebung basierte die Erforschung neuroanatomischer Grundlagen der Sprache vor allem auf der Untersuchung von Patienten mit Hirnläsionen und einer Aphasie. Wegweisende Beobachtungen von Paul Broca (1824–1880) und Carl Wernicke (1848–1904) führten zu den Begriffen motorisches Broca- und sensorisches Wernicke-Sprachzentrum. Broca publizierte 1861 die Beschreibung eines Patienten mit Sprachverlust infolge einer Hirnläsion im Bereich des vorderen linken unteren Lobus frontalis. Sein Kollege Wernicke postulierte etwa zehn Jahre später ein vorderes, motorisches Sprachzentrum (Broca-Region), ein hinteres, sensorisches Sprachzentrum (Wernicke-Region) sowie eine Faserverbindung zwischen beiden Zentren (**Fasciculus arcuatus**). Broca beobachtete außerdem, dass nur die Schädigung der linken, nicht jedoch der rechten Hemisphäre zu einem Sprachverlust führt und legte damit die Grundlage für das Konzept der Sprachdominanz.[5, 6, 7]

Abb. 11.4

Brodmann-Areale

a) laterale Ansicht
b) medio-sagittale Ansicht

Hier sehen Sie die 1909 von Korbinian Brodmann veröffentlichte Hirnkarte. Er unterteilte die Großhirnrinde allein anhand der unterschiedlich vorherrschenden Zytoarchitektur. Obwohl mittlerweile teilweise überholt, sind folgende Areale nach wie vor von Bedeutung:

1, 2, 3 somatosensorischer Kortex
4   primärmotorischer Kortex
6   prämotorischer Kortex
8   frontales Augenfeld
17   primäre Sehrinde
18, 19 sekundäre und tertiäre
        Sehrinde
22   Wernicke-Areal (sensorisches Sprachzentrum)
28, 34 entorhinaler Kortex
39, 40 Gyrus angularis und
        Gyrus supramarginalis
41   primäre Hörrinde
22, 42 sekundäre Hörrinde
44, 45 Broca-Areal (motorisches
        Sprachzentrum)

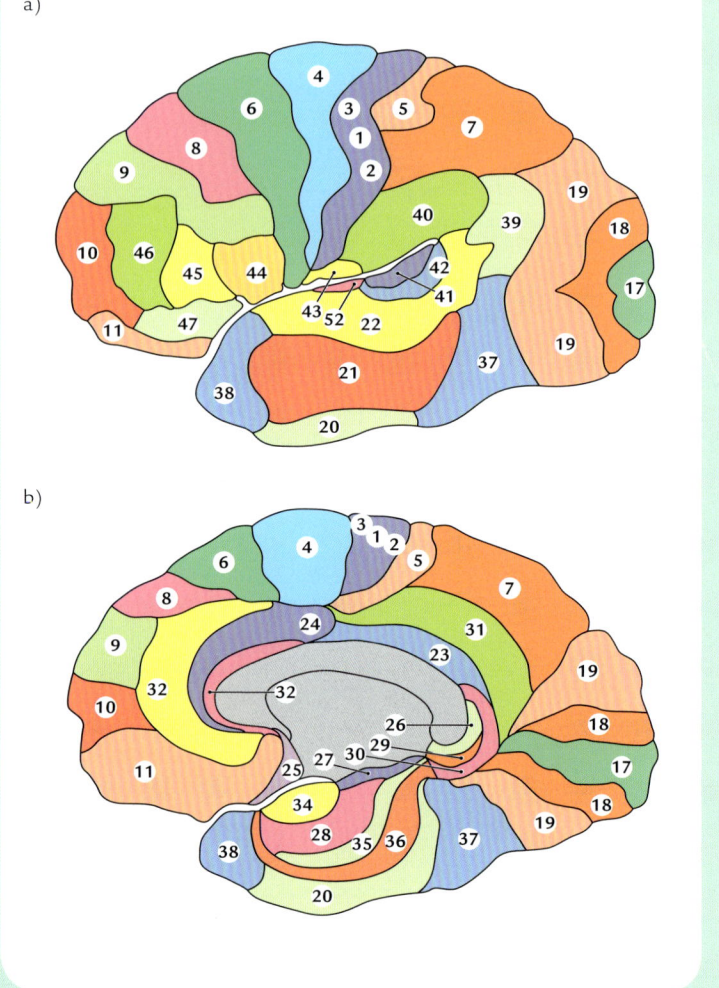

Der deutsche Neuroanatom und Psychiater Korbinian Brodmann teilte die Großhirnrinde nach zytologischen Aspekten ein und nummerierte die einzelnen Bereiche als Brodmann-Areale durch. Die dazugehörigen Funktionen wurden erst später genauer erforscht.

Das **motorische Broca-Sprachzentrum** befindet sich im hinteren Anteil des Gyrus frontalis inferior, im Bereich der Brodmann-Areale 44 und 45 (siehe Abb. 11.4). Diese Region wird makroskopisch nach dorsal durch den Sulcus frontalis inferior und nach okzipital durch den Sulcus praecentralis begrenzt. Sprache ist in ca. 95 % der Bevölkerung links-dominant.[8] Ausgehend davon, dass ca. 64 % der Bevölkerung als konsistente Rechtshänder, 33 % als Beidhänder und nur 4 % als konsistente Linkshänder klassifiziert werden können, bedeutet dies, dass auch bei den meisten Linkshändern ebenso wie bei den Rechtshändern die sprachrelevanten Areale in der linken Hemisphäre liegen. Dieser funktionelle Unterschied ist auch morphologisch fassbar: Das Areal 44 der linken Hemisphäre ist größer als das der rechten.[9]

Das **sensorische Wernicke-Sprachzentrum** befindet sich entsprechend den Befunden von klinischen Untersuchungen im hinteren Bereich des Gyrus temporalis superior. Im Unterschied zur Broca-Region, deren Lage man sehr genau einordnen kann, ist das Gebiet des Wernicke-Areals weniger scharf definiert. Es besteht jedoch weitgehender Konsens darüber, dass die Wernicke-Region im Bereich des Brodmann-Areals 22 liegt. Von manchen Autoren wird auch das Areal 42 und Areal 39 dem Wernicke-Sprachzentrum zugerechnet. Vor allem auf das Brodmann-Areal 39 wollen wir hier ein wenig genauer eingehen: Es befindet sich am hinteren Ende des Sulcus temporalis superior und heißt in seiner anatomischen Bezeichnung Gyrus angularis. Okzipital des **Gyrus angularis** liegt das Brodmann-Areal 19, die tertiäre Sehrinde. Allein schon von seiner topographischen Lage her ist ersichtlich, dass der Gyrus angularis Sehen und Sprache funktionell verbindet. Somit ist er an Funktionen wie Schreiben und Lesen entscheidend beteiligt. Ist diese Region beschädigt, können betroffene Patienten unter anderem nicht mehr richtig schreiben.

Neben diesen beiden „klassischen" Sprachregionen nehmen auch andere kortikale Areale an der Steuerung von Sprachprozessen teil. Zu diesen Arealen gehören der primärmotorische Kortex und der prämotorische Kortex. Das ist wenig verwunderlich, wenn man bedenkt, dass beide generell in der Planung und Abspeicherung motorischer Muster (siehe unten) involviert sind. Manche Autoren sehen das Broca-Sprachzentrum sogar als eine Region des prämotorischen Kortex an.

Betrachten wir an dieser Stelle einen einfachen sprachassoziierten Schaltkreis, das **Vorlesen**. Die Buchstaben und Wörter werden von der Retina über die Sehbahn zur primären Sehrinde im Okzipitallappen geleitet. Dort werden uns die visuellen Impulse bewusst, in der sekundären und tertiären Sehrinde erkennen wir diese als Buchstaben bzw. Wörter. Von dort gelangen die Impulse über den Gyrus angularis zum Wernicke-Sprachzentrum. Hier werden die Wörter mit einem (sprachlichen) Sinn

11

verknüpft. Damit die erkannten Wörter nun vorgelesen werden können, müssen sie dem Broca-Sprachzentrum über Assoziationsfasersysteme zugeführt werden. Von dort werden die Sprachimpulse ähnlich wie die Zielmotorik über die Basalganglien- und Kleinhirnschleife dem Gyrus praecentralis zugeleitet. Der wiederum entsendet über den Tractus corticonuclearis Befehle an die motorischen Hirnnervenkerne. Auch beim Nachsprechen werden ganz ähnliche Schaltkreise aktiviert, in diesem Fall erhält das Wernicke Zentrum die Sprachinformationen jedoch von der Hörrinde und nicht von der Sehrinde.

Betrachtet man die Assoziationsfasersysteme der Sprachzentren etwas genauer, kann ein ventraler von einem dorsalen Anteil abgegrenzt werden. Zu den dorsalen Assoziationsfasern zählen der Fasciculus longitudinalis superior und der Fasciculus arcuatus. Dieser dorsale Anteil sorgt vor allem dafür, dass gehörte Wörter und Sätze nachgesprochen werden können (*sound-to-motor mapping*). Darüber hinaus stehen das Wernicke- und das Broca-Zentrum über ventrale Assoziationsfasersysteme in Verbindung und zwar über die Capsula extrema und den Fasciculus uncinatus. Dieser ventrale Anteil sorgt vor allem dafür, dass gehörte Wörter und Sätze verstanden werden können (*sound-to-meaning mapping*).[10] Zur Lage der einzelnen Fasersysteme betrachten Sie am besten noch einmal die entsprechenden Abbildungen 2.15 und 2.16 aus Kapitel 2.

Klinik

Die **Leitungsaphasie** ist eine Form der Aphasie, bei der Patienten zwar sprechen, Objekte benennen und Sprache verstehen, aber Wörter nicht wiederholen (nachsprechen) können. Ursache der Leitungsaphasie ist meist eine Läsion im Fasciculus arcuatus, was eine Unterbrechung der Kommunikation zwischen dem Wernicke-Sprachzentrum und dem Broca-Sprachzentrum zur Folge hat. Anhand dieses Beispiels wird das *sound-to-motor mapping* der dorsalen Projektionsfasersysteme sehr deutlich.

Weitere Besonderheiten

Eine weitere wichtige Besonderheit der motorischen Innervation des Kopf-Hals-Bereiches findet sich in der Steuerung der mimischen Muskulatur durch den VII. Hirnnerven, den Nervus intermedio-facialis. Die klinische Symptomatik einer peripheren und zentralen Fazialisparese ist im Kapitel 5 über die Hirnnerven beschrieben. Verinnerlichen sollte man sich, dass der Teil der mimischen Muskulatur, der oberhalb der Nase liegt (vor allem die Stirnmuskulatur und Teile der Augenschließmuskeln) motorische Impulse von beiden Hemisphären (Tractus corticonuclearis) erhält. Wir sprechen von einer bilateralen Innervation. Demzufolge bleibt bei einer einseitigen Schädigung des Tractus corticonuclearis eine Restfunktion der supraorbitalen mimischen Muskulatur erhalten. Dies trifft nicht auf die restlichen Anteile der mimischen Muskulatur zu. Dieser infraorbitale Anteil der mimischen Muskulatur wird nur unilateral innerviert.

Basalganglien

Für eine adäquate Bewegungsausführung braucht es mehr, als einfach nur abgespeicherte Programme aus dem prämotorischen Kortex abzurufen und diese stumpf zur Ausführung zu bringen. Motorik bedarf eines ständigen, kontinuierlichen Abgleichs mit der Umwelt, bzw. einfach ausgedrückt, einer ständigen Anpassung an die äußeren Gegebenheiten. Jonglieren mit Tennisbällen geht anders als Jonglieren mit Tischtennisbällen, Fahrradfahren mit einem Mountainbike geht anders als mit einem Hollandfahrrad, Tennisspielen auf einem Rasenbelag geht anders als auf einem Sandbelag, Schwimmen im Pool geht anders als Schwimmen im Meer. Man könnte noch tausend andere Beispiele heranziehen.

Motorik ist die Kombination von Erlerntem und Anpassung. Deswegen müssen Bewegungsimpulse ständig mit der Umwelt, den äußeren Gegebenheiten, abgeglichen werden, bevor sie über den Tractus corticospinalis bzw. Tractus corticonuclearis zur Ausführung gebracht werden. Darüber hinaus muss gewährleistet werden, dass durch Üben motorisches Lernen entsteht und somit Bewegungsmuster abgespeichert werden können. Dieser Abgleich und das motorische Lernen geschehen über zwei große Neuronenschleifen: Ausgehend vom Kortex verlaufen diese Schleifen einerseits über die Basalganglien, andererseits über das Kleinhirn. Von beiden Schleifen geht es über den motorischen Thalamus (Nucleus ventralis anterolateralis) wieder zurück zum Kortex.

Den in Kapitel 6 bereits angerissenen Regelkreis der Basalganglien wollen wir jetzt etwas genauer kennenlernen.

11

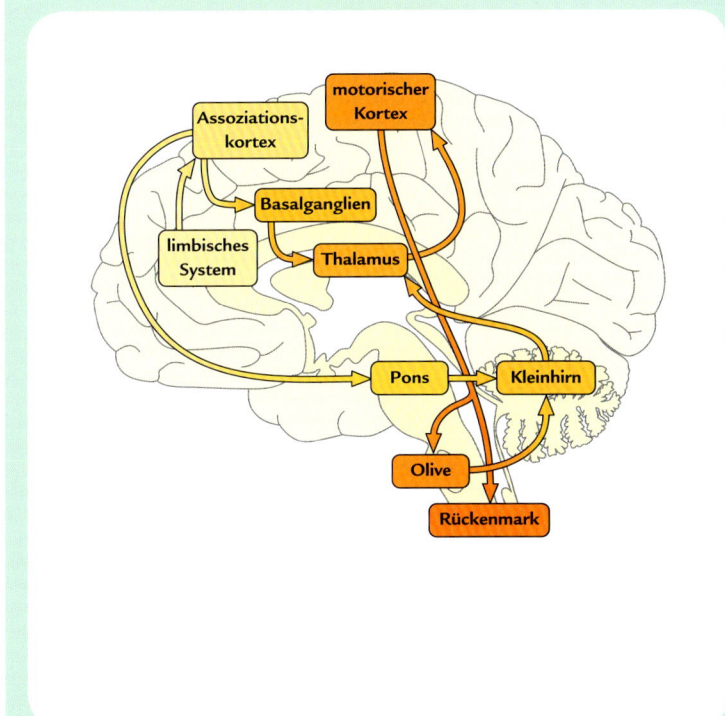

Abb. 11.5

Modulation von Bewegungsimpulsen

Diese Abbildung müsste Ihnen bekannt vorkommen. Eine willkürliche Bewegung nimmt ihren Ursprung im limbischen System, wo der Wunsch nach einer Bewegung zum ersten Mal gedacht wird (ganz hell dargestellt). Im Assoziationskortex (prämotorische und supplementärmotorische Rinde) entsteht ein grobes Bewegungsprogramm, welches von den Basalganglien und über einen Umweg über den Pons auch vom Kleinhirn moduliert wird. Über den motorischen Thalamus erreichen die Impulse wieder den motorischen Kortex. Auch die (untere) Olive ist in den Schaltkreis eingebettet.
Die feinmodulierte Bewegungsanleitung wird schlussendlich über das Rückenmark zum ausführenden Organ, der Skelettmuskulatur, weitergeleitet (dunkel).

Aufbau und Verschaltung der Basalganglien

Bei den Basalganglien handelt es sich um eine Gruppe von Kerngebieten, die weit verstreut im Gehirn liegen. Dazugezählt werden **Nucleus caudatus** und **Putamen** aus dem Telencephalon, **Globus pallidus** (Synonym: Pallidum) und **Nucleus subthalamicus** aus dem Diencephalon sowie die mesenzephale **Substantia nigra**. Der Globus pallidus kann unterteilt werden in ein mediales und ein laterales Segment (bzw. inneres und äußeres Segment; Globus pallidus internus und externus), die Substantia nigra kann weiter unterteilt werden in eine Pars compacta, in der die Zellen dicht gedrängt liegen, und eine Pars reticularis mit deutlich weiterem Interzellularraum.

Die Verschaltung der einzelnen Basalganglienkomponenten untereinander ist in Abb. 11.6 dargestellt. Bei den Basalganglien gibt es, ähnlich wie in einem Labyrinth, einen Eingang und einen Ausgang.

Auf der **Eingangsseite** befindet sich das Striatum und der Nucleus subthalamicus. Beiden Strukturen werden erregende (glutamaterge) kortikale Afferenzen zugeleitet und zwar als Tractus corticostriatalis sowie als Tractus corticosubthalamicus.

Auf der **Ausgangsseite** befinden sich der Globus pallidus internus (GPi) und die Pars reticularis der Substantia nigra (SNr). Beide projizieren über die Ansa lenticularis inhibitorisch durch den Neurotransmitter GABA auf den motorischen Teil des spezifischen Thalamus (Nucleus ventralis anterolateralis). Vom Thalamus werden die motorischen Impulse erregend durch den Neurotransmitter Glutamat zum Kortex weitergeleitet.

Abb. 11.6

Verschaltung der Basalganglien

Striatum und Ncl. subthalamicus stehen auf der Eingangsseite der Basalganglien – sie erhalten Afferenzen vom Kortex. Auf der Ausgangsseite der Basalganglien stehen Globus pallidus internus und die Pars reticularis der Substantia nigra. Sie senden Efferenzen zum motorischen Thalamus, der wieder zurück auf den Kortex projiziert. Auf diese Weise ist ein Kreislauf geschaffen.

D1   Dopamin-Rezeptor Typ1
D2   Dopamin-Rezeptor Typ2
GPe   Globus pallidus externus
GPi   Globus pallidus internus
STN   Nucleus subthalamicus
SNc   Substantia nigra,
        Pars compacta
SNr   Substantia nigra,
        Pars reticularis

→   hemmend
→   erregend

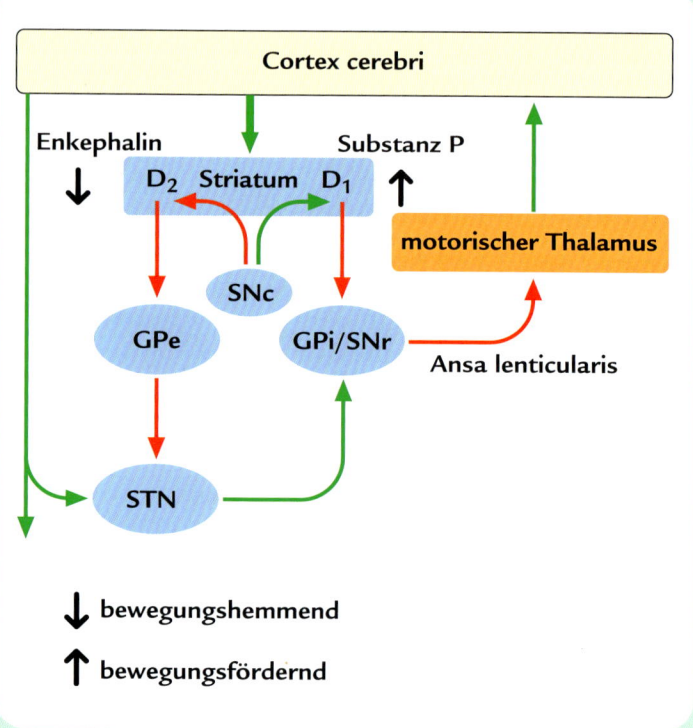

Das Verschaltungsprinzip ist also relativ einfach zu verstehen. Motorische Impulse des prämotorischen und supplementärmotorischen Kortex werden der Eingangsseite der Basalganglien, d. h. dem Striatum und dem Nucleus subthalamicus, zur weiteren Verarbeitung zugeführt. Nach erfolgter Modulation gelangen diese Impulse über den motorischen Teil des Thalamus wieder zurück zum Kortex. Merken sollte man sich, dass der Nucleus subthalamicus vor allem Afferenzen des prämotorischen und supplementärmotorischen Kortex erhält. Das Striatum hingegen erhält Afferenzen vom gesamten Kortex. Diese holistische Projektion ist wichtig. Nur so können zum Beispiel akustische oder visuelle Impulse in Bewegungsprogramme eingearbeitet und beispielsweise dem heranrasenden Auto ausgewichen werden.

Motivation und Belohnung als Elemente motorischen Lernens

Die Tatsache, dass das Striatum vom gesamten Kortex Afferenzen erhält, ist auch für das motorische Lernen unheimlich wichtig. Beim Üben des Jonglierens müssen natürlich alle motorischen Impulse, die dazu führen, dass das Jonglieren reibungslos funktioniert, gefördert und solche, die der Sache nicht dienlich sind, unterdrückt werden. Woher kann das Striatum aber wissen, welche Aspekte unserer Jongliererei bereits klappen und welche nicht? Da helfen uns unsere Motivation und die Belohnungszentren. Solche Belohnungszentren (wie etwa der Nucleus accumbens, der im basalen Vorderhirn gelegen ist) projizieren ebenfalls in das Striatum und teilen ihm mit, ob etwas gerade geklappt hat oder nicht.

Wie genau Bewegungsimpulse moduliert werden, betrachten wir nun etwas genauer.

Direkter und indirekter Weg der Basalganglien

Der schnellste Weg durch die Basalganglienschleife ist der **direkte Weg**. Informationen des gesamten Kortex erreichen das Striatum mittels glutamaterger, kortikostriataler Projektionen. Die Nervenzellen des Striatums, an denen der Tractus corticostriatalis endet, weisen einen nur mittelgroßen Zellkörper, aber einen ausgeprägten dendritischen Baum mit sehr vielen Dornen (Spines) auf. Man nennt sie deswegen auch medium-sized spiny neurons (MSNs). Die GABAergen MSNs des direkten Weges inhibieren direkt die Ausgangsseite der Basalganglien, also Globus pallidus internus und Pars reticularis der Substantia nigra (GPi/SNr). Da die GPi/SNr-Neurone wiederum hemmend auf den motorischen Thalamus wirken, resultiert in einer Aktivierung des direkten Weges eine Enthemmung des motorischen Thalamus und somit eine Förderung von Bewegungsimpulsen. Der direkte Weg der Basalganglien ist in seiner Funktion folglich **bewegungsfördernd**. Seine Zerstörung bewirkt eine Bewegungsarmut. Wichtig ist hierbei, dass die GPi/SNr-Neurone tonisch (d. h. lang anhaltend) aktiv sind, den motorischen Thalamus somit tonisch inhibieren.

Neben dem direkten Weg gibt es auch einen **indirekten Weg** durch die Basalganglienschleife. Auch dieser beginnt an GABAergen medium-sized spiny neurons. Die MSNs des indirekten Weges projizieren jedoch nicht auf den GPi/SNr sondern (ebenfalls hemmend) auf den Globus pallidus externus (GPe). Der GPe projiziert seinerseits hemmend auf

11

11

den Nucleus subthalamicus. Der Nucleus subthalamicus projiziert dann glutamaterg erregend auf die Ausgangsseite der Basalganglien (GPi/SNr). Die Aktivierung des indirekten Weges führt demnach zu einer Hemmung des GPe, daraufhin zu einer Enthemmung des Nucleus subthalamicus und damit zu einer Steigerung der Aktivität der Ausgangsseite der Basalganglien und so schlussendlich zu einer verminderten Aktivität des motorischen Thalamus. Der indirekte Weg der Basalganglien ist in seiner Funktion folglich bewegungshemmend. Seine Zerstörung bewirkt einen Überschuss an Bewegung (Hyperkinese).

Da die Projektionen der GPi/SNr-Neurone den motorischen Thalamus tonisch inhibieren, kann in beide Richtungen (verstärkte und verminderte Hemmung) reguliert werden. Hier verhält es sich wie bei einem fahrenden Auto: Man kann entweder beschleunigen oder abbremsen. Würde das Auto hingegen stehen, könnte man lediglich Beschleunigen, eine Regulation wäre nur in eine Richtung möglich.

Heterogenität der medium-sized spiny neurons

Medium-sized spiny neurons sind bezogen auf ihre Projektion eine heterogene Gruppe. 50 % projizieren über den direkten Weg auf den GPi/SNr, die anderen 50 % projizieren über den indirekten Weg auf den GPe.

Pharmakologie

Beide MSNs-Gruppen unterscheiden sich auch biochemisch. Die MSNs des direkten Weges exprimieren auf ihrer Oberfläche den D1-Subtyp des Dopaminrezeptors und als Ko-Transmitter Substanz P, die MSNs des indirekten Weges hingegen exprimieren auf ihrer Oberfläche den D2-Subtyp des Dopaminrezeptors und als Ko-Transmitter Enkephalin. Diese Tatsache wollte das IMPP in der Tat schon einmal wissen.

Klinik

Kommen wir noch einmal auf die **Chorea Huntington** zurück, mit der wir uns schon kurz in Kapitel 6 beschäftigt haben. Zur Erinnerung: Die Chorea Huntington ist eine sehr seltene, erbliche Erkrankung des Gehirns. In Deutschland leiden ungefähr 8.000 Menschen an Chorea Huntington. Sie geht auf den US-Arzt George Huntington zurück, der die Krankheit im Jahr 1872 als Erster beschrieb. Er hatte auch erkannt, dass die Huntington-Krankheit vererbt wird. Der Name leitet sich von griech. χορεία = „Tanz" ab. Chorea Huntington beginnt oft mit unspezifischen Symptomen, zum Beispiel psychischen Auffälligkeiten, die weiter fortschreiten. Viele Patienten sind vermehrt reizbar, aggressiv, depressiv oder enthemmt, andere spüren einen Verlust an Spontaneität oder eine zunehmende Ängstlichkeit. Die Bewegungsstörungen bei Chorea Huntington bestehen meist in plötzlich auftretenden, unwillkürlichen Bewegungen des Kopfs, der Hände, Arme, Beine oder des Rumpfs. Grundlage hierfür ist, dass zuerst die Enkephalin exprimierenden MSNs des indirekten Weges betroffen sind.[11] Es resultiert eine Enthemmung des GPe, einherge-hend mit einer verminderten Aktivität des Nucleus subthalamicus.[12] Klinisch dominiert das Bild einer Hyperkinese, in extremen Fällen kann sich diese in einem krankheitstypischen tänzelnden Gang äu-ßern. Daher wurde die Huntington-Krankheit früher auch „Veitstanz" genannt. Schreitet die Chorea Huntington weiter fort, ist auch die Zungen- und Schlundmuskulatur in zunehmendem Maße betroffen. Im weiteren Verlauf der Chorea Huntington verlieren die Patienten oft unaufhaltsam ihre geistigen Fähigkeiten. In der Endphase der Er-krankung sind die Patienten meist bettlägerig und komplett auf die Hilfe anderer angewiesen.

In diesem Zusammenhang können wir uns auch noch einmal den (Hemi-)**Ballismus** ins Gedächtnis rufen: Der Ballismus ist eine sel-tene, mit Hyperkinesen (Jaktationen) einhergehende neurologische Erkrankung. Meistens ist nur eine Körperhälfte vom Ballismus be-troffen, so dass ein Hemiballismus klinisch im Vordergrund steht. Grundlage des Ballismus ist eine Schädigung des Nucleus subthala-micus oder dessen Verbindungen zum Globus pallidus. Bei einem Hemiballismus ist hierbei der jeweils kontralaterale Nucleus subt-halamicus betroffen. Ein Wegfall der aktivierenden Projektionen des Nucleus subthalamicus auf den GPi/SNr resultiert in einer ausblei-benden Hemmung des motorischen Thalamus. Folge sind Hyper-kinesen.

Projektionen der Substantia nigra in die Basalganglien

Die Substantia nigra liegt im Tegmentum des Mittelhirns und kann in eine Pars compacta, in der die Zellen dicht gedrängt liegen, und eine Pars reticularis mit deutlich weiterem Interzellularraum unterteilt werden. Der Hauptneurotransmitter der zur Ausgangsseite der Basalganglien gehörigen Pars reticularis ist GABA. In den folgenden Betrachtungen möchten wir uns auf die Pars compacta der Substantia nigra konzentrie-ren, deren Hauptneurotransmitter das Dopamin ist.

Die durch ihren Neuromelaningehalt dunkel erscheinenden Nerven-zellen der **Pars compacta** projizieren über den Tractus nigrostriatalis auf die medium-sized spiny neurons des Striatums. Die Wirkung des Dopamins an den MSNs hängt jedoch davon ab, welchen Dopamin-rezeptor sie exprimieren. Aktivierung des D1-Rezeptors auf den MSNs des direkten Weges führt zu einer Steigerung der Feuerungsrate, Akti-vierung des D2-Rezeptors auf den MSNs des indirekten Weges führt zu einer Verminderung der Feuerungsrate. Somit kann die Substantia nigra einerseits den bewegungsfördernden direkten Weg stärken, den bewe-gungshemmenden indirekten Weg aber auch schwächen. Die Substantia nigra ist in ihrer Funktion demnach bewegungsfördernd.

Die Dopaminrezeptoren spielen darüber hinaus eine wichtige Funk-tion beim motorischen Lernen. Eine Aktivierung der D1-Rezeptoren auf den MSNs des direkten Weges führt dazu, dass diese sensibler auf den Neurotransmitter Glutamat reagieren können. Dieses Phänomen wird **Langzeit-Potenzierung** (Synonym: long-term potentiation, LTP) genannt und beschreibt eine lang andauernde (long-term) Verstärkung

11

(potentiation) der synaptischen Übertragung (Abb. 11.7). Den gegenteiligen Effekt haben die D2-Rezeptoren auf den MSNs des indirekten Weges. Sie verringern die Empfindlichkeit dieser gegenüber Glutamat, wir sprechen von **Langzeit-Depression** (Synonym: long-term depression, LTD).

Abb. 11.7

Mechanismen der synaptischen Plastizität

Die Ausbildung von synaptischen Kontakten und auch deren molekularer Aufbau ist nicht starr, sondern unterliegt ständigen Veränderungen: man spricht von **synaptischer Plastizität**.

Folgende Mechanismen kommen hierbei zum Tragen:
1) Ausgangssituation
2) Steigerung der Anzahl der Rezeptoren auf der postsynaptischen Membran
3) gesteigerte Ausschüttung von Neurotransmittern pro Aktionspotenzial
4) Steigerung der Anzahl der synaptischen Vesikel

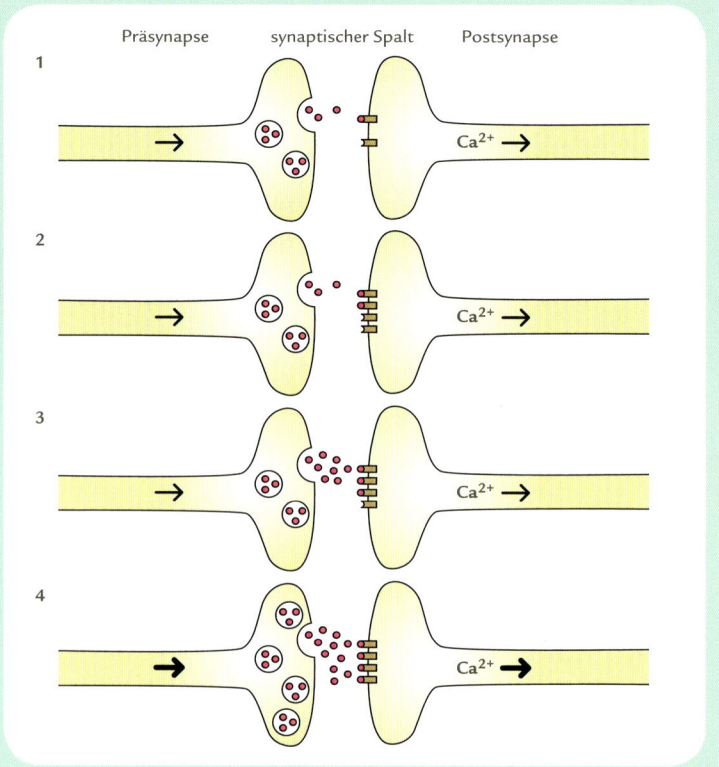

11

! Merke

Langzeit-Potenzierung und Langzeit-Depression sind Vorgänge, die auch bei anderen Lernprozessen eine wichtige Rolle spielen. So ist dieser neurophysiologische Vorgang nicht auf die Basalganglien beschränkt, sondern kann beispielsweise auch im Hippocampus beobachtet werden.

✚ Klinik

Auch den **Morbus Parkinson** haben wir in Kapitel 6 schon einmal angesprochen. Kommen wir in diesem Zusammenhang noch einmal kurz auf ihn zurück: Der Ausgangspunkt der Parkinson-Erkrankung liegt in der Substantia nigra, Pars compacta. Dort sterben die Dopamin-produzierenden Nervenzellen aus bislang unbekannten Gründen ab. Daraus resultiert ein erniedrigter Dopaminspiegel im Striatum, die MSNs sind einem Dopaminmangel ausgesetzt. Durch den Mangel an Dopamin ist der direkte Weg der Basalganglien vermindert aktiv, der indirekte hingegen überaktiv. Es resultiert eine Hypokinese.

Pharmakologie

In den 80er Jahren versuchten Drogenabhängige, aus dem Schmerz-mittel Demerol eine Substanz herzustellen, die in ihrer Wirkung dem Heroin ähnlich ist. Bei der Synthese entsteht schnell das toxische Nebenprodukt MPTP (Methyl-phenyl-trimetoxy-piperidin). MPTP führt als Vorläufer des Inhibitors der mitochondrialen Atmungsket-te MPP+ (1-Methyl-4-phenyl-pyridin) zur Zerstörung dopaminerger Zellen im menschlichen Gehirn (in der Substantia nigra). Mit MPTP verunreinigtes synthetisches Heroin führte in den 80er und 90er Jah-ren zu M. Parkinson ähnlichen Symptomen bei Heroin-Abhängigen.[13] MPTP wird heute in der Forschung eingesetzt, um die Parkinson'sche Erkrankung in Tierversuchen zu studieren.

Kleinhirnschleife

Neben der Basalganglienschleife werden motorische Impulse zur wei-teren Bearbeitung auch dem Kleinhirn zugeleitet. Die prinzipielle Ver-schaltung des Kleinhirns sowie seine funktionelle Dreiteilung in Vesti-bulo-, Spino- und Pontocerebellum haben wir im Kapitel 8 über das Kleinhirn bereits kennengelernt. Wir können uns deswegen an dieser Stelle auf einige wenige ergänzende Ausführungen beschränken.

In die Verarbeitung motorischer Impulse ist, neben den Basalganglien, vor allem der hemisphärische Anteil des Kleinhirns involviert. Über den **Tractus corticopontinus** und **Tractus pontocerebellaris** werden dem Kleinhirn die motorischen Bewegungsentwürfe der prämotorischen Zentren zugeleitet. Im **Pontocerebellum** werden diese modifiziert und dem motorischen Thalamus über den **Tractus cerebellothalamicus** zugeführt. Die Fasern haben ihren Ursprung überwiegend im Nucleus dentatus und ziehen zum kontralateralen Thalamus. Der motorische Thalamus ist also der Ort, an dem sich die Basalganglienschleife und die Kleinhirnschleife wieder treffen. Da die Projektion des Nucleus dentatus auf den motorischen Thalamus erregend, die der Basalganglienschleife tonisch hemmend ist, können beide Schleifen prinzipiell als Gegenspie-ler aufgefasst werden.

Ein weiterer wichtiger Unterschied beider Schleifen wird deutlich, wenn man sich noch einmal die Afferenzen des Kleinhirns vor Augen führt. Ihm werden unter anderem sensible und sensorische Impulse der Kinäs-thesie (**Propriozeption**) und des **Gleichgewichtsorgans** zugeleitet. Es ist absolut notwendig, dass solche Impulse in Bewegungsprogramme eingearbeitet werden, bevor eine Bewegung zur Ausführung gebracht werden kann. Da den Basalganglien Informationen der Kinästhesie und der Gleichgewichtsorgane weitestgehend fehlen, ist das Kleinhirn im motorischen Regelkreis nicht zu ersetzen.

11

 Forschung

Probanden hatten die Aufgabe, mit einem Ball ein Ziel auf einer Wand zu treffen. Um ihnen die Aufgabe zu erschweren, mussten sie eine spezielle Brille tragen, die das Sehfeld ein Stück nach rechts verschob. Aufgrund der Brille trafen die Probanden das Ziel auf der Wand anfangs recht selten, sie warfen immer links daran vorbei. Schnell lernte das motorische System jedoch, die von der Brille verursachte Verschiebung des Gesichtsfeldes mit in das motorische Programm einzurechnen. Die Trefferquote stieg (**motorisches Lernen**). Wenn dann den Probanden die Brille wieder abgenommen wurde, verfehlten Sie das Ziel wieder, diesmal warfen sie zu weit nach rechts. Das Kleinhirn hatte sich bereits an die neue Situation gewöhnt. Patienten mit einer Kleinhirnschädigung, vor allem des Pontocerebellums, können eine solche Adaption motorischer Programme nicht vollbringen. Wenn sie die Brille aufziehen, werfen sie ständig am Ziel vorbei; sobald die Brille wieder abgenommen wird, treffen sie das Ziel wieder sofort.

Steuerungsmechanismen des Kleinhirns

Der motorische Apparat ist aus zahlreichen verschiedenen Einzelkomponenten zusammengesetzt. Zu ihnen gehören Strukturen des ZNS, welche eher kontrollierende Funktionen ausüben (dazu zählen motorischer Kortex, Basalganglien, Cerebellum, motorische Kerngebiete im Hirnstamm) sowie die Effektoren, die die Bewegungen letztlich umsetzen (Muskeln und Gelenke). Welche verschiedenen Möglichkeiten des Zusammenwirkens gibt es also für die Komponenten des motorischen Systems?

In der Theorie können zwei verschiedene Kontrollmodi voneinander abgegrenzt werden – die Steuerung und die Regelung. Beide unterscheiden sich im Wesentlichen dahingehend, welche Rolle sensorische Rückmeldungen für den Kontrollprozess spielen. **Steuerung** bezeichnet den Ablauf eines Vorgangs nach einem vorher festgelegten Plan, Schema oder Programm, ohne dass eventuelle Folgen dieses Vorgangs oder Störungen berücksichtigt werden. Bei der statischen Ampelschaltung beispielsweise wird keine Rücksicht auf eine mögliche Häufung des Verkehrsaufkommens zu einer bestimmten Tageszeit genommen, sie schaltet gemäß eines zuvor implementierten Zeitplans um. Gesteuerte Systeme sind nicht sensitiv für die Effekte ihrer Aktionen und daher in gewisser Weise **unflexibel**. Nur „vorhersehbare" Veränderungen im Systemzustand können kompensiert werden, indem das Programm in entsprechender Weise abgeändert wird. Speziell an dem Beispiel Ampelschaltung kann wohl jeder den Nachteil einer solchen Steuerung nachvollziehen. Bezogen auf Bewegungen bedeutet Steuerung, dass das ZNS bestimmte motorische Kommandos an den Muskelapparat aussendet, die unabhängig von den Umgebungsbedingungen umgesetzt werden. Steuerungsprozesse werden auch als *open-loop* bezeichnet, da Information nur in eine Richtung, von der Kontrollinstanz zur Umwelt hin, verläuft.

Regelung hingegen beinhaltet die Berücksichtigung der Folgen eines Vorgangs für seinen künftigen Ablauf. Es existiert möglicherweise auch ein Plan oder Programm, in welchen aber jederzeit verändernd eingegriffen werden kann. Regelprozesse sind also im Gegensatz zu Steuerprozessen **flexibel**: Abweichungen des Systemverhaltens von bestimmten Plänen können registriert und kompensiert werden, indem der Regler ein entsprechendes Kommando an die ausführende Einheit gibt. Ein klassisches Beispiel ist die Regelung der Raumtemperatur durch einen Thermostaten. Die Raumtemperatur wird zunächst gemessen. Die aktuelle Temperatur (Ist-Zustand) wird dann mit der gewünschten Temperatur (Soll-Zustand) verglichen und mögliche Abweichungen nach oben oder unten ermittelt. Solche Regel-Schaltkreise werden auch als *closed-loop* bezeichnet, da der Informationsfluss im System kreisförmig geschlossen ist. Die Geschlossenheit des Systems birgt die Möglichkeit, flexibel auf Änderungen im Systemzustand zu reagieren. Ein Beispiel für schnelle Regelprozesse bei der Bewegungskontrolle ist der monosynaptische Eigenreflex. Er dient der Konstanthaltung der Muskellänge. Zu den eher langsamen Regelprozessen in der Motorik gehören Zielfolgebewegungen, sogenannte Trackingbewegungen, bei denen ein sich bewegendes Ziel mit der Hand und/oder mit den Augen verfolgt werden soll.

Jedem sollte inzwischen klargeworden sein, dass Motorik nicht in Form eines Steuerprozesses, sondern in Form eines Regelungsprozesses umgesetzt wird. Hier spielen die Basalganglien und motorische Reflexe, aber vor allem das Kleinhirn eine sehr wichtige Rolle. Nach welcher Taktik, nach welchem System geht das Kleinhirn bei der Steuerung von Motorik aber vor? Momentan werden zwei Modelle diskutiert: Vorwärtsmodelle und inverse Modelle.

Vorwärtsmodelle gehen davon aus, dass vom Kleinhirn berechnet wird, wie sich ein motorisches Kommando auf die Lage und Stellung der Gelenke auswirkt und wie nah eine solche Bewegung dem Soll-Zustand kommt. Die motorische Modulation läuft dann wie folgt ab: Ein motorisches Kommando wird über die Pyramidenbahn zur Ausführung gebracht. Parallel dazu wird dem Kleinhirn eine Kopie des motorischen Kommandos zugeleitet. Im Kleinhirn wird dann berechnet, was dieses motorische Kommando für Auswirkungen auf den Bewegungsapparat haben wird. Hierfür braucht es natürlich sensible Afferenzen. Passt das motorische Kommando nicht, wird durch das Kleinhirn gegengesteuert.

Im Gegensatz dazu funktionieren **inverse Modelle** so, dass erst einmal berechnet wird, was für eine Bewegung zur Ausführung gebracht werden muss, um einen gewissen Soll-Zustand zu erreichen, bevor ein Bewegungsimpuls generiert wird. Das inverse Modell funktioniert nach dem Prinzip „...was muss ich tun, um...", das Vorwärtsmodell funktioniert nach dem Prinzip „...was passiert, wenn...".

So viel zur Theorie, schauen wir uns die Praxis an. Damit ein Vorwärtsmodell („...was passiert, wenn...") in einem neuronalen Regelkreis umgesetzt werden kann, müssen zumindest drei Voraussetzungen erfüllt werden. Zum einen muss dem Kleinhirn eine Kopie motorischer Kommandos zugeleitet werden, damit es weiß, welches motorische Kommando gerade zur Ausführung gebracht wird. Zweitens müssen ihm sensible Informationen über die Stellung und Lage der Gelenke (Propriozeption) zugeleitet werden. Drittens sollte das Kleinhirn zeitlich erst nach dem motorischen Impulsgeber (also dem Gyrus praecentralis) neuronale Aktivität zeigen.

In der Tat werden dem Kleinhirn motorische Efferenzen der Pyramidenbahn zugeleitet und zwar über den unteren Olivenkomplex (oder aber durch direkte Kollateralen der Pyramidenbahn, siehe Abb. 11.5). Von der unteren Olive ziehen diese Kopien durch den unteren Kleinhirnschenkel, um als Kletterfasern einen starken modulatorischen Effekt auf die Purkinjezellen auszuüben. Auch das bereits beschriebene Guillain-Mollaret-Dreieck hilft dem Kleinhirn dabei, Informationen darüber zu bekommen, was gerade an motorischen Impulsen zur Ausführung gebracht werden soll. Ebenso ist die zweite Voraussetzung erfüllt, denn das Kleinhirn ist Ziel einer Vielzahl propriozeptiver und vestibulärer Afferenzen. Elektrophysiologische Untersuchungen konnten außerdem zeigen, dass bei der Ausführung einfacher motorischer Handlungen tatsächlich zunächst der Gyrus praecentralis motorische Impulse generiert und das Kleinhirn erst kurz danach Aktivität aufweist (genau genommen wurde die Aktivität der Moosfasern gemessen).[14] Das Kleinhirn scheint somit in weiten Teilen nach dem Vorwärtsmodell zu arbeiten.

Zusammenfassung

An der Motorik des menschlichen Körpers sind folgende Strukturen des Zentralnervensystems beteiligt:
· primärmotorischer, prämotorischer und supplementärmotorischer Kortex des Lobus frontalis (Telencephalon)
· Nucleus caudatus und Putamen (Telencephalon)
· Globus pallidus und Nucleus subthalamicus (Diencephalon)
· Substantia nigra, Nucleus ruber, Vestibulariskerne, untere Olive und Formatio reticularis (Hirnstamm)
· Kleinhirn

Unter diesen Elementen bestehen komplexe Regelkreise und Verbindungen, mithilfe derer sie in die Steuerung, Regulation und die Feinabstimmung von Bewegung eingreifen.

Der primärmotorische Kortex befindet sich im Gyrus praecentralis des Lobus frontalis. Er zeichnet sich insbesondere durch eine sehr mächtig ausgebildete Lamina V aus. In der Lamina V befinden sich die großen **Betz-Riesenzellen**.

Die für Motorik bzw. Sensibilität zuständigen Nervenzellpopulationen im Kortex lassen sich zum sogenannten **Homunkulus** (lat. „Menschlein") zusammensetzen. Da diese im Gyrus praecentralis und Gyrus postcentralis annähernd somatotop angeordnet sind, ergibt sich bei der Zuordnung der jeweiligen versorgten Körperteile auf die Kortexareale eine Art „Menschlein". Dabei stellen sich besonders intensiv innervierte Bereiche des Körpers, wie bestimmte Teile des Gesichts und der Hände, überproportional groß dar.

Die kortikal entworfenen und subkortikal ausgefeilten Bewegungsmuster werden über verschiedene Fasertrakte den **motorischen Kerngebieten** zugeleitet. Diese befinden sich im Vorderhorn des Rückenmarks bzw. für die Muskulatur des Kopfs im Hirnstamm. Hier findet eine Verschaltung auf die α-**Motoneurone** bzw. auf die motorischen Hirnnervenkerne statt, über die die Bewegung letztendlich zur Ausführung gebracht wird.

Man unterscheidet bei den motorischen Fasertrakten die Pyramidenbahn von dem extrapyramidalmotorischen System. Als **Pyramidenbahn** werden die Efferenzen des Gyrus praecentralis zusammengefasst (Tractus corticospinalis). Sie durchlaufen zunächst die Capsula interna sowie die Crura cerebri des Mittelhirns. Auf Höhe der Pyramide kreuzt ein Großteil der Fasern auf die Gegenseite (Decussatio pyramidum, Pyramidenbahnkreuzung). Danach steigen die Fasern als Tractus corticospinalis lateralis der kontralateralen Seite des Rückenmarks ab. Die ungekreuzten Anteile verlaufen im Tractus corticospinalis anterior und kreuzen auf Segmentebene auf die Gegenseite. Funktionell können auch Fasern, welche die motorischen Hirnnervenkerne innervieren (Tractus corticonuclearis) als Anteil der Pyramidenbahn aufgefasst werden. Alle

11

übrigen an der Motorik beteiligten Strukturen fasst man zum **extra-pyramidalmotorischen System** zusammen. Ausfälle des pyramidalmotorischen Systems resultieren für gewöhnlich in Lähmungen, Ausfälle der Extrapyramidalmotorik in Störungen von Bewegungsabläufen.

Über die **Basalganglien** werden die auszuführenden Bewegungen ständig an die äußeren Gegebenheiten angepasst. Zu den Basalganglien zählt man:
· Nucleus caudatus und Putamen (bilden gemeinsam das Striatum)
· Globus pallidus und Nucleus subthalamicus (Teil des Diencephalons)
· Substantia nigra (Teil des Mesencephalons)

Auf der **Eingangsseite** der Basalganglien befinden sich Striatum und Nucleus subthalamicus. Beide Strukturen werden von kortikalen Afferenzen mittels Glutamat erregt. Auf der **Ausgangsseite** liegen Globus pallidus (Pars interna) und Substantia nigra (Pars reticularis). Diese Strukturen senden über GABA tonisch hemmende Efferenzen auf den Nucleus ventralis anterolateralis (den motorischen Teil des spezifischen Thalamus). Vom Thalamus verlaufen exzitatorische Bahnen zurück zum Motokortex, ein Kreislauf ist geschaffen. Beim Weg durch die Basalganglien kann ein **direkter** (bewegungsfördernder) von einem **indirekten** (bewegungshemmenden) unterschieden werden.

Neben der Basalganglienschleife greift auch das **Kleinhirn** in die Modulation von Bewegungsentwürfen ein. Ihm wird über eine Kontrollschleife zugeleitet, was momentan an motorischen Impulsen zur Ausführung gebracht wird. Es berechnet, wie sich diese Impulse auf den Bewegungsapparat auswirken werden und greift bei Bedarf kontrollierend ein.

Motorik findet sowohl in den Extremitäten sowie im Bereich von Kopf und Hals statt. Besonders hervorzuheben im Kopf-Hals-Bereich ist die Verschaltung innerhalb **präokulomotorischer Zentren**. Hier wird die Motorik der äußeren quergestreiften Augenmuskulatur vor ihrer Ausführung mit beispielsweise auditiven oder vestibulären Afferenzen abgeglichen.

Auch die **Sprache** ist eine motorische Höchstleistung. Dafür stehen das sensorische **Wernicke-Sprachzentrum** und das motorische **Broca-Sprachzentrum** über den **Fasciculus arcuatus** in enger funktioneller Verbindung. Darüber hinaus existieren zahlreiche weitere Verbindungen, u. a. über den **Gyrus angularis** mit der Sehrinde. Auf diese Weise ist das Verstehen gesehener Worte (Lesen) sowie deren Aussprache (Vorlesen) möglich.

Was das IMPP wissen möchte

Im Herbst 2002 stellte das IMPP eine detaillierte Frage zur **Hemisphären-dominanz**. Wie in diesem Kapitel besprochen, ist die Sprache auf der dominanten Hemisphären-Seite (beim Rechtshänder also links) lokalisiert. Wissen sollte man in diesem Zusammenhang aber auch, dass die linke Hemisphäre mehr nach kausal-logischen Prinzipien arbeitet und deshalb bei mathematischen Aufgaben überlegen ist. Für Musisches und visuell-räumliche Leistungen gilt die rechte Hemisphäre hingegen als überlegen.

Immer wieder fragt das IMPP nach dem **Morbus Parkinson**. Wie wir in diesem Kapitel besprochen haben, führt eine Degeneration des nigro-striatalen dopaminergen Systems zur Parkinson-Erkrankung, charakterisiert durch ein hyperton-hypokinetisches Syndrom (Rigor, Akinese). Außerdem besteht ein Ruhetremor. Das sollte man nicht vergessen! Vom Ruhetremor zu unterscheiden ist übrigens der Intentionstremor (Tremor bei einer zielgerichteten Willkürbewegung), der vor allem bei Kleinhirnstörungen (Spinocerebellum) auftritt.

Die Symptomatik von **Kleinhirnläsionen** wird vom IMPP immer wieder aufgegriffen. Beim Kleinhirn unterscheidet man funktionell phylogenetisch ältere Anteile, das Archi- und Palaeocerebellum, das für Körperhaltung und Gleichgewicht zuständig ist, von phylogenetisch jüngeren Anteilen, dem Neocerebellum, das die Willkürbewegungen kontrolliert. Die Kleinhirnhemisphären gehören zum phylogenetisch jüngeren Neocerebellum. Der Wurm, der Nodulus und der Flocculus gehören zu den älteren Anteilen (siehe Kapitel 8 über das Kleinhirn). Bei Ausfällen der (medialen) Hemisphären beobachtet man unter anderem Unsicherheiten in den Zielbewegungen (Intentionstremor), Störungen bei rasch aufeinander folgenden Bewegungen (Dysdiadochokinese) sowie Sprechstörungen (Dysarthrie). Vor allem bei der Dysarthrie sollte man sich vor Augen halten, dass Sprechen eine feinmotorische Höchstleistung darstellt! Auch am Erlernen motorischer Fertigkeiten und am Erstellen komplexer Bewegungsprogramme sind die Hemisphären beteiligt.

Im Herbst 2003 fragte das IMPP nach dem **Neurotransmitter** der α-Motoneurone im Vorderhorn des Rückenmarks. Wenngleich diese Frage eher von den Physiologen beantwortet werden sollte, nehmen wir es hier schon einmal vorweg, dass α-Motoneurone als Transmitter Acetylcholin benutzen.

11

11

? MC-Fragen

1. Welche Aussage ist falsch?
(A) Medium-sized spiny neurons des Striatums sind GABAerg.
(B) Der Nucleus subthalamicus ist Teil des Diencephalons.
(C) Dopamin wirkt an D2-Rezeptoren des Striatums exzitatorisch.
(D) Fasern der Substantia nigra (Pars reticularis) sind GABAerg.
(E) Medium-sized spiny neurons exprimieren Rezeptoren für Glutamat.

2. Welche Aussage trifft nicht zu?
(A) Die Formatio reticularis ist Teil des extrapyramidal-motorischen Systems.
(B) Die Pyramidenbahn kreuzt auf Höhe der Medulla oblongata.
(C) Beim Ballismus handelt es sich um eine hyperkinetische Störung.
(D) Die Basalganglien sind essenziell für die Integration spinaler Impulse.
(E) Beim Morbus Parkinson findet man verminderte Dopamin-spiegel im Nucleus caudatus.

3. Aus welcher Schicht des Gyrus praecentralis entspringt der größte Teil des Tractus corticonuclearis?
(A) Lamina molecularis (Lamina I)
(B) Lamina granularis externa (Lamina II)
(C) Lamina pyramidalis externa (Lamina III)
(D) Lamina granularis interna (Lamina IV)
(E) Lamina pyramidalis interna (Lamina V)

4. Welche der folgenden Aussagen zum supplementärmotorischen Kortex trifft nicht zu?
(A) Er liegt im Lobus frontalis.
(B) Er projiziert auf den primärmotorischen Kortex.
(C) Er erhält über den motorischen Thalamus Informationen aus den Basalganglien.
(D) Der Ruhetremor ist ein typisches Ausfallsymptom.
(E) Er ist unter anderem bedeutsam für komplexe Willkür-bewegungen.

5. Zu den Symptomen einer Störung im Bereich der Basalganglien gehört typischerweise nicht?
(A) Ballismus
(B) Ruhetremor
(C) Hemiballismus
(D) Chorea
(E) Spastik

11

11

Weiterführende Literatur

1. Nguyen TT, Oh SS, Weaver D, et al. (2014) Loss of Miro1-directed mitochondrial movement results in a novel murine model for neuron disease. *Proc Natl Acad Sci U S A 111(35): E3631–40*

2 Foerster O (1936) Sensible corticale Felder. *In: Handbuch der Neurologie (Band VI), S. 330 ff. Verlag Julius Springer, Berlin*

3 Penfield W, Rasmussen T (1950) The cerebral cortex of man. *The Macmillan Company, New York*

4 Kell CA, von Kriegstein K, Rösler A, et al. (2005) The sensory cortical representation of the human penis: revisiting somatotopy in the male homunculus. *J Neurosci 25(25): 5984–87*

5 Bernal B, Ardila A (2009) The role of the arcuate fasciculus in conduction aphasia. *Brain 132(9): 2309–16*

6 Corballis MC (2012) Lateralization of the human brain. *Prog Brain Res 195, 103–121*

7 Corballis MC (2015) What's left in language? Beyond the classical model. *Ann N Y Acad Sci 1359: 14–29*

8 Branch C, Milner B, Rasmussen T (1964) Intracarotid sodium amytal for the lateralization of cerebral speech dominance; observations in 123 patients. *J Neurosurg 21: 399–405*

9 Cykowski MD, Coulon O, Kochunov PV, et al. (2008) The central sulcus: an observer-independent characterization of sulcal landmarks and depth asymmetry. *Cereb Cortex 18(9): 1999–2009*

10 Friederici AD (2015) White-matter pathways for speech and language processing. *Handb Clin Neurol 129: 177–186*

11 Deng YP, Albin RL, Penney JB, et al. (2004) Differential loss of striatal projection systems in Huntington's disease: a quantitative immunohistochemical study. *J Chem Neuroanat 27(3): 143–64*

12 Starr PA, Kang GA, Heath S, et al. (2008) Pallidal neuronal discharge in Huntington's disease: support for selective loss of striatal cells originating the indirect pathway. *Exp Neurol 211(1): 227–33*

13 Opeskin K, Anderson RM (1997) Suspected MPTP-induced parkinsonism. *J Clin Neurosci 4(3): 366–70*

14 Kakei S, Hoffman DS, Strick PL (1999) Muscle and movement representations in the primary motor cortex. *Science 285(5436): 2136–39*

11

Sensibilität

Sensibilität

Unter Sensibilität versteht man die sensorische Aufnahme verschiedener Reize sowie deren Weiterleitung über afferente Nerven und aufsteigende Rückenmarkbahnen zum Gehirn, wo sie unter bestimmten Umständen bewusst wahrgenommen werden. Dabei lässt sich die Sensibilität aus verschiedenen Blickwinkeln betrachten, beispielsweise nach Art des Reizes, Ort der Reizaufnahme, Art der Weiterleitung etc.

Rezeptoren der Sensibilität

Beginnen wollen wir die Betrachtung des sensiblen Systems bei seinen periphersten Abschnitten und zwar an dem Ort, an dem Sensibilität in ein Aktionspotenzial umgesetzt wird: an den Rezeptoren der Sensibilität. Dieses periphere Ende einer pseudounipolaren Ganglienzelle besitzt die Aufgabe, sensible Impulse zu detektieren und dem Zentralnervensystem zuzuleiten.

Einteilung der Sinnesmodalitäten

Prinzipiell kann zwischen Exterozeption und Interozeption unterschieden werden. Als **Exterozeption** bezeichnet man die Außenwahrnehmung eines Lebewesens, genauer gesagt die Aufnahme und Verarbeitung externer Reize und Sinneseindrücke. Die entsprechenden Rezeptoren heißen Exterozeptoren. Hierzu können gerechnet werden: visuelle Wahrnehmung (Sehen), auditive Wahrnehmung (Hören), gustatorische Wahrnehmung (Schmecken), olfaktorische Wahrnehmung (Riechen), vestibuläre Wahrnehmung (Gleichgewichtssinn) und Sinneseindrücke der Haut (Fühlen). Die **Interozeption** ist der Teil der Sensibilität, der Vorgänge aus dem Körperinneren erfasst. Sie setzt sich aus zwei Kernelementen zusammen, der Viszerozeption und der Propriozeption. Die **Viszerozeption** registriert Körpersignale aus den inneren Organen. Sie werden über Afferenzen des vegetativen Nervensystems zum Zentralnervensystem geleitet. Die **Propriozeption** nimmt vor allem Reize aus dem muskuloskelettalen System auf, die der Bestimmung der Körperlage und -bewegung dienen.

Eine weitere Einteilung unterscheidet die protopathische von der epikritischen Sensibilität. Als **protopathische Sensibilität** werden die Körperempfindungen zusammengefasst, die eine Bedrohung der Vitalsphäre darstellen („Grobwahrnehmung"). Dazu gehören die Schmerzwahrnehmung (Nozizeption), die Temperaturwahrnehmung und die grobe Mechanorezeption. Als **epikritische Sensibilität** werden die Körperempfindungen zusammengefasst, die der diskriminatorischen Wahrnehmung von Druck, Berührung und Vibration („Feinwahrnehmung") dienen.

Sinnesmodalitäten				
protopathische Sensibilität (Grobwahrnehmung)	epikritische Sensibilität (Feinwahrnehmung)	Exterozeption (Außenwahrnehmung)	Interozeption (Wahrnehmung des Körperinneren)	
		↓	↓	↓
		Sehen, Hören, Schmecken, Riechen, Fühlen, Gleichgewicht	Viszerozeption (Wahrnehmung aus den Eingeweiden)	Propriozeption (Lage und Stellung der Gelenke und Gliedmaßen)

Tabelle 12.1

Verschiedene Sinnesmodalitäten

Rezeptoren der Exterozeption

Anhand des mikroskopischen Aufbaus können bei den Exterozeptoren der Haut verschiedene Rezeptortypen unterschieden werden. Enden die peripheren Fortsätze frei in der Haut, sprechen wir von **freien Nervenendigungen**. Sie sind entweder schwach (Aδ-Fasern) oder gar nicht (C-Fasern) myelinisiert und leiten folglich sensible Impulse relativ langsam in Richtung Zentralnervensystem. Freie Nervenendigungen detektieren vor allem Kälte und Wärme. Darüber hinaus nehmen sie Schmerzen und den Juckreiz (Pruritus) war. Ganz allgemein kann man die freien Nervenendigungen als Nozizeptoren (Schmerzrezeptoren) und Thermorezeptoren bezeichnen. Temperaturen werden im Übrigen nur dann bewusst, wenn der Organismus Temperaturen ausgesetzt ist, denen er thermoregulatorisch entgegensteuern muss. In Temperaturbereichen über 45 °C und unterhalb 10 °C geht das Temperaturempfinden in Schmerzempfinden über, da in diesen Bereichen zusätzlich Schmerzrezeptoren (Nozizeptoren) aktiviert werden können.

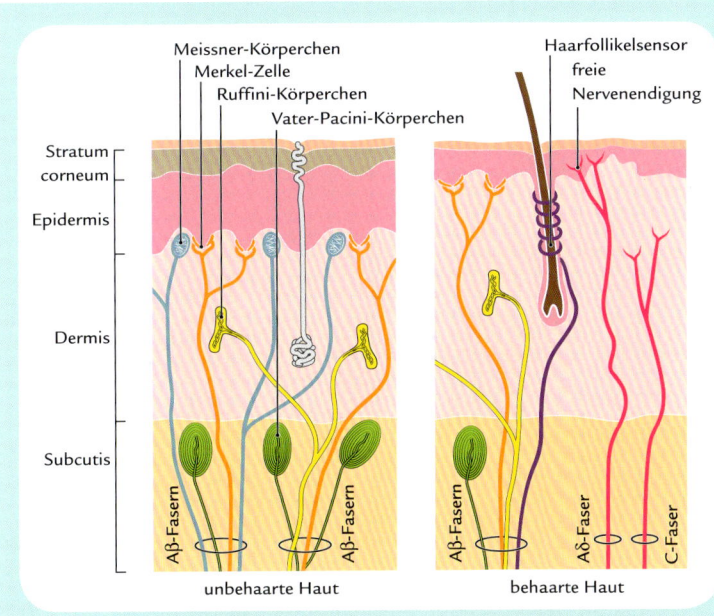

Abb. 12.1

Lage und Morphologie der Sinnesrezeptoren der Haut

Man unterscheidet freie Nervenendigungen, die Temperatur, Schmerz sowie Juckreiz wahrnehmen, von den korpuskulären oder Mechanorezeptoren. Diese sind jeweils spezialisiert auf einen bestimmten mechanischen Reiz. Die wichtigsten Vertreter sind Meissner-Körperchen, Vater-Pacini-Körperchen, Ruffini-Körperchen und Merkel-Zellen.

12

Viele der sensiblen Nervenendigungen liegen jedoch nicht nackt in der Haut, sondern sind vielmehr von spezialisierten zellulären Elementen (Schwann-Zellen und Perineuralzellen) umgeben: Wir sprechen von **korpuskulären Nervenendigungen**. Zu diesen zählt man die Meissner-Körperchen, Vater-Pacini-Körperchen, Ruffini-Körperchen sowie die Merkel-Endigungen. Da sie auf mechanische Reize wie Dehnung oder Druck reagieren, werden sie auch Mechanorezeptoren genannt. Diese Mechanorezeptoren der Haut sind **primäre Sinneszellen**. Darunter versteht man, dass sie selbst ein Aktionspotenzial generieren, das in Richtung Zentralnervensystem geleitet wird. Ihre Axone sind stark myelinisiert (Aβ-Fasern). Das befähigt sie dazu, die aufgenommenen sensiblen Impulse dem Zentralnervensystem schnell zuzuleiten.

Ohne an dieser Stelle auf Details dieser korpuskulären Nervenendigungen eingehen zu wollen (das ist vielmehr Stoff der Histologie und der Physiologie), soll darauf hingewiesen werden, dass zwischen schnell adaptierenden und langsam adaptierenden Mechanorezeptoren unterschieden wird. Die schnell adaptierenden Mechanorezeptoren reagieren nur auf eine Veränderung der Reizstärke. Konstanter, gleich starker Druck löst hingegen kein Aktionspotenzial aus. Vertreter sind die Meissner-Körperchen. In der behaarten Haut findet man keine Meissner-Körperchen. Hier übernehmen die Haarfollikel-Sensoren deren Funktion.

Langsam adaptierende Mechanorezeptoren hingegen bilden auf einen lang andauernden Reiz (z. B. das Körpergewicht, welches beim Stehen auf der Fußsohle lastet) kontinuierlich Aktionspotenziale. Sie sprechen vor allem auf senkrechte Reize, d. h. auf Druck und Zug, an. Vertreter sind Merkel-Endigungen und Ruffini-Körperchen.

Merke
Feine Berührungen werden von schnell adaptierenden Mechanorezeptoren, Druck von langsam adaptierenden Mechanorezeptoren wahrgenommen. Aus histologischer Sicht sollte man sich merken, dass die Merkel-Zellen und Meissner-Körperchen am weitesten oberflächlich in der Haut, nämlich am Übergang der Epidermis in die Dermis liegen.

Rezeptoren der Propriozeption
Zwei weitere wichtige Rezeptortypen sind die Muskelspindeln und Golgi-Sehnenorgane. Sie sitzen nicht in der Haut, sondern entweder in der Muskulatur oder den Sehnen und Gelenken. Sie sind für die Tiefensensibilität (Propriozeption) verantwortlich und steuern somit den Bewegungssinn (Kinästhesie). Der Bewegungssinn ist Teil eines besonders schnellen und effektiven sensomotorischen Kontrollsystems, das zum Teil spinal verschaltet ist, aber auch zerebelläre und kortikale Schleifen durchläuft.

Betrachten wir kurz den prinzipiellen Aufbau der **Muskelspindel**. Bei ihnen handelt es sich, wie der Name bereits vermuten lässt, um spindelförmige Rezeptoren, die parallel zur quergestreiften Skelettmuskula-

12

tur angeordnet sind. Muskelspindeln bestehen aus Bindegewebskapseln, welche ca. 3-10 dünne, spezialisierte Muskelfasern enthalten. Diese Muskelfasern werden intrafusale Muskelfasern genannt. Im Gegensatz dazu nennt man die Muskelfasern der umgebenden Skelettmuskulatur Extrafusalfasern. Um die mittleren Anteile der intrafusalen Fasern winden sich spiralförmig peripheren Nervenendigungen (siehe Abb. 12.2). Diese sind stark myelinisiert (Ia-Fasern) und werden Muskelspindelafferenzen genannt. Der adäquate Reiz für diese Rezeptor-Endigungen ist eine Verlängerung mittlerer Anteile der intrafusalen Muskelfasern. Ia-Muskelspindelafferenzen bilden demnach bei passiver Dehnung des Muskels Aktionspotenziale aus.

Bei Verkürzung des Muskels, zum Beispiel während seiner Kontraktion, werden die intrafusalen Muskelfasern entspannt, es entstehen weniger Aktionspotenziale. An den kontraktilen Enden der Intrafusalfasern enden Axone der γ-Motoneurone (γ-Fasern). Deren Zellkörper befinden sich neben den α-Motoneuronen im Vorderhorn des Rückenmarks. Bei Entladung der γ-Fasern verkürzen sich die Außenzonen der Intrafusalfasern. Über diesen Mechanismus kann die Länge der Muskelspindel dynamisch angepasst werden. Damit die Muskelspindel auch während einer Muskelkontraktion aktiv bleiben kann, werden α-Motoneurone für gewöhnlich zusammen mit den γ-Motoneuronen aktiviert, wir sprechen von einer α-γ-Koaktivierung. Wenn sich also ein Muskel während einer Kontraktion verkürzt, würde die Muskelspindel erschlaffen. Durch eine synchrone Aktivierung der γ-Motoneurone verkürzt sich jedoch zeitgleich der periphere Anteil der Muskelspindel. Auf diese Weise wird einer Erschlaffung entgegengewirkt.

Wozu brauchen wir eine derartig komplizierte Einrichtung? Stellen Sie sich vor, Sie wären ein Kellner und tragen gerade ein Tablett mit vollen Gläsern. Wenn Sie jetzt ein weiteres Glas auf ihr Tablett stellen, dann

12

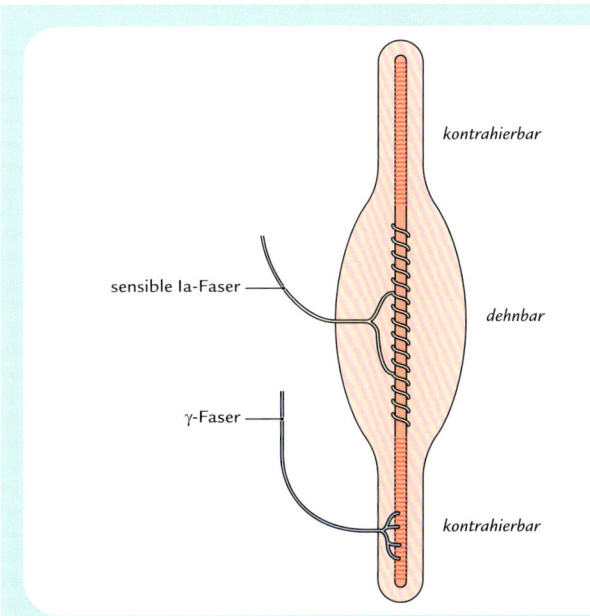

kontrahierbar

sensible Ia-Faser

dehnbar

γ-Faser

kontrahierbar

Abb. 12.2

Schematischer Aufbau einer Muskelspindel

Muskelspindeln sind Propriozeptoren zur Detektion von Längenveränderungen der Muskeln. Ihre Afferenzen bestehen größtenteils aus Nervenfasern der Klasse Ia. Sie sind um den mittleren, nicht kontraktilen Bereich der Spindel gewunden und bilden bei Dehnung Aktionspotenziale aus. Diese werden über die Hinterwurzel zum Rückenmark geleitet und dort monosynaptisch auf α-Motoneurone verschaltet, die eine reflektorische Muskelkontraktion bewirken. Über zusätzliche γ-Motoneurone wird die Empfindlichkeit der Muskelspindel reguliert.

wird der Muskeln kurz gedehnt (das Tablett ist jetzt ja schwerer, der Arm sackt samt Tablett ein Stück nach unten). Dadurch werden die mittleren Anteile der Muskelspindel gedehnt und über die Ia-Fasern dem α-Motoneuronen das Signal gegeben, den Muskel stärker zu kontrahieren. So fällt das Tablett nicht herunter, sondern kann stabil und vor allem gerade gehalten werden.

Weitere Rezeptortypen

Viszerale Rezeptoren liegen in den Eingeweiden und serösen Häuten (Pleura, Peritoneum, etc.). Sie vermitteln mechanische Reize (beispielsweise Dehnung der Lunge oder Spannung der Harnblase), Schmerz- und Temperaturreize. Darüber hinaus registrieren sie unbemerkt Daten zur Konstanthaltung physiologischer Abläufe, z. B. des Blutdruckes, der Produktion von Verdauungssäften und vieles mehr. Wichtigstes Integrationsorgan solcher Informationen und somit von herausragender Bedeutung für die Aufrechterhaltung der inneren Körperhomöostase ist der Hypothalamus des Zwischenhirns.

Periphere und zentrale Bahnen der Sensibilität

Nach der Art des Reizes unterscheiden wir unter anderem die Mechanorezeption (Druck, Vibration, Dehnung etc.), die Thermorezeption (Temperatur), die Nozizeption (Schmerz) und Chemorezeption (z. B. Schmecken). Nach dem Ort der Erregung unterscheiden wir unter anderem die Exterozeption (Wahrnehmung von Haut und Schleimhäuten), Viszerozeption (auch Enterozeption, Wahrnehmung der inneren Organe) und Propriozeption (Wahrnehmung von Stellung, Anspannung und Lage der Gelenke).

Eine weitere Unterteilung erfolgt aus anatomischen Gesichtspunkten. Hierbei steht die sogenannte **zentripetale Weiterleitung** der Information im Mittelpunkt: Man betrachtet, ob die sensiblen Fasern auf ihrem Weg zum sensiblen Thalamus durch den Lemniscus medialis des Hirnstamms verlaufen oder nicht und spricht demzufolge von einem lemniskalen und einem extralemniskalen System.

Das lemniskale System steigt im Hinterstrang des Rückenmarks empor und leitet Informationen der epikritischen Sensibilität, das extralemniskale System steigt im Vorder- und Seitenstrang empor und leitet Informationen der protopathischen Sensibilität. Wir sprechen deswegen von einem Hinterstrangsystem und einem Vorder- bzw. Seitenstrangsystem.

Ursprungsort beider Systeme, des lemniskalen und des extralemniskalen, sind die besprochenen peripheren Rezeptororgane z. B. der Haut. Da das lemniskale System Informationen der epikritischen Sensibilität (Druck, Berührung und Vibration) führt, stammen diese Fasern vor allem von den schnell adaptierenden korpuskulären Nervenendigungen und den Rezeptoren um die Haarfollikel. Im Gegensatz dazu stammen die Fasern des protopathischen extralemniskalen Systems vor allem von freien Nervenendigungen (Nozizeptoren und Thermorezeptoren) und den langsam adaptierenden korpuskulären Nervenendigungen.

Gehen wir hier kurz auf Gemeinsamkeiten und auf Unterschiede des anatomischen Verlaufs beider Systeme ein. Es kann ein erstes, zweites, drittes und viertes sensibles Neuron unterschieden werden. Beiden Systemen ist gemein, dass ihre Aktionspotenziale über Nervenzellen vom Typ der pseudounipolaren Ganglienzellen dem Zentralnervensystem zugeleitet werden. Die Zellkörper der pseudounipolaren sensiblen Ganglienzellen liegen für die sensible Versorgung des Rumpfes und der Extremitäten in den Spinalganglien, für die sensible Versorgung des Kopfes im Ganglion trigeminale (Synonym: Ganglion Gasseri). Der Zellkörper des dritten Neurons befindet sich in beiden Systemen im sensiblen (spezifischen) Thalamus. Der Zellkörper des vierten Neurons liegt in beiden Systemen im Gyrus postcentralis, also der somatosensiblen Hirnrinde. Lediglich die Lage des Zellkörpers des zweiten sensiblen Neurons unterscheidet sich zwischen lemniskalen und extralemniskalen System. Darüber hinaus gilt es zu differenzieren, wo die jeweiligen Bahnen auf die Gegenseite kreuzen, denn dies tun sie auf unterschiedlichen Ebenen. Betrachten wir den Verlauf des lemniskalen und des extralemniskalen Systems nun getrennt voneinander.

Lemniskales System

Im lemniskalen System verläuft vor allem mechanorezeptive **epikritische Sensibilität**, diesem schließen sich jedoch auch einige propriozeptive Fasern an. Das Hinterstrangsystem wird von zentralen Fortsätzen der Spinalganglienzellen gebildet, die über die Hinterwurzel direkt in die Hinterstränge des Rückenmarks ziehen. Dort teilen sie sich in einen auf- und einen absteigenden Anteil. Die absteigenden Fasern verlaufen gebündelt und enden vorwiegend an Schaltzellen der Hintersäule. Sie gehören damit zum Eigenapparat des Rückenmarks. Dieser Eigenapparat realisiert die Generierung von Reflexen. Die aufsteigenden Fasern bilden die eigentliche Hinterstrangleitung (**Fasciculus gracilis et cuneatus**) und enden an den Zellen der Hinterstrangkerne (**Nucleus gracilis** bzw. **Nucleus cuneatus**) auf Höhe der Medulla oblongata. Dort wird die Information auf das zweite sensible Neuron verschaltet. Die Axone der Hinterstrangkerne kreuzen über die Decussatio lemniscorum medialium auf die Gegenseite und senden dann ihre Axone über den **Lemniscus medialis** (namensgebend für das lemniskale System) zum kontralateralen **Thalamus** (Nucleus ventralis posterolateralis), der dann auf die somatosensiblen Regionen der Großhirnrinde (**Gyrus postcentralis** im Parietallappen) projiziert.

Die Fasern des epikritischen Systems verlaufen in somatotopischer Anordnung. Fasern kranialer Körperabschnitte lagern sich jeweils lateral an die aufsteigenden Fasern im Hinterstrang an. Der Fasciculus gracilis verläuft somit mittig und leitet die epikritische Information der unteren Extremität und des Rumpfes. Der Fasciculus cuneatus leitet die epikritische Information der oberen Extremität und schiebt sich wie ein Keil (namensgebend) zwischen Fasciculus gracilis und Seitenstränge (siehe Abb. 12.3).

Abb. 12.3

Verlauf der epikritischen Sensibilität

Im lemniskalen System verlaufen hauptsächlich epikritische Informationen aus den Mechanorezeptoren der Haut. Die Fasern steigen im Hinterstrang (Fasciculus gracilis und cuneatus) somatotop angeordnet auf und werden im Nucleus gracilis bzw. Nucleus cuneatus verschaltet. Von hier projizieren die Fasern über den Lemniscus medialis zum kontralateralen Thalamus (Nucleus ventralis posterior) und von dort zum Gyrus postcentralis, dem sensiblen Kortex.

1 Spinalganglion
2 Ganglion trigeminale
3 Hinterstrangbahn
4 Fasciculus cuneatus
5 Fasciculus gracilis
6 Ncl. cuneatus
7 Ncl. gracilis
8 Ncl. principialis n. trigemini
9 Lemniscus medialis
10 Leminscus medialis
11 Ncl. ventralis posterolateralis
   (Rumpf)
   Ncl. ventralis posteromedialis
   (Kopf)
12 Gyrus postcentralis

12

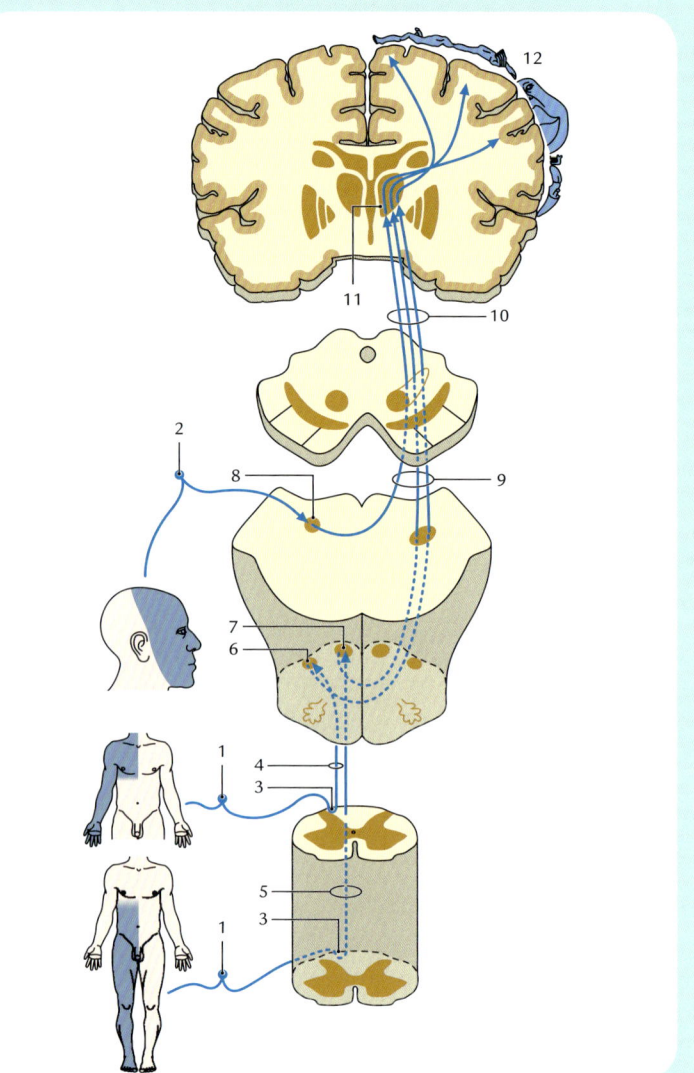

Fasern, die Druck- und Berührungsempfindung (epikritische Sensibilität) aus der Gesichtshaut vermitteln, gelangen zum epikritischen Hauptkern des Nervus trigeminus im Pons, dem Nucleus principalis nervi trigemini. Dieser Kern entspricht quasi den beiden Hinterstrangkernen Nucleus gracilis und Nucleus cuneatus. Nach Verschaltung kreuzen die Fasern auf Ebene des Hirnstamms zur Gegenseite und verlaufen (hauptsächlich) im kontralateralen Lemniscus trigemini, der sich dem Lemniscus medialis an dessen Innenseite anschmiegt. Der **Lemniscus trigemini** endet wie der Lemniscus medialis ebenfalls im sensiblen Thalamus, hat aber sein eigenes Kerngebiet (Nucleus ventralis posteromedialis). Das dritte Neuron zieht mit seinem Axon weiter zu dem Bereich des somatosensorischen Kortex, der für die Gesichtsregion verantwortlich ist.

Das lemniskale System umfasst also vier sensible Neurone, wobei sich der Zellkörper des ersten als Spinalganglion bzw. Ganglion trigeminale in der Peripherie, jener des zweiten als Nucleus gracilis, Nucleus

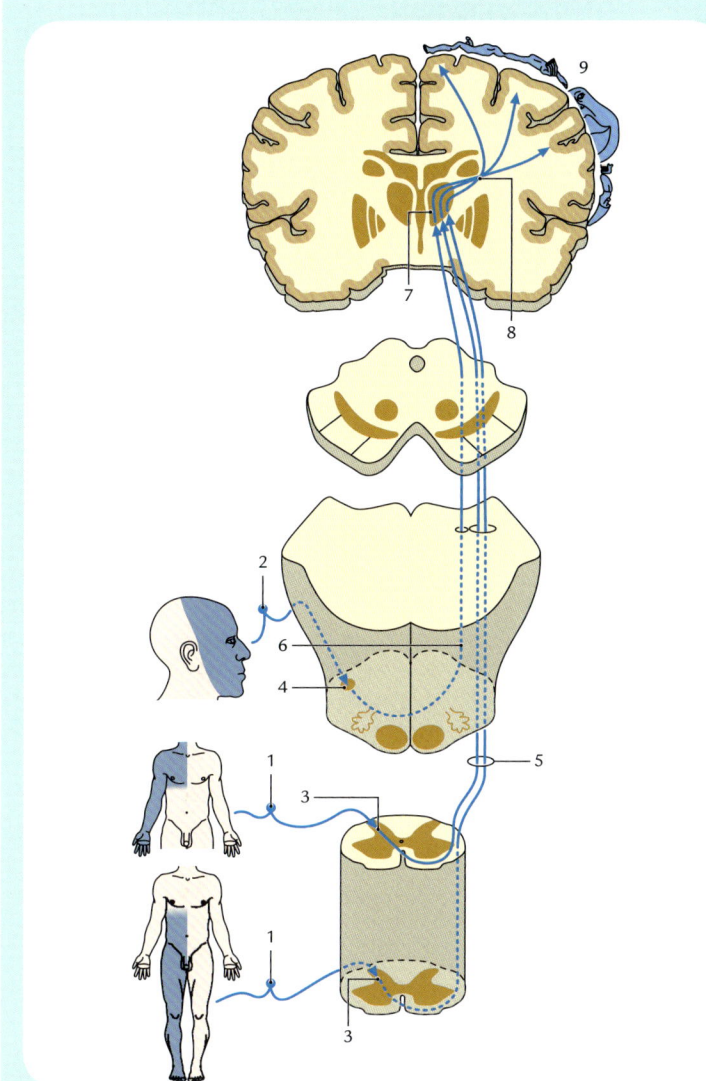

Abb. 12.4

Verlauf der protopathischen Sensibilität

Das extralemniskale System leitet protopathische Sensibilität. Die peripheren Nerven treten über die Hinterwurzel in das Rückenmark ein und werden unmittelbar auf Segmenthöhe auf das zweite sensible Neuron verschaltet. Von dort kreuzen sie sofort zur Gegenseite. Danach steigen die Fasern im Tractus spinothalamicus anterior et lateralis bis zum Nucleus ventralis posterior des Thalamus auf. Hier erfolgt die Verschaltung auf das dritte Neuron, das dann weiter auf den Gyrus postcentralis projiziert.

1 Spinalganglion
2 Ganglion trigeminale
3 Hinterhorn (Umschaltung)
4 Ncl. spinalis n. trigemini
5 Tractus spinothalamicus
6 Tractus trigeminothalamicus
7 Ncl. ventralis posterolateralis
  (Rumpf)
  Ncl. ventralis posteromedialis
  (Kopf)
8 Capsula interna
9 Gyrus postcentralis

cuneatus bzw. Nucleus principalis nervi trigemini in der Brücke befindet. Der Zellkörper des dritten Neurons befindet sich im Thalamus, der des vierten Neurons im primären somatosensiblen Rindengebiet, dem Gyrus postcentralis.

Extralemniskales System

Das extralemniskale System, auch anterolaterales System genannt, leitet die **protopathische Sensibilität** (Schmerz-, grober Druck- und Temperaturempfindung) von der Körperperipherie nach zentral.

Das **nozizeptive System** besitzt hierbei zwei Arten von Schmerzfasern: Aδ-Fasern sind relativ dicke Axone (ca. 3-5 μm), die von einer Myelinscheide umhüllt sind und daher relativ schnell leiten können (5-50 m/s). C-Fasern sind dünn (ca. 1 μm) und nicht myelinisiert. Sie zeigen Reizleitungsgeschwindigkeiten von unter 1 m/s. Die beiden Populationen von Schmerzfasern erzeugen eine zeitliche Verzögerung in der Schmerzempfindung: Der erste Schmerz, der in Bruchteilen einer Sekunde wahrgenommen wird, wird durch die Aδ-Fasern geleitet und ist oft stechend oder brennend. Dieser Schmerz ist in Schutzreflexe (Eigenapparat des Rückenmarks) eingeschaltet. Deutlich später (einige Sekunden) trifft der durch C-Fasern vermittelte Schmerz ein, der als bohrend oder dumpf beschrieben wird.

Das Schmerzerleben an sich ist ein subjektiver Prozess mit einer ausgeprägten kognitiven Komponente. Wenn Schmerzen beispielsweise nach einer OP erwartet werden, ist es wahrscheinlich, dass sie auch auftreten, denn durch ein starkes in sich Hineinhorchen werden auch weniger stark beeinträchtigende Störungen des Wohlbefindens bemerkt. Eine Verlagerung der Aufmerksamkeit von extern, beispielsweise durch eine freundliche Mitarbeiterin beim Zahnarzt, oder von intern durch emotionale Ablenkung können das Schmerzempfinden abmildern. Eine große Rolle spielen interindividuelle Unterschiede, die u. a. kulturell bedingt oder bei Sportlern antrainiert sein können.[1]

12

Auch die Sinnesempfindung **Juckreiz** (Pruritus) scheint durch freie Nervenendigungen vermittelt zu werden. Die Weiterleitung des Juckreizes in Richtung des Zentralnervensystems geschieht relativ langsam, da es sich um C-Fasern handelt. Mucunain ist eine in Juckpulver enthaltene Substanz. Sie kann solche, auf Juckreiz spezialisierte freie Nervenendigungen aktivieren.

Afferenzen der **protopathischen Sensibilität** treten über die Hinterwurzel in das Rückenmark ein und werden, auf Höhe ihres Eintrittes in das Rückenmark (Segmenthöhe), im sensiblen Hinterhorn auf das zweite sensible Neuron verschaltet. Auch hier gibt es aufsteigende und absteigende Fasern. Die zentral gerichteten (aufsteigenden) Axone kreuzen auf Segmentebene durch die vordere Kommissur des Rückenmarks zur Gegenseite und ziehen als **Tractus spinothalamicus anterior** sowie **Tractus spinothalamicus lateralis** zum Nucleus ventralis posterolateralis des **Thalamus**. Wie die epikritische Sensibilität wird auch die protopathische im Thalamus auf das dritte sensible Neuron verschaltet und zieht mit seinem Axon zum somatosensorischen Kortex (**Gyrus postcentralis**).

Die protopathischen Fasern verlaufen ebenfalls somatotop geordnet. Da sich die Fasern von weiter kranial gelegenen Körperregionen jeweils von der Mitte her an den Tractus spinothalamicus anlagern, finden wir im Halsbereich die Fasern der protopathischen Sensibilität der oberen Extremität am weitesten medial, die der unteren Extremität am weitesten lateral.

Die Leitung der protopathischen Sensibilität aus dem Kopfbereich erfolgt über den Tractus trigeminothalamicus. Der Zellkörper des ersten Neurons befindet sich wie bei der epikritischen Sensibilität im Ganglion trigeminale. Die zentral gerichteten Fortsätze werden im protopathischen Kerngebiet des Nervus trigeminus, im Nucleus spinalis nervi trigemini, auf das zweite sensible Neuron verschaltet. Die Axone des protopathischen Kerns kreuzen unmittelbar nach Austritt aus dem Kern auf die Gegenseite, steigen zum Thalamus auf (Nucleus ventralis posteromedialis), werden dort auf das dritte Neuron verschaltet und ziehen dann zum Gyrus postcentralis des Parietallappens.

Die bis jetzt besprochenen Bahnen ziehen, nachdem sie umgeschaltet worden sind, direkt zum Thalamus. Dieser **direkte Weg** der Nozizeption dient dazu, dass wir Schmerz relativ gut lokalisieren und seine Intensität als auch Ursache zuordnen können. Neben diesem direkten Weg gibt es zusätzlich **indirekte Wege** der Schmerzleitung. Ein wichtiger führt zur Formatio reticularis des Hirnstamms. Dort aktivieren die Schmerzimpulse das aufsteigende retikuläre aktivierende System (ARAS) und sorgen so für eine schlagartige Aktivierung des gesamten Kortex und somit aller Sinnesmodalitäten. Über solche indirekten Wege wird auch der Hypothalamus und mit ihm das vegetative Nervensystem aktiviert.

Merke

Schmerzbahnen enden nicht nur im Gyrus postcentralis, sondern auch in vielen anderen Kerngebieten (ARAS der Formatio reticularis, intralaminäre Kerne des Thalamus etc.). Auf diese Weise können sie den gesamten Körper in Alarmbereitschaft versetzen.

12

Mechanismen der Schmerztransduktion

Wird ein Aktionspotenzial an einer freien Nervenendigung als Antwort auf einen Schmerzreiz ausgelöst, sprechen wir von einer **Schmerztransduktion**. Diese Transduktion kann durch unterschiedliche neuronale Mechanismen verstärkt werden. Dazu gehört die Sensibilisierung der Nozizeptoren an ihren sensorischen Endigungen. Bestandteile der „Entzündungssuppe" können dafür verantwortlich sein. So kann u. a. Bradykinin an seinen Rezeptor in der Nozizeptormembran binden und damit eine biochemische Modifikation von Transduktionskanälen auslösen. Darüber hinaus induziert Bradykinin die Bildung von Prostaglandinen, welche den Schmerzrezeptor sensibilisieren. Die so veränderten Ionenkanäle reagieren sensibler auf schmerzauslösende Reize, man spricht von einer Hyperalgesie. Eines der Wirkungsprinzipien des Aspirins ist die Hemmung der Cyclooxygenase (COX-Hemmer), einem Schlüsselenzym der Prostaglandin-Synthese. Diese Medikamente verhindern so die Sensibilisierung der Schmerzendigungen, das bedeutet, sie wirken analgetisch.

Auch die Neuropeptide Substanz P und CGRP (calcitonin gene related peptide) können aus aktivierten Nozizeptoren in der Peripherie freigesetzt werden und so zur Entstehung einer neurogenen Entzündung beitragen. Substanz P fördert sekundär die Freisetzung von Histamin aus Mastzellen, welches seinerseits unter anderem lokal die Durchblutung steigert und so zu Schwellung (lat. tumor) und Rötung (lat. rubor) des betroffenen Gewebes führt.

Klinik

Wird Schmerz schon durch geringfügige, physiologische Reize ausgelöst, die bei einem normalen, gesunden Menschen keinen Schmerz verursachen würden spricht man von einer **Allodynie** (griech. ἄλλος – „anders", ὀδύνη – „Schmerz"). Die schmerzhafte Berührung beim Sonnenbrand ist hierfür ein gutes Beispiel. Ein weiterer Mechanismus, der im Rahmen eines schmerzauslösenden Reizes auftreten kann, ist eine gesteigerte Durchblutung. Auch hier spielen Faktoren, die von freien Nervenendigungen freigesetzt werden, eine wichtige Rolle.

Übertragener Schmerz

Bei Erkrankungen innerer Organe kommt es häufig zu übertragenem Schmerz. Dabei wird der Schmerz nicht (bzw. nicht ausschließlich) in dem betroffenen Organ, sondern auch auf der Körperoberfläche, der Haut empfunden. Häufig sind die entsprechenden Dermatome nicht spontan schmerzhaft, reagieren jedoch sehr empfindlich auf Druck. Ein bekanntes Beispiel ist der Herzinfarkt, bei dem Betroffene oft Schmerzen im Bereich der linken Schulter oder des linken Oberarmes angeben. Gar nicht so selten wird initial von einer Beeinträchtigung des Bewegungsapparates ausgegangen. Wie kommt nun dieser übertragene Schmerz zustande? Das Hinterhorn des Rückenmarks nimmt Schmerzfasern (Aδ- und C-Fasern) von verschiedenen Organen/Körperregionen auf. Der übertragene Schmerz entsteht durch die sogenannte neuronale **Konvergenz**. Somatosensorische und viszerosensible Afferenzen (z. B. aus dem Herzen) projizieren auf gemeinsame sensible Neurone im Hinterhorn des Rückenmarks. Dadurch geht die genaue Information über die Herkunft des Schmerzsignals verloren und übertragener Schmerz kann entstehen.

Inhibition der Schmerzweiterleitung

Schmerz ist zweifelsohne eine Sinnesmodalität, die, wenn akut oder chronisch aktiviert, unsere Lebensqualität in besonderem Maße beeinträchtigt. Es macht durchaus Sinn, sich mit der Verschaltung des Schmerzes ein wenig genauer zu beschäftigen, wenngleich noch nicht alle Mechanismen und zellulären Grundlagen in Gänze verstanden sind.

Schmerzafferenzen enden in oberflächlichen Bereichen (nahe der weißen Substanz) und in tiefen Anteilen des Hinterhorns. Die tiefen Endigungen projizieren hierbei auf Nervenzellen, die über Interneurone auch von Aβ-Fasern erreicht werden. Eine Stimulation der mechanosensitiven Aβ-Fasern, zum Beispiel durch eine Massage oder transkutane elektrische Nervenstimulation, kann so die Schmerzweiterleitung unterdrücken. Auch das reflektorische Schütteln der Hand nach einem schmerzhaften Ereignis kann aus diesem Grund die zentrale Weiterleitung des nozizeptiven Signals zumindest vorübergehend vermindern.

Darüber hinaus werden die aufsteigenden sensiblen Informationen durch verschiedene absteigende Bahnen kontrolliert und moduliert. Für die Kontrolle der Schmerzweiterleitung ist das Prinzip der absteigenden Hemmung besonders wichtig. Die wichtigsten nehmen ihren Ursprung im Locus caeruleus (benutzt den Neurotransmitter Noradrenalin) und in den Raphe-Kernen (benutzen den Neurotransmitter Serotonin). Beide Systeme erhalten ihren Antrieb vom zentralen Höhlengrau des Mittelhirns, auch periaquäduktales Grau genannt. Der Locus caeruleus und die Raphe-Kerne projizieren auf Interneurone des Rückenmarks. Diese Interneurone sezernieren sogenannte **endogene Opioide**. Zu diesen Substanzen gehören die Endorphine (wie das β-Endorphin), Enkephaline und Dynorphine. Endogene Opioide können nun die Weiterleitung des Schmerzsignals auf das zweite sensible Neuron inhibieren.

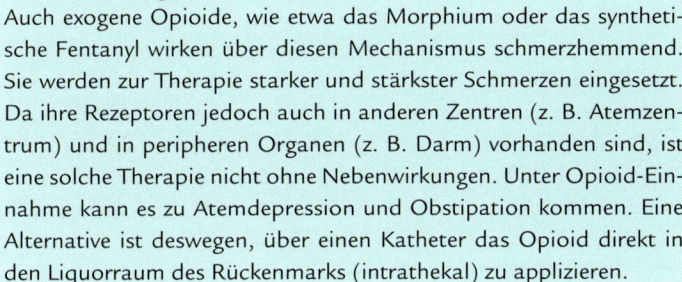

Pharmakologie

Auch exogene Opioide, wie etwa das Morphium oder das synthetische Fentanyl wirken über diesen Mechanismus schmerzhemmend. Sie werden zur Therapie starker und stärkster Schmerzen eingesetzt. Da ihre Rezeptoren jedoch auch in anderen Zentren (z. B. Atemzentrum) und in peripheren Organen (z. B. Darm) vorhanden sind, ist eine solche Therapie nicht ohne Nebenwirkungen. Unter Opioid-Einnahme kann es zu Atemdepression und Obstipation kommen. Eine Alternative ist deswegen, über einen Katheter das Opioid direkt in den Liquorraum des Rückenmarks (intrathekal) zu applizieren.

Worin besteht aber der Nutzen eines solchen endogenen Schmerzunterdrückungssystems? Stellen Sie sich vor, Sie kämpfen in der Steinzeit gegen einen Bären und er verletzt Sie. Trotz extremer Schmerzen müssen Sie aber weiterkämpfen, so will es unser Überlebenstrieb. Tun Sie es nicht, stirbt Ihre Spezies aus und das Spaghetti-Monster übernimmt die Weltherrschaft. Am besten, Sie verspüren für eine kurze Zeit gar keinen Schmerz. Genau das bewirkt das absteigende hemmende System.

Klinik

Der unterschiedliche Verlauf des lemniskalen und extralemniskalen Systems ist wichtig für das Verständnis der klinischen Symptomatik einer Halbseitenläsion des Rückenmarks (**Brown-Sequard-Syndrom**). Nehmen wir an, das Rückenmark ist auf der rechten Seite auf Höhe des Segmentes Th6 halbseitig geschädigt. Durch die halbseitige Verletzung sind sowohl protopathische als auch epikritische Fasern durchtrennt. Die protopathischen stammen von der kontralateralen (also linken) Körperhälfte. Diese haben ja auf Höhe ihres Eintritts in das Rückenmark bereits zur Gegenseite gekreuzt. Die epikritischen entstammen im Gegensatz dazu der ipsilateralen (also rechten) Körperhälfte. Bei einem sogenannten Brown-Sequard-Syndrom fällt daher unterhalb der Läsionshöhe auf der ipsilateralen Seite die epikritische, auf der kontralateralen Seite die protopathische Sensibilität aus. Die Motorik ist im Übrigen vor allem auf der ipsilateralen Seite gestört (die Pyramidenbahn kreuzt auf Höhe der Medulla oblongata). Diese klassische Version der Empfindungsstörung ist zwar klinisch extrem selten, aber didaktisch unheimlich wertvoll. Diesem Umstand trägt auch das IMPP Rechnung.

12

Aufsteigendes propriozeptives System

Zusammen mit dem epikritischen System steigen Teile der Propriozeption im Hinterstrang auf. Diese propriozeptiven Fasern dienen dazu, dass uns die Lage und Stellung der Gelenke bewusst werden kann. Ein Großteil der propriozeptiven Information wird allerdings dem Kleinhirn über den Tractus spinocerebellaris anterior und posterior zugeleitet. Der Tractus spinocerebellaris posterior (Synonym: Flechsig'sches Bündel) entspringt im Hinterhorn des Rückenmarks vom Nucleus dorsalis, der auch den schönen Namen Nucleus Stilling-Clarke trägt. Er steigt ipsilateral nach oben und tritt über den unteren Kleinhirnschenkel in das Kleinhirn ein. Der Tractus spinocerebellaris anterior (Synonym: Gowers'sches Bündel) entspringt an großen Neuronen, die in unmittelbarer Umgebung des Vorderhorns liegen (engl. spinal border cells),[2] kreuzt auf Segmenthöhe zur Gegenseite, um dann aber wieder vor seinem Eintritt in das Kleinhirn über den oberen Kleinhirnschenkel zu seiner ursprünglichen Seite zurück zu kreuzen. Somit erhält das Kleinhirn propriozeptive Informationen der ipsilateralen Körperhälfte.

Beide Fasersysteme informieren das Kleinhirn über die muskuläre Situation (Tonus und Gelenkstellung), was auch als Afferenzkopie bezeichnet wird. Das Gesagte gilt streng genommen nur für die propriozeptiven Bahnen der unteren Extremität, das System ist jedoch übertragbar auf die obere.

Die propriozeptive Information ist zusammen mit Informationen aus dem Vestibularapparat (Gleichgewichtsorgan) von überragender Bedeutung für die zielgerichtete Ausführung von Bewegungen. Nur wenn unserem Kleinhirn kontinuierlich Informationen über die Lage und Stellung der Gelenke zugeleitet werden, kann es seine Aufgabe erfüllen und entworfene Bewegungsimpulse modulieren. Dieser Teil der Propriozeption wird uns nicht bewusst, wohl aber der Anteil, der über die Hinterstrangbahn dem sensiblen Kortex zugeleitet wird. Denken Sie an das Beispiel aus Kapitel 3: Wir sind beispielsweise dazu in der Lage, mit geschlossenen Augen auch die geringsten Lageunterschiede unserer Finger zu erkennen.

Sensible Kerngebiete des Rückenmarks

Abb. 12.5 gibt einen groben Überblick über die wichtigsten Kerngebiete des Rückenmarks. Die **Substantia gelatinosa** liegt im Hinterhorn des Rückenmarks direkt unterhalb seiner Spitze. Auf einem Schnitt durch das unfixierte Rückenmark macht dieses Gebiet einen glasigen Anschein. In der Substantia gelatinosa befindet sich die erste Umschaltstation der Schmerzbahn. Die schmerz- und temperaturleitenden Aδ- und C-Fasern übertragen ihre Impulse einerseits auf Strangzellen[*], welche die weiterführenden Bahnen der Schmerzleitung, insbesondere den Tractus spinothalamicus lateralis, bilden, und zusätzlich auf Interneurone, die modulierend in die Schmerzverarbeitung eingreifen können. Vor der

---

[*]   Es werden im Rückenmark drei Arten von Nervenzellen unterschieden: Interneurone, Motoneurone und Strangzellen. Strangzellen besitzen aufsteigende Projektionen, es handelt sich demnach um Projektionsneurone.

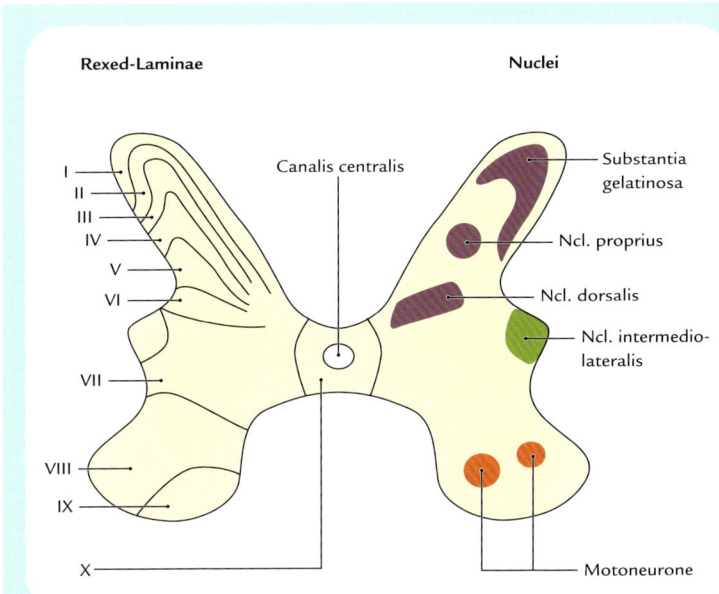

Rexed-Laminae   Nuclei

Canalis centralis

I
II
III
IV
V
VI

VII

VIII
IX

X

Substantia
gelatinosa

Ncl. proprius

Ncl. dorsalis

Ncl. intermedio-
lateralis

Motoneurone

Abb. 12.5

Schichtung der grauen Substanz
des Rückenmarks

Im Querschnitt des Rückenmarks
liegen die sensiblen Kerngebiete
hinten, die motorischen vorne.

Das System der Rexed-Laminae teilt
das Rückenmark in zehn Areale:
Laminae I-IX gliedern es in hintere
und vordere Abschnitte, Lamina X
ist um den Zentralkanal lokalisiert.

12

Substantia gelatinosa liegt der **Nucleus proprius**, der ebenfalls protopathische Schmerz- und Temperaturfasern führt. Am **Nucleus dorsalis**
enden propriozeptive Fasern, die dann als Tractus spinocerebellaris zum
Kleinhirn ziehen. In den Seitenhörnern befindet sich der **Nucleus intermediolateralis**, Sitz der ersten vegetativen Nervenzellen. Motorische
Nervenzellen liegen im Vorderhorn.

Neben den einzelnen Kerngebieten kann man das Rückenmark auch
in Schichten untergliedern. Die **Rexed-Laminae** stellen ein System von
10 Schichten grauer Substanz im Rückenmark dar, das ähnlich wie die
Brodmann-Areale durch seine unterschiedliche zelluläre Struktur auf-
gegliedert werden kann. Die Laminae I bis IX werden von dorsal nach
ventral durchnummeriert, die Lamina X befindet sich um den Canalis
centralis.

Kortikale Verarbeitung der Sensibilität

Sowohl epikritische als auch protopathische und propriozeptive Informationen werden im Thalamus noch einmal verschaltet, bevor sie dem
Kortex zur weiteren Verarbeitung zugeleitet werden. Der Thalamus leitet
die sensiblen Informationen über den Tractus thalamocorticalis zur primär somatosensiblen Rinde, dem **Gyrus postcentralis**. Wie bereits im
vorherigen Kapitel besprochen, enden die Fasern hier somatotop geordnet, so dass sich analog zum motorischen auch ein **sensibler Homunkulus** abbilden lässt. Dabei nehmen die Kortexareale, in denen sensible
Fasern der Lippen und der Spitze des Zeigefingers enden, eine besonders
große Fläche ein. Das macht Sinn, denn hier können sensible Impulse
besonders fein und differenziert wahrgenommen werden. Entsprechend
bedarf es vieler Nervenzellen im Gyrus postcentralis, um diese hier ankommenden sensiblen Impulse zu verarbeiten.

Die aufsteigenden Fasern enden in der **Lamina IV** (Lamina granularis interna). Diese Schicht ist bei allen afferenten Kortexarealen mehr oder weniger gut ausgeprägt: Wir sprechen vom granulären Kortex.

Klinik

Läsionen innerhalb der primären somatosensiblen Rinde führen zu einem Verlust der feinen taktilen Sensibilität (taktile **Agnosie**). Formen werden beim Ertasten nicht mehr richtig erkannt. Schmerz kann zwar nicht mehr genau zugeordnet werden, ist aber weiterhin genauso schmerzhaft! Dies liegt vor allem an den indirekten Schmerzbahnen, die eben nicht vom Thalamus zum Gyrus postcentralis verlaufen.

Der sensible Kortex ist in Säulen organisiert, die senkrecht zur Gehirnoberfläche stehen und alle sechs Schichten durchspannen. Sämtliche Nervenzellen einer Säule empfangen und verarbeiten Signale gleicher peripherer Rezeptoren. So wechseln beispielsweise Säulen mit Afferenzen von langsam adaptierenden Merkel-Zellrezeptoren mit anderen Säulen, die etwa sensorische Informationen von schnell adaptierenden Meissner-Körperchen empfangen. Die Neurone der primär somatosensiblen Rinde sind **spontanaktiv**. Bei Eingang eines afferenten Signals steigt die Aktivität der Zellen im Zentrum der Säulen, solche in der Peripherie werden durch laterale Inhibition jedoch gehemmt. Dieser geniale neuronale Schaltplan erlaubt eine **hohe Ortsauflösung** eines Signales. Um das besser zu verstehen, ein kleines Beispiel: Nehmen wir an, Sie nehmen an einer Klausur teil und Sie sowie alle Ihre Kommilitonen schreiben eine glatte 1. So schön das auch für alle Beteiligten ist, Ihre eigene 1 geht da ja schon ein wenig unter, oder? Wenn nur Sie, wirklich nur Sie allein eine 1 hätten, dann käme Ihre Leistung doch viel besser zur Geltung! Genau so funktioniert der sensible Kortex (und der optische Kortex im Übrigen ganz ähnlich).

Neurone der Laminae II und III leiten die sensiblen Informationen als Assoziationsfasern anderen Rindengebieten zu. Diese **Efferenzen des somatosensiblen Kortex** projizieren größtenteils in assoziative Areale beider Großhirnhemisphären. Auf diese Weise werden Empfindungen mit bereits erlebten und unter Umständen schon positiv oder negativ bewerteten Ereignissen abgeglichen und verarbeitet. Daneben gelangen Efferenzen im Rahmen von Feedback-Mechanismen zu Pons, Kleinhirn, Basalganglien und Pyramidenbahn.

Zusammenfassung

Unter Sensibilität versteht man die sensorische Aufnahme verschiedener Reize und deren Weiterleitung über afferente Nerven und aufsteigende Rückenmarkbahnen zum Gehirn, wo sie bewusst wahrgenommen werden können. Sinnesmodalitäten lassen sich auf verschiedene Weisen einteilen: **Exterozeption** beschreibt die Außenwahrnehmung, **Interozeption** die Wahrnehmung aller Sinnesreize aus dem Körperinnern. Diese lässt sich noch feiner aufgliedern in **Viszerozeption**, die Signale aus den inneren Organen über das vegetative Nervensystem dem Zentralnervensystem zuleitet und **Propriozeption** – die Wahrnehmung von Reizen aus dem muskuloskelettalen System, worüber Informationen über Lage und Stellung des Körpers im Raum übermittelt werden. Eine weitere Unterscheidung erfolgt in **protopathische Sensibilität** (Grobwahrnehmung) und **epikritische Sensibilität** (Feinwahrnehmung).

Wichtige Rezeptoren der Exterozeption sind sogenannte **freie Nervenendigungen**, die Temperaturen, Juckreiz und Schmerzen wahrnehmen können. Denen gegenübergestellt sind die **korpuskulären Nervenendigungen**, die auf bestimmte mechanische Reize spezialisiert sind. Man nennt sie auch Mechanorezeptoren. Bei ihnen handelt es sich um primäre Sinneszellen, was bedeutet, dass sie ein Aktionspotenzial generieren und es in Richtung Zentralnervensystem weiterleiten.

Über die Rezeptoren der Propriozeption können wir Lage und Stellung unserer Gelenke und unseres Körpers im Raum wahrnehmen. Zwei wichtige Vertreter sind **Muskelspindeln** (detektieren die Längenänderungen eines Muskels) und **Golgi-Sehnenorgane** (regeln die Muskelspannung).

Sensibilität lässt sich aus verschiedenen Blickwinkeln betrachten, beispielsweise nach Art des Reizes oder Ort der Wahrnehmung. Für den Neuroanatomen ist der Weg der zentripetalen Reizweiterleitung wichtig (zentripetal bedeutet übersetzt „zum Zentrum hin strebend", in diesem Zusammenhang also in Richtung Zentrum des Gehirns). Leitstruktur ist hier der **Lemniscus medialis**, das lemniskale System zieht durch ihn hindurch, das extralemniskale System nicht.

Im **lemniskalen System** verlaufen hauptsächlich epikritische Informationen aus den Mechanorezeptoren. Die Fasern steigen im Hinterstrang (Fasciculus gracilis et cuneatus) somatotop angeordnet auf und werden im Nucleus gracilis bzw. Nucleus cuneatus verschaltet. Von hier projizieren die Fasern durch den Lemniscus medialis zum kontralateralen Thalamus (Nucleus ventralis posterolateralis) und von dort zum Gyrus postcentralis, dem sensiblen Kortex.

Das **extralemniskale System** leitet protopathische Sensibilität. Die peripheren Nerven treten über die Hinterwurzel ins Rückenmark ein, werden auf Segmenthöhe auf das zweite sensible Neuron verschaltet und kreuzen dann sofort zur Gegenseite. Danach steigen sie im Tractus spinothalamicus anterior sowie Tractus spinothalamicus lateralis, ebenfalls somatotop geordnet, bis zum Nucleus ventralis posterior des Thalamus auf. Hier erfolgt die Verschaltung auf das dritte Neuron, das dann ebenfalls auf den Gyrus postcentralis projiziert.

Nozizeptive Reflexe und Schmerzempfindungen werden durch Nozizeptoren vermittelt. In freien Nervenendigungen werden noxische Reize in ein Aktionspotenzial umgewandelt (Schmerztransduktion). Im Falle einer Reizung der Nozizeptoren kommt es im von ihnen innervierten Gewebe zu lokalen Änderungen der Durchblutung und der Gefäßpermeabilität. Man nennt dieses Phänomen wegen des neuronalen Ursprungs auch **neurogene Entzündung**. Diese neurogene Entzündung kann den Nozizeptor sensibler für unterschwellige Reize machen. Medikamentös, z. B. mit Acetylsalicylsäure, können solche Prozesse abgeschwächt werden.

Propriozeptive Afferenzen werden dem Kleinhirn über die **Tractus spinocerebellares anterior und posterior** (Synonyme: Gowers'sches und Flechsig'sches Bündel) zugeleitet.

Im Querschnitt des Rückenmarks liegen die sensiblen Kerngebiete hinten, die motorischen vorne. Ganz hinten liegt die **Substantia gelatinosa**, davor der **Nucleus proprius**. Beide stehen im Dienste der protopathischen Sensibilität. Im noch weiter ventral liegenden **Nucleus dorsalis** (Synonym: Nucleus Stilling-Clarke) wird propriozeptive Information umgeschaltet, bevor sie als Tractus spinocerebellaris zum Kleinhirn zieht. Im Seitenhorn liegt der vegetative **Nucleus intermediolateralis**.

Im Hinterstrangsystem des Rückenmarks befinden sich also der Fasciculus cuneatus (Informationen aus der oberen Extremitäten) und der Fasciculus gracilis (Informationen aus der unteren Extremitäten). Beide sind für die Leitung der epikritischen Sensibilität verantwortlich. Dort verlaufen jedoch auch propriozeptive Fasern, die uns bewusste Informationen leiten.

Am Gyrus postcentralis gehen die sensiblen Informationen aus dem Thalamus ein. Auch hier lässt sich, analog zum motorischen, ein **sensibler Homunkulus** abbilden. Je feiner eine sensorische Information in der entsprechenden Körperregion wahrgenommen werden kann, desto mehr Platz nimmt sie im sensiblen Homunkulus ein.

Fallstudien zur topographischen Diagnostik

Im folgenden Abschnitt werden Symptomkonstellationen von Patienten vorgestellt. Es ist jetzt Ihre Aufgabe herauszufinden, wo ein pathologischer Prozess am ehesten zu erwarten ist. Dieser Abschnitt ist nichts zum Auswendiglernen! Versuchen Sie alles, was Sie bisher in diesem Buch gelernt haben, mit in Ihre Verdachtsdiagnose einzubeziehen. Am besten skizzieren Sie sich die sensiblen Bahnen (epikritisch, protopathisch und propriozeptiv) auf ein Blatt Papier und beginnen zu grübeln. Wenn Sie nicht selber auf eine Lösung kommen, ist das nicht schlimm. Die Lösungstexte finden Sie weiter hinten in diesem Kapitel ab Seite 401. Auf jeden Fall sollten Sie aber dann versuchen nachzuvollziehen, warum genau an diesem Ort eine Störung bzw. ein pathologischer Prozess erwartet werden kann.

Viel Spaß und Erfolg beim Knobeln!

Fall 1

· Eingeschränkte Sensibilität der linken Hand
  (Berührung, Schmerz, Vibration, Stellung der Finger)
· Muskelschwäche der linken Hand
· Keine eingeschränkte Motorik und Sensibilität im Rest des Körpers

Fall 2

· Eingeschränkte Sensibilität seitlich am linken Arm bis hinunter
  zum Daumen (Berührung, Schmerz, Vibration, Stellung der Finger
  und des Ellenbogens)
· Brachioradialis-Reflex links deutlich abgeschwächt
· Keine eingeschränkte Motorik und Sensibilität im Rest des Körpers

Fall 3

· Probleme beim Laufen, vor allem nachts im Dunkeln
· Aufgehobene Sensibilität (Berührung, Vibration) im rechten Fuß
· In der klinischen Untersuchung eingeschränkte Zwei-Punkt-Diskri-
  mination, Vibrationsempfinden und Lageempfinden der rechten
  Körperhälfte unterhalb der rechten Brustwarze
· Keine Störung in der Motorik und in der Schmerz-/Temperatur-
  empfindung
· Keine eingeschränkte Motorik und Sensibilität im Rest des Körpers
· Gestörter Romberg-Stehversuch[*]

Fall 4

· Beidseitige Beeinträchtigung des Schmerz- und Temperaturemp-
  findens im Bereich der Taille (gesamte Zirkumferenz betroffen)
· Areale ober- und unterhalb der Taille sind nicht betroffen
· Keine eingeschränkte Motorik und Sensibilität im Rest des Körpers
· Reflexstatus normal

Fall 5

· Beeinträchtigung des Schmerz- und Temperaturempfindens auf
  der linken Seite des Körpers und der rechten Seite des Gesichtes
· Keine Beeinträchtigung anderer Sinnesmodalitäten in diesem Bereich
· Keine eingeschränkte Motorik und Sensibilität im Rest des Körpers

---

*   Der Romberg-Stehversuch ist ein neurologisches Verfahren zur Untersuchung
von Störungen des Gleichgewichtssinnes auf zerebellärer, spinaler oder vestibulärer Ebene. Bei dem Test wird die Person aufgefordert, mit eng zusammenstehen-
den Füßen aufrecht zu stehen und dann die Augen zu schließen. Häufig wird der
Test kombiniert mit dem Vorhalteversuch, bei welchem beide Arme nach vorne
ausgestreckt werden. Der Test ist positiv (positiver Romberg-Stehversuch, pathologisch), wenn eine Schwank- oder Fallneigung bei geschlossenen Augen auftritt
oder wenn eine bereits bei offenen Augen vorhandene Schwank- oder Fallneigung
verstärkt wird.

Was das IMPP wissen möchte

Im Herbst 2001 stellte das IMPP fürwahr eine sehr pfiffige Frage. Und zwar wollte es wissen, wo **Nervenzellkörper von multipolaren Nervenzellen** vorkommen. Falsch war unter anderem in den Muskelspindeln (da sind ja nur die Endigungen von Nervenzellen), falsch war auch in Spinalganglien (klar, sind ja pseudounipolar). Richtig waren die Grenzstrangganglien. In der Tat sind die postganglionären Neurone des Sympathikus morphologisch multipolar.

Bezüglich des Neurotransmitter der sensiblen Bahn, genauer gesagt des ersten sensiblen Neurons, sind auch schon des Öfteren Fragen aufgetaucht. Kurz und knapp, **Glutamat**!

Der Ursprung des **Tractus spinocerebellaris posterior** war im Herbst 2002 ein Thema. Er entspringt im Nucleus dorsalis des Hinterhorns und wird auch Nucleus Stilling-Clarke genannt.

> **Merke**
> Da das IMPP immer wieder danach fragt, hier noch einmal eine kurze Zusammenfassung:
> Substantia gelatinosa = Schmerz
> Nucleus proprius = Schmerz
> Nucleus dorsalis Stilling-Clarke = Propriozeption

Für die nozizeptive Umschaltung im Hinterhorn sollte man sich merken, dass **Substanz P** einen typischen Co-Transmitter darstellt. Auch das wurde vom IMPP schon häufiger gefragt.

Immer wieder fragt das IMPP nach **Head'schen Zonen** und nach dem zugrunde liegenden Mechanismus (siehe auch Klinik-Kasten Kapitel 3). Als Head-Zonen bezeichnet man die Hautareale, die eine nervale Beziehung zu bestimmten inneren Organen besitzen. Die Erkrankung des betreffenden Organs führt zu Schmerzen im korrespondierenden Hautgebiet. Neuronale Grundlage für dieses Phänomen ist die **Konvergenz**: Nozizeptoren in inneren Organen, beispielsweise des Herzens, werden bei einem pathologischen Prozess gereizt und projizieren nun gemeinsam mit solchen der Haut auf ein gemeinsames zweites Neuron. Das Signal konvergiert und sein Ursprung kann jetzt nicht mehr genau zugeordnet werden. So ist es möglich, dass bei einem Herzinfarkt beispielsweise der linke Oberarm oder aber die linke Schulter schmerzen.

Im Frühjahr 2016 wurde nach dem **projizierten Schmerz** gefragt. Wenngleich oft in der Physiologie behandelt, wollen wir trotzdem hier kurz darauf eingehen. Wird beispielsweise eine vom Arm kommende afferente Schmerzfaser im Bereich der Hinterwurzel des Rückenmarks durch Druck erregt, so lokalisiert man den Schmerz in den Ursprungsbereich des Nervs. In diesem Beispiel fühlt der Patient den Schmerz im

Arm. Einen solchen Schmerz bezeichnet man als projizierten Schmerz. Sie kennen das womöglich von sich selbst, wenn Sie sich schon einmal den Ellenbogen gestoßen haben. Hierbei reizen Sie ihren Nervus ulnaris im Bereich des Epicondylus medialis des Oberarmknochens. Sie verspüren heftige, oft kribbelnde Schmerzen nicht am Ellenbogen, wo sie sich eigentlich gestoßen haben, sondern in seinem sensiblen Innervationsgebiet, der medialen Hand.

Zu den Nozizeptoren sollte man sich auch merken, dass es ein schnell-leitendes und ein langsam-leitendes System gibt. So besitzen nozizeptive Afferenzen überwiegend eine niedrigere Nervenleitgeschwindigkeit als die Afferenzen kutaner Mechanorezeptoren!

Auch die **sensorischen Kerngebiete des Thalamus** erfreuen sich wachsender Beliebtheit. Bezogen auf das sensible System sollte man sich merken, dass epikritische und protopathische Informationen des Gesichtsbereiches im Nucleus ventralis posteromedialis thalami (VPM), die des restlichen Körpers im Nucleus ventralis posterolateralis thalami (VPL) verschaltet werden. Man unterscheidet also zwei sensorische Kerngebiete.

Im Frühjahr 2014 wollte das IMPP wissen, in welchem Kerngebiet vorwiegend Afferenzen, die **Schmerzreize aus dem Gesichtsbereich** leiten, enden. Hier sollte man sich noch einmal vor Augen führen, dass es für die drei verschiedenen Qualitäten der Sensibilität auch drei separate trigeminale Kerngebiete gibt. Der Ncl. mesencephalicus n. trigemini ist der Kern für die Propriozeption des N. trigeminus, z. B. für die Propriozeption der Kaumuskulatur. Der Ncl. principalis n. trigemini ist der Kern für die epikritische Sensibilität, der Ncl. spinalis n. trigemini ist der Kern für die protopathische Sensibilität. Der propriozeptive Nucleus mesencephalicus n. trigemini ist im übrigen ein in den Hirnstamm hineinverlagertes peripheres Ganglion.

Regelmäßig fragt das IMPP auch nach der **Commissura alba anterior** des Rückenmarks. Sie liegt zwischen der Fissura mediana anterior und der Commissura grisea. In ihr kreuzen Nervenfasern des Rückenmarks auf die Gegenseite. Dazu zählen u. a. die von den Strangzellen des Hinterhorns kommenden Fasern des Tractus spinothalamicus anterior et lateralis, sowie Fasern des Tractus spinocerebellaris anterior. Als Strangzellen werden im Übrigen sensible Neurone des Rückenmarks bezeichnet, deren Axone die aufsteigenden Bahnen der weißen Substanz bilden. Sie gehören also zu Projektionsneuronen. Des Weiteren findet man im Rückenmark noch die Motoneurone und Interneurone. Interneurone des Rückenmarks sind lokale Schaltneurone, deren Axone innerhalb eines Segmentes verbleiben, sich in allen Schichten und Säulen finden und meist eine Hemmung bewirken. Motoneurone, die die Skelett-Muskulatur innervieren, befinden sich im Vorderhorn, die präganglionären Motoneurone des vegetativen Nervensystems im Seitenhorn.

MC-Fragen

1. Im Zuge der Wahrnehmung eines Gegenstands durch Ertasten mit den Fingern (Mechanorezeption) erfolgt die erste synaptische Umschaltung im
(A) Spinalganglion.
(B) Ganglion cervicothoracicum.
(C) Nucleus gracilis.
(D) Nucleus cuneatus.
(E) Nucleus anterior thalami.

2. β-Endorphin
(A) ist ein Neurotransmitter schmerzhemmender Neurone.
(B) ist Antagonist von Serotonin.
(C) wird von nozizeptiven Nervenendigungen zusammen mit Substanz P freigesetzt.
(D) wird überwiegend im Hypophysenvorderlappen gebildet.
(E) vermindert die Weiterleitung motorischer Impulse.

3. In der Decussatio lemniscorum medialium findet man überwiegend
(A) absteigende Fasersysteme.
(B) Axone aus den Nuclei gracilis und cuneatus.
(C) Fasern, die zum ARAS projizieren.
(D) Nervenzellkörper der epikritischen Sensibilität.
(E) Dendriten des propriozeptiven Systems.

4. Welche der folgenden Aussagen über das sensible System trifft **nicht** zu?
(A) Die Substantia gelatinosa des Rückenmarks verschaltet Schmerzimpulse.
(B) Schmerzimpulse können dem Rückenmark schnell oder langsam zugeleitet werden.
(C) In der Haut dienen vor allem freie Nervenendigungen als Nozizeptoren.
(D) Der Nucleus Stilling-Clarke leitet propriozeptive Impulse.
(E) Fasern der epikritischen Sensibilität kreuzen auf der Höhe des Eintrittes ins Rückenmark.

5. Wo findet man die Zellkörper pseudounipolarer Nervenzellen?
(A) Vorderhorn des Rückenmarks
(B) Seitenhorn des Rückenmarks
(C) Hinterhorn des Rückenmarks
(D) Ganglion trigeminale
(E) Gyrus praecentralis

12

Lösungen zu den Fallstudien

Fall 1

Ein solches Schädigungsmuster (protopathisch, epikritisch, propriozeptiv, motorisch) deutet auf eine periphere Nervenschädigung hin. Elektrophysiologische Untersuchungsmethoden können angewandt werden, um die genaue Lokalisation und das Ausmaß der Schädigung zu bestimmen.

Fall 2

Ein solches Schädigungsmuster (protopathisch, epikritisch, propriozeptiv) deutet auf eine Schädigung der sensiblen Hinterwurzeln hin (siehe auch Abb. 3.11). Aufgrund der Beeinträchtigung seitlich am Arm bis zum Daumen scheinen vor allem die Segmente C5-C6 betroffen zu sein. Die Innervationsgebiete der Hinterwurzeln überlappen sich, so dass es erst dann zu sensiblen Ausfällen kommt, wenn zwei benachbarte Segmente betroffen sind. Durch Unterbrechung des peripheren Reflexbogens, hier des afferenten Teils, sind die entsprechenden Muskeleigenreflexe abgeschwächt.

12

Fall 3

Ein solches Schädigungsmuster weist auf einen pathologischen Prozess im Bereich der Hinterstränge hin. Dort verlaufen die epikritischen Fasern und Teile der (bewussten) Propriozeption. Da die protopathischen Fasern im Vorder-Seitenstrang verlaufen, ist diese Sinnesqualität nicht beeinträchtigt. Der Romberg-Stehversuch ist pathologisch, da der Patient nicht mehr spürt, wie seine Gelenke im Raum stehen. Auch die Probleme beim Laufen ohne Licht (visuelle Unterstützung) lassen sich auf die beeinträchtigte Propriozeption zurückführen. Die Höhe der Schädigung ist auf Höhe des Segmentes Th5 (Brustwarze) auf der rechten Seite zu erwarten – ipsilateral deswegen, weil die Hinterstrangbahn erst auf Ebene der Medulla oblongata zur Gegenseite kreuzt. Ein solcher pathologischer Prozess wäre zum Beispiel im Rahmen einer Multiplen Sklerose denkbar.

Fall 4

Irgendwo scheint das protopathische System betroffen zu sein. Am ehesten befindet sich die Pathologie dort, wo die entsprechenden Fasern im Rückenmark auf die Gegenseite kreuzen (Commissura alba anterior), d.h. Ebene Th9-Th11. Auftreten kann eine solche Pathologie beispielsweise bei einer Syringomyelie. Bei diesem Krankheitsbild kommt es aufgrund einer Abflussstörung des Liquors im Zentralkanal des Rückenmarks zu einer zentralen Höhlenbildung (Syrinx). Diese drückt von innen auf die Commissura alba und beeinträchtigt die dort kreuzenden Bahnen. Üblicherweise erfolgt die Diagnose mittels Kernspintomographie (MRT) oder Computer-

12

 tomographie (CT). Ferner besteht die Möglichkeit einer CT-Myelographie mit Kontrastmittelgabe in den Liquor.

Fall 5

Auch in diesem Fall scheint selektiv das protopathische System betroffen zu sein. Hier ist aber sowohl das spinale, als auch das trigeminale System in Mitleidenschaft gezogen. Die Beeinträchtigung des Schmerz- und Temperaturempfindens auf der linken Seite des Körpers spricht dafür, dass die Pathologie auf der rechten Seite zu suchen ist (protopathische Fasern kreuzen auf Segmenthöhe). Wenn die Schädigung im rechten Hirnstamm auf Höhe des Nucleus spinalis nervi trigemini liegt, ist mit einer gleichseitigen Beeinträchtigung des Schmerz- und Temperaturempfindens im Gesicht zu rechnen. Wichtig ist, dass die Schädigung vor Kreuzen der protopathischen, trigeminalen Fasern liegen muss (also auf Höhe der rechten Medulla oblongata). Eine solche Schädigung wäre beispielsweise beim Wallenberg-Syndrom zu erwarten. Der Tractus spinothalamicus und der Nucleus spinalis nervi trigemini liegen beide dorsal im Bereich der Medulla oblongata. Dieser Bereich wird von Ästen der Arteria cerebelli inferior posterior versorgt. Das Wallenberg-Syndrom entsteht nun durch eine Ischämie im Stromgebiet der Arteria vertebralis, meist durch einen Verschluss der Arteria cerebelli inferior posterior mit Infarzierung der dorsolateralen Medulla oblongata sowie kaudaler Kleinhirnanteile. Es können auch andere Kerngebiete in Mitleidenschaft gezogen werden. Da die Pyramidenbahn weiter ventral verläuft, kommt es hier zu keinerlei Beeinträchtigung. Eine Hemiplegie gehört demnach nicht zu den Symptomen eines Wallenberg-Syndroms.

12

Weiterführende Literatur

1. Rodriguez-Raecke R, Doganci B, Breimhorst M, et al. (2010) Insular cortex activity is associated with effects of negative expectation on nociceptive long-term habituation. *J Neurosci 30(34): 11363–68*

2 Burke R, Lundberg A, Weight F (1971) Spinal border cell origin of the ventral spinocerebellar tract. *Exp Brain Res 12(3): 283–94*

Gleichgewicht, Sehen und Hören

Gleichgewicht

Wer sich im Raum orientieren will, der ist darauf angewiesen, Schwerkraft empfinden und einordnen zu können sowie sich ein Bild von der unmittelbaren und näheren Umgebung zu machen. Schon einzellige Meeresbewohner haben deswegen kleine Kalksteinchen in ihren Organismus aufgenommen. Dies machte sie zwar weniger beweglich, ermöglichte ihnen aber eine Orientierung über unten und – damit automatisch – auch oben.

Der Gleichgewichts-, Lage- und Bewegungssinn (das **vestibuläre System**) ist neben Hören, Sehen, Riechen und Schmecken ein weiteres Sinnessystem, dessen wir uns häufig erst dann bewusst werden, wenn es nicht mehr richtig funktioniert oder wir uns in einer Umgebung befinden, für die wir eigentlich gar nicht geschaffen sind. Beim hohen Wellengang einer Bootsfahrt beispielsweise kann uns schlecht werden.

Es kann ein peripheres von einem zentralen vestibulären System abgegrenzt werden. Das **periphere** vestibuläre System stellt die Rezeptororgane dar, welche Informationen über die Stellung im Raum sowie Beschleunigung detektieren: die beiden Makulaorgane (Sakkulus und Utrikulus) sowie drei senkrecht zueinander stehende Bogengänge (vorderer, hinterer und horizontaler Bogengang; Canales semicirculares). Die Informationen werden dem zentralen vestibulären System über den VIII. Hirnnerven zugeleitet und dort mit anderen Informationen zusammen weiter aufbereitet. Das **zentrale** vestibuläre System verarbeitet hierbei periphere Reize verschiedenster Herkunft: Reize aus dem Gleichgewichtsorgan, visuelle Reize sowie die Propriozeption. Dadurch wird uns unsere Stellung und Lage im Raum bewusst sowie eine Aufrechterhaltung des Gleichgewichts und die Stabilisierung des Blickes ermöglicht. Beginnen wir mit dem Aufbau des peripheren vestibulären Systems, dem Gleichgewichtsorgan.

Vestibularorgan

Das Gleichgewichtsorgan (Vestibularorgan) liegt zusammen mit dem Hörorgan (Cochlea) im Felsenbein. Ähnlich wie die Cochlea besteht es aus einem knöchernen Kanal (knöchernes Labyrinth), in dem eine häutige Struktur, das häutige Labyrinth, eingelassen ist. Im häutigen Labyrinth befinden sich die eigentlichen Sinnesorgane des Gleichgewichts. Der Raum innerhalb des häutigen Labyrinths ist mit Endolymphe gefüllt, zwischen häutigem und knöchernen Labyrinth befindet sich die Perilymphe. Vergleichbar mit den Flüssigkeiten der Cochlea ist die Endolymphe reich an Kalium, die Perilymphe hingegen reich an Natrium.

Das häutige Labyrinth beheimatet zwei **Makulaorgane** (Sakkulus und Utrikulus) sowie drei senkrecht zueinander stehende **Bogengänge** (vorderer, hinterer und horizontaler Bogengang; Canales semicirculares). In den Auftreibungen der Bogengangsschläuche (Bogengangsampullen) befindet sich der Sinnesapparat der Bogengänge und zwar an der Stelle, an der sie in den Utrikulus münden. Der Aufbau des Sinnesapparats für das Gleichgewicht ist in den drei Bogengängen und den beiden Makulaorganen prinzipiell vergleichbar, wobei es doch wichtige Unterschiede gibt. Sie bestehen aus Sinnesepithelzellen (Haarzellen), die an ihrer apikalen Seite mehrere Stereovilli (Synonym: Stereozilien) und ein Kinozilium tragen. Zusätzlich sind sie von formgebenden Stützzellen umgeben (siehe Abb. 13.1). Die apikalen Fortsätze der Sinneszellen, die Stereovilli und das Kinozilium, sind in eine kohlenhydratreiche, gallertige Membran eingelagert, die **Cupula** genannt wird. In den beiden Makulaorganen, dem Sakkulus und dem Utrikulus, sind in diese gallertige Membran zusätzlich Kalziumkarbonatkristalle eingelagert, die man **Otolithen** nennt. Sie vergrößern die spezifische Dichte der Cupula, die hier entsprechend Otolithenmembran genannt wird. Die spezifische Dichte der Cupula ist in etwa gleich groß wie die der umgebenden Endolymphe der Bogengänge, die der Otolithenmembran ist hingegen größer. Ein weiterer Unterschied ist, dass die Cupula an ihrem oberen Ende fest den Bogengängen angehaftet ist und sie damit dicht verschließt. Die Otolithenmembran hingegen mündet frei, die Endolymphe kann sich an ihr vorbei bewegen. Wir werden später noch sehen, warum dieser unterschiedliche Aufbau funktionell sehr wichtig ist.

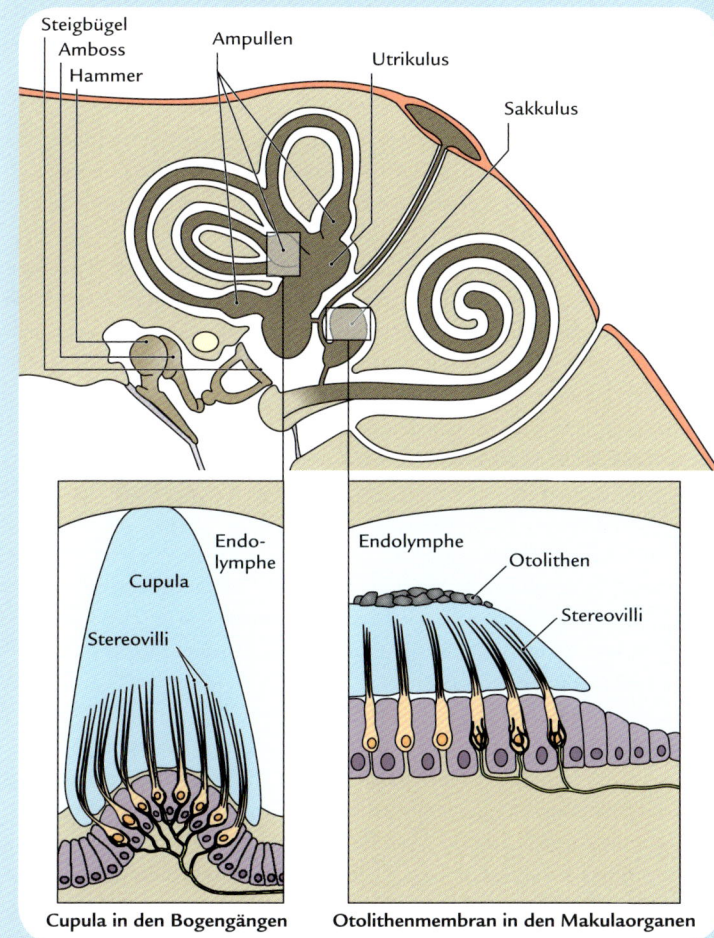

Steigbügel
Amboss
Hammer
Ampullen
Utrikulus
Sakkulus

Endolymphe
Cupula
Stereovilli

Endolymphe
Otolithen
Stereovilli

Cupula in den Bogengängen
Otolithenmembran in den Makulaorganen

13

Abb. 13.1

Aufbau des Innenohrs
(Fokus Gleichgewichtsorgane)

Im Felsenbein liegen das Hörorgan (Cochlea) und das Gleichgewichtsorgan (Vestibularorgan). Zu letzterem zählt man die drei senkrecht zueinander stehenden Bogengänge und die beiden Makulaorgane (Sakkulus und Utrikulus).

Die Sinnesapparate dieser Organe sind prinzipiell gleich aufgebaut: Sie bestehen aus Stütz- und Haarzellen, deren Stereovilli bzw. Kinozilien in eine gallertige Membran, die Cupula ragen. In den Makulaorganen ist die Cupula durch aufgelagerte Kalziumkristalle, die Otolithen, besonders träge. Sie wird deswegen Otolithenmembran genannt.

Kinozilien sind in der Abbildung übersichtshalber nicht eingezeichnet.

Merke

In den Bogengängen ist die Cupula in etwa gleich schwer wie die Endolymphe. In den beiden Makulaorganen (Sakkulus und Utrikulus) ist die Otolithenmembran hingegen durch die eingelagerten Otolithen schwerer.

Die Haarzellen der Bogengänge und der Makulaorgane werden vom vestibulären Anteil des Nervus vestibulocochlearis (N. VIII) sensibel innerviert. Seine Zellkörper liegen als Ganglion vestibulare (Synonym: Ganglion Scarpae) im Felsenbein. Die meisten Axone enden an den Nuclei vestibulares des Hirnstamms, einige ziehen jedoch auch direkt und ohne Umschaltung in das Vestibulocerebellum. Dort enden sie als Moosfasern an den Körnerzellen.

Funktionsprinzip der Makulaorgane

Der adäquate Reiz zur Aktivierung der vestibulären Haarzellen ist ihre **Auslenkung**. Hierbei erzeugt eine Bewegung der Stereovilli zum Kinozilium hin eine Öffnung von mechanischen Transduktionskanälen, eine Bewegung vom Kinozilium weg hingegen eine Schließung. Die Öffnung der Transduktionskanäle bewirkt einen Einstrom von Kalium in die Haarzelle. Basal wird daraufhin der Neurotransmitter Glutamat freigesetzt, was den Nervus vestibularis aktiviert. Wichtig ist zu verinnerlichen, dass die Haarzellen spontanaktiv Glutamat freisetzen. Dieses Signal kann, je nach Auslenkungsrichtung der Stereovilli, verstärkt oder geschwächt werden. Somit ist dieses System der vestibulären Haarzellen optimiert für eine kontinuierliche Auswertung von Lage- und Bewegungsinformationen.

Der hier beschriebene grundsätzliche Mechanismus ist mit jenem in den Sinnesepithelien der Bogengänge und der Makulaorgane vergleichbar. Die Einlagerung der Otolithen in die gallertige Membran von Sakkulus und dem Utrikulus hat jedoch weitreichende Konsequenzen. Der Utrikulus liegt bei aufrechter Körperlage annähernd waagerecht, der Sakkulus um 90° hierzu verschoben und somit annähernd senkrecht (siehe Abb. 13.1). Durch das höhere spezifische Gewicht der Otolithenmembran gegenüber der Endolymphe rutscht diese aufgrund der Erdanziehungskraft ein wenig über das Sinnesepithel hinweg, die Stereovilli der Haarzellen werden ausgelenkt. Diese Bewegung ist nur möglich, weil die Otolithenmembran frei liegt und nicht am Dach der Makulaorgane verankert ist (vergleiche Aufbau der Bogengänge). Wie beschrieben kann ein Auslenken in beide Richtungen detektiert werden. Da bei jeder Stellung des Kopfes immer ein gewisser Teil der Haarzellen mehr oder weniger aktiv ist, kann das Gehirn die jeweilige Stellung des Kopfes im Raum berechnen. Das bedeutet, dass, selbst wenn sich der Körper in Ruhe befindet und somit also eigentlich nichts geschieht, Informationen über diesen Zustand an das Zentralnervensystem geschickt werden können.

Utrikulus und Sakkulus können jedoch auch Beschleunigung messen: Verändert sich bei einer Beschleunigung die Lage im Raum, verschieben sich aufgrund ihrer Trägheit die Kristalle entlang der gallertartigen Membran. Die Bewegung der Otolithen in der gallertartigen Membran löst bei den in diese hineinreichenden Sinneszellen durch Abscherung der Stereovilli eine Veränderung des Aktivitätszustandes der Haarzellen aus. So können die Makulaorgane **Linearbeschleunigungen** messen. Der Utrikulus misst vor allem horizontale Linearbeschleunigung, der Sakkulus vertikale Linearbeschleunigung. Wenn sie beispielsweise in einem Aufzug fahren, ist der Sakkulus aktiv, die Beschleunigung in einem Rennauto wird hingegen vor allem vom Utrikulus detektiert.

Funktionsprinzip der Bogengänge

Was für die Orientierung im Raum noch fehlt, ist die Möglichkeit **Drehbewegungen** zu erfassen. Dies leisten die Bogengänge. Da die Cupula der Bogengänge das gleiche spezifische Gewicht wie die umgebende Endolymphe hat, wird sie durch die Gravitation nicht ausgelenkt, sie schwimmt quasi auf der Endolymphe wie ein Boot. Bei einer Drehbeschleunigung hingegen bleibt die Endolymphe aufgrund ihrer Trägheit kurz stehen, die elastische Cupula wird entgegen der Drehrichtung ausgelenkt, was jetzt von den Haarzellen gemessen werden kann. Das zentrale vestibuläre System benutzt die Information der Bogengänge, um auszurechnen, welche Drehbeschleunigung auf den Kopf einwirkt.

Für das Verständnis der Funktion der Bogengänge ist es wichtig zu verinnerlichen, was bei initialer Drehbeschleunigung und bei langandauernder Drehbeschleunigung geschieht. Am Anfang einer Drehbewegung werden die Stereovilli der Haarzellen kurz ausgelenkt, ebenso am Ende einer kurzen Drehbewegung. Beides kann detektiert und dem Gehirn als Information zugeleitet werden. Anders ist es bei einer unphysiologisch lang andauernden Drehbewegung, wie etwa auf einem Drehstuhl. Hier kehrt die Cupula wieder in ihre Ausgangposition zurück, die Aktivität der Haarzellen kehrt zum „Normalzustand" zurück. Erst beim Beendigen der lang andauernden Drehbewegung wird die Cupula wieder ausgelenkt und die Haarzellen in gegensätzlicher Richtung in ihrer Aktivität beeinflusst. Im Gehirn wird das Bremsen dann als Andrehen (in entgegengesetzter Richtung) fehlinterpretiert. Piloten trainieren deshalb, beim Instrumentenflug (ohne Sicht nach außen) der Anzeige von Navigationsgeräten mehr zu vertrauen als ihrem Vestibularapparat.

Zentrales vestibuläres System

Die Informationen des Vestibularorgans werden im Hirnstamm in vier verschiedenen Kerngebieten verschaltet. All diese Vestibulariskerne tragen Eigennamen: Nucleus vestibularis superior (Synonym: Nucleus Bechterew), Nucleus vestibularis medialis (Synonym: Nucleus Schwalbe), Nucleus vestibularis lateralis (Synonym: Nucleus Deiters) und Nucleus vestibularis inferior (Synonym: Nucleus Roller). Sie sind, wie sich aus ihren Namen ableiten lässt, rautenförmig im Hirnstamm angeordnet. In diesen Kerngebieten enden auch Informationen der Propriozeption, der Augenmuskelkerne und des Kleinhirns (teilweise direkte Projektionen der Purkinjezellen). All diese Informationen benutzt das Gehirn dazu Gleichgewichts-, Lage- und Bewegungsinformationen auszuwerten.

Dabei kann auch einmal etwas schiefgehen. Jeder hatte bestimmt schon einmal am Bahnhof das Gefühl, das Empfinden gehabt, der eigene Zug würde losfahren, dabei setzte sich der Nachbarzug in Bewegung.

In diesem Fall werden visuelle Informationen fehlinterpretiert, schnell merkt das Vestibularsystem jedoch, dass hier etwas nicht passt. Prinzipiell kann aber festgehalten werden, dass das visuelle System das vestibuläre zumindest kurzzeitig dominieren kann.

Funktionelle Verbindungen der Vestibulariskerne

Nachdem wir das grundsätzliche Funktionsprinzip des vestibulären Systems verstanden haben, wollen wir nun einige funktionelle Verbindungen betrachten.

Zum einen projizieren die Vestibulariskerne über den Tractus vestibulospinalis zu den α-Motoneuronen der **Extensoren der Extremitäten**. Bedeutend ist diese Projektion, die vor allem vom Deiters-Kern ihren Ursprung nimmt, zum Beispiel als Schutzreflex beim Hinfallen. Das Vestibularorgan registriert beispielsweise beim Schlittschuhlaufen einen drohenden Fall und leitet diese Information den Nuclei vestibulares zu. Durch Aktivierung der Streckmuskulatur kann reflektorisch der Sturz abgefangen werden.

Fasern zum Hypothalamus sind die Grundlagen der **Kinetosen**, wie etwa der Seekrankheit bzw. Reisekrankheit. Durch ungewohnte Bewegungen kommt es zu widersprüchlichen Signalen, die Augen, Gleichgewichtsorgane und Mechanorezeptoren der Gelenke an die Vestibulariskerne senden. Grund dafür ist, dass man mit seinen Augen nicht immer die Bewegung des Fahrzeugs nachvollziehen kann und so ein Fehlersignal entsteht, welches die vegetativen Symptome auslöst. Bei vielen Menschen lindert sich die Reisekrankheit, wenn sie bei der Autofahrt vorne sitzen und so die Veränderungen der Umwelt mit den Augen besser mitverfolgen können.

Weitere wichtige Bahnen ziehen zu den Motoneuronen der Rumpfmuskulatur sowie der proximalen Extremitäten-Muskeln mit dem Ziel der **Stabilisierung des Gleichgewichtes**. Dies erfolgt größtenteils reflektorisch, man spricht von vestibulospinalen Reflexen. Solche Reflexe brauchen, damit sie regelhaft zur Ausführung gebracht werden können, nebst den Informationen des Vestibularapparates kontinuierlich Rückmeldung von anderen Sinnesmodalitäten wie dem visuellen System und der Propriozeption. Man kann recht einfach an sich selber testen, wie wichtig das Zusammenspiel dieser Sinnesinformationen für den Gleichgewichtssinn ist. Stellen Sie sich auf ein Bein, schließen Sie die Augen und legen Sie den Kopf in den Nacken. Spätestens bei Wegfall der visuellen Information (Augenschluss) und der Propriozeption (Kopf in den Nacken legen, Nackenmuskulatur ist entspannt und kann keine propriozeptive Information mehr senden) wird der Stand auf einem Bein zu einer echten Herausforderung. Letztlich dienen solche Reflexe der Gleichgewichtserhaltung in Stand und Gang. Sie werden auch **posturale Reflexe** genannt, die klinische Beeinträchtigung wird posturale Instabilität bezeichnet (lat. postura = „Haltung"). Interessant ist hierbei, dass es sich um eine **antizipatorische Regulation** handelt. Das bedeutet, dass Muskelgruppen zur Gleichgewichtserhaltung zeitlich vor den eigentlichen ausführenden Muskeln aktiviert werden. Wenn also beim

Dart der Pfeil (willkürlich) geworfen werden soll, wird die Stützmotorik aktiv, noch bevor die Armmuskulatur für den Wurf innerviert wird. Das Gehirn rechnet quasi im Vorfeld aus, welche Bewegung der Stützmotorik nötig ist um eine gezielte Aktion zu ermöglichen.

Zuletzt wollen wir noch ein wenig genauer das Zusammenspiel von Augenbulbus und Vestibularorgan betrachten. Zum einen muss sichergestellt werden, dass trotz Bewegung des Kopfes ein Objekt visuell fixiert werden kann. Dieser als **vestibulookuläre Reflex** (VOR) bezeichnete Schaltkreis ermöglicht eine stabile visuelle Wahrnehmung auch bei plötzlicher Kopfbewegung. Grundlage des Reflexes ist, dass bei einer Kopfdrehung die Augen mit gleicher Geschwindigkeit in die entgegengesetzte Richtung bewegt werden, so dass ein Objekt weiterhin fixiert wird. Die beteiligten Strukturen sind in Abb. 13.2 dargestellt. Eine Drehung des Kopfes bewirkt eine Aktivierung der Sinneszellen in den Bogengängen, diese aktivieren die Nuclei vestibulares. In einem direkten Weg wird das gleichseitige Kerngebiet des Nervus abducens (N. VI) inhibiert, das gegenseitige aktiviert. Drehen wir den Kopf beispielsweise nach links, kann durch diese direkte Verschaltung das rechte Auge nach rechts abduziert werden. Für einen stabilen Blick muss jetzt aber noch das linke Auge nach rechts gerollt werden. Das geschieht durch Interneurone, die vom Nucleus nervi abducens zum gegenseitigen Kern des Nervus oculomotorius (N. III) ziehen. Diese Interneurone aktivieren Nervenzellen des Musculus rectus medialis, beide Augen drehen sich nun entgegen der Kopfdrehbewegung. Die Axone der Interneurone verlaufen im Fasciculus longitudinalis medialis. Dieser ermöglicht es demnach, die Abduktion eines Auges während horizontaler Blickbewegungen mit der Adduktion des anderen Auges zu koordinieren.

13

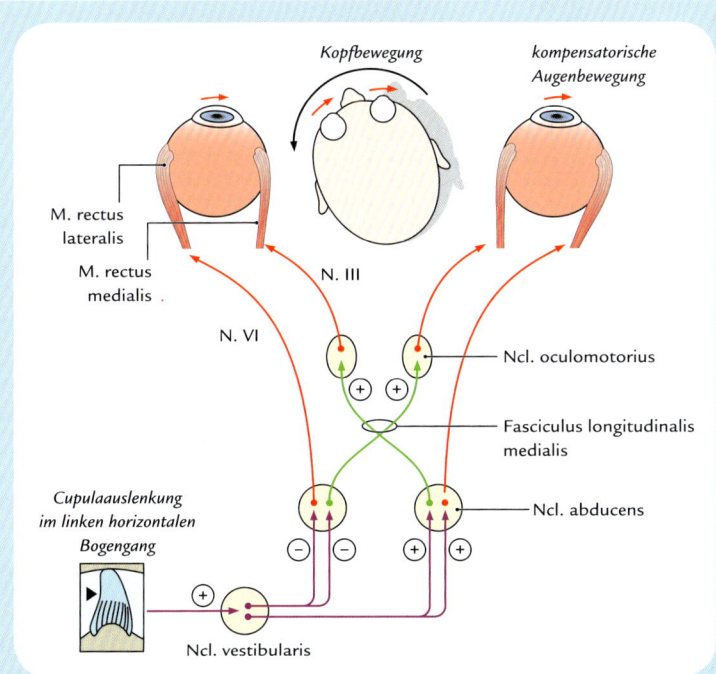

Abb. 13.2

Verschaltung der Augenmuskelkerne

Der vestibulookuläre Reflex stellt sicher, dass wir dazu in der Lage sind, ein Objekt auch bei schneller Drehung des Kopfes zu fixieren. Hierzu wird Information aus beiden Ncll. vestibulares mit den Kernen der für die Augenmotorik zuständigen Hirnnerven (Ncl. n. oculomotorii, Ncl. n. trochlearis, Ncl. n. abducentis) verschaltet.

13

 Klinik

Liegt ein isolierter pathologischer Prozess im Bereich des Fasciculus longitudinalis medialis vor, sollte man vor allem bei jüngeren Patientinnen an eine Multiple Sklerose denken. Das resultierende klinische Symptom wird **internukleäre Ophthalmoplegie** genannt. Eine Läsion im Fasciculus longitudinalis medialis blockiert unter anderem Signale vom horizontalen Blickbewegungszentrum zum III. Hirnnerv – das Auge der betroffenen Seite kann nicht über die Mittellinie adduzieren (oder adduziert nur schwach). Das betroffene Auge adduziert jedoch normal bei Konvergenz, weil die Konvergenz keine Signale vom horizontalen Blickbewegungszentrum benötigt. Diese Befunde unterscheiden eine internukleäre Ophthalmoplegie von einer Lähmung des III. Hirnnervs. Dort ist die Adduktion bei der Konvergenz gestört.

Der vestibulookuläre Reflex kann willkürlich unterdrückt werden. Drehen sie den Kopf, aber fixieren Sie dabei visuell Ihren Daumen, der sich mit Ihnen dreht. Diese Unterdrückung ist möglich, da vom Vestibulocerebellum inhibitorische Axone der Purkinjezellen an den Kleinhirnkernen vorbei direkt auf die Vestibulariskerne projizieren. Auf diese Weise kann die reflektorische Verschaltung umgangen werden. Falls dieser Reflex nicht mehr willkürlich unterdrückt werden kann, muss ein pathologischer Prozess z. B. im Kleinhirn oder im Hirnstamm in Betracht gezogen werden (weitere Ausführungen zum VOR in Kapitel 7 und 8).

Bevor beim vestibulookulären Reflex das Maximum der Augenbewegung erreicht wird, springen die Augen in Drehrichtung des Kopfes um ein neues Ziel zu fixieren. Eine ganz ähnliche Bewegung der Augen findet statt, wenn man in einem fahrenden Zug die vorbeiziehende Landschaft betrachtet. Schauen wir uns das genauer an:

Sie sitzen in einem Zug und betrachten die Landschaft, durch die Sie hindurchfahren. Nachdem ein fixiertes Objekt, wie etwa ein Haus, außer Reichweite der Augenbewegung ist, springt das Auge zurück und fixiert ein neues Objekt. Eine solche regelhafte Abfolge von schnellen und langsamen Augenbewegungen nennt man **Nystagmus**. Die schnelle Komponente der Augenbewegung ist hierbei namensgebend. Bei einem Nystagmus nach rechts folgt man also einem Objekt, das sich nach links bewegt. Der am Beispiel des Zugfahrens beschriebene Nystagmus ist physiologisch, er wird optokinetischer Nystagmus genannt. Ein Nystagmus kann jedoch auch krankhaften Ursprungs sein. Hier tritt die Augenzuckung beispielsweise in Ruhe auf. Zu ihrer Auslösung können allerdings vorher unter Umständen Provokationsbewegungen notwendig sein.

Sehen

Das visuelle System besteht aus dem optischen Apparat, einem impulsleitendem Apparat, sowie verarbeitenden kortikalen Zentren.

Der optische Apparat befindet sich im Augapfel, dem **Bulbus oculi**, der wiederum in der Orbita lokalisiert ist. Wesentliche Elemente des optischen Apparates sind die **Linse**, welche die Lichtstrahlen bündelt, die **Pupille**, die über ihre Weite darüber entscheidet, wieviel Licht in den optischen Apparat einfällt und die Netzhaut (**Retina**), die Lichtstrahlen in Aktionspotenziale umsetzt.

Eine erste Verarbeitung der Lichtimpulse beginnt bereits innerhalb der Netzhaut. Diese Impulse setzen sich als **Nervus opticus** (N. II) in Richtung Gehirn fort. Auf ihrem Weg zur primären Sehrinde ordnen sich die Fasern des visuellen Systems in charakteristischer Weise um, andere zweigen ab. Im Bereich des **Chiasma opticums** kreuzen beispielsweise Fasern mit visuellen Informationen der medialen (nasalen) Hälfte der Retina. Die aus der lateralen (temporalen) Retinahälfte stammenden Fasern kreuzen nicht. Ab dieser Kreuzungsstelle setzt sich die zentrale Sehbahn als **Tractus opticus** zum **Corpus geniculatum laterale** des Thalamus fort; dieser enthält nunmehr visuelle Informationen aus beiden Augäpfeln. Noch vor Erreichen der Umschaltstelle im Corpus geniculatum laterale zweigen visuelle Fasern in Richtung Area praetectalis, Hypothalamus und oberen Hügeln ab. Diese Fasern sind wichtig für die Verschaltung von Lichtreflexen. Vom Thalamus steigen die optischen Fasern als Sehstrahlung (**Radiatio optica**) durch die **Capsula interna** zur **primären Sehrinde** auf. In diesem Bereich des Okzipitallappens werden die Sehimpulse dann verarbeitet und höheren Zentren zur Interpretation weitergeleitet. Über den Gyrus angularis besteht beispielsweise eine direkte Verbindung zum sensorischen Sprachzentrum um visuelle Impulse mit Sprache/Wörtern verknüpfen zu können.

In diesem Kapitel wollen wir sowohl das Auge als auch die zentrale Sehbahn im Detail kennen lernen und verstehen, wie sie funktioniert.

Allgemeiner Aufbau des Auges

Der Augapfel (**Bulbus oculi**) besitzt von außen nach innen einen dreischichtigen Aufbau: Tunica fibrosa, Tunica vasculosa (Synonym: **Uvea**) und Tunica interna bulbi (siehe Abb. 13.3). Am vorderen Pol des Augapfels liegt außen die **Kornea** (Hornhaut). Sie ist lichtdurchlässig und zu ihrem Schutz auf ihrer Außenseite mit dem Tränenfilm bedeckt (dieser besteht aus drei Schichten: innen Muzine, außen Lipide, dazwischen eine wässrige Phase). Nach hinten geht die Kornea in die **Sklera** über. Diese ist mit einer schützenden Schleimhaut, der **Konjunktiva**, bedeckt. Beide zusammen, Kornea und Sklera, bilden die Tunica fibrosa bulbi. Iris, Corpus ciliare und Choroidea bilden gemeinsam die Uvea (mittlere Augenhaut). Die Iris bildet, von vorne betrachtet, eine ringförmige Struktur, die **Pupille**. Über zwei Bündel glatter Muskulatur kann ihre Weite reguliert werden. Hierbei verengt der Musculus sphincter pupillae die Pupille (Miosis, parasympathisch vermittelt), der Musculus dilatator pupillae vergrößert ihre Weite (Mydriasis, sympathisch vermittelt). Der **Corpus ciliare** als zweiter Bestandteil der Uvea reguliert zum einen die Brechkraft der Linse, zum anderen sezerniert sein Epithel das Kammerwasser, welches unter anderem den Innendruck des Auges und auf diese Weise seine Form bestimmt.

Abb. 13.3

Aufbau des Auges

Sagittaler Schnitt etwas medial von der Mitte der Augenregion.

1 Retina
2 Choroidea
3 Sklera
4 N. opticus (N. III)
5 Blinder Fleck
6 Corpus vitreum
7 Corpus ciliare
8 Fornix conjunctivae inferior
9 Fibrae zonulares
10 Iris
11 Kornea
12 Camera anterior bulbi
13 Linse
14 Camera posterior bulbi
15 Tarsus inferior
16 Ora serrata

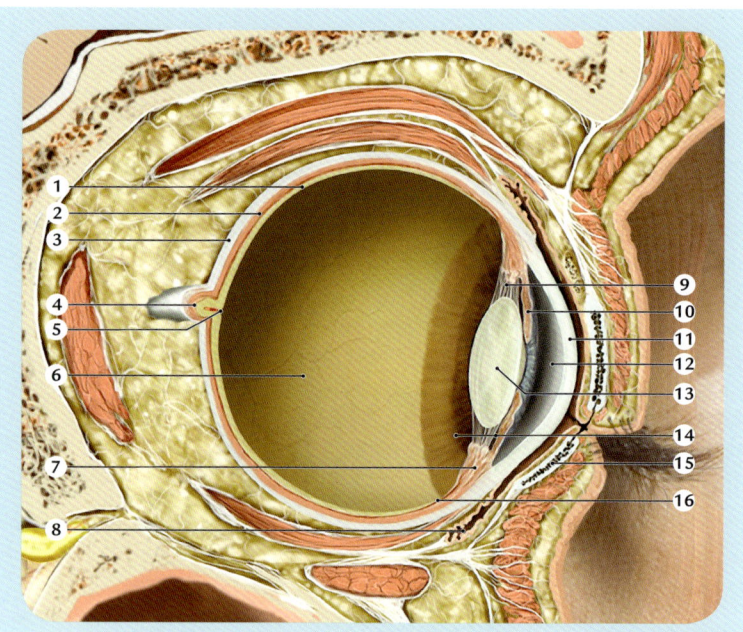

Wie aber kann der Corpus ciliare die Brechkraft der Linse beeinflussen? Die Regulation der Brechkraft der Linse ist wichtig für das Fern- und Nahsehen. Die Linse hat das Bestreben sich abzurunden (Eigenelastizität). Dadurch erhöht sie ihre Brechkraft, weil sich ihr Brennpunkt nach vorne verschiebt. In dieser Linsenstellung können nahe Objekte scharf auf der Retina abgebildet werden (Nahsehen; siehe Abb. 13.4). Bei abgeflachter Linse liegt der Brennpunkt weiter hinten. Diese Stellung ist wichtig für das scharfe Sehen von weit entfernten Objekten (Fernsehen). Normalerweise verhindern die **Zonulafasern**, dass die Linse ihrer Eigenelastizität folgt und hält sie somit abgeflacht. Sie entspringen vom Corpus ciliare und inserieren am Linsenpool. Ist der Corpus ciliare nun komplett entspannt, stehen die Zonulafasern maximal unter Zugspannung und sorgen dafür, dass die Linse sich nicht abrunden kann (Fernsehen). Kontrahiert sich jedoch der Musculus ciliaris, der im Corpus ciliare liegt, wölbt sich selbiger der Linse entgegen, die Zonulafasern entspannen sich, die Linse rundet sich ab (Nahsehen). Dieser Prozess der Abrundung bzw. Abflachung der Linse wird auch **Akkommodation** (lat. accommodare – „anpassen, adaptieren") genannt. Bei diesem automatisch ablaufenden Prozess scheint der visuelle Kortex mit beteiligt zu sein (siehe weiter unten).

> (!) **Merke**
> Bei einer, beispielsweise operativen, Entfernung der Linse werden Gegenstände in jeglicher Entfernung vom Auge nicht mehr scharf auf der Retina abgebildet.

Die letzte Schicht der Uvea (Tunica vasculosa bulbi) bildet nach hinten hin die Choroidea. Die **Choroidea** oder Aderhaut ist eine pigmentierte,

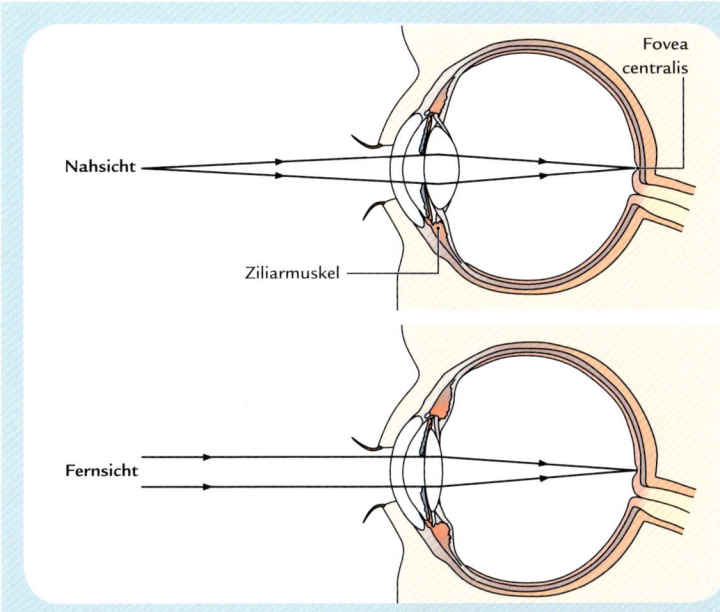

Abb. 13.4

Mechanismus der Akkommodation

Aufgrund ihrer Eigenelastizität hat die Linse in Ruhe das Bestreben, sich kugelig auszuformen. In diesem Zustand können nahe Objekte scharf auf der Netzhaut abgebildet werden. Damit die Linse ihren Naturzustand einnehmen kann, kontrahiert der M. ciliaris, die ihm entspringenden Zonulafasern entspannen sich und lassen die Linse frei. Um in der Ferne scharf zu sehen, müssen die Zonulafasern straff gespannt sein und die Linse sozusagen flach ziehen. Dieser Zustand tritt ein, wenn der M. ciliaris und damit auch der Ziliarkörper sich entspannen.

gefäßreiche (vaskularisierte) Schicht und befindet sich in der hinteren Hälfte des Bulbus oculi zwischen Sklera und Retina. Das Pigment der Choroidea wird von in ihr befindlichen Melanozyten gebildet. Von ihnen kann das maligne Melanom des Auges ausgehen. An der Ora serrata (siehe weiter unten) geht die Choroidea in den Corpus ciliare über.

Strukturen des Bulbus

Die Linse und den Ziliarkörper haben wir bereits als innere Strukturen des Auges kennengelernt. Die Pupille als ringförmige Öffnung der Iris dient, ähnlich wie die Blende einer Kamera, der Regulation des Lichteinfalls. Im Dunkeln ist sie maximal erweitert, so dass möglichst viel Licht auf die Retina fallen kann. Umgekehrt ist es, wenn wir uns in heller Umgebung befinden.

Die Linse stellt nur einen Teil des „Linsensystems" des Auges dar. Die maximale Brechkraft der Linse beträgt ca. 33 dpt[*]. Weit mehr Brechkraft besitzt die Kornea (ca. 45 dpt). Der entscheidende Unterschied ist jedoch, dass die Brechkraft der Kornea nicht flexibel angepasst werden kann. Die Akkommodation ist somit ausschließlich eine Aufgabe der Linse. Im Alter nimmt die Eigenelastizität der Linse deutlich ab, die Nahakkommodation ist dann nicht mehr vollständig möglich (Presbyopie, Synonyme: Alterssichtigkeit bzw. Altersweitsichtigkeit). Man benötigt eine Lesebrille. Die Presbyopie ist dabei jedoch keine Krankheit, sondern ein normaler, altersbedingter Funktionsverlust.

Zwischen Linse, Ziliarkörper und Iris befindet sich ein Raum, der **hintere Augenkammer** genannt wird. Dort produziert das Epithel des

---

[*] dpt ist das Einheitszeichen für die Dioptrie, der Maßeinheit für die Brechkraft optischer Systeme. Sie leitet sich von griech. διά – „durch, hindurch" und griech. ὀπτικός – „das Sehen betreffend" ab. Eine Diotprie stellt den Kehrwert eines Meters dar: 1 dpt = 1 m^{-1}.

13

Corpus ciliare das Kammerwasser. Von der hinteren Augenkammer fließt das Kammerwasser durch den Spalt zwischen Iris und Linse in die **vordere Augenkammer**, die durch die Iris (nach hinten hin) und die Kornea (nach vorne hin) begrenzt wird. Von dort fließt das Kammerwasser im Bereich des Iridokornealwinkels über Erweiterungen der Sklera (sogenannte Fontana-Räume) in den **Schlemm-Kanal**, ein ringförmig verlaufendes Sammelrohr im Auge. Über zahlreiche kleine Abflusskanälchen in Form eines Trabekelwerkes bestehen dann Verbindungen vom Schlemm-Kanal zu episkleral verlaufenden Venen. Der Augeninnendruck ist von der Beziehung zwischen Kammerwasserproduktion und dessen Abfluss abhängig. Letzterer definiert sich im Wesentlichen durch den Widerstand des Trabekelwerkes. Ist der Abfluss gestört, kann es zu einer Erhöhung des Augeninnendrucks kommen, wir sprechen von einem Grünen Star (Synonym: Glaukom).

 Klinik

Beim **akuten Glaukomanfall** kommt es schlagartig zu einer deutlichen Erhöhung des Augeninnendruckes. Im Gegensatz zu den sonstigen Formen des Glaukoms ist das Geschehen hier nicht langwierig, sondern tritt plötzlich ein. Es handelt sich um einen augenärztlichen Notfall, da die Gefahr besteht, dass die Retina irreversibel geschädigt wird. Ursächlich ist oft eine plötzliche Verlegung des Abflusses im Bereich des Iridokornealwinkels. Ein gerötetes Auge, Augenschmerzen und ein harter Bulbus können klinisch wegweisend sein. Im Rahmen der Diagnosestellung sollte ein „Weittropfen" der Pupillen auf jeden Fall vermieden werden, weil dadurch der Winkel zwischen Iris und Kornea noch weiter verengt werden würde und sich die Situation somit verschlechtert. Es handelt sich hierbei um einen ärztlichen Kunstfehler.

 Forschung

Das Glaukom bezeichnet eine Reihe von Augenerkrankungen unterschiedlicher Ursache, die einen Verlust von retinalen Ganglienzellen zur Folge haben. Bei fortgeschrittenem Krankheitsverlauf macht sich dies an der Austrittsstelle des Sehnervs als Abblassung und Atrophie des Sehnervenkopfes (Papille) bemerkbar. In Folge dessen entstehen charakteristische Gesichtsfeldausfälle (Skotome), die im Extremfall zu einer Erblindung des betroffenen Auges führen können. Ein erhöhter Augeninnendruck stellt hier einen Risikofaktor dar, allerdings keine absolut notwendige Voraussetzung.[1] Das Glaukom kann auch bei einem vollkommen normalen Augeninnendruck auftreten, wir sprechen von einem Normaldruckglaukom. Nach anatomischen Kriterien lassen sich Offenwinkel- und Engwinkel-Glaukome unterscheiden, je nachdem, ob der Abfluss durch das Trabekelwerk gestört oder normal ist. Das Glaukom ist weltweit eine der häufigsten Erblindungsursachen. Im Fokus der aktuellen **Glaukomforschung** steht die Frage, durch welche Mechanismen die retinalen Ganglienzellen untergehen und wie dieser Untergang therapeutisch verhindert oder zumindest abgeschwächt werden könnte. Ein Verlust von Wachstumsfaktoren, erhöhte Konzentrationen des exzitatorischen Neurotransmitters Glutamat und oxidativer Stress werden mit dem Verlust der Ganglienzellen in Verbindung gebracht.[2, 3]

Der Glaskörper (**Corpus vitreum**) ist ein zellarmes Gebilde, welches den restlichen Augapfel dorsal der hinteren Augenkammer ausfüllt. Er besteht zu ca. 97 % aus Wasser sowie aus ca. 2 % Hyaluronsäure und einem Netz von Kollagenfasern (< 1 %). Bei den sogenannten Mouches volantes sorgen Trübungen des Glaskörpers dafür, dass Punkte wie umherfliegende Mücken wahrgenommen werden. Das „Mückensehen" ist bis zu einem gewissen Grad völlig harmlos, es tritt selbst im jungen gesunden Auge auf.

Histologischer Aufbau der Retina

In der lichtempfindlichen Schicht des Auges, der Netzhaut, die entwicklungsgeschichtlich ein Teil des Diencephalons ist, liegen hintereinander geschaltet die ersten drei Neurone der Sehbahn: äußere (**Stäbchenzellen** und **Zapfenzellen**), mittlere (**Bipolarzellen**) und innere (**Ganglienzellen**). Horizontalzellen und Amakrinzellen modulieren das visuelle Signal. Die lichtempfindlichen äußeren Stäbchenzellen (Lichtzellen) und Zapfenzellen (Farbzellen) sowie die dahinter geschalteten Neurone zur Verarbeitung und Weiterleitung der visuellen Information (bipolare Zellen, Amakrinzellen, Horizontalzellen und Ganglienzellen) finden wir nur in der Pars optica, nicht jedoch in den vorderen Abschnitten der Retina, der Pars caeca. Die Übergangsstelle zwischen lichtempfindlicher Pars optica und Licht unempfindlicher Pars caeca liegt in etwa auf Höhe der Ansatzstelle der äußeren Augenmuskeln und wird Ora serrata genannt (siehe Abb. 13.3).

Histologisch können in der Retina zehn Schichten unterschieden werden:

1. Retinales Pigmentepithel (**Stratum pigmentosum retinae**):
   stellt eine Verbindung zur Choroidea her (dazwischen liegt die Bruch-Membran); Makrophagen in dieser Schicht bauen Membranbestandteile der Photorezeptorzellen ab.
2. Photorezeptorenschicht (**Stratum neuroepitheliale retinae**):
   besteht aus Fortsätzen der Photorezeptorzellen (Stäbchen- und Zapfenzellen). Hier wird das Licht detektiert und in ein neuronales Signal übersetzt. Ihr Transmitter ist Glutamat.
3. Äußere Grenzmembran (**Membrana limitans externa**):
   besteht aus Fortsätzen retinaler Gliazellen (Müller-Zellen).
4. Äußere Körnerschicht (**Stratum nucleare externum**):
   Hier sitzen die Zellkörper der Stäbchen- und Zapfenzellen.
5. Äußere plexiforme Schicht (**Stratum plexiforme externum**):
   In dieser Schicht gehen die Stäbchen- und Zapfenzellen synaptische Kontakte mit den zweiten Neuronen der Sehbahn, den Bipolarzellen ein. Ihr Transmitter ist Glutamat.

13

6. Innere Körnerschicht (**Stratum nucleare internum**):
   Hier sitzen die Zellkörper der retinalen Interneurone, also der Bipolarzellen, der Amakrinzellen und der Horizontalzellen. Auch die Zellkörper der Müller-Zellen sind hier zu finden.
7. Innere plexiforme Schicht (**Stratum plexiforme internum**):
   Hier gehen die Bipolarzellen und die Ganglienzellen synaptische Kontakte ein.
8. Ganglienzellschicht (**Stratum ganglionare**):
   Hier sitzen die Zellkörper der dritten Neurone der Sehbahn, der Ganglienzellen.
9. Nervenfaserschicht (**Stratum neurofibrarum**):
   Die Axone der Ganglienzellen sind hier noch nicht myelinisiert und ziehen in Richtung des blinden Flecks (Synonyme: Discus nervi optici, Papilla nervi optici). In dieser Schicht befinden sich auch die großen Gefäße der Netzhaut. Die Kapillaren dieser Gefäße ziehen nur bis zur inneren Körnerschicht. Die Photorezeptorzellen werden ausschließlich per Diffusion ernährt.
10. Innere Grenzmembran (**Membrana limitans interna**):
    besteht aus Fortsätzen retinaler Gliazellen (Müller-Zellen).

> **(!) Merke**
>
> Interessanterweise sind die Lichtsinneszellen nicht dem Licht zugewandt. Das Licht muss vielmehr erst alle anderen Zellschichten durchdringen, bevor es auf die Stäbchen- und Zapfenzellen einwirken kann. Dies ist bei allen Linsenaugen der Wirbeltiere der Fall, man nennt es deswegen auch **inverses Auge**.

Schaltplan der Retina

Lichtsinneszellen wandeln elektromagnetische Wellen – den eigentlichen Sehreiz – zuerst in ein elektrisches und dann weiter in ein chemisches Signal (Neurotransmitter) um. So lange es dunkel ist, setzen die Lichtsinneszellen kontinuierlich den Neurotransmitter Glutamat frei. Fällt jedoch ein Lichtstrahl auf die Photorezeptoren, verringern sie ihre Glutamat-Ausschüttung. Das Licht schaltet sozusagen den Photorezeptor aus (siehe Lehrbücher der Physiologie). Die Verinnerlichung dieses Mechanismus ist entscheidend für das Verständnis der Funktionsweise der Retina. Der schnellste Weg der Reizweiterleitung verläuft über die Bipolarzellen zu den Ganglienzellen. **Bipolarzellen** übermitteln die Signale via Glutamat direkt an die **Ganglienzellen**. Die Axone aller Ganglienzellen bündeln sich an der **Papilla nervi optici** zu einem gemeinsamen Strang, dem **Nervus opticus** (N. II), der nach seinem Austritt aus dem Augapfel weiter hirnwärts zieht. Somit bilden die Stäbchenzellen und Zapfenzellen das erste Neuron der Sehbahn, die Bipolarzellen das zweite Neuron, die Ganglienzellen das dritte Neuron.

Ganz so einfach wie hier beschrieben funktioniert die Retina jedoch nicht. Bei ihr handelt es sich nämlich nicht um einen simplen lichtdetektierenden und impulsleitenden Apparat. Die Retina muss vielmehr als

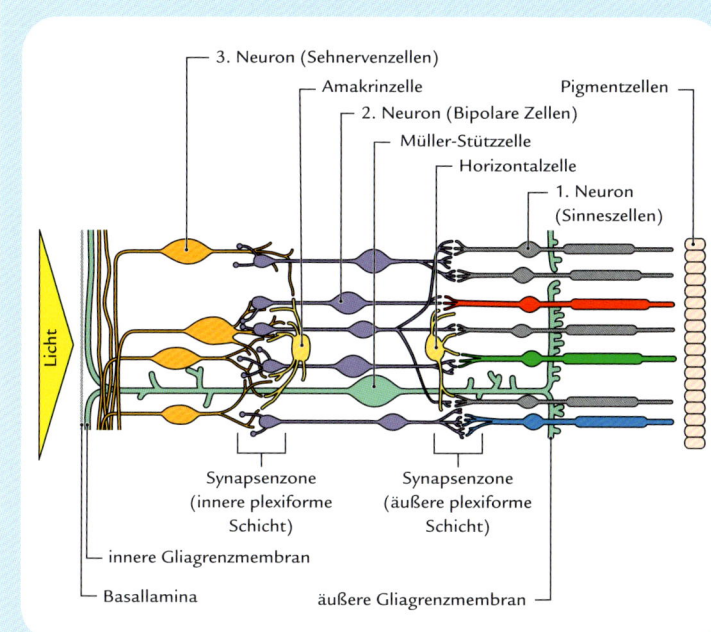

3. Neuron (Sehnervenzellen)
Amakrinzelle
2. Neuron (Bipolare Zellen)
Müller-Stützzelle
Horizontalzelle
Pigmentzellen
1. Neuron (Sinneszellen)

Licht

Synapsenzone (innere plexiforme Schicht)
Synapsenzone (äußere plexiforme Schicht)
innere Gliagrenzmembran
Basallamina
äußere Gliagrenzmembran

Abb. 13.5

Schaltplan der Retina

Die Sinneszellen detektieren das einfallende Licht in seinen unterschiedlichen Wellenlängen.

Im Stratum plexiforme externum findet die Verschaltung auf die Bipolarzellen statt, deren Somata im darunterliegenden Stratum nucleare internum (innere Körnerschicht) liegen.

Im Stratum plexiforme internum findet die nächste Verschaltung auf die Ganglienzellen statt. Ihre Somata liegen im Stratum ganglionare.

Neben den ersten drei Neuronen modulieren sogenannte Amakrinzellen und Horizontalzellen die visuellen Signale.

13

ein kleiner Computer aufgefasst werden, der die Lichtimpulse, nachdem sie in ein Aktionspotenzial übersetzt worden sind, hoch präzise reguliert. Bei dieser Verarbeitung sind eigentlich zwei „Festplatten" bzw. „Rechnereinheiten" hintereinandergeschaltet. Die erste befindet sich histologisch in der Ebene des Stratum plexiforme externum. Dort werden die Signale nicht einfach auf Bipolarzellen weitergeleitet, sondern von den inhibitorischen Horizontalzellen moduliert.

Die von den Photorezeptorzellen stammenden und von den Horizontalzellen modulierten optischen Impulse werden in tiefere Schichten der Retina zur weiteren Integration und Verarbeitung weitergeleitet. Dort befindet sich also die zweite Rechnereinheit. Bei den Verarbeitungen spielen die nachgeschalteten Zellen, die Bipolarzellen, die Ganglienzellen und die Amakrinzellen, eine wichtige Rolle. Hier wird die Verschaltung relativ komplex und muss nicht im Detail auswendig gelernt werden. Eine Stufe der Verarbeitung des Signals wird dadurch realisiert, dass die Bipolarzellen keine homogene Zellgruppe darstellen. Zwölf verschiedene Arten von Bipolarzellen sind bis heute bekannt. Elf verschiedene interagieren hierbei mit den Zapfenzellen und werden **Zapfenbipolare** genannt. Nur ein Typ von Bipolarzellen empfängt Signale von den Stäbchenzellen, die **Stäbchenbipolare**. Eine wichtige Unterteilung erfolgt in ON- und OFF-Bipolarzellen (siehe unten). Auch Amakrinzellen sind heterogen, mehr als 30 verschiedene Subtypen können voneinander differenziert werden. Auf Ebene der Ganglienzellen, die ebenfalls heterogen in ihrer Zusammensetzung sind, werden große und kleine, magno- und parvozelluläre unterschieden.

Rezeptive Felder der Retina
Der Bereich der Netzhaut, der Einfluss auf den Erregungszustand einer bestimmten Ganglienzelle nehmen kann, wird als **rezeptives Feld**

bezeichnet. Die Größe der einzelnen rezeptiven Felder ist recht unterschiedlich. Sie hängt sowohl von dem Typ der Ganglienzelle als auch von ihrer Positionierung in der Netzhaut ab. Je genauer bzw. je schärfer gesehen werden muss, desto kleiner ist das entsprechende rezeptive Feld auf der Retina.

Bei großen rezeptiven Feldern konvergiert das Signal mehrerer Photorezeptorzellen letzten Endes auf nur eine Ganglienzelle. Innerhalb der **Macula lutea**, dem gelben Fleck, sind die rezeptiven Felder typischerweise ausgesprochen klein und umfassen nur wenige Photorezeptorzellen. Für die **Fovea centralis** als den Bereich des schärfsten Sehens findet sich schließlich eine Konvergenz von 1:1. Außerhalb der Makula umfassen die rezeptiven Felder deutlich mehr Sinneszellen und nehmen zur Netzhautperipherie hin an Größe zu. Dort besteht entsprechend eine ausgeprägte Konvergenz der Signale.

Zellen der Retina

Betrachten wir nun die einzelnen Zelltypen der Retina etwas genauer. Unter den Lichtsinneszellen, den **Photorezeptoren**, müssen strikt zwei Gruppen unterschieden werden: Zapfen- und Stäbchenzellen. **Zapfenzellen**, die auch Farbzellen genannt werden, sind darauf spezialisiert, unterschiedliche Lichtimpulse wie etwa die Farben Rot, Grün oder Blau wahrzunehmen. Entsprechend können prinzipiell drei Arten von Zapfenzellen unterschieden werden: solche die rotes, solche die grünes und solche die blaues Licht detektieren. Das Verhältnis von Rot, Blau und Grün ergibt alle Farben, die wir kennen und wahrnehmen können. Zapfenzellen sind außerdem für das Scharfsehen zuständig. Sind sie in ihrer Funktion beeinträchtigt, kann der Betroffene Farben nicht mehr richtig erkennen, die Sehschärfe ist herabgesetzt. **Stäbchenzellen**, die auch Lichtzellen genannt werden, sind darauf spezialisiert auch geringe Lichtstärken wahrzunehmen und in ein neuronales Signal zu übersetzen. Das macht sie unersetzlich beim Sehen in der Dämmerung. Sie sind vor allem in peripheren Anteilen der Retina zu finden. Sind Stäbchenzellen in ihrer Funktion beeinträchtigt, kann im Dunkeln nicht mehr so gut gesehen werden, außerdem ist das periphere Gesichtsfeld eingeschränkt. Zapfenzellen projizieren auf viele verschiedene Zapfenbipolare, Stäbchenzellen nur auf einen Typ Stäbchenbipolare. Das Verschaltungsprinzip ist also bei den Zapfenzellen um etliches komplizierter als bei den relativ simplen Stäbchenzellen.

> **Merke**
> Zapfenzellen = Farbsehen und scharfes Sehen
> Stäbchenzellen = Dunkelsehen

Horizontalzellen beeinflussen über laterale, inhibitorische Verbindungen umliegende Lichtsinneszellen im Sinne eines negativen Feedback-Mechanismus. Dieser ist u. a. dafür wichtig, im Dunkeln helle und dunkle Strukturen nebeneinander wahrnehmen zu können. Nehmen wir an, Sie befinden sich in einem dunklen Raum mit einem Tisch. Auf dem

Tisch stehen eine helle Lampe und neben der Lampe eine Flasche. Wenn sie nun mit einer „normalen" Kamera versuchen, von dieser Szene ein Bild zu machen, werden Sie es nicht schaffen, die Flasche neben der hellen Lampe abzubilden. Hier überstrahlt die Lampe quasi die Flasche. Die Horizontalzellen sorgen dafür, dass durch die Ausschüttung von u. a. GABA solche Photorezeptoren, die wenig Licht ausgesetzt sind (also viel Glutamat ausschütten), inhibiert werden (also weniger Glutamat ausschütten). Über diesen Mechanismus gleicht sich das Niveau der Photorezeptoren an, beide Signale können nun in einem neuronalen Schaltkreis verarbeitet werden und die Flasche wird neben der hellen Lampe sichtbar. Eine wichtige Aufgabe der Horizontalzelle ist es also, auf Ebene der ersten „Rechnereinet" das Signal der Photorezeptorzellen so zu modifizieren, dass es von den tiefer gelegenen Schichten möglichst effizient genutzt werden kann.

Bipolarzellen erhalten ihren Input entweder von den Zapfenzellen oder den Stäbchenzellen, nie aber von beiden. Ihre Variabilität ist im Zapfen-System (Farbsehen) außerordentlich facettenreich (elf verschiedene Subgruppen können unterschieden werden), nur ein Subtyp ist hingegen im Stäbchen-System (Lichtsehen) bekannt. Ihre Aufgabe ist es, die Informationen der lichtempfindlichen Photorezeptorzellen zu sammeln, zu gewichten und an die Ganglienzellen der Netzhaut weiterzuleiten. Die Fortsätze von Bipolarzellen bilden Synapsen zum einen in die äußere, zum anderen in die innere plexiforme Schicht der Retina. Ihre Zellkörper liegen dazwischen in der inneren Körnerschicht. Ähnlich wie die Photorezeptorzellen weisen sie eine Besonderheit der Erregungsleitung auf: Im Unterschied zu den meisten anderen Neuronen kodieren sie Informationen durch **graduierte Potenzialänderungen**, die dann zu Veränderungen in der Menge ausgeschütteter Botenstoffe (Neurotransmitter) führen. Sie agieren also nicht nach dem Alles-oder-Nichts-Prinzip.

Unter den zwölf verschiedenen Typen von Bipolarzellen sollen zwei besonders hervorgehoben werden, die **ON-** und **OFF-Bipolarzellen**. Die Bezeichnung ON-Zellen und OFF-Zellen bezieht sich auf die Unterscheidung ihres Verhalten bei Lichteinfall auf die vorgeschalteten Rezeptorzellen. OFF-Bipolarzellen sind aktiv bei LICHT-AUS, ON-Bipolarzellen sind aktiv bei LICHT-AN. Führen wir uns noch einmal vor Augen, dass Stäbchen- und Zapfenzellen auf Licht mit einer Verminderung der Glutamatausschüttung reagieren. Bei wenig Licht bewirkt das ausgeschüttete Glutamat, dass die ON-Bipolarzellen inhibiert (hyperpolarisiert), die OFF-Bipolarzellen aktiviert (depolarisiert) werden. Bipolarzellen reagieren demnach nicht alle gleich auf eine gegebene Beleuchtung sondern gegensätzlich. Dieser Mechanismus, zusammen mit der lateralen Inhibition der Horizontalzellen und der Amakrinzellen, ist besonders wichtig für das Erkennen von Kontrasten.

> **Merke**
> viel Licht = wenig Glutamatausschüttung
> wenig Licht = viel Glutamatausschüttung

13

Abb. 13.6

Mechanismus der ON- und OFF-Bipolarzellen

Gemeinsam mit den Horizontal- und den Amakrinzellen spielen die Bipolarzellen eine wichtige Rolle beim Wahrnehmen von Kontrasten.

a zeigt den Zustand bei LICHT-AUS: Die Zapfenzelle ist depolarisiert, die Glutamatausschüttung wird folglich erhöht. Die OFF-Bipolare reagiert mit einer starken Glutamatausschüttung (CAVE, das sind keine Aktionspotenziale!), die benachbarte ON-Bipolare mit einer niedrigen.

b zeigt den entgegengesetzten Zustand LICHT-AN.

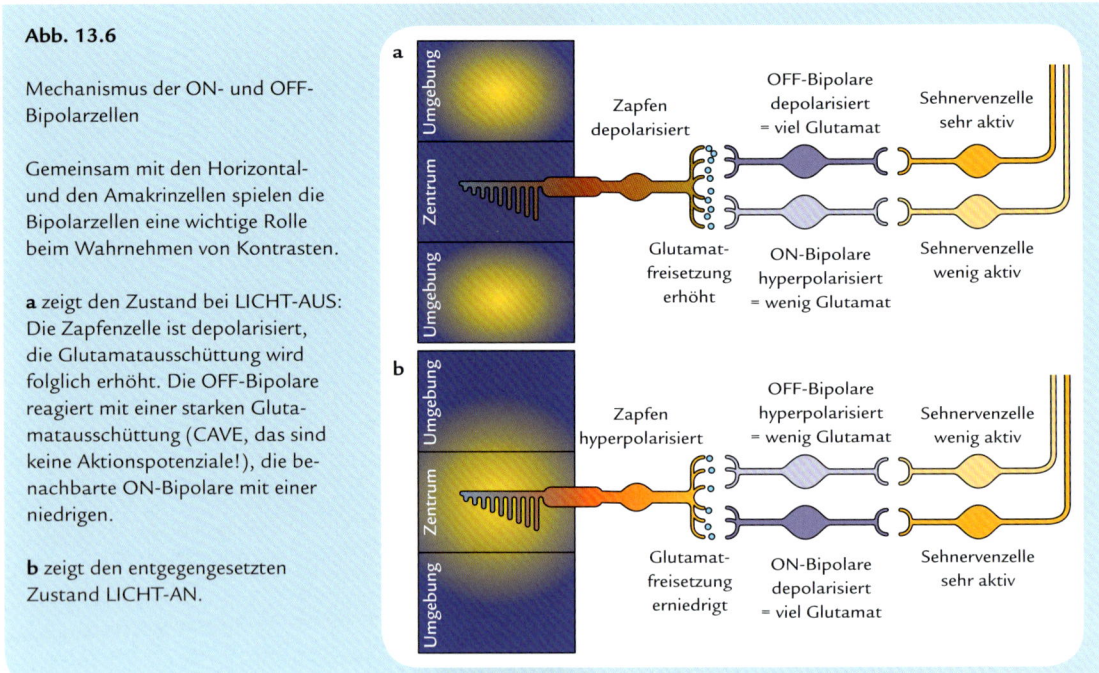

13

Der Name der **Amakrinzellen** setzt sich aus griechisch ἀ– = „nicht"; μακρός = „groß, lang" und ἴνες = „Fasern" zusammen, da diese Zellen außerordentlich kurze Fortsätze besitzen. Sowohl Horizontalzellen, als auch Amakrinzellen betreiben Lateralinhibition, der Unterschied ist jedoch der Ort wo dies geschieht. Horizontalzellen modifizieren den Output der Photorezeptorzellen, Amakrinzellen den der Bipolarzellen (siehe auch Abbildung 13.5).

Eine wichtige Funktion der Amakrinzellen ist die Detektion von absoluter Bewegung. Nehmen wir an, Sie stehen an einer Straße und möchten sie überqueren. Beim Blick von links nach rechts ändert sich ständig das Bild auf Ihrer Retina. Trotzdem kann Ihr visueller Apparat interpretieren, ob sich die einzelnen Objekte in dieser Szene, zum Beispiel die Autos, bewegen oder nicht. Das ist nur ein Beispiel der Funktion der Amakrinzellen.

Die Zellkörper der **Ganglienzellen** sitzen überwiegend im Stratum ganglionare. Ihre Dendriten reichen in die innere plexiforme Schicht (Stratum plexiforme internum; Synonym: Stratum cerebrale) hinein und verzweigen sich dort, um vielfältige synaptische Kontakte mit Amakrinzellen und Bipolarzellen einzugehen. Anhand ihrer Größe können die Ganglienzellen in magnozelluläre und parvozelluläre unterteilt werden. Der Dendritenbaum der **parvozellulären** ist wenig ausgeprägt und empfängt über die Bipolarzellen Signale nur weniger Photorezeptorzellen. Es findet also nur eine sehr begrenzte Konvergenz der Signale statt und wenig ortsauflösende Information geht in diesem System verloren. Die Axone der parvozellulären Ganglienzellen ziehen im Nervus opticus zum Corpus geniculatum laterale des Thalamus und werden dort auf das vierte Neuron der Sehbahn verschaltet. Auch diese thalamischen

Neurone sind relativ klein, so dass auch hier die Konvergenz minimal ist. Anders verhält es sich bei den **magnozellulären** Ganglienzellen. Sie haben die Aufgabe, Bewegungsimpulse zu detektieren. Um dies zu ermöglichen, besitzen sie einen ausgeprägten Dendritenbaum und sammeln auf diese Weise Informationen vieler Photorezeptorzellen. Die Konvergenz der Lichtimpulse ist beträchtlich. Das geht zwar auf Kosten der Ortsauflösung, Bewegungsimpulse können hingegen sehr effektiv in ein Aktionspotenzial übersetzt werden. Wie die der parvozellulären, ziehen auch die Axone der magnozellulären Ganglienzellen im Nervus opticus zum Corpus geniculatum laterale des Thalamus und werden dort auf das vierte Neuron der Sehbahn verschaltet. Diese thalamischen Neurone sind jedoch relativ groß, so dass auch hier die Konvergenz größer als im parvozellulären System ist. Diese Dualität parvozellulär versus magnozellulär bleibt über die gesamte Sehbahn und auch im visuellen Kortex erhalten.

Forschung

Die hier beschriebe **Dichotomie** des Ganglienzell-Systems ist stark vereinfacht und soll nur ein Beispiel für die große Variabilität der Ganglienzellen geben. Mindestens 20 verschiedene Ganglienzelltypen sind morphologisch bzw. molekularbiologisch unterscheidbar. Es muss davon ausgegangen werden, dass für verschiedene Aufgaben ganz spezifische Ganglienzelltypen existieren. Manche sind beispielsweise darauf spezialisiert, horizontale Bewegungen zu detektieren, andere hingegen sprechen vor allem auf vertikale Bewegungen an. Interessant ist die Beobachtung, dass Ganglienzellen ganz offensichtlich Bewegungsmuster „vorhersagen" können: Manche werden bei Bewegungen aktiv, noch bevor das sich bewegende Objekt ihr rezeptives Feld erreicht hat. Inwiefern hier Horizontalzellen und Amakrinzellen eine Rolle spielen, bleibt abzuwarten. Vielleicht haben Sie ja Lust, sich dem spannenden Thema im Rahmen Ihrer Promotion zu widmen.

13

Ein weiteres sehr gutes Beispiel für die Heterogenität retinaler Ganglienzellen sind die sogenannten **intrinsisch photosensitiven retinalen Ganglienzellen** (Synonym: intrinsisch aktive Ganglienzellen, iaGZ). Sie können direkt auf Licht ansprechen (vor allem auf blaues Licht), ohne hierbei auf Zapfen- oder Stäbchenzellen angewiesen zu sein. Sie sind also echte Photorezeptoren. Merken sollte man sich, dass von solchen iaGZ sowohl die Bahn zum Nucleus suprachiasmaticus für die zirkadianen Rhythmen als auch die Bahn zur Area praetectalis für den Pupillenreflex ihren Ursprung nehmen. Ihr Photopigment ist das Melanopsin. Bei Patienten mit Retinitis pigmentosa, einer degenerativen Erkrankung der Zapfen- und Stäbchenzellen, bleibt somit der Pupillenreflex als auch die zirkadiane Rhythmik weitestgehend unbeeinträchtigt.

Fovea centralis

Der oben beschriebene allgemeine Bauplan der Retina zeigt an zwei Stellen grundlegende Abweichungen und zwar im Bereich der Fovea centralis sowie der Papilla nervi optici.

Die **Fovea centralis** bildet eine Grube im Bereich des gelben Flecks (Macula lutea). Dort ist die Retina dahingehend optimiert, dass Objekte scharf gesehen werden können (sogenannter Punkt des schärfsten Sehens). Die Dichte der Zapfenzellen (Farbzellen) ist in der Fovea centralis am größten, wir finden keine Stäbchenzellen (Lichtzellen, deren Dichte nimmt nach peripher hin, also in Richtung Ora serrata, zu). Außerdem ist die Konvergenz des neuronalen Signals minimal (siehe parvozelluläres System). Die Fovea centralis befindet sich genau an dem Ort der Retina, an dem die gebündelten Lichtstrahlen der Linse beim Fokussieren auf ein Objekt zusammenfallen (siehe Abb. 13.4). Sprich, wenn wir ein Objekt, wie etwa eine kleine Schrift, ganz genau betrachten, um die einzelnen Buchstaben entziffern zu können, sind die Zapfenzellen der Fovea centralis gefordert. Die hohe Dichte der Zapfenzellen im Bereich der Fovea centralis ermöglicht es uns, zwei Punkte mit minimalen Abstand zueinander noch als zwei getrennte Punkte erkennen zu können (scharfes Sehen). Da beim Prozess des Scharfsehens auch Blutgefäße und Kapillaren stören würden, sind sie in diesem Bereich nach außen gedrängt. Dadurch hebt sich die Fovea centralis von ihrer Umgebung gelblich ab (**Macula lutea**, lat. luteus = „gelb").

Da in diesem Bereich der Retina so gut wie keine Stäbchenzellen zu finden sind, geht das Scharfsehen auf Kosten der Lichtempfindlichkeit. Das können Sie selber einmal testen, wenn Sie nachts bei klarem Himmel einen Stern betrachten wollen. Oft können Sie einen nur wenig leuchtenden Stern besser erkennen, wenn sie absichtlich ein wenig an ihm vorbeischauen. Dadurch fällt das gebündelte Licht nicht auf die wenig lichtempfindlichen Zapfenzellen der Fovea centralis, sondern auf die angrenzenden Retinaabschnitte, die mehr lichtempfindliche Stäbchenzellen enthalten. Dieses Wissen kombiniert mit einer Flasche Rotwein und leckerem Käse – jetzt sollte einem erfolgreichen Date nichts mehr im Wege stehen!

Papilla nervi optici

Ein zweiter Ort der Netzhaut mit von der restlichen Retina abweichendem histologischen Aufbau ist der blinde Fleck. Jeder Mensch hat einen Punkt im Auge, an dem er komplett blind ist. Im Bereich der **Papilla nervi optici** verlassen nämlich die gebündelten Axone der Ganglienzellen den Augapfel und bilden den Nervus opticus (N. II). Außerdem tritt die Arteria centralis retinae in das Auge ein. An diesem Ort befinden sich keinerlei Photorezeptoren, wir sind also eigentlich an dieser Stelle blind. In der Regel füllt das Gehirn den blinden Fleck jeder Seite durch Informationen automatisch aus, die es über das zweite Auge bekommt. Man kann die Stelle, an der der Sehnerv aus dem Auge austritt und an der wir eigentlich nichts sehen können, leicht sichtbar machen (siehe Abb. 13.7).

Zentrale Sehbahn

Die Axone der Ganglienzellen ziehen über den **Nervus opticus** zum **Chiasma opticum**. Kaudal vom Chiasma opticum liegen die Keilbeinhöhle und die Sella turcica, okzipital der Hypothalamus und lateral die Arteria carotis interna. Im Chiasma opticum kreuzen nur die Fasern aus

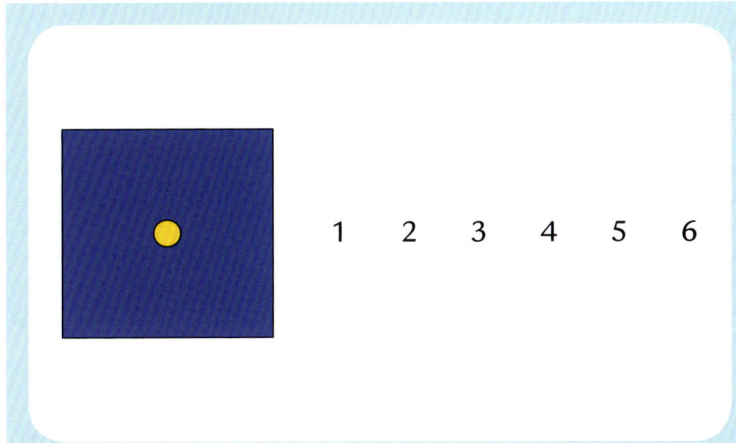

Abb. 13.7

Testung des blinden Flecks

Schließen Sie das rechte Auge und betrachten die Zahl 3. Bei einem Abstand von ca. 20 cm ist der gelbe Kreis noch deutlich zu sehen. Betrachten Sie dann die Zahl 4 bzw. 5. Bei der Zahl 5 verschwindet der gelbe Kreis und man sieht nur noch blauen Hintergrund. Jetzt fällt das Licht des gelben Kreises auf Ihren blinden Fleck. Das Gehirn ergänzt automatisch die fehlende Information durch den blauen Hintergrund.

der nasalen Hälfte der Retina (entspricht dem temporalen Gesichtsfeld), während die aus den temporalen Retinahälften (entspricht dem nasalen Gesichtsfeld) auf der gleichen Seite, also ipsilateral verbleiben (siehe Abb. 13.8 und 13.9). Nach okzipital setzt sich die Sehbahn als **Tractus opticus** fort und zieht leicht gebogen an der Grenze zwischen Di- und Telencephalon zum **Corpus geniculatum laterale**. Dort enden ca. 90 % der Fasern und werden auf das vierte Neuron der **Sehbahn** verschaltet. Die restlichen Fasern verlaufen zur Area praetectalis (zur Verschaltung des Pupillenreflexes), zu den oberen Hügeln des Mittelhirns (Blickwendung) und zum Nucleus suprachiasmaticus im Hypothalamus (Licht als Zeitgeber zirkadianer Rhythmen).

Nervenzellen der medialen Hälfte des Corpus geniculatum laterale ziehen kurz vor der Capsula interna in einer kleinen Schleife direkt nach hinten und enden in der primären Sehrinde oberhalb des Sulcus calcarinus (obere Lippe der Area striata). Dieser Teil der Sehstrahlung enthält die visuelle Information des oberen Quadranten der Retina, also des unteren Quadranten des Gesichtsfeldes. Der andere Teil der Radiatio optica, der von der lateralen Hälfte des Corpus geniculatum laterale seinen Ursprung nimmt, verläuft in einem großen Bogen als Genu temporale der Sehstrahlung erst nach vorne und zieht dann in einer Schleife seitlich um das Unterhorn der Seitenventrikel um in der unteren Lippe der Area striata zu endigen. Dieser Teil der Sehstrahlung enthält die visuelle Information des unteren Quadranten der Retina, also des oberen Quadranten des Gesichtsfeldes.

Ausfälle des Gesichtsfeldes können so relativ einfach einer Schädigungsstelle zugeordnet werden. Man muss sich hierfür vor Augen halten, dass der untere Teil der Retina für das obere Gesichtsfeld, der linke Teil der Retina für das rechte Gesichtsfeld verantwortlich ist. Selbiges gilt entsprechend für den oberen und rechten Teil der Retina. Bei einer kompletten Zerstörung etwa des linken Tractus opticus (siehe Abb. 13.9) werden die Informationen der ipsilateralen (linken) Retinaabschnitte nicht mehr weitergeleitet, dies entspricht dem kontralateralen (rechten) Gesichtsfeld. Wir sprechen von einer rechtsseitigen homonymen Hemianopsie.

13

Abb. 13.8 a)

Verlauf der Sehbahn

Unterer Teil des Temporallappens abgesetzt, Mesencephalon durchtrennt; Radiatio optica ausgehend vom Corpus geniculatum laterale präpariert; Faserpräparat; von unten.

1 Bulbus olfactorius
2 Tractus olfactorius
3 Spitze des Lobus temporalis
4 Trigonum olfactorium
5 Substantia perforata anterior
6 Tractus opticus
7 Radiatio optica
8 Fissura longitudinalis cerebri
9 N. opticus (N. III)
10 Chiasma opticum
11 Corpus mammillare
12 Crus cerebri, Anschnitt
13 Substantia nigra, Anschnitt
14 Ncl. ruber, Anschnitt
15 Aquaeductus mesencephali, Anschnitt
16 Corpus geniculatum laterale
17 Corpus callosum, Splenium

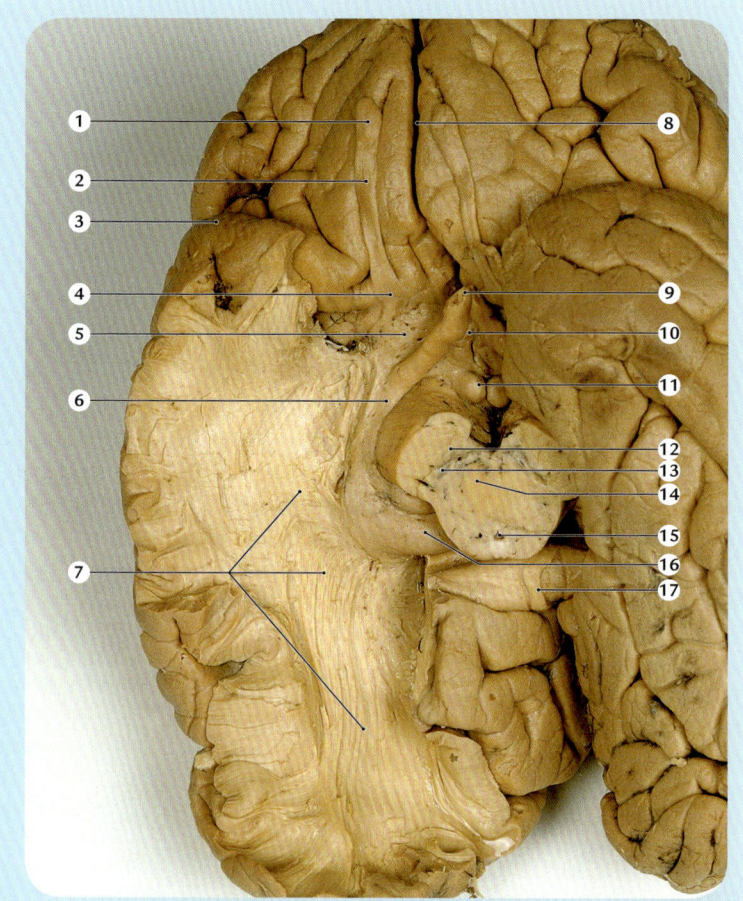

Abb. 13.8 b)

Radiatio optica

Ausgehend von Abb. 13.8 a); Mesencephalon durchtrennt; Radiatio optica beiderseits ausgehend vom Corpus geniculatum laterale pärpariert; Faserpräparat; von unten.

1 Bulbus olfactorius
2 Tractus olfactorius
3 Corpus geniculatum laterale
4 Radiatio optica
5 N. opticus (N. III)
6 Chiasma opticum
7 Tractus opticus
8 Mesencephalon
9 Sulcus calcarinus

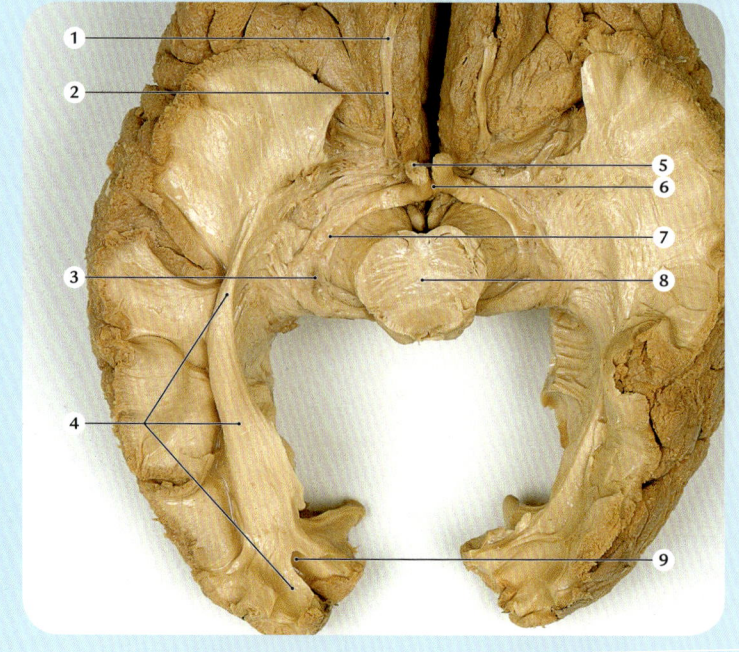

13

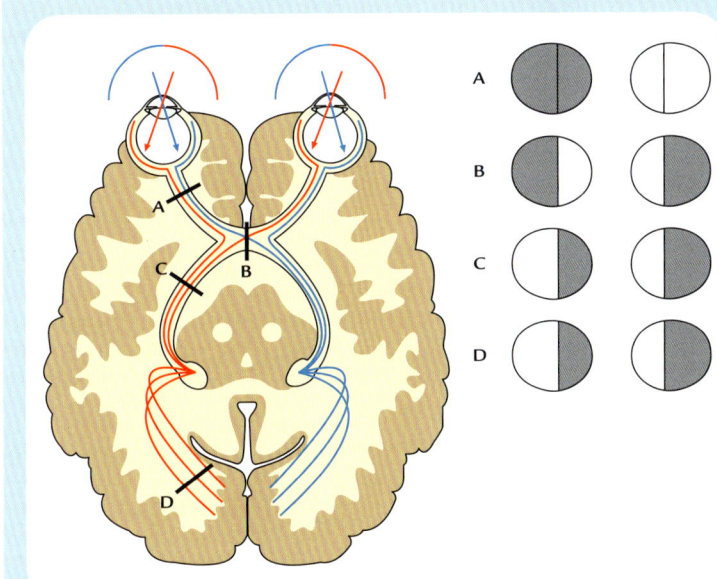

Abb. 13.9

Sehbahn und Läsionen der Sehbahn

Ausfälle des Gesichtsfeldes können relativ einfach einer Schädigungs-stelle zugeordnet werden.
Halten Sie sich hierfür vor Augen, dass der untere Teil der Retina für das obere Gesichtsfeld, der linke Teil der Retina für das rechte Ge-sichtsfeld verantwortlich ist.

Dargestellt sind unterschiedlich lokalisierte Schädigungen der Sehbahn und deren entsprechende Gesichtsfeldausfälle.

Wiederholen Sie zum Thema Hemianopsie auch noch einmal den entsprechenden Klinikkasten aus Kapitel 10.

13

Oben wurde erwähnt, dass kaudal vom Chiasma opticum die Sella tur-cica mit der Hypophyse liegt. Nimmt letztere an Größe zu, zum Beispiel im Zuge eines Adenoms, drückt sie von medial auf das Chiasma opti-cum. Es werden nunmehr selektiv die kreuzenden Fasern, also die der na-salen Retinahälften, geschädigt. Klinisch kann folglich eine bitemporale, heteronyme **Hemianopsie** festgestellt werden. Die Begriffe „homonym" und „heteronym" beziehen sich hierbei auf die Frage, ob die Ausfälle des Gesichtsfeldes zur gleichen Seite (nach rechts oder nach links = homo-nym) oder aber zu entgegengensetzen Seiten (auf der einen Seite rechts und auf der anderen Seite links = heteronym) gerichtet sind. Unter den heteronymen Hemianopsien kann noch zwischen bitemporal oder bi-nasal unterschieden werden. Ganz korrekt ausgesprochen liegt bei ei-nem Hypophysentumor demnach eine bitemporale heteronyme Hemi-anopsie vor.

Bei einer einseitigen Schädigung der primären Sehrinde, wie etwa bei einem Schlaganfall, ist klinisch eine homonyme Hemianopsie fest-stellbar. Bei einem tumorösen Prozess würde man jedoch erwarten, dass beide Seiten in Mitleidenschaft gezogen werden, da beide Hälften der Sehrinde eng zusammenliegen. Es resultiert dann eine vollkommene Blindheit. Die optischen Reflexe, wie etwa der Pupillenreflex, bleiben je-doch erhalten, da diese Fasern weit vor der Sehrinde von der Sehbahn abzweigen. Interessanterweise fällt jedoch auch der Akkommodations-reflex aus. Das spricht dafür, dass bei der Verschaltung dieses Reflexes der primär visuelle Kortex involviert ist.

Visueller Kortex

Das primäre Sehzentrum bzw. die primäre Sehrinde, welche die von der Netzhaut aufgenommenen Bilder über das Corpus geniculatum laterale und die Sehstrahlung empfängt, liegt in der nächsten Umgebung des Sulcus calcarinus, greift aber auch noch ein Stück weit auf die Konvexität des Okzipitallappens über. Um die primäre Sehrinde herum liegen sekundäre und tertiäre Sehrindenfelder. Dort sind die optischen Erinnerungsbilder lokalisiert. In der primären Sehrinde werden die Impulse wahrgenommen, in den sekundären und tertiären werden sie interpretiert. Eine gelbe gebogene Struktur wird womöglich zur Banane. Eine grüne runde Struktur mit Stengel zum Apfel usw. Beim Ausfall der primären Sehrinde resultiert eine **echte Blindheit** (Rindenblindheit), sind jedoch die umgebenden Rindenstrukturen betroffen spricht man von einer **Seelenblindheit**. Der Kranke sieht wohl die Dinge, erkennt sie aber nicht und kann sie in Folge dessen auch nicht benennen. Eine „seelenblind" gemachte Taube pickt beispielsweise wahllos nach Erbsen und Kieselsteinen. Sie kann den Unterschied zwischen Futter und Steinen nicht mehr erkennen, sieht die Objekte aber recht deutlich. Auch der Gyrus angularis kann als höheres Sehzentrum aufgefasst werden und übernimmt hier die Funktion des Lesezentrums.

Das okzipitale Rindenfeld um den **Sulcus calcarinus**, also die primäre Sehrinde, wird auch **Area striata** genannt. Charakteristisch für die Area striata sind die bereits makroskopisch erkennbaren weißen Streifen innerhalb der grauen Substanz, die als Gennari-Streifen (Synonym: Vicq-d'Azyr-Streifen) bezeichnet werden. Die Afferenzen des Corpus geniculatum laterale enden, wie es typisch für granuläre Rindengebiete ist, in der Lamina IV (Lamina granularis interna) des Isokortex. Dort liegt ein myelinisiertes Fasergeflecht, der äußere Baillarger-Streifen, welches parallel zur Oberfläche des Gehirns verläuft. In der Sehrinde ist dieses Band derart stark ausgebildet, dass es auch makroskopisch mit bloßem Auge als Streifen weißer Substanz sichtbar ist. Der an dieser Stelle als Gennari- oder Vicq d'Azyr-Streifen benannten Struktur verdankt die Sehrinde ihren Namen als Area striata.

Von der Sehrinde nehmen die visuellen Impulse zwei getrennte Wege; der eine zieht ventral in Richtung Temporallappen, der andere dorsal in Richtung Parietallappen. Die ventrale Bahn ist vor allem in der Erkennung von Objekten und Gegenständen involviert, der dorsale Weg beschäftigt sich vornehmlich mit der Lage und Orientierung von Gegenständen im Raum. Im Englischen spricht man von einem What- und Where-Weg (pathway).[4,5] Tabelle 13.1 zeigt einige spezifische Unterschiede der beiden Wege.

Tabelle 13.1		ventrales System	dorsales System
Gegenüberstellung von What- und Where-Pathway	**Funktion**	Erkennung	visuell motiviertes Verhalten
	Sensitivität	Detailerkennung	Bewegung
	Abspeicherung	lang	kurz
	Verarbeitungsgeschwindigkeit	langsam	schnell
	visueller Input	Fovea centralis	gesamte Retina

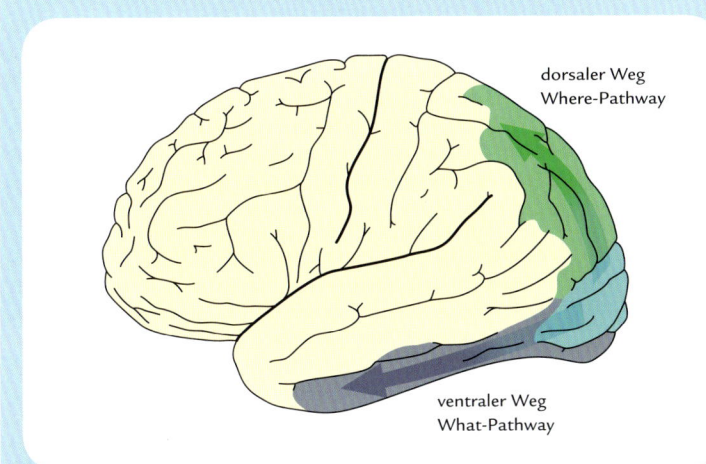

Abb. 13.10

What- und Where-Weg
der visuellen Verarbeitung

Efferenzen der Sehrinde können zur
weiteren Verarbeitung zwei verschiedene Wege einschlagen: Über den
ventralen Weg werden Gegenstände
und Objekte vornehmlich erkannt
(„What"-Weg), über den dorsalen
Weg werden Gegenstände in ihrer
Lage und Befindlichkeit im Raum
verarbeitet („Where"-Weg).

Hören

Die am Hören beteiligten Strukturen können unterteilt werden in äußeres Ohr, Mittelohr und Innenohr.

Elemente des äußeren Ohrs sind die Ohrmuschel (**Auricula**) und
der äußere Gehörgang (**Meatus acusticus externus**). Das Trommelfell
(**Membrana tympani**) stellt die Grenze zum Mittelohr dar. Die Dicke
des Trommelfells ist nicht einheitlich: Die dünneren Anteile werden als
Pars flaccida, die dickeren als Pars tensa bezeichnet.

> **Merke**
>
> An der sensiblen Nervenversorgung der Außenseite des Trommel-
> fells sind der Ramus auricularis des Nervus vagus und der Nervus
> auriculotemporalis, ein Ast des Nervus trigeminus, beteiligt. Die In-
> nenseite des Trommelfelles wird von Ästen des Nervengeflechts der
> Mittelohrschleimhaut (Plexus tympanicus) versorgt. Berührungen
> des Trommelfells sind schmerzhaft und können in Einzelfällen Un-
> wohlsein, Übelkeit und sogar Ohnmacht auslösen.

Das **Mittelohr** besteht aus einem Hohlraum – der Paukenhöhle bzw.
Cavitas tympani. In ihr befinden sich die Gehörknöchelchen (Hammer,
Amboss, Steigbügel), über die der Schall durch das Mittelohr geleitet
und an das Innenohr weitergegeben wird. An den Gehörknöchelchen setzen Muskeln an, welche die Schallübertragung regulieren können (Musculus tensor tympani, Musculus stapedius). Letzterer wird durch den
VII. Hirnnerv innerviert. Fällt er aus, resultiert klinisch eine Überemp-
findlichkeit gegenüber lautem Schall (Hyperakusis). Über die Ohrtrompete (**Tuba auditiva**) ist die Paukenhöhle mit dem Epipharynx verbunden. Über diese Verbindung wird ein atmosphärischer Druckausgleich
gewährleistet. Ist die Öffnung der Ohrtrompete z. B. im Rahmen eines
Infekts verschlossen, sinkt der Druck im Mittelohr relativ zum atmo-
sphärischen Druck; eine Mittelohrentzündung kann sich entwickeln.

13

Merke

Zwei Mechanismen, die **Impedanzwandlung** genannt werden, machen Hören überhaupt erst möglich. Zum einen fußt die Impedanzwandlung auf der Tatsache, dass die Fläche, mit welcher der Hammer am Trommelfell ansetzt, um etliches größer ist als die Fläche der Steigbügel-Insertion am ovalen Fenster. Zweiter Punkt ist der größere Hebelarm des Hammers gegenüber dem Steigbügel. So wird der Schall verstärkt und effektiv vom Medium Luft auf die wässrige Perilymphe übertragen. Ohne die Gehörknöchelchen würden die Schallwellen am ovalen Fenster beinahe vollständig reflektiert werden.

Das letzte der drei Gehörknöchelchen, der Steigbügel (**Stapes**), inseriert am **Foramen ovale** (Synonym: Fenestra vestibuli), welches vom Mittelohr in den Vorhof (Vestibulum) des Innenohrs führt. Das Innenohr liegt in einer Aussparung der Felsenbeinpyramide und enthält einerseits das Vestibularorgan, andererseits die Schnecke (Synonym: **Cochlea**) als Hörorgan. Bei der Schnecke handelt es sich um einen spiralartig aufgebauten knöchernen Kanal mit ca. zweieinhalb Windungen (siehe Abb. 13.11). In einem Querschnitt durch die Schnecke sind drei Räume abgrenzbar: Scala vestibuli, Ductus cochlearis (Synonym: Scala media) und Scala tympani. Am einfachsten ist es, man stellt sich die Schnecke entrollt als Tunnel vor. Die Wand des Tunnels ist die knöcherne Begrenzung der Cochlea. Im Tunnel befindet sich ein flexibler Schlauch, das häutige Labyrinth. So entstehen drei voneinander abgrenzbare Räume: Schlauch, Raum rechts des Schlauches und Raum links des Schlauches. Der Schlauch selbst ist mit einer Flüssigkeit gefüllt, die reichlich Kalium enthält: die **Endolymphe**. Zwischen Schlauch und knöcherner Begrenzung, also in der Scala vestibuli und Scala tympani, befindet sich ebenfalls eine Flüssigkeit. Diese enthält wenig Kalium, aber dafür reichlich Natrium: die **Perilymphe**.

Abb. 13.11

Aufbau des Innenohrs
(Fokus Schnecke)

Die Schnecke besteht aus drei Räumen – einem mittleren, mit Endolymphe angefüllten Raum (Ductus cochlearis oder Scala media) und zwei äußeren, mit Periplymphe angefüllten Räumen, der Scala vestibuli und der Scala tympani. Die drei Räume sind im Prinzip langgestreckte Schläuche, die zu einer Schnecke aufgerollt sind. Im Helikotrema endet der Ductus cochlearis blind, während Scala tympani und Scala vestibularis miteinander in Verbindung stehen.

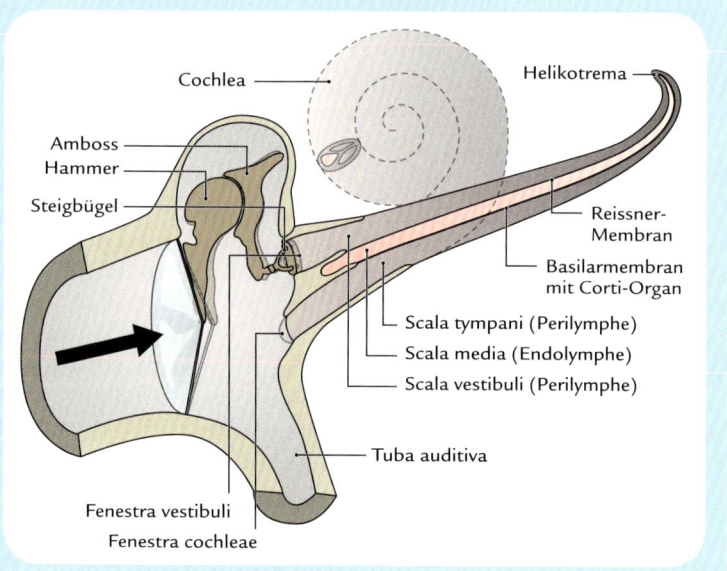

Klinik

Durch bislang ungeklärte Ursache kann es im Bereich der Gehörknöchelchen (meistens dort, wo der Stapes am ovalen Fenster inseriert) und seltener auch im Bereich der Cochlea zu entzündungsähnlichen Knochenumbauprozessen kommen, die später zu einer Art vernarbenden Verknöcherung genau der Strukturen führen, deren Beweglichkeit für das Hören unerlässlich ist. Folglich leiden Betroffene unter einem über Jahre hinweg stetig zunehmenden Hörverlust, der in einer vollständigen Ertaubung gipfeln kann. Diese Krankheit nennt man **Otosklerose**. Aufgrund der unklaren Genese beschränkt sich die Therapie auf eine rein symptomatische: Hörgeräte schaffen oft nur unbefriedigende Abhilfe. Methode der Wahl ist heutzutage die Stapesplastik. Dabei wird der Steigbügel entweder mittels Laser „freigebrannt" oder durch ein Implantat ersetzt. In einer Vielzahl der Fälle führt dieses Verfahren zu einer Verbesserung des Hörvermögens und zu einer signifikanten Steigerung der Lebensqualität.[6] Der bekannteste an Otosklerose leidende Patient war wohl der berühmte Komponist Ludwig van Beethoven. Historischen Aufzeichnungen zufolge litt er über einen Zeitraum von zwanzig Jahren an zunehmender Taubheit, bis er sein Gehör schließlich vollkommen verlor. Obwohl ihn dieser Verlust in tiefe Verzweiflung stürzte, komponierte er danach noch neben der 9. Sinfonie, die sein größter Erfolg werden sollte, mit der Missa solemnis eins seiner schönsten Stücke.

13

Ductus cochlearis und Corti-Organ

Der **Ductus cochlearis** ist ein zentraler, mit Endolymphe gefüllter Kanal, der in Richtung Spitze der Schnecke blind endet. Hier, am **Helikotrema**, stehen Scala vestibuli und Scala tympani miteinander in Verbindung. Die **Lamina basilaris** bildet den Boden des Ductus cochlearis (siehe Abb. 13.11 und 13.12). Unten wird diese von dem einschichtigen Epithel der Scala tympani bedeckt. Der Membranoberfläche sitzt das Corti-Organ auf, das für den Hörvorgang zuständig ist. Das Dach des Ductus cochlearis wird durch die Reissner-Membran (**Membrana vestibuli**) von der Scala vestibuli abgegrenzt. An der lateralen Wand liegt die **Stria vascularis**, ein vaskularisiertes Epithel, das die Endolymphe bildet. Die zentrale Achse der Schneckenwindung nennt man Modiolus, bzw. Schneckenspindel. Sie formt die Innenwand des Canalis spiralis cochleae und enthält das Ganglion spirale cochleae, welches das erste Neuron der Hörbahn darstellt.

Auf gesamter Länge der Cochlea befindet sich zwischen Ductus cochlearis und Scala tympani das **Corti-Organ** (Synonym: Organon spirale). Es besteht aus Stütz- und Sinneszellen sowie der bindegewebig gallertigen **Membrana tectoria** (Tektorialmembran). Sogenannte Stütz-, Pfeiler- und Grenzzellen tragen die Sinneszellen (**Haarzellen**). Zudem begrenzen sie innerhalb des Organs Hohlräume, die als äußerer, mittlerer (Synonym: Nuel-Raum) und innerer Corti-Tunnel bezeichnet werden. Die Sinneszellen bestehen aus einer inneren und aus drei äußeren Reihen von Haarzellen, die den Stützzellen aufsitzen. Die Haarzellen

Abb. 13.12

Aufbau des Corti-Organs

Auf der gesamten Strecke der Cochlea befindet sich zwischen Ductus cochlearis und der Scala tympani das Corti-Organ. Wie schon aus dem Vestibularorgan bekannt, besteht auch hier der Sinnesapparat aus Stütz- und Haarzellen. Die längsten Stereovilli der äußeren Haarzellen sind an der Tektorialmembran angeheftet. Gerät die Flüssigkeit in der Schnecke durch Schallwellen in Schwingung, wird diese von den äußeren Haarzellen lokal verstärkt. Daraufhin biegen auch die Stereovilli der inneren Haarzellen um, woraufhin Glutamat an deren Basalseite ausgeschüttet wird.

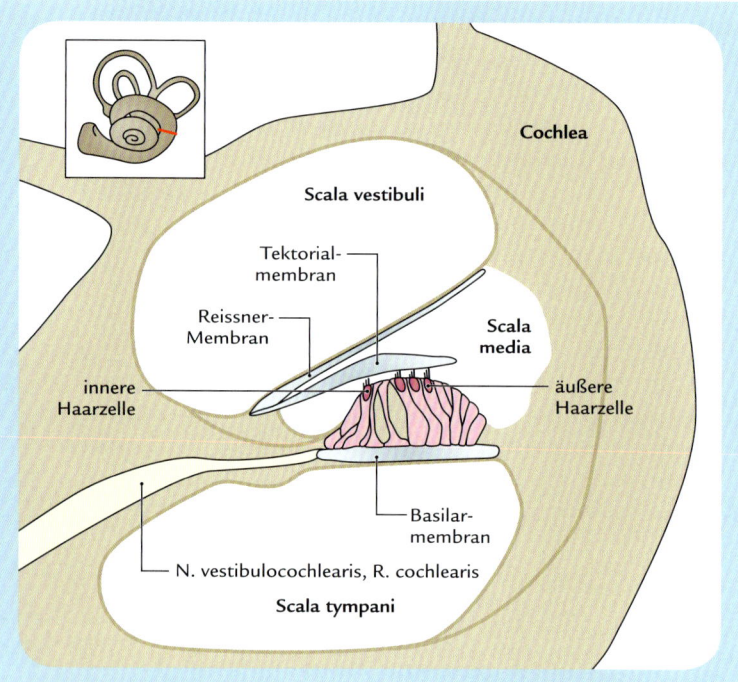

Cochlea

Scala vestibuli

Tektorial-membran

Reissner-Membran

Scala media

innere Haarzelle

äußere Haarzelle

Basilar-membran

N. vestibulocochlearis, R. cochlearis

Scala tympani

13

besitzen apikale Stereovilli. Nur die längsten Stereovilli der äußeren Haarzellen haben Kontakt zur Tektorialmembran. Eine Auslenkung der Stereovilli der inneren Haarzellen löst die Reiztransduktion und somit das Hörempfinden aus.

Hörvorgang

Eine Schallwelle wird über das Trommelfell und die Gehörknöchelchen im Mittelohr auf die Perilymphe der Scala vestibuli übertragen. Die Druckwelle in der Scala vestibuli führt zunächst zu einer Auslenkung der Membranen in der Schnecke (**Reissner-Membran**, Basilarmembran, Tektorialmembran) und schließlich einer Auslenkung des gesamten Corti-Organs relativ zur Tektorialmembran. Dadurch kommt es zu einer Scherbewegung der Tektorialmembran gegenüber den Haarzellen: Die Stereovilli der äußeren Haarzellen werden abgebogen, was die Erregung dieser Zellen triggert. Die meisten Stereovilli sind durch sogenannte „tip links" mit dem jeweils dahinter stehenden Villus verbunden, so dass diese gemeinsam ausgelenkt werden. Durch die mechanische Verschiebung öffnen sich auf der Zelloberfläche Kaliumkanäle und Kalium strömt von der Endolymphe in die äußeren Haarzellen ein. Die dadurch hervorgerufene Depolarisation der Zellmembran führt bei den äußeren Haarzellen zu einer oszillierenden Längenänderung, wodurch die Schwingungen lokal verstärkt werden. Die Aufgabe der äußeren Haarzellen ist demnach nicht ein Aktionspotenzial im Hörnerven zu generieren, sondern den Schall lokal zu verstärken und somit den inneren Haarzellen die Arbeit zu erleichtern. Die äußeren Haarzellen können durch efferente Signale des ZNS in ihrer Funktion auch moduliert werden.

Der zentrale Zelltyp für die Sinnesmodalität Hören sind die **inneren Haarzellen**. In der Evolution findet man sie zum ersten Mal bei Fischen.

An deren Außenhaut gelegen nehmen sie durch Auslenkungen ihrer Stereovilli Wasserbewegungen war. Haarzellen führen beim Menschen ganz verschiedene Aufgaben aus. In der Cochlea sind sie für das Hören wichtig, in den Cristae ampullares der Bogengänge reagieren sie auf Drehbeschleunigung, im Sakkulus und Utrikulus auf Linearbeschleunigung.

Die die Haarzellen umspülende Flüssigkeit, die Endolymphe, ist reich an Kalium und stellt auf diese Weise die treibende Kraft für Ionenströme während der Auslenkung der Stereovilli zur Verfügung. Auslenken der Stereovilli in Richtung der Zilien führt zu einer vermehrten Öffnung von Kaliumkanälen, Kalium strömt aus der Endolymphe in die innere Haarzelle ein. Erhöhte Kaliumspiegel in den Haarzellen führen zum Einstrom von **Kalzium** (bildet letzten Endes ein Rezeptorpotenzial) und somit zur Abgabe von **Glutamat** an der basolateralen Seite der Haarzelle. Haarzellen sind spontanaktiv. Unter Ruhebedingungen fließen nur wenige Kaliumionen und Glutamat wird lediglich in geringen Mengen freigesetzt. Eine Auslenkung der Zilien in Richtung der größten Zilie erhöht den Kaliumstrom. Eine Auslenkung in die entgegengesetzte Seite verringert hingegen den Kaliumeinstrom in die Haarzelle.

> **Merke** !
> Bei den inneren Haarzellen handelt es sich um sekundäre Sinneszellen, sie können selbst kein Aktionspotenzial ausbilden. Man spricht von einem Rezeptorpotenzial.

Innere Haarzellen sind äußerst sensitiv und können minimalste Bewegungen in der Perilymphe registrieren. Das Minimum an Bewegung, das von ihnen wahrgenommen werden kann, liegt nur wenig über der Bewegungsamplitude der Braun'schen Molekularbewegung. Würden innere Haarzellen auch diese wahrnehmen können, gäbe es für uns keine absolute Stille!

Die Basilarmembran ist an der Basis der Schnecke straffer gespannt als im Bereich des Apex, also der Anhöhe der Schnecke. Töne mit niedriger Frequenz (tiefe Töne) werden so im Bereich der Spitze der Cochlea, hohe Töne an deren Basis wahrgenommen. Ähnlich wie bei einem Klavier finden sich die hohen Töne also auf einer Seite, die tiefen auf der anderen. Wie erwähnt, setzen die inneren Haarzellen bei Erregung Glutamat frei. Dieses diffundiert zu der peripheren Nervenendigung einer Faser des Nervus cochlearis (N. VIII) und führt dort zur Bildung eines Aktionspotenzials. Die Nervenzellen des Nervus cochlearis sind bipolar, ihre Zellkörper liegen zentral in der Schneckenwindung (Modiolus) als Ganglion spirale. Diese Zellen bilden somit das erste Neuron der Hörbahn. Aufgrund der Anordnung der Fasern des Hörnervs verlaufen jene Axone mit Informationen über tiefe Töne in seiner Mitte, jene mit Informationen hoher Töne außen. Bei einer Kompression des Nervus cochlearis von außen werden deswegen vor allem die Axone der hohen Töne gereizt. Die Folge ist ein Tinnitus, der als hohes Geräusch wahrgenommen wird.

13

Klinik

Die lokale Verstärkung des Schalls durch die äußeren Haarzellen generiert selber Schall, der gemessen werden kann. Man spricht von **otoakustischen Emissionen**. Mithilfe der otoakustischen Emissionen lässt sich schnell und zuverlässig prüfen, ob das Gehör eines Menschen funktioniert. Da sich der Untersuchte an dem Hörtest nicht aktiv beteiligen muss (objektive Hörprüfung), kann er auch schon bei Säuglingen (Neugeborenen-Hörscreening) durchgeführt werden.

Zentrale Hörbahn

Die Hörbahn führt von den peripheren Fortsätzen des **Nervus cochlearis** (N. VIII) durch den Hirnstamm bis zur **primären Hörrinde**, den Gyri temporales transversi (Synonyme: auditiver Kortex, Heschl'sche Querwindungen, Brodmann-Areal 41). Auf dem Weg dorthin liegen in direkter Linie eine Reihe von auditorischen Neuronen, die über Axone miteinander verbunden sind. Dies sind das Ganglion spirale, der Nucleus cochlearis, die obere Olive, Nucleus corporis trapezoidei, Nucleus lemnisci lateralis, der Colliculus inferior des Mittelhirns, das Corpus

13

Abb. 13.13 a)

Schnelle Hörbahn

Die schnelle Hörbahn hat vor allem die Funktion eines Warnsystems inne.

Ncl. cochlearis dorsalis
→ Lemniscus lateralis
→ Colliculus inferior mesencephali
→ über das Brachium colliculi inferioris
→ Corpus geniculatum mediale
→ primäre Hörrinde

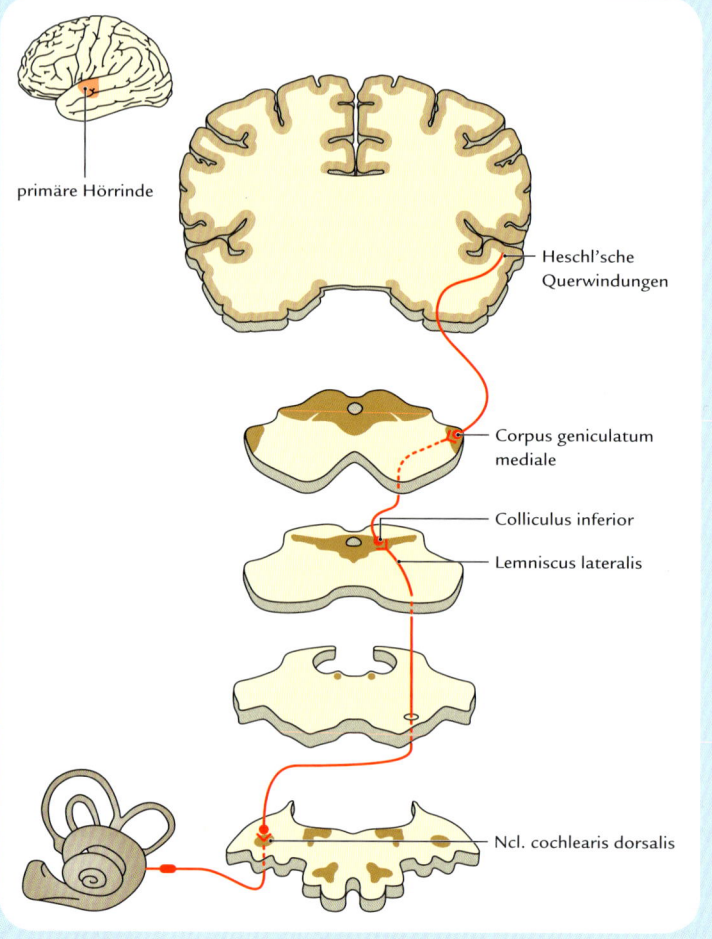

primäre Hörrinde

Heschl'sche Querwindungen

Corpus geniculatum mediale

Colliculus inferior

Lemniscus lateralis

Ncl. cochlearis dorsalis

geniculatum mediale und letztlich der auditorische Kortex. Jeder dieser Hirnkerne der aufsteigenden Hörbahn bildet eine Umschaltstation von einem Neuron auf ein anderes, und jede dieser Umschaltungen entspricht einem Schritt bei der Verarbeitung auditorischer Sinnesreize. Ab dem Colliculus inferior bestehen zwischen den einzelnen Kerngebieten beider Seiten reichlich Querverbindungen um Richtungshören (Stereohören) zu ermöglichen.

Bei der zentralen Hörbahn können zwei verschiedene Systeme unterschieden werden, ein schnell leitendes und ein langsam leitendes. Das **schnell leitende System** (siehe Abb. 13.13 a) dient vor allem als Warnsystem, führt über den hinteren Schneckenkern (Nucleus cochlearis dorsalis/posterior), kreuzt von dort zur Gegenseite und steigt dann als Lemniscus lateralis zu den unteren Hügeln des Mittelhirns. Von dort gelangt die auditive Information über das Corpus geniculatum mediale des Thalamus zur Hörrinde. Die Verbindung zwischen Colliculi inferiores mesencephali und Corpus geniculatum mediale wird Brachium colliculi inferoris genannt (Abb. 13.14) und ist eine markante neuroanatomische Struktur.

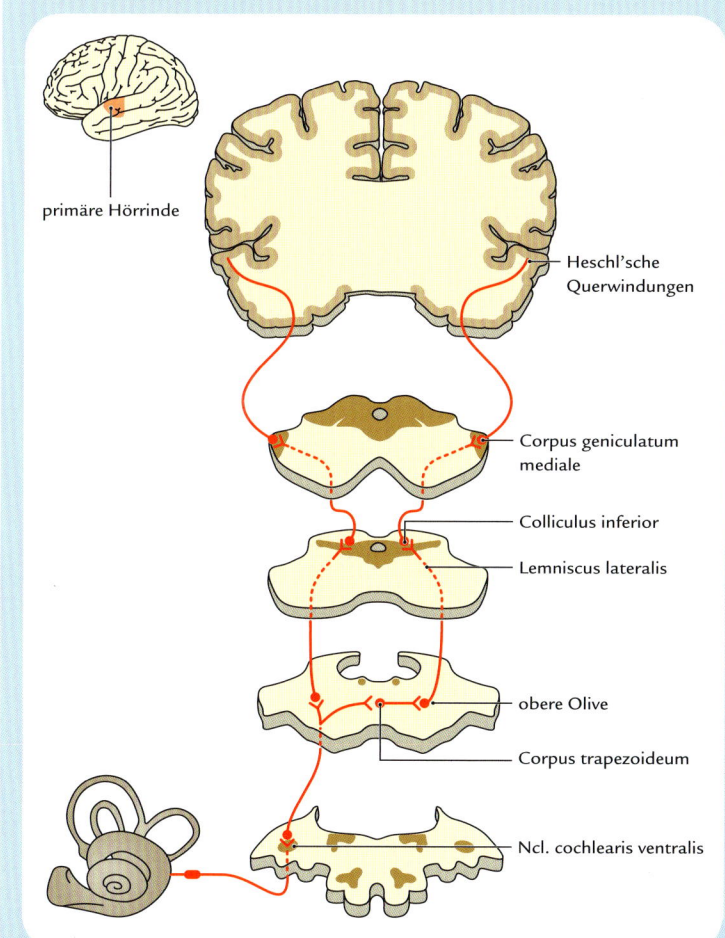

primäre Hörrinde

Heschl'sche Querwindungen

Corpus geniculatum mediale

Colliculus inferior

Lemniscus lateralis

obere Olive

Corpus trapezoideum

Ncl. cochlearis ventralis

Abb. 13.13 b)

Langsame Hörbahn

Die langsame Hörbahn leitet differenziertere Informationen und spielt u. a. beim Richtungshören eine wichtige Rolle.

Ncl. cochlearis ventralis
→ Corpus trapezoideum
→ Ncll. olivares superiores
→ Colliculi inferiores mesencephali
→ über die Brachia colliculum inferiorum
→ Corpora geniculata medialia
→ primäre Hörrinde

13

Das **langsam leitende System** hat mehrere Zwischenstationen und führt differenziertere auditorische Informationen wie die Lokalisation von Geräuschen und Tönen. Dieser Teil der Hörbahn nimmt seinen Ursprung von den vorderen Schneckenkernen (Nucleus cochlearis ventralis) und zieht von dort zu den ipsi- und kontralateralen oberen Olivenkerngebieten. Die kreuzenden Fasern verlaufen im Corpus trapezoideum. In das Faserbündel sind ebenfalls Kerne eingebettet, in denen die Hörimpulse teilweise verschaltet werden. Wie in Abb. 13.13 b) dargestellt, ist die obere Olive der erste Ort der Hörbahn, der auditorische Informationen beider Ohren zugeleitet bekommt. Damit ist die Grundlage für Richtungshören geschaffen. Ab dort verlaufen der Weg des langsamen und des schnellen Systems gemeinsam, nämlich über die unteren Hügel und das Corpus geniculatum mediale zur primären Hörrinde.

Abb. 13.14

Umschaltstationen der Hörbahn
in situ

Cerebellum an den Pedunculi
abgetrennt; von hinten.

1 Plexus choroideus über dem
  Recessus lateralis des vierten
  Ventrikels
2 Bochdalek'sches Blumenkörbchen
3 Commissura habenularum
4 Glandula pinealis
5 Colliculus superior mit
  Brachium colliculi superioris
6 Brachium colliculi inferioris
7 Colliculus inferior
8 Mesencephalon, Austritt des
  N. trochlearis (N. IV)
9 Fasciculus gracilis
10 Fasciculus cuneatus
11 Medulla spinalis,
   Sulcus medianus posterior

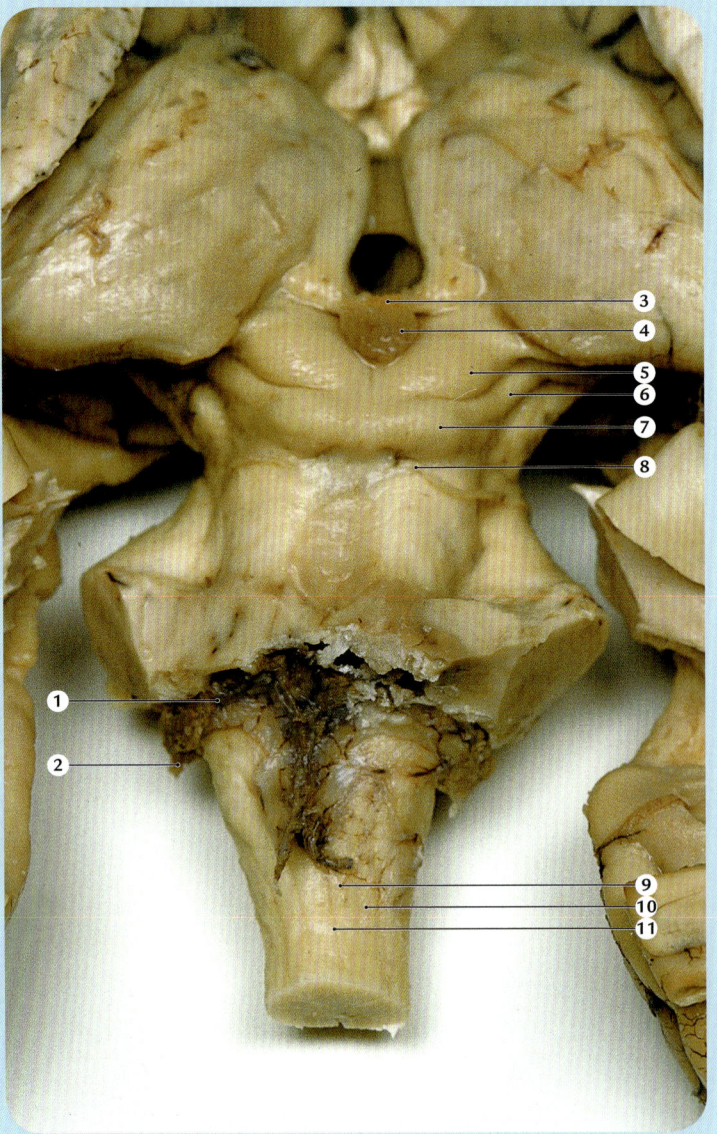

In der primären Hörrinde enden die auditorischen Fasern in **tono-topischer Anordnung**. Tiefe Töne, die aus der Spitze der Cochlea stammen, enden eher anterolateral, hohe Töne eher posteromedial. In der primären Hörrinde werden auditorische Impulse bewusst, jedoch noch nicht interpretiert. Die sinnvolle Verknüpfung der Laute zu Wörtern oder Melodien erfolgt erst in **sekundären Zentren**. In der dominanten Hemisphäre werden auditorische Impulse eher mit rationalen Inhalten abgeglichen. Ein Beispiel hierfür ist die Sprache. Dort nennt man die sekundäre Hörrinde Wernicke-Sprachzentrum. In der nicht dominanten Seite werden an gleicher Stelle nicht rationale Inhalte wie die Musik erkannt.

Merke

Die primäre Hörrinde erhält akustische Informationen aus beiden Cochleae. Somit kommt es bei einer einseitigen Schädigung der primären Hörrinde stets zu einer Schwerhörigkeit auf beiden Ohren und nie zu einer absoluten Taubheit auf einem Ohr.

Forschung

Neueren Schätzungen zufolge verfügen vier Prozent der Menschen über eine besondere Form der Wahrnehmung: Sie sind in der Lage, einen Reiz in mindestens zwei sensorischen Zentren gleichzeitig zu verarbeiten. Diese spezielle Wahrnehmungsform nennt man **Synästhesie**. Eine häufige Form der Synästhesie ist das Farbensehen beim Hören von bestimmten Tonhöhen, Intervallen oder einem Timbre. Diese Wahrnehmung ist nicht unterdrückbar und „schon immer da gewesen", also für den Synästheten ganz normal. Seltenere Synästhesieformen koppeln Bewegungen, Gerüche oder Berührungen. Prinzipiell sind bei sechs Sinnen (man zählt die Motorik/Bewegungen als auslösenden Reiz zu den fünf Hauptsinnen hinzu) 30 Kombinationen von Synästhesien möglich. Über die Ursache dieser speziellen Form der Wahrnehmung weiß man noch relativ wenig. Mehrere Studien deuten darauf hin, dass dem Phänomen eine starke genetische, wahrscheinlich X-chromosomal dominante Komponente zugrunde liegt. Interessanterweise scheinen wir alle von Geburt an über ein ausgeprägtes Netz an Nervenverbindungen zwischen den verschiedenen reizinterpretierenden Zentren zu verfügen und sind somit in unseren ersten Lebensmonaten in der Lage, Reize synästhetisch wahrzunehmen. Im Lauf des Lebens verkümmert das Netz immer mehr, ist jedoch selbst bei nicht zur Synästhesie fähigen Erwachsenen noch rudimentär anzutreffen. Diese Erkenntnisse sind auch unabhängig von der Synästhesieforschung spannend für das Verständnis frühkindlicher Entwicklung und Wahrnehmung.[7, 8]

Zusammenfassung

Das **vestibuläre System** lässt sich in einen peripheren und einen zentralen Anteil untergliedern. Den **peripheren** Teil stellen die vestibulären Rezeptororgane dar, die im Felsenbein gelegen sind (Synonym: Organon vestibulare, Vestibularorgan): zwei **Makulaorgane** (Sakkulus und Utrikulus) sowie drei senkrecht zueinander stehende **Bogengänge**. Die Makulaorgane detektieren Linearbeschleunigng, die Bogengänge Drehbeschleunigung. Der adäquate Reiz für die Sinneszellen (Haarzellen) ist die **Auslenkung** ihrer apikal gelegenen Stereovilli.

Vier **zentrale** Kerngebiete verschalten die Informationen aus den peripheren verstibulären Rezeptoren:
- Nucleus vestibularis superior (Synonym: Nucleus Bechterew)
- Nucleus vestibularis medialis (Synonym: Nucleus Schwalbe)
- Nucleus vestibularis lateralis (Synonym: Nucleus Deiters)
- Nucleus vestibularis inferior (Synonym: Nucleus Roller)

Von hier bestehen **Verbindungen** zu verschiedenen weiteren Funktionszentren, u. a. über den Tractus vestibulospinalis zu den α-Motoneuronen der Extremitäten, zum Hypothalamus und zu den okulomotorischen Zentren des Hirnstamms. Letztere ermöglichen eine koordinierte Kopf-Augenbewegung.

Die Sinnesmodalität **Sehen** bedarf eines optischen Apparats (Rezeptororgan), eines impulsleitenden Apparats und verarbeitenden kortikalen Zentren.

Der optische Apparat besteht im Wesentlichen aus der **Linse**, die einfallende Lichtstrahlen bündelt, der **Pupille**, die durch Regulation ihrer Weite die Menge an einfallendem Licht kontrolliert und der Netzhaut (**Retina**), die das einfallende Licht in Aktionspotenziale umsetzt. Die Retina ist entwicklungsgeschichtlich ein Teil des Diencephalons. Histologisch erkennt man ihren zehnschichtigen Aufbau, der nacheinander geschaltet bereits die ersten drei Neurone der Sehbahn enthält:

Zwei Arten von Photorezeptorzellen werden unterschieden: Zapfenzellen können einzelne Farben unterscheiden (Rot, Grün sowie Blau) und arbeiten so besonders gut in heller Umgebung. Stäbchenzellen sind hingegen für das Nachtsehen verantwortlich.

Im Stratum plexiforme externum findet die Verschaltung auf die **Bipolarzellen** statt, deren Somata im darunterliegenden Stratum nucleare internum (innere Körnerschicht) liegen. Im Stratum plexiforme internum findet die nächste Verschaltung auf die **Ganglienzellen** statt. Ihre Somata liegen im Stratum ganglionare. Neben den ersten drei Neuronen modulieren sogenannte **Amakrinzellen** und **Horizontalzellen** die visuellen Signale.

Das impulsleitende System beginnt als Axone der Ganglienzellen, die sich in ihrer Gesamtheit als **Nervus opticus** (N. II) in Richtung Gehirn fortsetzen. Im **Chiasma opticum** kreuzen die medialen Fasern, die Informationen aus den beiden lateralen Gesichtsfeldern enthalten. Danach setzen sich die Bahnen als **Tractus opticus** fort. Aus ihm zweigen mehrere Fasern zur Verschaltung von Lichtreflexen ab. Der Tractus opticus mündet im **Corpus geniculatum laterale** des Thalamus. Von hier verläuft die optische Information als **Radiatio optica** durch die **Capsula interna** zum **visuellen Kortex**.

Die **primäre Sehrinde** liegt um den **Sulcus calcarinus** herum und wird auch Area striata genannt. Dort werden die Impulse verarbeitet und weiteren Zentren zur Interpretation weitergeleitet. Bei der Verarbeitung können ein ventraler und ein dorsaler Weg abgegrenzt werden.

Die Sinnesmodalität **Hören** gliedert sich in drei beteiligte Funktionssysteme: Außenohr, Mittelohr und Innenohr.

Der Schall passiert die Auricula und den äußeren Gehörgang (Meatus acusticus externus) und gelangt dann zum Trommelfell (**Membrana tympani**).

An dessen Innenseite beginnt das Mittelohr, das aus einem mit Schleimhaut überzogenen Hohlraum, der Paukenhöhle (**Cavitas tympani**) besteht. Über die Tuba auditiva ist das Mittelohr mit dem Epipharynx und dadurch mit der Außenwelt verbunden. An der Innenseite des Trommelfells setzt die **Gehörknöchelchenkette** in der Reihenfolge Hammer – Amboss – Steigbügel an. Der am Trommelfell ankommende Schall wird durch oszillierende Bewegungen der Gehörknöchelchenkette verstärkt und über den Steigbügel (Stapes), der am **Foramen ovale** (Synonym: Fenestra vestibuli) inseriert, ins **Innenohr** geleitet. Wichtig ist hier der Begriff der Impedanzwandlung, welche einen Übertritt des Schalls vom Medium Luft (Mittelohr) ins Medium Wasser (Perilymphe des Innenohrs) erlaubt.

Das Innenohr liegt in einer Aussparung des Felsenbeins und beinhaltet neben dem bereits besprochenen Gleichgewichtsorgan die Schnecke (**Cochlea**) als Träger des Hörorgans. In der Scala media (Synonym: Ductus cochlearis) befindet sich das **Corti-Organ**, das für den eigentlichen Hörvorgang, nämlich die Aufnahme und Umwandlung von Schallwellen, zuständig ist. Diese Aufgabe wird von den inneren Haarzellen wahrgenommen, welche mechanische Schalwellen detektieren und mit einer Freisetzung von Glutamat reagieren. Das bei Erregung vermehrt basal aus den Zellen sezernierte Glutamat diffundiert zu den peripheren Endigungen des **Nervus cochlearis** (N. VIII) und führt dort zur Bildung eines Aktionspotenzials. Innere Haarzellen sind also sekundäre Sinneszellen. Die auditive Information kann im weiteren Verlauf zweierlei Wege einschlagen: Ein **schnell leitendes System** sorgt dafür, dass rasch und adäquat auf akustische Gefahrensignale reagiert werden kann. Das **langsam leitende System** führt differenziertere Informationen zur genaueren Interpretation von Lauten.

Die Verarbeitung akustischer Impulse ist Aufgabe des **auditiven Kortex**. Dieser befindet sich im Temporallappen, genauer gesagt in den Gyri temporales transversi (Synonym: Heschl'sche Querwindungen, Brodmann-Areal 41). Die auditiven Impulse enden hier in tonotopischer Anordnung. Ihre Interpretation und sinnvolle Verknüpfung erfolgt jedoch erst in **sekundären Zentren**, u. a. dem bereits zuvor besprochenen Wernicke-Sprachzentrum.

Was das IMPP wissen möchte

Beliebt sind Fragen nach dem **Schädigungsort der Sehbahn** bei einer gegebenen Symptomatik. Im Frühjahr 2016 wollte das IMPP beispielsweise wissen, wann mit einer linksseitigen Hemianopsie (Ausfall des linken Gesichtsfeldes) beider Augen zu rechnen ist. Hier ist die richtige Antwort „rechter Tractus opticus", da in ihm nach Kreuzung der Fasern im Chiasma opticum Axone der rechten Retinahälften (entspricht jeweils dem linken Gesichtsfeld) verlaufen. Bei solchen Fragen skizziert man sich am besten die Sehbahn kurz auf ein Blatt Papier und kann dann für gewöhnlich die Frage ganz einfach lösen.

Regelmäßig wird auch nach der **topographischen Lagebeziehung der Paukenhöhle** gefragt. Diese sollte man sich in einem Anatomieatlas verdeutlichen. Empfehlenswert ist auch das Modell der Wände der rechten Paukenhöhle (aus: Bommas-Ebert, Teubner, Voß: Kurzlehrbuch Anatomie und Embryologie, Thieme 2011). Dabei kann man sich zudem gleich merken, dass der Nervus glossopharyngeus die Schleimhaut des Mittelohrs sensibel innerviert.

Im Herbst 2015 wurde nach den **Ganglienzellen der Retina** gefragt. In diesem Kapitel wurde bereits erwähnt, dass Ganglienzellen eine heterogene Zellpopulation darstellen. Man unterscheidet unter anderem ein parvozelluläres (kleine Ganglienzellen, P-Zellen) und ein magnozelluläres System (größere Ganglienzellen, M-Zellen). Die größeren magnozellulären Ganglienzellen besitzen naturgemäß auch die dickeren Axone mit höherer Leitungsgeschwindigkeit. Sie haben einen ausgeprägten Dendritenbaum und somit ein großes rezeptives Feld. Es ist ihre Aufgabe Informationen schnell in die Sehrinde zu leiten, um so eventuell vor sich bewegenden Gefahren zu warnen. Diese von den M-Zellen vermittelte visuelle Information wird von der primären Sehrinde über den dorsalen (Where-)Weg geleitet, d. h. in Richtung Parietallappen. M-Zellen sind also für die Detektion von Bewegungsimpulsen verantwortlich. Hierbei ist eine hohe räumliche Auflösung gar nicht so wichtig (Ihnen ist schließlich relativ egal, von was für einem Auto Sie womöglich überfahren werden, wichtig ist, dass Sie es als heranrasendes Auto erkennen – und zwar zügig). Die P-Zellen, die in der Mehrheit sind (80 %), besitzen hingegen ein kleineres rezeptives Feld, reagieren langsamer und mehr tonisch, haben eine höhere räumliche und kleinere zeitliche Auflösung und sind farbspezifisch. Ihre Information wird von der primären Sehrinde über den ventralen Weg in Richtung Temporallappen geleitet. Dieser Weg macht auch Sinn, denn ventral sitzt in der dominanten Hemisphäre das Wernicke-Areal, wo Buchstaben und Wörter abgespeichert sind. Das detaillierte Erkennen von Strichen kann hier sinnvoll zu Buchstaben verknüpft werden.

Im Frühjahr 2015 fragte das IMPP nach der **Blutversorgung der Kornea** des Auges. Die Kornea ist (bei Gesunden) nicht vaskularisiert. Sie wird von innen durch Kammerwasser, von außen durch die Tränenflüssigkeit versorgt.

13

Auch der **Weg der Schallübertragung durch das Mittelohr** ist ein beliebtes IMPP Thema. Mit dem Wort „Mais" kann man sich eine Eselsbrücke bauen (**Ma**lleus – **I**ncus – **S**tapes). Weiterhin sollte man sich vor Augen führen, dass der Stapes an der Fenestra vestibuli (ovales Fenster) ansetzt. Die Fenestra cochleae (rundes Fenster) sitzt weiter unten und dient der Reflektion der Schallwelle.

Im Herbst 2013 fragte das IMPP nach der Lage der Perikaryen der Neurone, die die Erregung von den Sinneszellen der Cristae ampullares weiterleiten, also nach der **Lage der Zellkörper des Nervus vestibularis**. Sie liegen im Ganglion vestibulare am Boden des inneren Gehörgangs. Ihre Neuriten schließen sich im inneren Gehörgang den Fasern des Nervus cochlearis (aus dem Ganglion spirale cochleae) an, wodurch der Nervus vestibulocochlearis entsteht. Die entsprechenden Zellkörper des Nervus cochlearis liegen im Übrigen im Modiolus als Ganglion spirale.

Eine Besonderheit der **Embryologie** fragte das IMPP im Frühjahr 2011. Wissen musste man, aus welcher embryologischen Struktur sich der Meatus acusticus externus entwickelt. Der Meatus acusticus externus entwickelt sich aus einer der Schlundfurchen. Die Entwicklung im Kopf-Hals-Bereich verläuft über die Pharyngealbögen, die zwischen der vierten bis fünften Entwicklungswoche entstehen. Es bilden sich charakteristische regionale Wülste aus Mesenchym, die außen durch vier Schlundfurchen, innen korrespondierend durch sechs Schlundtaschen getrennt sind. Der Meatus acusticus externus entwickelt sich hierbei aus der ersten Schlundfurche.

Im Frühjahr 2011 wollte das IMPP wissen, welche Station der **Hörbahn** das erste Mal von beiden Seiten Schallinformationen erhält. Laut IMPP ist dies der obere Olivenkern, Nucleus olivaris superior.

Intrinsisch photosensitive Ganglienzellen liegen in der inneren Netzhaut, wo sie neben Stäbchen und Zapfen eine dritte Klasse von Photorezeptoren bilden. Diese Nervenzellen wurden erst 2001 entdeckt, enthalten das Photopigment Melanopsin und haben daher eine eigene (intrinsische) Lichtempfindlichkeit. Sie vermitteln das Vorhandensein biologisch wirksamen Lichts in der Umwelt an das Gehirn, genauer an den Nucleus suprachiasmaticus des Hypothalamus. Dieser wiederum reguliert über Umwege die Ausschüttung des Schlafhormons Melatonin aus der Epiphyse. Da die intrinsisch photosensitiven Ganglienzellen besonders gut auf blaues Licht reagieren, benutzen verschiedene Autohersteller bereits blau beleuchtete Innenkabinen, um den Autofahrer/in besonders effektiv wach zu halten.

13

MC-Fragen

1. Axone welcher retinaler Zellen enden im Nucleus suprachiasmaticus des Hypothalamus?
   - (A) ON-Bipolarzellen
   - (B) OFF-Bipolarzellen
   - (C) Amakrinzellen
   - (D) Horizontalzellen
   - (E) Ganglienzellen

2. Was für ein Gesichtsfeldausfall ist bei einem Hypophysentumor, der von medial auf die Sehnervenkreuzung drückt, am ehesten zu erwarten?
   - (A) bitemporale heteronyme Hemianopsie
   - (B) binasale heteronyme Hemianopsie
   - (C) homonyme Hemianopsie nach rechts
   - (D) homonyme Hemianopsie nach links
   - (E) absolute Blindheit auf beiden Augen

3. Welche der folgenden Strukturen ist Teil der Hörbahn?
   - (A) Lemniscus medialis
   - (B) Area striata
   - (C) Corpus geniculatum laterale
   - (D) pontine Kerne
   - (E) Lemniscus lateralis

4. Welche Aussage trifft **nicht** zu?
   - (A) Spezifische Ganglienzellen der Retina sprechen auf blaues Licht an.
   - (B) Die Sehstrahlung verläuft teilweise in der Capsula interna.
   - (C) Zapfenzellen interagieren mit nur einem Bipolartypen.
   - (D) Die Lamina IV der primären Sehrinde ist gut myelinisiert.
   - (E) Im Corpus geniculatum laterale gibt es ein parvo- und ein magnozelluläres System.

5. Die Ursprungsperikarya der Radiatio optica liegen vorwiegend in der/dem
   - (A) Retina.
   - (B) Corpus geniculatum laterale.
   - (C) Colliculus superior.
   - (D) Colliculus inferior.
   - (E) Nuclei anteriores thalami.

Index

13

13

Weiterführende Literatur

1. **Brubaker RF (1996)** Delayed functional loss in glaucoma. LII Edward Jackson Memorial Lecture. *Am J Ophthalmol 121(5): 473–83*

2. **Lin WJ, Kuang HY (2014)** Oxidative stress induces autophagy in response to multiple noxious stimuli in retinal ganglion cells. *Autophagy 10(10): 1692–701*

3. **Lipton SA, Rosenberg PA (1994)** Excitatory amino acids as a final common pathway for neurologic disorders. *N Engl J Med. 330(9): 613–22*

4. **Mishkin M, Ungerleider LG (1982)** Contribution of striate inputs to the visuospatial functions of parieto-preoccipital cortex in monkeys. *Behav Brain Res 6(1): 57–77*

5. **Goodale MA, Milner AD, Jakobson LS, et al. (1991)** A neurological dissociation between perceiving objects and grasping them. *Nature 349(6305): 154–56*

6. **Rudic M, Keogh I, Wagner R, et al. (2015)** The pathophysiology of otosclerosis: review of current research. *Hear Res 330(Pt A): 51–56*

7. **Spector F, Maurer D (2009)** Synesthesia: a new approach to understanding the development of perception. *Dev Psychol 45(1): 175–89*

8. http://www.psychologie.uzh.ch/de/fachrichtungen/neuropsy/Forschung/KonkreteForschungs-themen/Synaesthesie.html *aufgerufen am 11.1.2017 13:17*

13

Bildgebende Verfahren

Bildgebende Verfahren

In diesem letzten Kapitel wollen wir uns mit den wichtigsten bildgebenden Verfahren der Neurologie und Neurochirurgie beschäftigen. Da sich diese mit dem Nervensystem befassen, nennt man diese Fachdisziplin auch Neuroradiologie. Bildgebende Verfahren sind im heutigen klinischen Alltag nicht mehr wegzudenken und haben einen wichtigen Stellenwert beispielsweise bei der Diagnose von Erkrankungen oder bei der Verlaufskontrolle einer Therapie.[1, 2] Zu den wichtigsten bildgebenden Methoden zählen die Computertomographie (kurz CT), die Magnetresonanztomographie (kurz MRT) mit funktionellen MRT-Verfahren (kurz fMRT), die Positronen-Emissions-Tomographie (PET) und die digitale Subtraktionsangiographie (DSA). Diese sollen im Folgenden etwas ausführlicher besprochen werden. Konventionelle Röntgenuntersuchungen spielen seit der Einführung der sogenannten Schnittbildverfahren (CT, MRT und PET) in der Neuroradiologie eine untergeordnete Rolle und werden hier nicht eingehender besprochen. Ein weiteres bildgebendes Verfahren ist die Sonographie (auch Ultraschall genannt), die vor allem zur Beurteilung der Gefäße dient.

14

Abb. 14.1

Radiologische Sichtweisen

In der koronaren Schnittführung betrachtet man den Patienten von vorne, sein linkes Ohr befindet sich am rechten Bildrand. In der axialen Schnittführung schaut man stets von unten „auf" den Patienten, wiederum befindet sich das linke Ohr am rechten Bildrand.

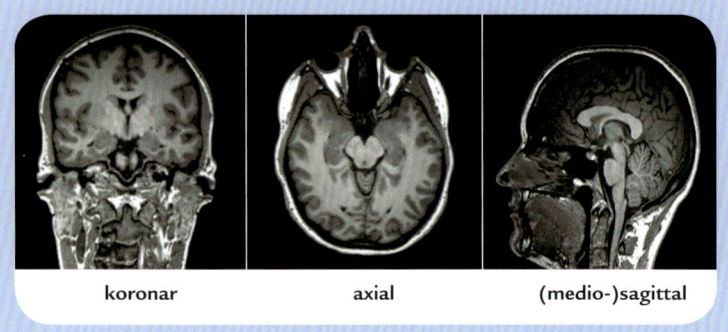

koronar   axial   (medio-)sagittal

Beginnen wollen wir mit den Sichtweisen in der (Neuro-)Radiologie. Aus Kapitel 2 kennen wir bereits die verschiedenen anatomischen Betrachtungsweisen des Gehirns: apikal, medio-sagittal, lateral und basal. Je nachdem, was man anatomisch betrachten möchte, wählt man eine andere Sichtweise. Die Hirnnerven beispielsweise sind in der basalen Ansicht sehr gut, in der apikalen gar nicht zu erkennen. Abbildung 14.1 zeigt die drei neuroradiologischen Blickwinkel auf das Gehirn: **koronar**, **axial** (auch horizontal bzw. transversal genannt) und **sagittal**. In der Anfangszeit der Radiologie wurden Röntgenbilder angefertigt, indem eine Röntgenröhre hinter dem Patienten angebracht wurde und der Radiologe das entstehende Röntgenbild in Echtzeit an einem fluoreszierenden Röntgenschirm betrachtete, welcher vor dem Patienten positioniert wurde. Der Radiologe stand dem Patienten also gegenüber. Daher folgen auch bei den Schnittbildverfahren alle radiologischen Ansichten der historischen Konvention, dass ein Patient immer von vorne angeschaut wird. Somit befindet sich nicht nur bei Röntgenbildern, sondern auch bei koronaren Schnittbildern, die folglich von vorne angeschaut werden, die rechte Körperhälfte links im Bild und umgekehrt. Damit auch bei axialen Bildern die rechte Körperhälfte links im Bild ist, werden diese per Definition von unten, also von den Füßen des Patienten aus, angeschaut. Die axiale Ansicht ist in der Neuroradiologie die am weitesten verbreitete Ansicht. Dies liegt zum einen an der Herstellungsweise der Bilder: Patienten liegen für die meisten Schnittbildverfahren in einer Röhre und die entstehenden Bilder werden sozusagen wie eine Scheibe in axialer Richtung herausgeschnitten. Zum anderen lassen sich bei axialen Bildern große Anteile beider Gehirnhälften gleichzeitig darstellen und so Unterschiede in den Gehirnhälften besser erkennen. In sagittalen Aufnahmen ist ein solcher Seitenvergleich nur bedingt möglich, zumindest aber deutlich schwerer. Die Erfahrung zeigt, dass sich Studierende recht gut in der koronaren Schnittführung und, wenn auch mit Abstrichen, in der sagittalen Schnittführung orientieren können. Die axiale Ansicht bereitet vielen jedoch Schwierigkeiten. Am besten besorgen Sie sich über die Neuroradiologie ihrer Universität einen Bilddatensatz als auch eine entsprechende Software und vergleichen die einzelnen Schnittserien miteinander.

Computertomographie (CT)

Die **Computertomographie**, kurz CT, ist eine der am weitesten verbreiteten Methoden zur Darstellung des Gehirns und basiert auf klassischen Röntgenstrahlen. Die meisten von Ihnen haben sicherlich schon einmal eine Röntgen-Thorax-Aufnahme gesehen. Hierbei wird der Brustkorb von einer Röntgenquelle durchleuchtet und die Röntgenstrahlen treffen, nachdem sie den Patienten durchquert haben, auf einen Röntgenschirm. Je mehr Röntgenstrahlen das Gewebe des Thorax erfolgreich durchqueren um dann auf den Röntgenschirm zu treffen, desto mehr wird der Film geschwärzt. In hellen Bildbereichen wurden demnach von dichtem Gewebe viele Röntgenstrahlen absorbiert (beispielweise Knochen), in dunklen konnten entsprechend die meisten Röntgenstrahlen ungehindert durchtreten (Luft oder Wasser). Hell bedeutet also dichtes Gewebe, dunkel lockeres Gewebe. Das Problem eines herkömmlichen Röntgenbildes ist, dass sich Strukturen, die in der Ebene eines Strahles liegen, überlagern und diese nicht dreidimensional verortet werden können. Es kann beispielsweise nicht unterschieden werden, ob die im Röntgenbild sichtbare helle Struktur durch ein Material höherer Absorption oder durch eine größere Schichtdicke hervorgerufen wurde. Zudem überlagern die Schädelknochen das Bild so stark, dass das Gehirn mit konventionellen Röntgenaufnahmen nicht beurteilt werden kann.

> **Merke**
> Für Röntgenaufnahmen gilt:
> hell = dichtes Gewebe
> dunkel = lockeres Gewebe

14

Bei der CT liegt der Patient in einem Ring, in dem eine Röntgenröhre den Patienten umkreist und gleichzeitig dünne Röntgenstrahlen aussendet. Hierbei rechnet ein Computer die aus den verschiedenen Richtungen aufgenommenen Röntgenaufnahmen in Schnittbilder um. Die kleinstmögliche Schichtdicke heutiger CTs liegt im Bereich von etwa 0,1 mm. Aus ein- und demselben gewonnenen Datensatz können Bilder mit unterschiedlichen Kontrasten, beispielsweise mit besserer Darstellung des Gehirns (sogenanntes Parenchymfenster) oder des Schädelknochens (sogenanntes Knochenfenster), errechnet werden. So wird ein detaillierter Blick in den Körper, den Kopf und den Spinalkanal möglich.

Für die Bildentstehung bei einer CT ist ein Computer zwingende Voraussetzung, da das Bild erst aus den gemessenen Daten errechnet werden muss. Daher auch der Name Computertomographie. Die Bildhelligkeit hängt von der Stärke der Absorption, also in erster Linie von der Dichte einer abzubildenden Struktur ab. Wie schon erwähnt – je mehr Röntgenstrahlen den Körper bei einer klassischen Röntgenaufnahme erfolgreich durchqueren um dann auf den Röntgenschirm zu treffen, desto mehr wird der Film geschwärzt. Entsprechend gilt auch für eine CT, dass in hellen Bildbereichen von dichtem Gewebe viele Röntgenstrahlen absorbiert wurden (beispielweise Knochen) und in dunklen entsprechend die meisten Röntgenstrahlen ungehindert durchtreten konnten (Luft oder Wasser). Daher spricht man bei CT-Untersuchungen von **Dichte** bzw. **Densität**, wenn Kontraste beurteilt werden. Strukturen, die Röntgenstrahlen stärker absorbieren werden in der CT heller dargestellt und als „hyperdens" bezeichnet. Umgekehrt werden Strukturen, die Röntgenstrahlen schwächer absorbieren, in der CT dunkler dargestellt und als „hypodens" beschrieben. Strukturen, in denen das Gewebe in gleichem Ausmaß Röntgenstrahlen absorbiert, nennt man „isodens". Die Densität von Strukturen wird nach einem der Urväter der CT in **Hounsfield-Einheiten** (**HE**) (bzw. Hounsfield-Units, HU) angegeben. Luft absorbiert Röntgenstrahlen nahezu gar nicht und hat definitionsgemäß eine Dichte von -1000 HE. Wasser hat definitionsgemäß eine Densität von 0 HE. Die Densitäten der übrigen Strukturen befinden sich auf einer Skala, die durch diese Werte definiert wird und im Grunde nach oben (sehr dichte Strukturen wie Metalle) offen ist. Die Dichte von weißer Substanz (Substantia alba) liegt bei etwa 30 HE, die von grauer Substanz (Substantia grisea) bei etwa 40 HE. Somit ist weiße Substanz gegenüber grauer Substanz hypodens. Intrazerebrale Blutungen weisen eine Dichte von 50 bis 100 HE auf und sind somit gegenüber normalem Hirngewebe hyperdens. Fettgewebe hat eine Dichte von etwa -100 HE. Knochen weisen abhängig vom Aufbau Werte von 500 HE (Spongiosa) bis 3000 HE (Kompakta) auf.

Durch intravenöse Gabe von **jodhaltigem Kontrastmittel** können die hirnversorgenden Arterien und Venen, die Gehirnperfusion und auch der Zustand der Blut-Hirn-Schranke beurteilt werden. Kontrastmittel weisen je nach Zusammensetzung und Konzentration Dichten von 100–300 HE auf und sind somit dichter als Blut und normales Hirnparenchym. Blutgefäße, aber auch Hirnareale mit gestörter Blut-Hirn-Schranke (z. B. bei Entzündungen oder Tumoren) erscheinen hyperdens gegenüber gesundem Hirnparenchym. Kontrastmittelunterstützte

CT-Untersuchungen mit Darstellung der Hirngefäße werden **CT-An-giographie** bzw. CT-Venographie genannt. CT-Untersuchungen mit Darstellung der Hirnperfusion werden **CT-Perfusion** genannt. CT-Untersuchungen mit Darstellung der parenchymatösen Kontrastmittelaufnahme (im Rahmen von Schrankenstörungen) werden kontrastmittelunterstützte CT-Untersuchungen genannt.

Klinik

Bei einer Schilddrüsenunterfunktion (**Hypothyreose**) infolge von Jodmangel versucht der Hypophysenvorderlappen, den Thyroxin-Mangel (Jod ist für die Thyroxin-Bildung essenziell) durch eine verstärkte Ausschüttung von TSH zu kompensieren. Wenn jetzt aber ein jodhaltiges Kontrastmittel gegeben wird, steigt die Thyroxinproduktion schlagartig an, im schlimmsten Fall kann das eine thyreotoxische Krise auslösen. Deswegen muss vor einer CT-Untersuchung mit jodhaltigem Kontrastmittel immer mittels Bluttest eine normale Funktion der Schilddrüse sichergestellt werden. Da das Kontrastmittel vor allem über die Nieren ausgeschieden wird, ist auch eine Testung der Nierenfunktion im Vorfeld obligat.

14

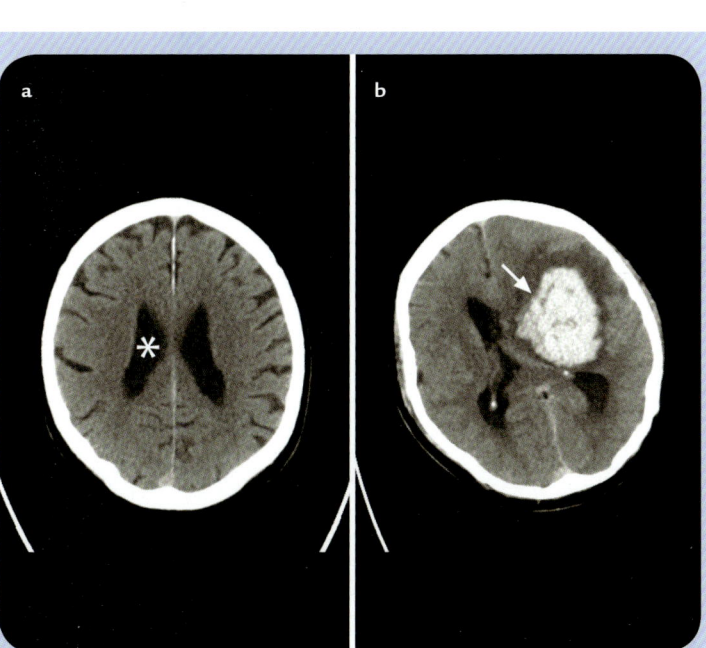

Abb. 14.2

Computertomographie des Schädels

a) Kraniale CT-Aufnahme (axial). Zentral stellen sich die beiden Seitenventrikel (*) dunkel dar, Knochen ist hingegen hell.
b) zeigt eine axiale CT auf etwa der gleichen Ebene. Der weiße Pfeil deutet auf eine akute Blutung im Bereich der Basalganglien. Diese stellt sich im Vergleich zum umliegenden Gewebe hyperdens dar.

Beachten Sie, dass sich die Knochen und die auffällige Blutung gut, das Hirnparenchym dagegen schlecht beurteilen lassen. Hierfür ist eine MRT besser geeignet.

Heutzutage dauert die Anfertigung einer CT des Kopfes nur noch wenige Sekunden. Daher hat sich die CT in den meisten Krankenhäusern insbesondere in der **Akutsituation** als Standard-Bildgebung etabliert. Als grobe Faustregel kann man sich merken, dass die CT bei akuten Krankheitsverläufen oder auch immer dann zum Einsatz kommt, wenn eine schnelle Diagnosesicherung wichtig ist. So ist die CT bei Schädel-Hirn-Traumata von großer Bedeutung, wenn beispielsweise Blutun-

14

gen oder Knochenverletzungen ausgeschlossen werden müssen. Auch bei der Diagnostik des akuten Schlaganfalls ist die CT in den meisten Krankenhäusern Mittel der Wahl. Die CT dient hierbei unter anderem zum Ausschluss einer intrakraniellen Blutung, die Ursache des klinischen Bildes eines Schlaganfalls sein kann (siehe Abb. 14.2) und zur Beurteilung der Größe von Schlaganfällen, die durch den Verschluss von hirnversorgenden Arterien entstanden sind. Meist werden in diesem Rahmen auch CT-Angiographien angefertigt, welche die Beurteilung etwaiger Engstellen (Stenosen) oder Gefäßwandablagerungen (Atherosklerose) der hirnversorgenden Gefäße erlauben. Bei starken akuten Kopfschmerzereignissen kommt die CT zum Ausschluss von Blutungen, insbesondere von Aneurysmablutungen (so nennt man Subarachnoidalblutungen aufgrund von rupturierten Gefäßaussackungen) zum Einsatz. Bei der Diagnose von entzündlichen Erkrankungen, beispielsweise einer Enzephalitis (Gehirnentzündung) oder Tumorerkrankungen wie Hirnmetastasen oder hirneigenen Tumoren spielt die CT gegenüber der MRT wegen ihrer geringeren Auflösung und der vergleichsweise etwas eingeschränkten Beurteilbarkeit des Gehirnparenchyms eine untergeordnete Rolle. Dennoch ist die CT insbesondere in der Akutsituation unverzichtbar, da durch Kontrastmittelgabe eine etwaige Störung der Blut-Hirn-Schranke dargestellt werden kann. Ein weiteres Einsatzgebiet der CT ist die Darstellung der Wirbelsäule und des Spinalkanals. Insbesondere Traumata wie z. B. Brüche der Wirbelkörper oder degenerative Veränderungen wie Bandscheibenvorfälle können sehr gut dargestellt werden.

Magnetresonanztomographie (MRT)

Die **Magnetresonanztomographie**, kurz MRT, ist ebenfalls eine häufig benutzte Methode zur Darstellung des Gehirns. Diese Untersuchungstechnik basiert nicht auf Röntgenstrahlen, sondern auf den magnetischen Eigenschaften von Stoffen und geht somit nicht mit einer erhöhten Röntgenstrahlenbelastung einher. Im Folgenden soll das Prinzip der MRT stark vereinfacht skizziert werden.

Abb. 14.3

MRT vom Kopf, sagittale Schnittführung

Eine MRT eignet sich zur detaillierten Beurteilung des Parenchyms. In dieser Aufnahme lassen sich das Hirnparenchym und die restlichen Weichteile des Kopfes wie Muskulatur und Fettgewebe gut gegeneinander abgrenzen.

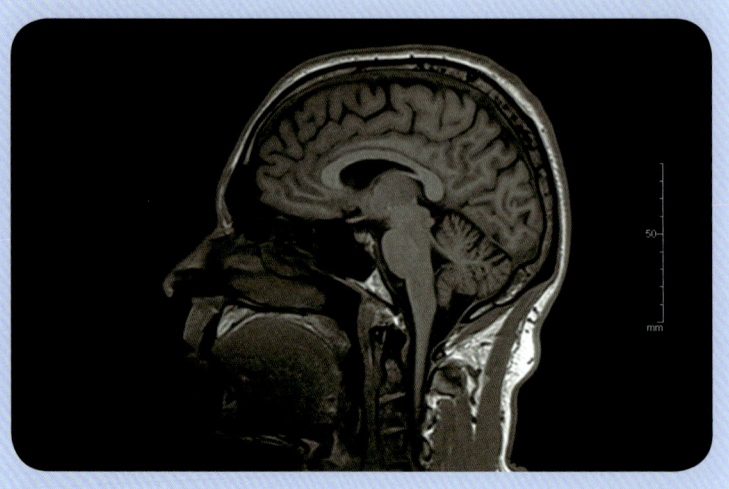

Alle Atomkerne im Körper besitzen einen **Kernspin** (kurz Spin). Ein Spin ist eine quantenmechanische Eigenschaft, die man sich wie einen Drehimpuls um die eigene Achse vorstellen kann. Da MRT-Verfahren diesen Kernspin zur Bildgebung ausnutzen, wird sie auch „Kernspintomographie" genannt. Durch ihre eigene Drehung erzeugen diese Kerne ein kleines Magnetfeld, das mit anderen Magnetfeldern interagiert. Besonders wichtig sind hier die **Wasserstoffkerne** (Protonen), da sie im Körper am häufigsten vorkommen. Damit die Magnetisierung eines Stoffes messbar ist, dürfen die Spins nicht einfach zufällig verteilt sein, sondern sollten möglichst in ein und dieselbe Richtung zeigen. Die magnetische Ausrichtung der Wasserstoffkerne ist unter natürlichen Umständen jedoch nahezu zufällig verteilt, da das Magnetfeld der Erde einen verschwindend geringen Einfluss auf die Ausrichtung der Wasserstoffkerne hat. Legt man jedoch, wie in einem MRT-Gerät, an den Körper von außen ein starkes Magnetfeld an, so ordnen sich die Spins der Atomkerne fast zu gleichen Teilen in Richtung und entgegen der Richtung des extern angelegten Magnetfelds an. Wäre die Verteilung von Spins in und gegen Richtung des Magnetfeldes exakt gleich, so würden sich die Spin-Richtungen neutralisieren und es wäre keine Magnetisierung messbar. Es gibt jedoch einen kleinen Überschuss an Atomen, die sich in Magnetfeldrichtung ausrichten, sogenannte Überschuss-Spins. Bei einer Feldstärke von 1 Tesla, das ist etwa 20.000-mal stärker als das Erdmagnetfeld, sind bei Körpertemperatur 6 von 1 Million Protonen Überschuss-Spins. Dass trotz dieses relativ kleinen Anteils die Magnetisierung der Atome messbar ist, liegt an der großen Zahl von Atomen, aus der unser Körper aufgebaut ist. Um das zu verdeutlichen, schauen wir uns ein kleines Beispiel an: In einem Würfel Wasser mit einer Kantenlänge von 1 mm (1 mm^3) befinden sich ungefähr $6{,}7 \cdot 10^{19}$ Protonen. Bei einer Feldstärke von 1 Tesla entstehen somit etwa 400 Billionen Überschuss-Spins, die zu einer messbaren Beeinflussung des Magnetfeldes führen. Je stärker das Magnetfeld ist, das von extern an den Körper angelegt wird, desto mehr Überschuss-Spins liegen vor und desto stärker ist das gemessene Signal. MRT-Geräte im klinischen Gebrauch haben daher meist eine Feldstärke von 1,5 oder 3 Tesla. Aufgrund der Stärke dieses Magnetfeldes können Patienten mit metallischen Implantaten wie Herzschrittmachern nicht ohne weiteres in der MRT untersucht werden. Größere Feldstärken können bei Patienten zu neuroelektrischer Stimulation führen und werden daher in der klinischen Routine normalerweise nicht eingesetzt. Feldstärken bis zu 21 Tesla sind jedoch in der Forschung nicht unüblich.

Das Prinzip der Messung des MRT-Signals kann man sich wie bei einem Dynamo vorstellen. Bei einem Dynamo induzieren Magnete, die sich relativ zueinander bewegen, einen Strom, der gemessen werden kann. Im MRT-Gerät erzeugen die Bewegungen der magnetischen Kernspins einen Strom, der mit Spulen, die dem Patienten anliegen (z. B. Rückenspule) oder um den Patienten liegen (z. B. Kopfspule), gemessen werden kann. Je nach Feldstärke und magnetischen Eigenschaften des Gewebes ist dieser Strom größer oder kleiner.

Damit nun Kontraste zwischen verschiedenen Gewebe dargestellt werden können, gibt das MRT-Gerät zusätzlich zum statischen Mag-

14

14

netfeld **Radiowellen** ab, wodurch sich die parallele Ausrichtung der Wasserstoffkerne im Magnetfeld kurz verändert, sie werden sozusagen ausgelenkt. Stark vereinfacht ausgedrückt kehren nach jedem Radiowellen-Implus die Wasserstoffkerne wieder in ihre Ursprungsposition zurück, die durch den Magneten vorgegeben wird und senden hierbei ein Signal aus, das gemessen werden kann. Dieses Signal der „Kernspin-Rückstellbewegung" nennt man **MRT-Signal** und ist in der Regel hoch spezifisch für jedes Gewebe. Wasserstoffatome des Liquors verhalten sich im MRT-Gerät beispielsweise anders als Wasserstoffatome des Blutes. Areale mit stärkerem Signal werden „hyperintens" genannt, Areale mit niedrigerem Signal „hypointens". Areale mit gleicher Signalintensität nennt man entsprechend „isointens".

Heute gibt es viele verschiedene **MRT-Sequenzen**, die im Wesentlichen darauf beruhen, dass verschiedene Arten von Radiowellen-Impulsen verwendet werden, und das MRT-Signal zu unterschiedlichen Zeitpunkten nach Impuls-Abgabe gemessen wird. Man spricht von **Repetitionszeit** (engl. time of repetition, kurz TR) und **Echozeit** (engl. time of echo, kurz TE). Durch Auswahl von Repetitionszeit und Echozeit können somit unterschiedliche Gewebe hell oder dunkel dargestellt werden. Je nach Aufbau einer MRT-Sequenz dauern MRT-Untersuchungen wenige Sekunden bis mehrere Minuten.

In Abhängigkeit davon, wie eine MRT-Sequenz aufgebaut ist, erhält man unterschiedliche Bildkontraste. Man spricht hierbei von Wichtungen, wobei die T1- und die T2-Wichtung in der Neuroradiologie die gängigsten Wichtungen sind. Die **T1-Wichtung** kann man sich als anatomische Wichtung vorstellen: graue Substanz stellt sich grau, weiße Substanz weiß dar. Liquor und andere Flüssigkeiten erscheinen dunkel (siehe Abb. 14.4). Somit ist graue Substanz hypointens im Vergleich zu weißer Substanz und hyperintens im Vergleich zu Liquor. In der **T2-Wichtung** ist graue Substanz weiß, weiße Substanz grau und Liquor und andere Flüssigkeiten sind hell (Eselsbrücke: T2 = H_2O).

 Merke
Für MRT-Aufnahmen gilt:
T1-Wichtung = Liquor dunkel (anatomische Wichtung)
T2-Wichtung = Liquor hell (T2 = H_2O)

T1-gewichtete Aufnahmen dienen häufig zur Beurteilung anatomischer Strukturen und werden vorrangig für kontrastmittelunterstützte Aufnahmen eingesetzt (siehe Computertomographie). Die Kontrastmittel in der MRT zeichnen sich hierbei im Gegensatz zu Kontrastmitteln bei Röntgenverfahren dadurch aus, dass sie magnetisch sind. Ein Beispiel für ein solches Kontrastmittel ist das Gadolinium. T2-gewichtete Aufnahmen sind unter anderem nützlich für die Darstellung von Flüssigkeitsansammlungen im Gehirn, also Ödemen. Da eine Vielzahl von Erkrankungen wie Entzündungen, Infarkte und Tumore mit einem zerebralen Ödem einhergehen, gehören T2-gewichtete Aufnahmen zum Standard einer jeden MRT-Untersuchung.

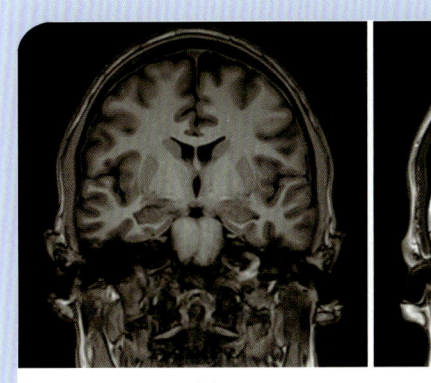
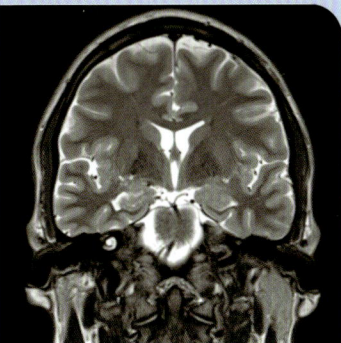

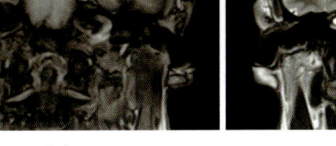

Abb. 14.4

MRT-Sequenzen

T1-Wichtung:
graue Substanz = grau
weiße Substanz = weiß
Flüssigkeiten = dunkel

T2-Wichtung:
graue Substanz = weiß
weiße Substanz = grau
Flüssigkeiten = hell

Neben der T1- und der T2-Wichtung gibt es eine Vielzahl weiterer MRT-Sequenzen, wobei T2-FLAIR-Aufnahmen (Kurzform für fluid attenuated inversion recovery), T2*-gewichtete Aufnahmen (gesprochen T2-Stern) und diffusionsgewichtete Aufnahmen am weitesten verbreitet sind. Bei **T2-FLAIR-Aufnahmen** handelt es sich um T2-gewichtete Aufnahmen, bei denen das Liquorsignal selektiv ausgelöscht wird. Da Ödeme und Liquor in normalen T2-Aufnahmen hyperintens im Vergleich zu Gehirnparenchym und nahezu isointens zueinander sind, sind Ödeme und Liquor manchmal nur schwer voneinander zu unterscheiden, wenn sie nahe beieinander liegen. Da bei T2-FLAIR Aufnahmen das Liquorsignal selektiv ausgelöscht wird, lassen sich Ödeme vor allem in der Nähe der Liquorräume gut erkennen und ihre Ausdehnung beurteilen. **T2*-gewichtete Aufnahmen** stellen ein Bildgebungsverfahren dar, bei denen magnetische Stoffe (Eisen in Hämoglobin) oder nicht-magnetische Stoffe (Kalk) besonders hypointens dargestellt werden. T2*-gewichtete Aufnahmen dienen demnach in erster Linie zur Detektion von Blutungen oder Verkalkungen. Mithilfe von **diffusionsgewichteten Aufnahmen** kann die Molekularbewegung von Wasser sichtbar gemacht werden. Diffusionsgewichtete Aufnahmen kommen z. B. bei der Detektion von akuten Schlaganfällen zum Einsatz. Hier macht man sich zunutze, dass es bei einem akuten Schlaganfall zu einem zytotoxischen Ödem kommt und Wassermoleküle zwischen und in den geschwollenen Zellen nicht mehr ungehindert diffundieren können.

Ähnlich wie bei der Computertomographie kann man durch Kontrastmittelgabe nicht nur Störungen der Blut-Hirn-Schranke oder die Gehirndurchblutung darstellen, sondern auch die Gefäße visualisieren. Eine Besonderheit der MRT ist jedoch, dass eine Gefäßdarstellung auch ohne Kontrastmittelgabe erfolgen kann. Solche MRT-Sequenzen sind beispielsweise die **time of flight Angiographie** (TOF) oder die **phase contrast Angiographie** (PCA).

Darüber hinaus gibt es viele verschiedene Sequenzen, die je nach klinischer Fragestellung zum Einsatz kommen. Hierbei ermöglicht die MRT im Vergleich zur CT meist eine höher aufgelöste und stärker kontrastierte Darstellung des Gehirns und des Spinalkanals. Als grobe Faustregel kann man sich merken, dass die MRT immer dann zum Einsatz kommt, wenn Gewebe (hier also das Gehirn oder das Rückenmark)

14

in hoher Auflösung dargestellt werden müssen. Dies ist z. B. bei der Detektion kleiner Schlaganfälle oder bei der genauen Differenzierung von Tumorerkrankungen der Fall.

Eine weitere, vor allem in der Forschung verbreitete MRT-Technik ist die **funktionelle MRT** (fMRT bzw. blood oxygen level-dependent, BOLD fMRT). Der fMRT liegt zugrunde, dass oxygeniertes (sauerstoffreiches) Blut und nicht oxygeniertes Blut unterschiedliche magnetische Eigenschaften aufweisen. Wird ein Gehirnareal aktiv, hat es mehr Sauerstoffbedarf und die Durchblutung nimmt zu (siehe Prinzip der neurovaskulären Kopplung in Kapitel 1). Diese misst man, indem man zwei vergleichende Aufnahmen desselben Areals macht, eine davon im „inaktiven" und eine im vermutlich „aktiven" Zustand, beispielsweise wenn man seine Gedanken schweifen lässt oder beim Lösen einer Rechenaufgabe. Somit lässt sich die verstärkte Durchblutung, also die Aktivität des Gehirns in einem bestimmten Areal darstellen.

14

Abb. 14.5

funktionelles MRT

Durch Sichtbarmachen eines magnetisch messbaren Unterschieds von sauerstoffreichem und sauerstoffarmem Blut können bei bestimmten Tätigkeiten aktivierte Gehirnareale identifiziert werden. Diese fMRT zeigt eine Aktivierung des Operculums und sensomotorischer Areale nach Stimulation durch einen Geruchsreiz. Die aktive motorische Komponente kommt durch das Einatmen durch die Nase zustande.

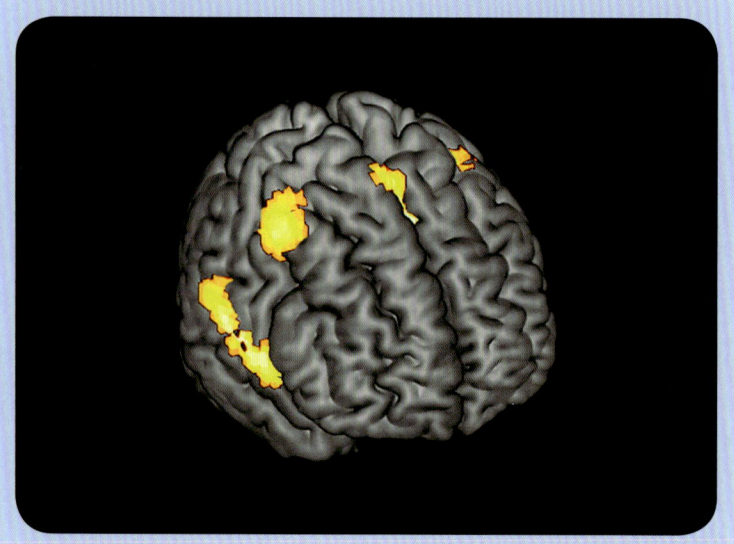

Um Verbindungen innerhalb des Zentralnervensystems darzustellen, greift man auf die **Diffusions-Tensor-Bildgebung** (diffusion tensor imaging, DTI) zurück. Diese Methode basiert auf der Überlegung, dass sich Wasserstoffmoleküle in einem lebenden, funktionierenden Organismus per Diffusion bewegen. Im Corpus callosum beispielsweise bewegen sich die Wasserstoffmoleküle vor allem entlang der (myelinsierten) Axone, ganz ähnlich wie sich Autos auf einer Autobahn bewegen. Diese Bewegung kann mit dem DTI-Verfahren gemessen werden. Um eine diffusionsgewichtete Bildgebung anzufertigen, wird der zu untersuchende Bereich in dreidimensionale Volumeneinheiten (sogenannte „Voxel") aufgeteilt, in denen die Diffusion der Moleküle in verschiedene Richtungen gemessen wird. Die gerichtete Bewegung der Zellflüssigkeit resultiert mathematisch dreidimensional ausgedrückt in einem langgestreckten dreidimensionalen Gebilde – einem sogenannten „Tensor". Daher rührt auch der Name dieser Methode: Diffusions-Tensor-Bildgebung. Da die Bewegung von Wasserstoffmolekülen in Axonen in der

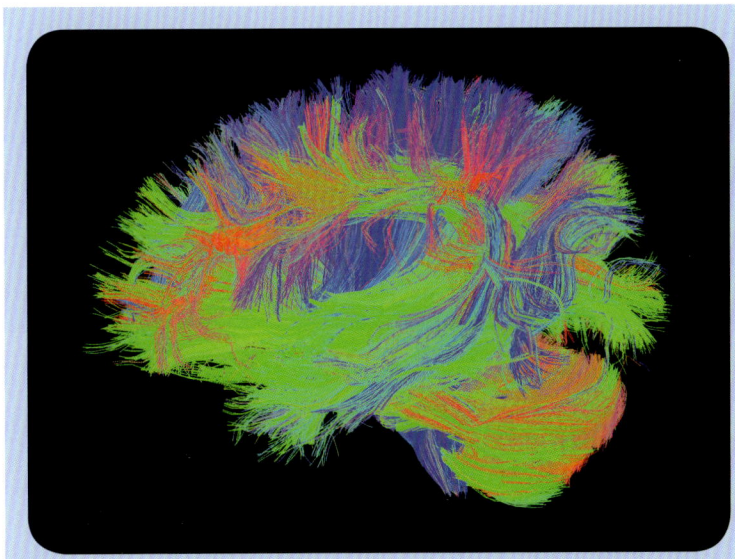

Abb. 14.6

Diffusions-Tensor-Imaging

Architektur von Nervenfasern in der weißen Substanz[1]

Die Fasern sind entsprechend ihres Verlaufs farbkodiert:
· rot: von links nach rechts
· grün: von anterior nach posterior
· blau: von oben nach unten

Mit ein wenig Vorstellungskraft kann man den Fasciculus longitudinalis sowie Fibrae arcuatae erkennen (siehe Kapitel 2, Abb. 2.16)

Summe dem Verlauf der Axone folgt, erlaubt die Ermittlung der Diffusionsrichtung Rückschlüsse über den Verlauf von Nervenbahnen zu ziehen. Verbindungen innerhalb des Gehirns, wie wir sie in Kapitel 2 als Assoziationsfasern, Kommissuralfasern und Projektionsfasern kennengelernt haben, lassen sich nun also nicht mehr allein makroskopisch, sondern auch auf molekularer Ebene und im lebenden Organismus bildlich darstellen.

Positronen-Emissions-Tomographie (PET)

Die **Positronen-Emissions-Tomographie** (PET) zählt wie die CT und die MRT zu den bildgebenden Verfahren. Sie kann Stoffwechselvorgänge im Körper sichtbar machen. Anders als beim Röntgen, der MRT oder CT werden bei der PET nicht die Organe selbst abgebildet, sondern das Gewebe über ihre Stoffwechselfunktionen sichtbar gemacht. Damit ähnelt die PET der Szintigraphie. Die PET zählt man zu den nuklearmedizinischen Verfahren. Hier werden **radioaktive Substanzen** als „Marker" bzw. „Tracer" für die Stoffwechselaktivität benutzt. Bei ihrem Zerfall setzen diese Substanzen positiv geladene Elementarteilchen frei: Sie emittieren Positronen. Diese Positronen verbinden sich im Gewebe rasch mit ihren überall vorhandenen „Gegenstücken", den negativ geladenen Elektronen. Durch die Verbindung vernichten sich die beiden Teilchen gegenseitig, dabei wird Energie in Form von Photonenstrahlung freigesetzt. Diese emittierten Photonen werden dann gemessen.

Die radioaktiven Marker, die in der PET zum Einsatz kommen, bezeichnet man auch als **Tracer** (von engl. trace = „Spur"). Zwei häufig verwendete Tracer, auf die wir gleich näher eingehen wollen, sind die Fluor-18-Desoxyglucose (FDG) und das Fluor-18-DOPA.

Der vor allem in der Krebsmedizin am häufigsten bei der PET benutzte Tracer ist die sogenannte **Fluor-18-Desoxyglucose** (FDG), also mit radioaktivem Fluor markierter Zucker. Der radioaktiv markierte Zucker verteilt sich im Körper und wird prinzipiell von allen Zellen aufgenommen. Zellen mit hoher metabolischer Aktivität nehmen viel, solche mit niedriger metabolischer Aktivität wenig (markierte) Glukose auf. Im Körper zerfällt der Tracer sehr schnell. Die beim Zerfall des Tracers freiwerdende Energie in Form von Photonen oder „Gammaquanten" wird mithilfe eines speziellen Detektors, der Gammakamera, detektiert. Ein angeschlossener Computer berechnet anhand der zeitlichen und räumlichen Verteilung der Strahlung Funktionsbilder einzelner Gewebe und Organe. Warum aber sollte man die Menge an Zucker messen wollen? Mit einer FDG-PET Untersuchung lassen sich beispielsweise im Körper Tumoren und Metastasen finden, die mit anderen Methoden nicht sichtbar gemacht werden können. Auch die Unterscheidung zwischen aktivem Gewebe und etwa Narbengewebe ist möglich. Durch die Darstellung des Glukosemetabolismus kann man auch indirekt Rückschlüsse über die Durchblutung eines Gehirnareals und somit über Gehirnaktivität ziehen. So kann beispielsweise ein erhöhter Glukosemetabolismus der primär motorischen Rindengebiete, der Basalganglien und des Kleinhirns beim Erlernen motorischer Bewegungen gemessen werden.[2, 3] Diese PET-Variante gehört somit neben der fMRT (siehe weiter oben in diesem Kapitel) zur Gruppe der funktionellen Bildgebung.

Neuronale Aktivität kann auch mit Tracern gemessen werden, die chemisch mit Neurotransmittern eng verwandt sind. So lässt sich beispielsweise Fluor-18-DOPA zur Diagnose des Morbus Parkinson einsetzen. Die Untersuchung mit **Fluor-18-DOPA** zeigt den sogenannten präsynaptischen Dopaminstoffwechsel, der bei einer Parkinson-Erkrankung typischerweise vermindert ist (Verlust dopaminerger Nervenzellen in der Substantia nigra, Pars compacta des Mittelhirns). Sie erlaubt somit eine Abgrenzung des echten Morbus Parkinson von parkinsonähnlichen Erkrankungen. Aufgrund der Quantifizierbarkeit lässt sich auch ein Therapieerfolg beurteilen.[4]

Inzwischen werden in vielen Kliniken **Hybridgeräte** verwendet. Sie verbinden die Vorteile der Positronen-Emissions-Tomographie (PET) mit denen der Computertomographie oder Magnetresonanztomographie. Hierbei werden PET-Aufnahmen mit den Schnittbildaufnahmen der CT oder MRT überlagert, um die Bildinformationen der PET räumlich zuordnen zu können. Man spricht von PET/CT- oder PET/MRT-Geräten. Werden PET- und CT- bzw. MRT-Aufnahmen von unterschiedlichen Geräten erstellt und erst im Nachhinein am Computer übereinandergelegt, wird häufig die Schreibweise **PET-CT** verwendet.

Digitale Subtraktionsangiographie (DSA)

Die **digitale Subtraktionsangiographie**, kurz DSA, dient, wie der Name Angiographie sagt, der Darstellung der Gefäße. Die DSA basiert auf konventionellen Röntgenaufnahmen, mit denen die Arterien und Venen des zentralen Nervensystems dargestellt werden können. Hierfür wird das darzustellende Gefäß (z. B. Arteria carotis interna) mit einem Katheter, der über die Leiste, den Arm oder direkt über den Hals eingeführt wird, sondiert und ein **jodhaltiges Kontrastmittel** (siehe CT)

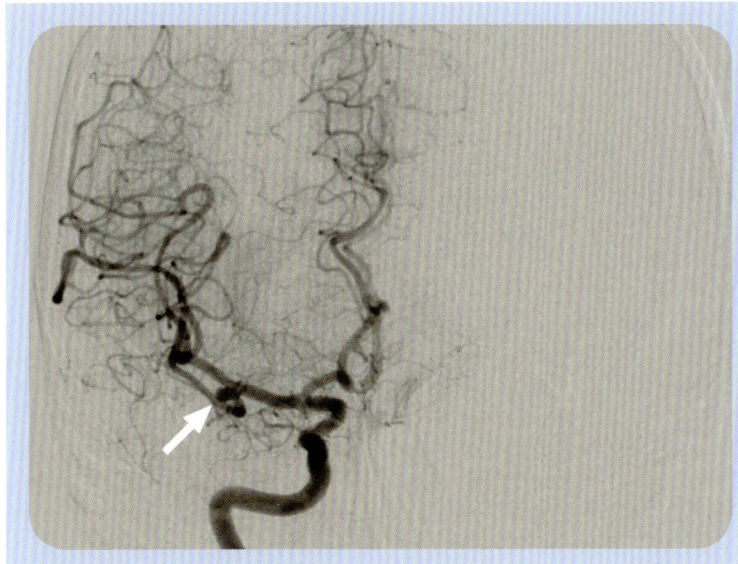

Abb. 14.7

Digitale Subtraktionsangiographie

Dargestellt ist die DSA des Strom-gebiets der rechten A. carotis inter-na. Der weiße Pfeil deutet auf ein Aneurysma der A. cerebri media.

injiziert. Das Kontrastmittel verteilt sich im Gefäß, das hierdurch im Röntgenbild sichtbar wird. In einer Serie von Röntgenbildern betrachtet man dann in Echtzeit, wie sich das Kontrastmittel im gesamten Gefäß-bett verteilt. Damit es bei dem Röntgenbild keine Überlagerungen durch den Schädelknochen oder andere Strukturen gibt, wird vor Injektion des Kontrastmittels eine Leeraufnahme angefertigt, die digital von den Bil-dern mit Kontrastmittel abgezogen wird. So setzt sich der Name „digi-tale Subtraktionsangiographie" zusammen. Nach Subtraktion der Leer-aufnahme sind folglich nur noch die kontrastierten Gefäße zu erkennen und somit beurteilbar.

Da man mit CT- und MR-Angiographien heutzutage die Gefäße nicht-invasiv mit einer hohen Auflösung darstellen kann, kommt die DSA immer seltener zu diagnostischen Zwecken zum Einsatz. Bei der Darstellung von Aneurysmata, also Gefäßaussackungen, oder von Ge-fäßfehlbildungen und von Gefäßentzündungen (Vaskulitiden) hat die DSA jedoch weiterhin ihren Stellenwert. Da es sich bei der DSA um eine invasive Maßnahme handelt, sollte sie nur in Fachkliniken durchgeführt werden. Zudem muss die Indikation für eine DSA immer streng nach Abwägung aller Vor- und Nachteile gestellt werden.

Das Haupteinsatzgebiet der DSA ist inzwischen eher **therapeuti-scher Natur**. Mithilfe der DSA können durch Einsatz von kleinen Werkzeugen Gefäßerkrankungen von innen heraus, also endovaskulär, therapiert werden. So behandelt man akute Schlaganfälle, die durch Ver-schlüsse von großen hirnversorgenden Arterien (z. B. Arteria cerebri me-dia) entstehen, indem man mit kleinen Kathetern zum Gefäßverschluss vordringt und das verantwortliche Blutgerinnsel mechanisch entfernt. Auch Aneurysmata kann man endovaskulär behandeln, dadurch dass man sie von innen mit kleinen Metall- bzw. Kunststoffspiralen, soge-nannten Coils, auffüllt. Engstellen von Gefäßen, also Stenosen, können endovaskulär behandelt werden, indem sie mit einem Ballon erweitert werden oder eine Gefäßstütze, ein sogenannter Stent, der das Gefäß weitet, eingebaut wird. Durch die Entwicklung dieser Methoden ist die Neuroradiologie heutzutage kein reines Fach der Diagnostik, sondern ebenfalls durch invasive Eingriffe mit heilendem Ansatz gekennzeichnet.

Zusammenfassung

Bildgebende Verfahren ermöglichen uns Einblicke in die inneren Strukturen des Gehirns, ohne den knöchernen Schädel eröffnen zu müssen. In der medizinischen Diagnostik haben sie einen festen Stellenwert. Die am häufigsten verwandten Verfahren sind die Computertomographie (CT), Magnetresonanztomographie (MRT), die davon abgeleitete funktionelle Magnetresonanztomographie (fMRT) und die Positronen-Emissions-Tomographie (PET). Gemeinsam haben diese bildgebenden Verfahren, dass mitunter sehr präzise festgestellt werden kann, wie genau bestimmte Hirnareale geformt sind oder wo im Gehirn eine Funktion stattfindet. Letzteres wird vor allem in der Forschung eingesetzt.

Die **CT** ist ein wichtiges Verfahren in der Akut-Diagnostik. Als grobe Faustregel kann man sich merken, dass die CT bei akuten Krankheitsverläufen oder auch immer dann zum Einsatz kommt, wenn eine schnelle Diagnosesicherung wichtig ist. Das CT-Gerät arbeitet mit Röntgenstrahlen und kann so als ein weiterentwickeltes Röntgengerät aufgefasst werden.

Die **MRT** basiert auf sehr starken Magnetfeldern sowie elektromagnetischen Wechselfeldern im Radiofrequenzbereich, mit denen bestimmte Atomkerne (meistens die Wasserstoffkerne/Protonen) im Körper angeregt werden. Im Gerät wird keine Röntgenstrahlung bzw. andere ionisierende Strahlung erzeugt oder genutzt. Die MRT eignet sich vor allem zur Darstellung von Gewebeveränderungen innerhalb des Gehirns und Rückenmarks. Durch Variation der Untersuchungsparameter kann eine sehr hohe Detailerkennbarkeit erreicht werden. Diese übertrifft die Darstellbarkeit der Computertomographie. In T1-gewichteten Bildern ist die graue Substanz grau, die weiße Substanz weiß und Liquor sowie andere Flüssigkeiten stellen sich dunkel dar. Bei der T2-Wichtung erscheint der Liquor hingegen hell, die graue Substanz weiß und die weiße Substanz grau.

Die **PET** wird in der Medizin eingesetzt, um unter anderem Stoffwechselvorgänge im Körper sichtbar zu machen. Von der Methode her ähnelt die PET der Szintigraphie: Auch hier werden Veränderungen im Körper durch radioaktive Marker sichtbar gemacht. Die PET nutzt radioaktiv markierte Substanzen, sogenannte „Tracer". Eine Messeinheit im PET-Gerät registriert die Strahlung, die von der radioaktiven Substanz im Körper abgegeben wird, und ein angeschlossener Computer berechnet aus diesen Daten Bilder.

MC-Fragen

?

1. Welche Aussage trifft zu?

(A) In der T1-Wichtung stellt sich Liquor hell dar.

(B) In der T1-Wichtung stellt sich Liquor dunkel dar.

(C) In der T2-Wichtung stellt sich Liquor dunkel dar.

(D) In der T1-Wichtung ist der Kortex heller als die Substantia alba.

(E) In der T1-Wichtung ist die Capsula interna dunkel.

2. Welche der folgenden Methoden benutzt radioaktiv-markierte Tracer?

(A) MRT in der T1-Wichtung

(B) MRT in der T2-Wichtung

(C) PET

(D) CT

(E) Digitale Subtraktionsangiographie (DSA)

3. Dem Morbus Parkinson liegt ein nigrostriataler Mangel an einem bestimmten Neurotransmitter zugrunde, der u. a. eine wichtige Rolle beim Aufbau von Bereitschaftspotenzialen für die Initiierung einer Handlung spielt. Da er beim Morbus Parkinson eine zu geringe Konzentration in den Basalganglien aufweist, gelingt es Parkinson-Patienten nur schwer, Bewegungen zu initiieren. Welche Methode ist am ehesten dazu geeignet, den gestörten Dopamin-Stoffwechsel darzustellen?

(A) MRT in der T1-Wichtung

(B) MRT in der T2-Wichtung

(C) PET

(D) CT

(E) Digitale Subtraktionsangiographie (DSA)

4. Welche Aussage zum Wasserstoff trifft zu?

(A) Der Atomkern des häufigsten Wasserstoff-Isotops enthält ein Proton und ein Neutron.

(B) Elementarer Wasserstoff liegt unter Normbedingungen überwiegend atomar vor.

(C) Wasserstoff ist ein chemisches Element mit dem Symbol N.

(D) Wasserstoff ist das chemische Element mit der höchsten Atommasse.

(E) Wasserstoffatomkerne spielen eine wichtige Rolle bei der Magnetresonanztomographie.

5. Bei welchem der Verfahren kommt ionisierende Strahlung zum Einsatz?

(A) CT (Computertomographie)

(B) EKG (Elektrokardiographie)

(C) Stoßwellentherapie

(D) MRT (Magnetresonanztomographie)

(E) funktionelle MRT

14

14

Weiterführende Literatur

1 Wiesmann M, Linn J, Brückmann H (2013) Atlas Klinische Neuroradiologie: Wirbelsäule und Spinalkanal. *Springer-Verlag, Heidelberg*

2 Linn J, Wiesmann M, Brückmann H (2011) Atlas Klinische Neuroradiologie des Gehirns. *Springer-Verlag, Heidelberg*

3 Caspers S, et al. (2014) Studying variability in human brain aging in a population-based German cohort-rationale and design of 1000BRAINS. *Front Aging Neurosci 6: 149*

4 Friston KJ, Frith CD, Passingham RE, et al. (1992) Motor practice and neuro-physiological adaptation in the cerebellum: a positron tomography study. *Proc Biol Sci 248(1323): 223–28*

5 Ghilardi M, Ghez C, Dhawan V, et al. (2000) Patterns of regional brain activation associated with different forms of motor learning. *Brain Res 871(1): 127–45*

6 Sarikaya I (2015) PET in neurology: Alzheimer's and Parkinson's disease. *Nucl Med Commun 36(8): 775–81*

14

Anhang

Klinische Verweise

15

MC-Lösungen

Kapitel 1
1 D
2 C
3 B
4 D
5 B

Kapitel 2
1 D
2 E
3 C
4 B
5 E

Kapitel 3
1 C
2 A
3 D
4 E
5 E

Kapitel 4
1 A
2 B
3 E
4 A
5 B
6 C

Kapitel 5
1 B
2 B
3 C
4 D
5 C
6 A
7 B
8 B
9 A
10 D

Kapitel 6
1 D
2 C
3 C
4 E
5 B

Kapitel 7
1 E
2 C
3 E
4 E
5 B

Kapitel 8
1 A
2 D
3 D
4 C
5 A

Kapitel 9
1 E
2 D
3 E
4 A
5 A

Kapitel 10
1 B
2 D
3 E
4 D
5 A

Kapitel 11
1 C
2 D
3 E
4 D
5 E

Kapitel 12
1 D
2 A
3 B
4 E
5 D

Kapitel 13
1 E
2 A
3 E
4 C
5 B

Kapitel 14
1 B
2 C
3 C
4 E
5 A

15

Weiterführende Literatur

Aboul-Enein F, et al. (2003) Preferential loss of myelin-associated glycoprotein reflects hypoxia-like white matter damage in stroke and inflammatory brain diseases. *J Neuropathol Exp Neurol 62(1): 25–33*

Andrade TG, Zangrossi H Jr, Graeff FG (2013) The median raphe nucleus in anxiety revisited. *J Psychopharmacol 27(12): 1107–15*

Araque A, Carmignoto G, Haydon PG (2001) Dynamic signaling between astrocytes and neurons. *Annu Rev Physiol 63: 795–813*

Barker RA, Drouin-Ouellet J, Parmar M (2015) Cell-based therapies for Parkinson disease-past insights and future potential. *Nat Rev Neurol 11(9): 492–503*

Barrett AM, Goedert KM, Basso JC (2012) Prism adaptation for spatial neglect after stroke: translational practice gaps. *Nat Rev Neurol 8(10): 567–77*

Bechmann I, Galea I, Perry VH (2007) What is the blood-brain barrier (not)? *Trends Immunol 28(1): 5–11*

Benninghoff A, Drenckhahn D (2008) Anatomie, Band 1–3. *Urban & Fischer Verlag/Elsevier GmbH, München*

Berman RA, Wurtz RH (2008) Exploring the pulvinar path to visual cortex. *Prog Brain Res 171: 467–73*

Bernal B, Ardila A (2009) The role of the arcuate fasciculus in conduction aphasia. *Brain 132(9): 2309–16*

Bishop MP, Elder ST, Heath RG (1963) Intracranial self-stimulation in man. *Science 140(3565): 394–96*

Bolduc ME, et al. (2011) Spectrum of neurodevelopmental disabilities in children with cerebellar malformations. *Dev Med Child Neurol 53(5): 409–16*

Bosch OJ, Neumann ID (2012) Both oxytocin and vasopressin are mediators of maternal care and aggression in rodents: from central release to sites of action. *Horm Behav 61(3): 293–303*

Branch C, Milner B, Rasmussen T (1964) Intracarotid sodium amytal for the lateralization of cerebral speech dominance; observations in 123 patients. *J Neurosurg 21: 399–405*

Brubaker RF (1996) Delayed functional loss in glaucoma. LII Edward Jackson Memorial Lecture. *Am J Ophthalmol 121(5): 473–83*

Buckner RL (2013) The cerebellum and cognitive function: 25 years of insight from anatomy and neuroimaging. *Neuron 80(3): 807–15*

Burke R, Lundberg A, Weight F (1971) Spinal border cell origin of the ventral spinocerebellar tract. *Exp Brain Res 12(3): 283–94*

Camilleri M (2014) Physiological underpinnings of irritable bowel syndrome: neurohormonal mechanisms. *J Physiol 592(14): 2967–80*

Caspers S, et al. (2014) Studying variability in human brain aging in a population-based German cohort-rationale and design of 1000BRAINS. *Front Aging Neurosci 6: 149*

Darling D (2016) Encyclopedia of Science. www.daviddarling.info *Aufgerufen am 28.1.2017 um 16:24*

Friston KJ, Frith CD, Passingham RE, et al. (1992) Motor practice and neuro-physiological adaptation in the cerebellum: a positron tomography study. *Proc Biol Sci 248(1323): 223–28*

Ghilardi M, Ghez C, Dhawan V, et al. (2000) Patterns of regional brain activation associated with different forms of motor learning. *Brain Res 871(1): 127–45*

Corballis MC (2012) Lateralization of the human brain. *Prog Brain Res 195, 103–121*

Corballis MC (2015) What's left in language? Beyond the classical model. *Ann N Y Acad Sci 1359: 14–29*

Cykowski MD, Coulon O, Kochunov PV, et al. (2008) The central sulcus: an observer-independent characterization of sulcal landmarks and depth asymmetry. *Cereb Cortex 18(9): 1999–2009*

Deng YP, Albin RL, Penney JB, et al. (2004) Differential loss of striatal projection systems in Huntington's disease: a quantitative immunohistochemical study. *J Chem Neuroanat 27(3): 143–64*

Doty RL, Kamath V (2014) The influences of age on olfaction: a review. *Front Psychol 5:20*

Eccles JC (2000) Das Gehirn des Menschen. *Seehamer Verlag, München*

Fields HL, Margolis EB (2015) Understanding opioid reward. *Trends Neurosci 38(4): 217–25*

Foerster O (1936) Sensible corticale Felder. *In: Handbuch der Neurologie (Band VI), S. 330 ff. Verlag Julius Springer, Berlin*

Frangos E, Ellrich J, Komisaruk BR (2015) Non-invasive access to the vagus nerve central projections via electrical stimulation of the external ear: fMRI evidence in humans. *Brain Stimul 8(3): 624–36*

Friederici AD (2015) White-matter pathways for speech and language processing. *Handb Clin Neurol 129: 177–186*

Gess B, Niederstadt TU, Ringelstein EB, et al. (2010) Klinische Bedeutung normaler und erweiterter Virchow-Robin-Räume. *Nervenarzt 81(6): 727–33*

Glasser MF, Coalson TS, Robinson EC, et al. (2016) A multi-modal parcellation of human cerebral cortex. *Nature 536(7615): 171–78*

Goldman D (2014) Muller glial cell reprogramming and retina regeneration. *Nat Rev Neurosci 15(7): 431–42*

Goodale MA, Milner AD, Jakobson LS, et al. (1991) A neurological dissociation between perceiving objects and grasping them. *Nature 349(6305): 154–56*

Hänggi J, Brütsch K, Siegel AM, et al. (2014) The architecture of the chess player's brain. *Neuropsychologia 62: 152–62*

http://www.psychologie.uzh.ch/de/fachrichtungen/neuropsy/Forschung/KonkreteForschungsthemen/Synaesthesie.html *aufgerufen am 11.1.2017 13:17*

15

https://www.humanconnectome.org *aufgerufen am 13.1.2017 um 11:56*

Huang F, Chotiner JK, Steward O (2007) Actin polymerization and ERK phosphorylation are required for Arc/Arg3.1 mRNA targeting to activated sites on dendrites. *J Neurosci 27(34): 9054–67*

Hyman SE (1996) Shaking out the cause of addiction. *Science 273(5275): 611–12*

Iqbal K, Liu F, Gong CX (2016) Tau and neurodegenerative disease: the story so far. *Nat Rev Neurol 12(1): 15–27*

Kaila-Kangas L, Leino-Arjas P, Riihimaki H, Luukkonen R, Kirjonen J (2003) Smoking and overweight as predictors of hospitalization for back disorders. *Spine 28: 1860–68*

Kakei S, Hoffman DS, Strick PL (1999) Muscle and movement representations in the primary motor cortex. *Science 285(5436): 2136–39*

Kell CA, von Kriegstein K, Rösler A, et al. (2005) The sensory cortical representation of the human penis: revisiting somatotopy in the male homunculus. *J Neurosci 25(25): 5984–87*

Kinney HC, Thach BT (2009) The sudden infant death syndrome. *N Engl J Med 361(8): 795–805*

Kipp M, et al. (2008) Brain-region specific astroglial responses in vitro after LPS exposure. *J Mol Neurosci 35(2): 235–43*

Li K, Malhotra PA (2015) Spatial neglect. *Pract Neurol 15(5): 333–9*

Limperopoulos C, et al. (2009) Cerebellar injury in term infants: clinical characteristics, magnetic resonance imaging findings, and outcome. *Pediatr Neurol 41(1): 1–8*

Lin WJ, Kuang HY (2014) Oxidative stress induces autophagy in response to multiple noxious stimuli in retinal ganglion cells. *Autophagy 10(10): 1692–701*

Linn J, Wiesmann M, Brückmann H (2011) Atlas Klinische Neuroradiologie des Gehirns. *Springer-Verlag, Heidelberg*

Lipton SA, Rosenberg PA (1994) Excitatory amino acids as a final common pathway for neurologic disorders. *N Engl J Med. 330(9): 613–22*

Liu AK, Chang RC, Pearce RK, et al. (2015) Nucleus basalis of Meynert revisited: anatomy, history and differential involvement in Alzheimer's and Parkinson's disease. *Acta Neuropathol 129(4): 527–40*

Lucas RJ, Freedman MS, Munoz M, et al. (1999) Regulation of the mammalian pineal by non-rod, non-cone, ocular photoreceptors. *Science 284(5413): 505–07*

Marinkovic S, Gibo H, Milisavljevic M, et al. (2001) Anatomic and clinical correlations of the lenticulostriate arteries. *Clin Anat 14(3): 190–95*

Marinkovic SV, Milisavljevic MM, Kovacevic MS, et al. (1985) Perforating branches of the middle cerebral artery. Microanatomy and clinical significance of their intracerebral segments. *Stroke 16(6): 1022–29*

15

Mishkin M, Ungerleider LG (1982) Contribution of striate inputs to the visuospatial functions of parie-to-preoccipital cortex in monkeys. *Behav Brain Res 6(1): 57–77*

Miyata S (2015) New aspects in fenestrated capillary and tissue dynamics in the sensory circumventricular organs of adult brains. *Front Neurosci 9: 390*

Mollenhauer B, Sixel-Doring F, Storch A, et al. (2013) Early recognition of Parkinson's disease. Objectifiable non-motor symptoms and biomarkers. *Nervenarzt 84(8): 918–26*

Netter FH (2008) Atlas der Anatomie. *Elsevier-Verlag, München*

Nguyen TT, Oh SS, Weaver D, et al. (2014) Loss of Miro1-directed mitochondrial movement results in a novel murine model for neuron disease. *Proc Natl Acad Sci U S A 111(35): E3631–40*

Opeskin K, Anderson RM (1997) Suspected MPTP-induced parkinsonism. *J Clin Neurosci 4(3): 366–70*

Owens T, Bechmann I, Engelhardt B (2008) Perivascular spaces and the two steps to neuroinflammation. *J Neuropathol Exp Neurol 67(12): 1113–21*

Pape HC, Kurtz A, Silbernagl S (2014) Physiologie. *Thieme-Verlag, Stuttgart*

Patel AL, Harris K, Thach BT (2001) Inspired CO_2 and O_2 in sleeping infants rebreathing from bedding: relevance for sudden infant death syndrome. *J Appl Physiol (1985) 91(8): 2537–45*

Penfield W, RRasmussen T (1950) The cerebral cortex of man. *The Macmillan Company, New York*

Phillips AA, Chan FH, Zhen MM, et al. (2016) Neurovascular coupling in humans: Physiology, methodological advances and clinical implications. *J Cereb Blood Flow Metab 36(4): 647–64*

Porter JT, McCarthy KD (1997) Astrocytic neurotransmitter receptors in situ and in vivo. *Prog Neurobiol 51(4): 439–55*

Prinz M, Priller J (2014) Microglia and brain macrophages in the molecular age: from origin to neuro-psychiatric disease. *Nat Rev Neurosci 15(5): 300–12*

Ramer LM, Ramer MS, Bradbury EJ (2014) Restoring function after spinal cord injury: towards clinical translation of experimental strategies. *Lancet Neurol 13(12): 1241–56*

Radlanski RJ, Wesker KH (2012) Das Gesicht – Bildatlas klinische Anatomie. *Quintessenz Verlags-GmbH, Berlin*

Rivinoja AE, Paananen MV, Taimela SP, et al. (2011) Sports, smoking, and overweight during adolescence as predictors of sciatica in adulthood: a 28-year follow-up study of a birth cohort. *Am J Epidemiol 173: 890–97*

Rodriguez-Raecke R, Doganci B, Breimhorst M, et al. (2010) Insular cortex activity is associated with effects of negative expectation on nociceptive long-term habituation. *J Neurosci 30(34): 11363–68*

Rudic M, Keogh I, Wagner R, et al. (2015) The pathophysiology of otosclerosis: review of current research. *Hear Res 330(Pt A): 51–56*

15

Saijo K, Glass CK (2011) Microglial cell origin and phenotypes in health and disease. *Nat Rev Immunol 11(11): 775–87*

Sarikaya I (2015) PET in neurology: Alzheimer's and Parkinson's disease. *Nucl Med Commun 36(8): 775–81*
Scheib J, Hoke A (2013) Advances in peripheral nerve degeneration. *Nat Rev Neurol 9(12): 668–76*

Schmahmann JD, et al. (2008) Cerebral white matter: neuroanatomy, clinical neurology, and neurobehavioral correlates. *Ann N Y Acad Sci 1142: 266–309*

Schünke M, Schulte E, Schumacher U (2015) Prometheus: LernAtlas der Anatomie, Band 3. *Thieme Verlag, Stuttgart*

Sobel DF, Gallen CC, Schwartz BJ, et al. (1993) Locating the central sulcus: comparison of MR anatomic and magnetoencephalographic functional methods. AJNR *Am J Neuroradiol 14(4): 915–25*

Spector F, Maurer D (2009) Synesthesia: a new approach to understanding the development of perception. *Dev Psychol 45(1): 175–89*

Squire LR (1987) The organization and neural substrates of human memory. *Int J Neurol (1987–1988) 21–22: 218–22*

Sridhar R, Thach BT, Kelly DH, et al. (2003) Characterization of successful and failed autoresuscitation in human infants, including those dying of SIDS. *Pediatr Pulmonol 36(2): 113–22*

Starr PA, Kang GA, Heath S, et al. (2008) Pallidal neuronal discharge in Huntington's disease: support for selective loss of striatal cells originating the indirect pathway. *Exp Neurol 211(1): 227–33*

Steward O, Levy WB (1982) Preferential localization of polyribosomes under the base of dendritic spines in granule cells of the dentate gyrus. *J Neurosci 2(3): 284–91*

Studer B, Apergis-Schoute AM, Robbins TW, et al. (2012) What are the Odds? The Neural Correlates of Active Choice during Gambling. *Front Neurosci 6: 46*

Timmermans W, Xiong H, Hoogenraad CC, et al. (2013) Stress and excitatory synapses: from health to disease. *Neuroscience 248: 626–36*

Trepel M (2015) Neuroanatomie – Struktur und Funktion. *Elsevier-Verlag, München*

Valerius KP, Duncker HR (2015) Fotoatlas Neuroanatomie. *KVM – Der Medizinverlag, Berlin*

Wheater PR, Burkitt HG, Daniels VG (1987) Funktionelle Histologie. *Elsevier-Verlag, München*

Wiesmann M, Linn J, Brückmann H (2013) Atlas Klinische Neuroradiologie: Wirbelsäule und Spinalkanal. *Springer-Verlag, Heidelberg*

Wolburg H, Paulus W (2010) Choroid plexus: biology and pathology. *Acta Neuropathol 119(1): 75–88*

Xu H, et al. (2013) Bergmann glia function in granule cell migration during cerebellum development. *Mol Neurobiol 47(2): 833–44*

15

Index

Ia-Faser 383

A

A-γ-Koaktivierung 383
α-Internexin 8
α-Motoneuron 77, 352, 383
A1-Segment 327
Aβ-Faser 382, 390
Abduzensparese 340
Absorption 450
absteigende Bahnen 79
absteigendes motorisches retikuläres System 237
Accessoriusparese 179
Acetylcholin 373
Aδ-Faser 381, 387
Adamkiewicz-Arterie *siehe* Arteria radicularis magna
Adenohypophyse 209, 211 f., 214
ADH *siehe* antidiuretisches Hormon
Adhaesio interthalamica 46, 204
Adiadochokinese 257
Afferenz 33, 36, 68, 72, 89, 143
  allgemein-somatosensible 143
  allgemein-viszerosensible 143
  speziell-somatosensible 143
  speziell-viszerosensible 143
Agrammatismus 331
Agraphie 332
AICA *siehe* Arteria cerebelli inferior anterior
Akinese 373
Akkomodation 151, 414 f.
Aktionspotenzial 3 ff., 18 ff., 71, 89, 137, 144, 146, 180, 271, 380 ff., 413 ff., 432
Alexie 332
Allgemeinwissen 304
Allokortex 290, 292, 307
ALS *siehe* amyotrophe Lateralsklerose
Alterssichtigkeit *siehe* Presbyopie
Alveus 296
Amakrinzelle 417 ff., 422, 438
Amaurosis fugax 324
Amboss *siehe* Incus
Ammonshorn *siehe* Cornu ammonis
Amygdala 198, 280, 300 ff., 308 ff.
amyotrophe Lateralsklerose 7, 351, 357
Aneurysma 452, 459
Anosmie 146
Ansa lenticularis 362
anterograd 10

anterolaterales System *siehe* extralemniskales System
antidiuretisches Hormon 46, 212
Antipyretika 308
antizipatorische Regulation 410
Anulus fibrosus 93
Anulus tendineus 156
Aortenbogen *siehe* Arcus aortae
Apertura lateralis 110
Apertura media 110
Aphasie 287
  Leitungsaphasie 332, 360
  motorische Aphasie 331
  sensorische Aphasie 331
Apomorphin 111
Aquaeductus mesencephali 43, 110
Arachnoidea mater spinalis 75
ARAS
  siehe aufsteigendes retikuläres Aktivierungssystem
Arbor vitae 44, 254
Archicerebellum 267
Arcus aortae 176 f.
Area postrema 42, 111, 236, 320
Area praetectalis 147, 209, 413, 423
Area septalis 309
Area striata 147, 292, 425, 428
Area subcallosa 289
Area tegmentalis centralis 309
Arteria basilaris 325, 340
Arteria carotis communis 176, 322
Arteria carotis externa 108
Arteria carotis interna 164, 174, 317, 322, 340
Arteria centralis retinae 324, 424
Arteria cerebelli inferior anterior 325
Arteria cerebelli inferior posterior 325
Arteria cerebelli superior 326
Arteria cerebri anterior 325, 327, 340
Arteria cerebri media 325, 329, 341
Arteria cerebri posterior 332, 341
Arteria choroidea anterior 325
Arteria communicans anterior 317, 327
Arteria communicans posterior 317, 327
Arteria hypophysialis 213, 324
Arteria maxillaris 132
Arteria meningea media 162
Arteria ophthalmica 324
Arteria praerolandica 330
Arteria radicularis magna 96, 343
Arteria Rolandica *siehe* Arteria sulci centralis
Arteria spinalis anterior 70, 325, 343
Arteria subclavia 176 f.

15

15

15

15

15

15

15

15

15

15

15

15

15

Abbildungsquellen

Abb. 1.7 Umgezeichnet nach Wheater PR, Burkitt HG, Daniels VG (1987).
Abb. 2.15 Umgezeichnet nach Mayer J (2014).
Abb. 1.14 Mit freundlicher Genehmigung von M. Sc. Birte Becker, RWTH Aachen.
Abb. 2.16 Umgezeichnet nach Gray H (1918).
Abb. 3.8 Umgezeichnet nach Polarlys (2006), Wikipedia.
Abb. 4.9 Umgezeichnet nach Darling D (2016).
Abb. 5.9 Umgezeichnet nach Benninghoff A, Drenckhahn D (2008).
Abb. 5.16 Umgezeichnet nach Bergbauer M, Kirchner M (2008).
Abb. 5.28 Umgezeichnet nach Trepel M (2015).
Abb. 5.33 b Umgezeichnet nach Netter FH (2008).
Abb. 5.38 Umgezeichnet nach Trepel M (2015).
Abb. 6.6 Umgezeichnet nach Trepel M (2015).
Abb. 6.8 Umgezeichnet nach Trepel M (2015).
Abb. 6.10 Umgezeichnet nach Voll M (2014).
Abb. 7.8 Umgezeichnet nach Trepel M (2015).
Abb. 7.9 Umgezeichnet nach Trepel M (2015).
Abb. 9.5 Umgezeichnet nach Benninghoff A, Drenckhahn D (2008).
Abb. 9.9 Umgezeichnet nach Trepel M (2015).
Abb. 10.2 Umgezeichnet nach Kübelbeck A (2009).
Abb. 11.5 Umgezeichnet nach Trepel M (2015).
Abb. 12.3 Umgezeichnet nach Trepel M (2015).
Abb. 12.4 Umgezeichnet nach Trepel M (2015).
Abb. 13.2 Umgezeichnet nach Pape HC, Kurtz A, Silbernagl S (2014).
Abb. 13.5 Umgezeichnet nach Bergbauer M, Kirchner M (2008).
Abb. 13.12 Umgezeichnet nach Oarih (2007), Wikipedia.
Abb. 14.5 Mit freundlicher Genehmigung von Dr. Rea Rodriguez-Raecke, RWTH Aachen.
Abb. 14.6 Mit freundlicher Genehmigung von Prof. Dr. Dr. Svenja Caspers, Forschungszentrum Jülich.

Trotz umfangreicher Bemühungen ist es uns nicht gelungen, die Urheber aller Vorlagen für unsere Abbildungen ausfindig zu machen. Falls Sie selbst Urheber einer unserer Vorlagen sind, melden Sie sich bitte beim KVM-Medizinverlag, damit wir Sie in unser Quellenverzeichnis aufnehmen können. Alle weiteren Abbildungen wurden von Dr. Günter Körtner eigens für dieses Buch erstellt, sind Eigentum der Autoren oder stammen aus
Radlanski RJ, Wesker KH (2012) Das Gesicht – Bildatlas klinische Anatomie. Quintessenz Verlags-GmbH, Berlin
und Valerius KP, Duncker HR (2015) Fotoatlas Neuroanatomie. KVM – Der Medizinverlag, Berlin.